W0275285

PATHOLOGIE UND KLINIK

IN EINZELDARSTELLUNGEN

HERAUSGEGEBEN VON

R. HEGGLIN
ZÜRICH

F. LEUTHARDT
ZÜRICH

R. SCHOEN
GÖTTINGEN

H. SCHWIEGK
MÜNCHEN

H. U. ZOLLINGER
ST. GALLEN

BAND XI

EMBRYOPATHIEN

VON

G. TÖNDURY

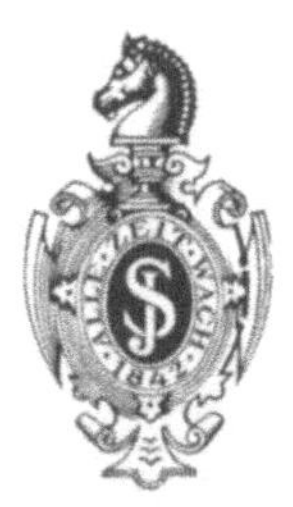

SPRINGER-VERLAG
BERLIN · GÖTTINGEN · HEIDELBERG
1962

EMBRYOPATHIEN

ÜBER DIE WIRKUNGSWEISE (INFEKTIONSWEG UND PATHOGENESE) VON VIREN AUF DEN MENSCHLICHEN KEIMLING

VON

GIAN TÖNDURY

O. Ö. PROFESSOR DER ANATOMIE AN DER MEDIZINISCHEN FAKULTÄT
DER UNIVERSITÄT ZÜRICH

MIT 207 ABBILDUNGEN
IN 314 EINZELDARSTELLUNGEN

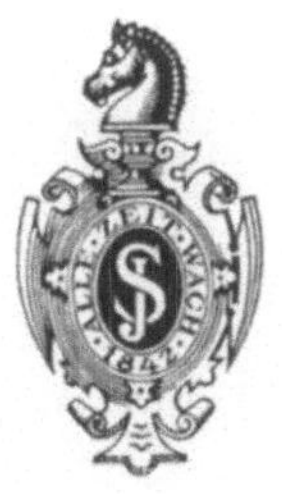

SPRINGER-VERLAG
BERLIN · GÖTTINGEN · HEIDELBERG
1962

ISBN 978-3-642-86568-8 ISBN 978-3-642-86567-1 (eBook)
DOI 10.1007/978-3-642-86567-1

Softcover reprint of the hardcover 1st edition 1962

MEINER LIEBEN FRAU
IN DANKBARKEIT

Vorwort

Die Entdeckung des australischen Augenarztes McAlister Gregg über die schädigende Wirkung des Rubeolenerregers auf den menschlichen Keimling hat die Aufmerksamkeit weiter medizinischer Kreise auf die Bedeutung äußerer Faktoren für die Entstehung von Mißbildungen beim Menschen geweckt. Trotz einer umfangreichen Literatur und der Bestätigung dieser Beobachtungen in aller Welt haben unsere Kenntnisse über die Pathogenese der sog. „Embryopathia rubeolica" in den letzten 15 Jahren kaum Fortschritte zu verzeichnen. Ich hatte Gelegenheit, eine größere Zahl von menschlichen Embryonen verschiedenen Alters, deren Mütter im Verlaufe des ersten Trimesters der Schwangerschaft an Rubeolen erkrankten, histologisch zu untersuchen. Es ist mir gelungen, die Krankheitserscheinungen in ihren ersten Anfängen und auch den Infektionsweg des Erregers weitgehend abzuklären. Darüber hinaus standen mir Keimlinge zur Verfügung, deren Mütter in der empfindlichen Phase an einer andern Viruserkrankung, wie Varicellen, Mumps, Influenza, Hepatitis epidemica und Poliomyelitis, litten. Die Untersuchungen an diesen Keimlingen ergänzen die Befunde bei Embryopathia rubeolica und vermitteln mit diesen zusammen eine klare Einsicht in die Pathogenese der embryonalen Erkrankung. Die meisten Befunde werden in diesem Buche zum erstenmal publiziert. Da sich bis heute erst Ansätze für das Verständnis der pränatalen Pathologie finden, mußte alles von Grund auf erarbeitet werden.

Zu speziellem Danke bin ich Herrn Dozent Dr. O. Thalhammer, Wien, verpflichtet. Er hat mir in zuvorkommender Weise die Abb. 3—10 zur Verfügung gestellt. Danken möchte ich aber auch Herrn Dr. G. Wielenga, Leiden, für die Abb. 115 und 116, sowie allen Kolleginnen und Kollegen, die mir das Untersuchungsmaterial, das diese Arbeit erst ermöglichte, zugeschickt haben. Ich hoffe, mit dieser Monographie einen Beitrag zu leisten zur Klärung eines für jeden Arzt außerordentlich wichtigen Problems.

Es ist mir ein Bedürfnis, an dieser Stelle dem Springer-Verlag für sein Entgegenkommen und die Sorgfalt bei der Ausstattung des Buches herzlich zu danken.

Zürich, Ende Februar 1962 Gian Töndury

Inhaltsverzeichnis

I. Einleitung

1. Allgemeine Aspekte der pränatalen Pathologie

Die Entdeckung, daß der menschliche Keimling durch eine Viruserkrankung der Mutter in der Frühschwangerschaft geschädigt werden kann, hat verständlicherweise die Frage nach der Wirkungsweise der Viren hervorgerufen. Vieles wurde in den 20 Jahren seit der Entdeckung von GREGG darüber geschrieben. Einzelfälle wurden publiziert und groß angelegte Statistiken ausgearbeitet, um die Gefährdung des Keimlings im allgemeinen und in den einzelnen Schwangerschaftsphasen im speziellen zu bestimmen. Diese statistischen Untersuchungen kommen z.T. zu ganz verschiedenen Rückschlüssen. Übereinstimmung herrscht nur darin, daß der Keimling bei Erkrankung der Mutter im 1. Trimester der Gravidität am meisten gefährdet ist. Über die Wirkungsweise des Virus findet man aber bis heute im Schrifttum kaum etwas Brauchbares. Insoweit geschädigte Kinder beschrieben werden, zeigen diese den Schaden bereits in seiner endgültigen Ausbildung; abortierte Embryonen oder Feten wurden bisher nur ausnahmsweise genauer untersucht. Man beschränkte sich auf die äußerliche Inspektion; eventuell vorhandene gröbere Anomalien wurden registriert; Keimlinge mit fehlenden sichtbaren Mißbildungen galten als normal. Die Unterlassung einer histologischen Untersuchung hat aber, wie wir zu zeigen in der Lage sein werden, zu falschen Rückschlüssen geführt.

Ich selber habe im Verlaufe der Jahre von vielen Seiten Material zur Untersuchung erhalten und konnte auch schon über Linsen-, Ohr-, Zahn- und Herzschäden berichten (TÖNDURY 1950—1960). Unterdessen wurden möglichst alle Organe der mir überlassenen Keimlinge mikroskopisch untersucht, so daß ein abgerundetes Bild über den Infektionsweg, die Krankheitsprozesse, die Reaktionsfähigkeit und die Reaktionsweise des Keimlings gewonnen werden konnte.

Wie nach der Geburt, so befällt eine Viruserkrankung auch beim Keimling in den allermeisten Fällen normal angelegte Gewebe und Organe mit normaler Entwicklungstendenz. Der Verlauf der fetalen Erkrankung kann schwer oder leicht sein. Er hängt von den Eigenschaften des Virus, der Infektionsdosis, der Reaktionsweise der befallenen Gewebe und diese wiederum von ihrem Differenzierungsgrad ab. Für das Endresultat bestehen wie nach der Geburt drei Möglichkeiten: 1. Heilung ohne Defekt, 2. Heilung mit Defekt, 3. Tod.

Eine *Heilung ohne Defekt* können wir nicht feststellen, da es noch keine Diagnostik pränataler Erkrankungen gibt und wir praktisch immer nur das Endresultat zu sehen bekommen. Häufig wird in der Literatur angegeben, daß Neugeborene, deren Mütter im Verlaufe des 1. Trimesters der Schwangerschaft an einer Viruserkrankung litten, untergewichtig (weniger als 2500 g) und klein sind. Diese Beobachtung weist vielleicht indirekt auf eine durchgemachte, aber ohne Defekt abgelaufene Miterkrankung in der Frühschwangerschaft hin. — Bei einer *Heilung mit Defekt* werden wir ein lebensfähiges, aber mehr oder weniger stark geschädigtes Kind beobachten. Der Schaden wird von den meisten Autoren als *Embryopathie* bezeichnet.

Der Tod wird als Folge einer pränatalen Erkrankung dann eintreten, wenn lebenswichtige Organe oder Organteile zerstört werden. In diesem Falle werden am Totgeborenen oder am abortierten Keimling mehr oder weniger große Defekte festzustellen sein. Die Frucht kann aber auch absterben, wenn nur geringgradige morphologische Schädigungen vorliegen, die jedoch grobe Funktionsstörungen bedingen.

Daraus ergibt sich, daß man die Gefahr einer Krankheit für den Keimling nur dann richtig beurteilen kann, wenn jede abgestorbene Frucht sorgfältig untersucht wird. Niemals darf sich diese Untersuchung auf eine äußere Inspektion beschränken.

Unsere Untersuchungsergebnisse haben z.T. zu ganz neuen Einsichten geführt, die gleichzeitig einen Einblick in die pränatale Pathologie gestatten und zeigen, daß es möglich und nötig ist, diese von der postnatalen Pathologie abzugliedern. Die bisher vorgenommene Abgrenzung ist unvollkommen; wichtige Begriffe sind nicht eindeutig festgelegt. Begriffe, die in der Pathologie der Postnatalzeit berechtigt sind, werden unberechtigterweise auf die Verhältnisse der Pränatalzeit übertragen. Ein besonders krasses Beispiel dafür ist die Verwendung des Begriffes „Entzündung“ für Vorgänge, die sich am Embryo abspielen. Aber auch der Begriff „entzündliche Reaktion“ wird gebraucht, ohne daß sich die bestreffenden Autoren darüber Rechenschaft ablegen, daß die Reaktionsfähigkeit des Embryos eine ganz andere ist als diejenige des geborenen Menschen. Durch die Entdeckung der „Virusembryopathien“ sind solche Probleme auch für den Kliniker und insbesondere für den Pädiater wichtig geworden. Aus diesem Grunde ist es doppelt nötig, klare, unzweideutige Begriffe zu verwenden.

Um keine Mißverständnisse aufkommen zu lassen, will ich zuerst in aller Kürze auf die grundlegenden Vorgänge eingehen, die sich im Verlaufe der pränatalen Entwicklung abspielen. Die Ontogenese wickelt sich in wohldefinierten Phasen ab, deren Kenntnis für das Verständnis der pränatalen Pathologie von besonderer Bedeutung ist. Bereits SCHWALBE, der Begründer des Handbuches der Mißbildungen des Menschen und der Tiere, hat 1906 den Begriff „*teratogenetische Determinationsperiode*" geprägt und darunter die Zeitspanne verstanden, innerhalb welcher erb- und umweltbedingte Faktoren ihre Wirksamkeit entfalten müssen, um Mißbildungen zu erzeugen. Auf Grund solcher Überlegungen nahm man eine Zeitlang allgemein an, daß nur der Zeitfaktor, nicht aber die Art des teratogenen Agens für das Entstehen einer Abnormität entscheidend sei. Heute wissen wir, daß diese Ansicht nur für eine beschränkte Zahl von Mißbildungen gilt, wie z.B. für Septumdefekte des Herzens oder für die Transposition der großen Gefäße. Viele Faktoren können charakteristische Abnormitäten innerhalb einer größeren Zeitspanne erzeugen. Der Phasenablauf der Entwicklung ist aber nicht nur entscheidend für die Entstehung eines bestimmten Mißbildungstypus, sondern bestimmt ganz allgemein die Reaktionsweise eines Keimlings gegenüber schädigenden Faktoren (z.B. Sauerstoffmangel oder Virusbefall).

Grundlegend ist die Erkenntnis, daß teratogen wirkende Faktoren beim Säugerkeimling ihre Wirkung erst dann entfalten, wenn der Differenzierungsvorgang bereits in vollem Gange ist und sich Zellen verschiedener Potenzen herausgesondert haben. In den frühesten Entwicklungsstadien besitzen die Blastomeren der Säuger eine sehr einfache Organisation; sie sind strukturell und chemisch gleich und können durch äußere Faktoren, wie Röntgenstrahlen oder Ultraviolettstrahlen, leicht geschädigt werden. Ihr Teilungsvorgang kann gestört oder sie können getötet werden, der Keimling ist aber, falls er am Leben bleibt, imstande, den Zellverlust auszugleichen und sich normal weiterzuentwickeln. SEIDEL (1952) bestrahlte Teile der Keimscheibe des Kaninchens, ohne die Eihüllen zu verletzen, mit UV-Strahlen. Die abgetöteten Zellen verlagerten sich in das Innere der Keimblase, die Wunde verschloß sich rasch, der Keim wurde einem neuen Muttertier implantiert und einige Tage später wieder entnommen. Am 4. Tag bestrahlte Keimscheiben zeigten ein ausgezeichnetes Regulationsvermögen nach Bestrahlung von Teilen nahe ihrer Mitte, aber auch, wenn der Defekt mitten in die Keimscheibe gesetzt wurde. Die Embryonen waren am 10. Tag vollkommen normal entwickelt. Deutliche Spuren hinterließ der Eingriff, wenn ein vergleichsweise gleich großes Feld der sechstägigen Keimscheibe bestrahlt wurde. Dann fanden sich am 9. Tag Defekte im Vorderhirn und in anderen Organen.

RUSSELL und RUSSELL (1954) untersuchten die Wirkung von Röntgenstrahlen auf den Mäusekeimling, begonnen einen halben Tag nach der Befruchtung. Die etwa 20 Tage dauernde intrauterine Entwicklung der Maus wird in drei verschieden reagierende Phasen unterteilt. Die erste Phase umfaßt das Stadium der *Präimplantation* (Furchung) und dauert etwa 6 Tage. Eine einmalige Dosis von 200 r tötet die Großzahl der in Furchung begriffenen Keime; eine kleine Zahl (20%) entwickelt sich weiter, und es werden normale, lebensfähige Tiere geboren (Abb. 1), eine Beobachtung, die ohne weiteres verständlich ist, wenn man sich an das ausgezeichnete Regulationsvermögen der Säugerblastocysten gegenüber Materialverlusten erinnert. Das Verhalten ändert sich bei Bestrahlung im Verlaufe der zweiten Phase der Entwicklung, die bis zum 13. Tag dauert, schlagartig. Die Zahl der pränatalen Keimtode nimmt rapid ab, dafür steigt die Mißbildungsquote steil an und erreicht bei Bestrahlung am 8. Tag nach der Befruchtung ihren Höhepunkt. Alle geborenen Tiere

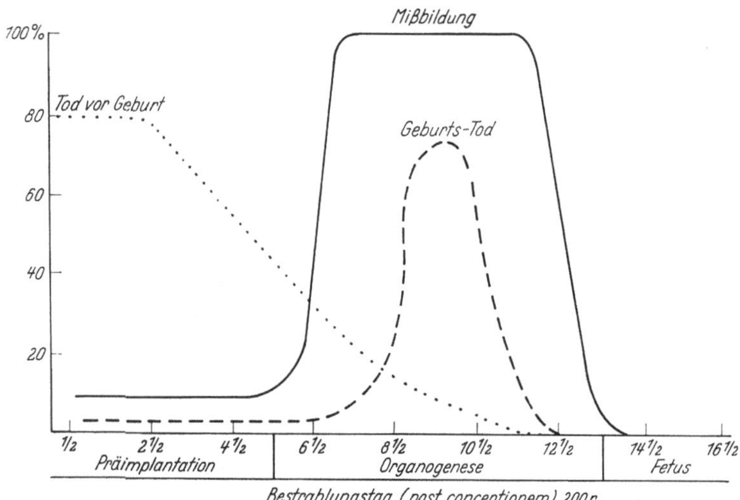

Abb. 1. Verhalten von Mäusekeimlingen, deren Mütter in Abständen von 24 Std, begonnen 1/2 Tag nach der Befruchtung, bestrahlt wurden und eine einmalige Dosis von 200 r erhielten. (Aus L. B. und W. L. RUSSELL 1954)

sind stark mißbildet, die Mißbildungen häufig multipel und letal. Dies äußert sich in der Zunahme der Zahl der Geburtstode, die nach Bestrahlungen am 10. Tag über 60% beträgt. Die Mißbildungskurve behält ihr Maximum bis zum 12. Tag bei und fällt dann ebenso steil auf den Nullpunkt. Keimlinge, die nach dem 13. Tag bestrahlt werden, zeigen bei der Geburt nur noch geringgradige Organschädigungen, welche die Lebensfähigkeit im allgemeinen nicht beeinträchtigen.

Die überaus große Mißbildungszahl nach Bestrahlungen zwischen dem 8. und 12. Tag der embryonalen Entwicklung erklärt sich ohne weiteres, wenn man sich vergegenwärtigt, was sich in dieser Entwicklungsphase abspielt: Am 6. Tag nach der Befruchtung erscheint in der Keimscheibe der Maus der Primitivstreifen, d.h., in der Zeit zwischen dem 6. und 8. Tag bildet sich die dreischichtige Keimscheibe aus. Im Anschluß daran folgt die Heraussonderung der wichtigsten embryonalen Organe, wie Nervenrohr, Chorda, Somiten, Vorniere und Herzanlage.

Die Röntgenstrahlen treffen also vom 8. Tage an in Entwicklung begriffene Organe und bewirken Abnormitäten, deren Lokalisation und Phänotypus von der Phase abhängen, in welcher die Bestrahlung vorgenommen wurde.

Wie steht es mit den zeitlichen Zusammenhängen und der Reaktionsweise des menschlichen Keimlings? Können Beobachtungen bei der Maus ohne weiteres auf menschliche Verhältnisse übertragen werden? Die intrauterine Entwicklung des Menschen dauert 40, diejenige der Maus nur 3 Wochen. Ein Vergleich ist also nur auf Grund der Entwick-

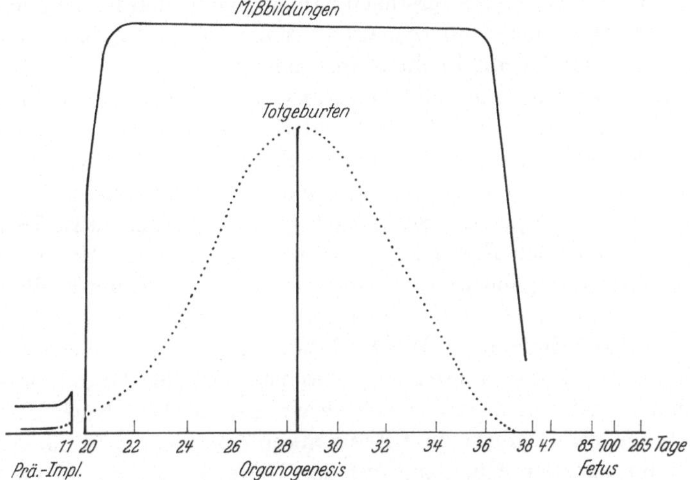

Abb. 2. Verhalten der Mißbildungskurve von Abb. 1, übertragen auf die Entwicklung des Menschen. (Umgezeichnet nach R. Rugh 1958)

lungsphasen gestattet. Die Organogenese, in welcher sich das Schicksal der Einzelorgane des Keimlings entscheidet, dauert bei der Maus vom 9. bis zum 13. Tag, beim Menschen nimmt sie die Zeitspanne vom 18. bis zum 42. Tag ein. Aus allen Untersuchungen ergibt sich, daß dieses Entwicklungsstadium äußerst empfindlich ist und auch beim menschlichen Keimling als die empfindlichste Phase der Entwicklung betrachtet werden muß. Darüber orientiert Abb. 2: Die Mißbildungskurve erreicht beim Menschen am 21. Tag ihren Höhepunkt, behält diesen bis zum 38. Tag bei und fällt dann ebenso steil ab. Die Störungen, die z. B. durch Röntgenstrahlen nach dem 42. Tag verursacht werden, sind unbedeutender und müssen die Lebensfähigkeit nicht beeinträchtigen.

Jede Organanlage durchläuft während ihrer Entwicklung kritische Momente, wo sie auf Schädigungen verschiedenster Art empfindlich reagiert. Schädigende Faktoren sind in frühen Differenzierungsphasen besonders wirksam. Kleinere Dosen genügen, eine größere Variabilität der

Defekte wird beobachtet. Die Defekte sind außerdem immer schwererer Natur. Mit fortschreitender Differenzierung nimmt die Empfindlichkeit ab, so daß es im Verlaufe der fetalen Entwicklung höchstens noch zu Wachstumsstörungen oder degenerativen Prozessen kommt.

Störungen der Entwicklung, wie sie eben geschildert wurden, bezeichnen wir als *Dysontogenesen* und die Folgezustände, je nach der Phase, in welcher sich der schädigende Faktor ausgewirkt hat, als *Embryopathie* oder *Fetopathie* (Fetalerkrankung). Somit müssen wir uns noch klar darüber werden, was wir unter einem „Embryo" und was wir unter einem „Fetus" zu verstehen haben. Die beiden Begriffe werden leider nicht klar auseinandergehalten. KL. GOERTTLER hat dies vor einigen Jahren (1956) mit Recht beanstandet.

Die erste Phase der menschlichen Entwicklung führt zur Bildung der Blastocyste, an welcher Trophoblast und Embryoblast zu unterscheiden sind. Der Embryoblast nimmt Keimscheibenform an und wird im Verlaufe der Gastrulation dreischichtig. Wir bezeichnen diese Phase als *Morpho-* oder *Blastogenese.* Sie dauert beim Menschen etwa 18 Tage. In der anschließenden Entwicklungsphase kommt es zur Heraussonderung der Primitivorgane und zur Umgestaltung der Keimscheibe zum Embryo; wir sprechen von der *Organogenese* oder *Embryogenese.* Diese Phase dauert bis Ende der 6. Woche, läßt sich aber nicht scharf von der darauffolgenden Phase abgrenzen. Dies ist auch der Grund, weshalb die beiden Begriffe nicht einheitlich verwendet werden. Nach HIS fällt der Übergang vom Embryo zum Fetus in die Zeit von der 5.—6. Woche, während KEIBEL den Übergang auf das Ende des 2., KL. GOERTTLER erst auf das Ende des 3. Monates festsetzt, eine Abgrenzung, die bereits früher von MALL vorgeschlagen worden war. Bis zu diesem Zeitpunkt hat sich die Placenta ausgebildet; damit ist eine bessere Verankerung im Uterus gewährleistet. Wir möchten uns dieser Grenzziehung anschließen und den Übergang der Embryonal- in die Fetalperiode Ende des 1. Trimesters der Schwangerschaft ansetzen unter gleichzeitiger Betonung, daß die *empfindlichste Phase die Zeit von der 4.—8. Woche* ist. Wie wir noch weiter unten (vgl. S. 29) anführen werden, sterben nach der Statistik von SIEGEL und GREENBERG (1960) 50% der Embryonen bei Erkrankung der Mutter an Rubeolen in den ersten 8 Wochen der Gravidität, während dieser Prozentsatz bei Erkrankung im 3. Monat nur noch 20% beträgt. Diese große Empfindlichkeit des Keimlings im Verlaufe des 2. Monates ist ohne weiteres verständlich, wenn wir daran erinnern, daß sich in dieser Phase entscheidende Vorgänge abspielen, wie die Scheidewandbildung im Herzen, die Gesichts- und Gaumenentwicklung, die Darmdrehung und die Entwicklung der Hirnhemisphären.

Die fetale Entwicklung dauert vom Ende des 3. Monates bis zur Geburt und kann nach dem Verhalten des Fetus äußeren Schädigungen gegenüber in eine frühfetale (bis zum 7. Monat) und eine spätfetale Phase (bis zur Geburt) unterteilt werden. Diese letzte Periode zeichnet sich durch Altersveränderungen der Placenta aus, die gleichzeitig von einer Verbesserung der Abwehrfähigkeit des Fetus gegenüber Infektionserregern begleitet wird.

Die Bezeichnungen Embryo und Fetus beziehen sich nur auf den Keimling. DE RUDDER und GREBE haben das griechische Wort „*Kyema*" wieder eingeführt. Nach KLAUS GOERTTLER (1956) wird darunter die gesamte Leibesfrucht samt Hüllen und Anhangsorganen vom Zeitpunkt der Befruchtung der Eizelle bis zur Abnabelung des Neugeborenen und der vollständigen Ausstoßung der Placenta verstanden. Er schlägt vor, diesen übergeordneten und auch historisch korrekten Begriff, der jede Fehldeutung ausschließt, zu verwenden. Unter der Bezeichnung „*Kyematogenese*" wird die ganze intrauterine Entwicklung des Keimes mit Einschluß der Wanderung des Eies durch den Eileiter zusammengefaßt. KL. GOERTTLER unterteilt sie in Kyematogenese I., II., III. und IV. Ordnung und findet diese Bezeichnung weniger mißverständlich als die uneinheitlich verwendeten Begriffe Blastogenese, Embryogenese und frühe bzw. späte Fetalentwicklung.

Trotz der einleuchtenden Begründung von KL. GOERTTLER werden wir uns in der folgenden Darstellung an die überlieferte Nomenklatur halten und die Bezeichnungen in dem weiter oben ausgeführten Sinne verwenden.

Kann der Begriff „Krankheit" auch für Vorgänge benützt werden, die sich vor der Geburt abspielen ? In diesem Zusammenhang muß daran erinnert werden, daß die Reaktion des Keimlings auf eine Schädigung weniger von der Natur des schädigenden Agens abhängt als vom Reifegrad der Gewebe im Moment ihrer Beeinflussung; d.h., der Organismus beantwortet einen Reiz mit den ihm zu verschiedenen Zeitpunkten der Ontogenese zur Verfügung stehenden Reaktionsmöglichkeiten. In diesem Sinne betrachtet, gibt es keinen Unterschied zwischen „Krankheit" und „Mißbildung". Letztere ist *ein* möglicher Folgezustand nach Erkrankung des Organismus im Verlaufe der Embryogenese. MARCHAND definiert die Krankheit als „die Gesamtheit der durch schädigende Einwirkungen veränderten und in Abhängigkeit voneinander am Organismus ablaufenden Lebensvorgänge". „Wenn nach Virusinfektion oder Vitaminmangel, nach Einwirkung toxischer Substanzen, Strahlenschädigung oder nach Sauerstoffmangel an einer Organanlage bzw. an einem zelligen Blastem nachweisbare morphologische Veränderungen bestehen, die nach ihrer Natur geeignet sind, den Bestand des Organismus zu gefährden, dann ist dieser Körperteil erkrankt, gleichgültig, ob daraus eine Mißbildung oder eine Bildungshemmung wird, oder ob post natum die typischen Zeichen einer Entzündung nachweisbar sind" (KL. GOERTTLER, S. 43/44, 1956).

2. Was sind Viren?

Viren sind die kleinsten, sehr einfach gebauten biologischen Einheiten, die noch Eigenschaften der lebendigen Substanz besitzen. Viele Viren bestehen nur aus einer äußeren Proteinhülle und einem Kern aus Nucleinsäure. Viren besitzen erbliche Kontinuität und übertragen Erbeigenschaften während ihrer Vermehrung. Sie können mutieren; der Kern ist ihr Erbapparat.

Außerhalb von Zellen erscheinen Viren als kleinste, submikroskopische Partikelchen mit bestimmten, oft bemerkenswerten morphologischen Eigentümlichkeiten. Viren unterscheiden sich in Form und Größe. Menschliche und tierische Viren sind meistens kugelig, pflanzliche Viren stäbchenförmig oder kugelig, während bakterielle Viren am stärksten spezialisiert sind. Sie sind spermienähnlich, besitzen Kopf und Schwanz. Indem der letztere in die zähe Bakterienwand eindringt, kann der im Kopf eingeschlossene Nucleinsäurekern in das Bakteriencytoplasma eingespritzt werden. *Nie dringt das ganze Virus in die Zelle ein, immer nur sein nucleinsäurehaltiger Kern,* eine Beobachtung, die wahrscheinlich für alle Virusinfektionen gilt.

Viren besitzen keinen aktiven selbständigen Stoffwechsel; getrennt von Wirtszellen, zeigen sie weder Atmung noch Stoffwechsel noch Vermehrung. Dies unterscheidet sie von allen andern infektiösen Faktoren.

Nach Horsfall (1960) müssen wir uns die Viruswirkung auf Zellen folgendermaßen vorstellen: Sobald der Nucleinsäurekern in die empfindliche Zelle eingedrungen ist, liegt eine neue biologische Einheit vor, nämlich die virusinfizierte Zelle, die eine Anzahl ungewöhnlicher Eigenschaften hat: Sie wird immun gegenüber einer Reinfektion durch dasselbe Virus; sie beginnt die Virusvermehrung zu ertragen und produziert neue Partikelchen häufig in großen Mengen. Dies ist das einzige, was weder die Wirtszelle noch das Virus allein kann; auf diesem Vermögen beruht die Virusinfektion. Die virusinfizierte Zelle kann, muß aber nicht immer geschädigt werden, auch wenn die Virusvermehrung in vollem Gange ist. Die häufigste Form der Schädigung ist der cytopathische Effekt, welcher zur fortschreitenden Zerstörung der Zellorganisation, eventuell zum Zelltod und -zerfall führt. In Ausnahmefällen kommt es zur Stimulation der infizierten Zelle mit nachfolgenden abnormen Wachstumsprozessen.

Alle Viren, welche Krankheiten verursachen, führen während ihrer Vermehrung zu Störungen der Zellfunktion. Der Mechanismus der Schädigung der infizierten Zelle ist noch nicht geklärt. Der oxydative Metabolismus scheint meistens normal zu sein. Verschiedene Stoffwechselstörungen sind gezeigt worden, und zwar Auftreten neuer Stoffwechselprodukte oder vermehrter Mengen normaler Stoffwechselprodukte und deutliche Unterschiede in der Menge bestimmter Enzyme. Keine dieser Änderungen kann aber als charakteristisch angesehen werden. Die Variabilität ist so groß, daß es ein Fehler wäre zu generalisieren.

Virusvermehrung und Zellschädigung gehen nicht regelmäßig Hand in Hand. Unterbleibt eine Zellschädigung, dann kann die Virusinfektion nur nachgewiesen werden, wenn direkt danach gesucht wird. Inapparente Infektionen mit Influenza-Virus z.B. sind gelegentlich häufiger als die Virus-Krankheit, unerkannte Infektionen mit dem Poliomyelitis-Virus außerordentlich viel häufiger als klinisch manifeste Poliomyelitis. Dasselbe gilt für Infektionen der Tonsillen durch das Adenovirus. Die Virusvermehrung geht der Zellschädigung voraus, d.h., das Maximum der Virusreproduktion in Zellen wird erreicht, bevor diese sichtbaren Schaden zeigen. Die Zellerkrankung wird ausgelöst durch die Störungen der Zellphysiologie, die ihrerseits durch den Multiplikationsprozeß hervorgerufen werden.

3. Wie wirken Viren auf den Keimling?

Da es bis heute noch nicht gelungen ist, das Rubeolenvirus zu züchten, und auch eine Übertragung auf kleine Laboratoriumstiere ausgeschlossen ist, hat man die Wirkung anderer pathogener Viren auf Hühner- und Säugerembryonen getestet. Erst eine kleine Zahl der in systematischen Versuchen verwendeten Viren hat sich als wirksam erwiesen. Ich berichte zuerst über Experimente am Hühnchenembryo.

Hamburger und Habel (1947) verwendeten zu ihren Versuchen mit Influenza A-Virus infizierte Allantoisflüssigkeit von 15 Tage alten Keimlingen, und zwar unverdünnt und in Verdünnungen bis zu 10^{-7}. Die Grenze der Infektiosität wurde bei 10^{-7} erreicht. Bei Verwendung von Verdünnungen von 10^{-6} starben alle Keimlinge innerhalb von 3 Tagen nach der Inoculation des Virus ab. Einen teratogenen Effekt beobachteten Hamburger und Habel nur bei Inoculation in ganz frühen Stadien der Organogenese. Die jüngsten Embryonen, die sie verwendeten, zeigten 16 Somiten, Augenblasen, 3 Paare Visceralbogen und in Ausbildung begriffene Kopf- und Halskrümmungen, ein Entwicklungsstand, der im allgemeinen nach 48stündiger Bebrütung erreicht ist. Die Überimpfung erfolgte direkt auf die Keimscheibe.

98% der mit Influenza A-Virus inoculierten Keimlinge waren stark mißbildet, zeigten eine ausgesprochene Mikrocephalie mit besonders starker Mitbeteiligung des Mesencephalons, eine mehr oder weniger stark gekrümmte Körperachse und ein gestörtes Amnionwachstum; die Amnionnaht fehlte fast immer. Auch das Wachstum des embryonalen Körpers war reduziert, während die Kreislauforgane und das Allantoiswachstum unberührt blieben. Diese Störungen erschienen bei 273 infizierten Embryonen.

In Kontrollversuchen mit nichtinfizierter Allantoisflüssigkeit von 15 Tage alten Keimlingen konnte zwar eine Zunahme der Sterblichkeit und der Abnormitäten beobachtet werden, kein Kontrollfall zeigte aber die gleiche Mißbildungskombination wie nach Inoculation mit Influenza A-Virus. Diese scheint also ein spezifischer Effekt des Influenza-Virus zu sein. Die Abhängigkeit der Schädigung von der Viruskonzentration wurde in besonderen Versuchen abgeklärt. Bei Verwendung einer Verdünnung von 10^{-6} starben die Embryonen innerhalb von 3 Tagen, bei einer Verdünnung von 10^{-2} bereits innerhalb eines Tages.

Es gelang auch der Nachweis, daß *das Virus und nicht Toxine für die beobachteten Störungen verantwortlich ist.* 28 Embryonen wurden mit ultraviolettbestrahlter, virushaltiger Allantoisflüssigkeit behandelt. Am 4. Tag nach der Inoculation wurden zwei abnorme Embryonen gefunden. Bis zum 12. Tage war das Verhalten gleich wie nach Verwendung von reiner Allantoisflüssigkeit. Die Ultraviolettbestrahlung hat also die Wirksamkeit des Virus ausgelöscht; es bestanden im Vergleich zu normalen Kontrollkeimen keine Unterschiede.

Die Übertragung der Infektion gelang auch durch *Transplantation kleiner Stücke* von geschädigtem Gewebe auf gesunde Keimscheiben. Als Transplantate wurden kleine Teile des Mittelhirns oder anderer Hirnabschnitte von 4 Tage alten Keimlingen verwendet und in gesunde, 2 Tage alte Embryonen in Nähe des Gehirns, der Rumpfsomiten, der Anlagen der hinteren Extremitäten oder der Schwanzregion implantiert. Alle derart behandelten Keimlinge wiesen nach 2 Tagen die charakteristischen Schädigungen auf, gleichgültig, wohin die Transplantate eingepflanzt worden waren. Einige Transplantate waren mit dem Wirtsgewebe verwachsen, andere lagen frei in der Nähe des Embryos, wieder andere wurden nicht mehr gefunden.

Diese Transplantationsversuche beweisen, daß das lebende Virus im Transplantat enthalten war. Da am Implantationsort keine fokale Infektion zu finden war, muß angenommen werden, daß sich das Virus nach allen Richtungen ausgebreitet hat und selektiv das Gehirn schädigte. Das embryonale Gehirn scheint das bevorzugte Medium für das Influenza A-Virus zu bilden.

Auch Williamson, Simonsen und Blattner (1956) berichten über spezifische Defekte bei Hühnchenembryonen nach Inoculation von Influenza A-Virus. Von 37 Embryonen waren deren 29 24 Std nach der Inoculation noch am Leben. 21 dieser Keimlinge zeigten spezifische Defekte der Linsen und Ohrbläschen, weniger häufig des Neuralrohres, Achsenverkrümmungen und Kollaps des Gehirns. Unter 37 Kontrollen fand sich nur ein Fall mit Defekten. Neutralisation durch spezifisches

Influenza-Hyperimmunserum verhinderte die Schädigungen, eine Beobachtung, welche bereits 1953 von HOWELL, WINTERS und YOUNG mitgeteilt wurde. Diese Autoren konnten das Virus aus Suspensionen toter Embryonen gewinnen und fanden, daß Antiserum 1:800 infizierte Embryonen gegenüber dem Virus sicher schützte. Bei Verdünnung des Immunserums auf 1:6400 blieb jede Schutzwirkung aus. Der beste Schutz wurde erreicht, wenn das Antiserum vor der Virusinoculation verabreicht wurde; der Effekt war weniger ausgesprochen, wenn das Antiserum 1, 2 oder 4 Std nach der Inoculation verabreicht wurde, und blieb bei Anwendung nach erst 8 Std ganz aus.

HAMBURGER und HABEL haben auch die Wirkung des *Mumps-Virus* geprüft. Es tötete die Keimlinge innerhalb von 5 Tagen, wenn 2 Tage alte Keimscheiben damit inoculiert wurden. Der Anfall an Abnormitäten war aber gering. Nur 15,7% der Embryonen zeigten Störungen mit Läsionen an inneren Organen, abnorme Extremitätenknospen und geknickte Körperachse; Mikrocephalie wurde hingegen nie beobachtet. — Auch 4 Tage alte Embryonen wurden durch das Virus getötet. Da die meisten Organe in diesem Alter die empfindliche Phase schon hinter sich haben, wurden keinerlei Mißbildungen gefunden.

Erfolgreicher waren die Experimente von WILLIAMSON, BLATTNER und SIMONSEN (1957), die mit durch Mumps-Virus infizierter Allantoisflüssigkeit von 8 Tage alten Feten arbeiteten. Die infizierte Allantoisflüssigkeit wurde unter das Dotterhäutchen oder direkt auf 48 Std alte Keimscheiben überimpft. Die Keimlinge überlebten die Infektion um 13—15 Tage, zeigten in den ersten 2—4 Tagen eine leichte Achsenverkrümmung, Verspätung der Amnionentwicklung und Linsentrübungen. Von 104 Embryonen lebten 60 3 Tage und länger; bei 46 wurden Linsentrübungen beobachtet. Unter 80 Kontrollembryonen (Inoculation von normaler Allantoisflüssigkeit), von welchen 71 3 Tage und mehr lebten, wurde nie eine Linsenschädigung entdeckt. Einige der infizierten Keimlinge, die länger überlebten, wiesen auch Unregelmäßigkeiten der Pigmentierung der Chorioidea, Blutungen in die Linsen und verspätetes Wachstum der Augenlider auf.

Mikroskopisch fanden WILLIAMSON et al. in den geschädigten Linsen eine extensive Vacuolisierung und Nekrose der Linsenfasern. ROBERTSON, WILLIAMSON und BLATTNER (1960) beobachteten die früheste abnormale Manifestation 2 Tage nach der Inoculation. Auf die Virusinfektion wiesen eosinophile Einschlußkörperchen im Cytoplasma sich differenzierender Linsenfasern hin. 3 Tage nach der Inoculation fanden sich außerdem Vacuolen und Zerfall von zentral gelegenen Fasern. Eosinophile Einschlußkörperchen waren in allen in Differenzierung begriffenen Linsenfasern und in der Zerfallsmasse enthalten, fehlten aber in den Zellen des Äquators und des Linsenepithels. Bei 4—5 Tage nach der Virusinoculation fixierten Keimlingen war der zentrale Zerfall weiter fortgeschritten, neu zuwachsende Fasern waren aber peripher immer zu finden.

Aus ihren Befunden schließen ROBERTSON et al., daß die Aktivität des Mumps-Virus während der Linsenentwicklung zuerst in den zu Fasern auswachsenden Zellen offenbar wird. Die Kataraktbildung, die in frühen Stadien beginnt, ist die Folge der Desintegration der zentral gelegenen Fasern. Wir verweisen bereits in diesem Zusammenhang auf die z.T. ganz gleichartigen Veränderungen in den Linsen von Keimlingen mit Embryopathia rubeolica (vgl. S. 36ff.).

Die Zahl der Keimlinge mit Linsentrübungen nahm mit zunehmender Verdünnung des Virus ab. In den infizierten Embryonen nahm der Virustiter innerhalb der ersten Stunden bis zum 2. Tag nach der Inoculation zu, darauf folgte ein Abfall desselben.

Das Fehlen einer spezifischen Wirkung des Mumps-Virus in früheren Versuchen erklären die Autoren mit vielleicht vorhandenen Verschiedenheiten der einzelnen Virusstämme. Nie wurden gröbere Störungen innerhalb der ersten 24 Std nach der Infektion beobachtet; diese erschienen erst nach 72 Std, was darauf hinweist, daß sich das Mumps-Virus langsamer vermehrt als das Influenza A-Virus.

Sehr aufschlußreich sind Experimente, für welche ROBERTSON, WILLIAMSON und BLATTNER (1955) das „Newcastle disease"-Virus (NDV) verwendeten. Das Virus wurde in die Allantois von 11 Tage alten Hühnchenfeten übertragen, die Allantoisflüssigkeit 21 Std später gewonnen und in Ampullen von 1 ml, hermetisch verschlossen, bei —50° C aufbewahrt. Der Ampulleninhalt wurde durch Inoculation auf die Chorio-Allantoismembran von 11 Tage alten Feten auf die Anwesenheit des Virus geprüft; Läsionen der Membran und der Tod des Fetus dienten als Beweis für die Anwesenheit des Virus. 0,05 ml wurden direkt auf die Keimscheibe geträufelt.

Für die Experimente wurden Keimlinge von 36, 48, 60, 72 und 84 Std gebraucht, und zwar für jede Altersgruppe 200 Eier. Je 50 Eier wurden mit dem Virus inoculiert, je 50 im Moment des Versuchsbeginns zur Feststellung des Entwicklungsstandes geöffnet; 50 unbehandelte Eier jeder Altersgruppe wurden gleichzeitig mit den infizierten fixiert, und einer letzten Gruppe von je 50 Embryonen wurde normale Allantoisflüssigkeit von 12 Tage alten Feten appliziert, und zwar in gleicher Menge und gleicher Inoculationsart wie bei den mit NDV infizierten. Die Ergebnisse sind in Tabelle 1 zusammengestellt.

Bei allen überlebenden Keimlingen wurde das Entwicklungsalter bestimmt, wobei sich herausstellte, daß die meisten Embryonen von Kontroll- und virusbehandelten Gruppen den gleichen Differenzierungsgrad erreicht hatten, d.h., die mit NDV inoculierten Keimlinge befanden sich, grob morphologisch gesehen, im gleichen Entwicklungsstadium wie die unbehandelten. Sie zeigten lediglich einen gewissen Wachstumsrückstand. In allen 5 Altersgruppen war die Rate der überlebenden NDV-Embryonen niedriger als bei den Kontrollen, die mit normaler Allantoisflüssigkeit inoculiert worden waren. Unter den überlebenden NDV-Keimlingen waren viele mit charakteristischen Abnormitäten behaftet, und zwar war der Prozentsatz bei den 36-, 48- und 60stündigen mit 88, 75 und 79% viel höher als bei den Keimlingen der beiden älteren

Tabelle 1. *Überlebende Keimlinge in den 5 Altersgruppen, 22—24 Std nach Versuchsbeginn.* (Aus WILLIAMSON et al. 1955)

Altersgruppe (Stunden)	Zahl der Eier in jeder Gruppe	Unbehandelte Kontrollen	Kontrollen mit normaler Allantoisflüssigkeit	Infizierte Keimlinge
36	50	47	26	9
48	50	48	31	20
60	50	47	45	39
72	50	47	47	31
84	50	49	49	31

Gruppen. In der 72 Std-Gruppe waren nur 16% abnorm, während sich unter den 84stündigen überhaupt keine Feten mit groben Störungen fanden.

In bezug auf die geschädigten Organe wurde folgendes beobachtet: Bei den jüngsten Keimlingen (36 Std) waren Nervenrohr, Ohrbläschen und Linsenbläschen geschädigt, die 48- und 60stündigen Embryonen zeigten zusätzlich Veränderungen der Schlundbogen, während bei den geschädigten Keimlingen der 72 Std-Gruppe nur schadhafte Hörbläschen, Linsen und Schlundbogen gefunden wurden. Unter Kontrollen wurden niemals gleichartige Störungen gesehen. Histologisch untersucht, waren die Veränderungen immer identisch, und zwar handelte es sich um degenerative Prozesse im Cytoplasma der Epithelzellen der geschädigten Organe, die von der Desintegration der Zellkerne gefolgt waren und sich in einigen Fällen auf das unterlagernde Mesenchym ausgebreitet hatten.

Im einzelnen fanden ROBERTSON et al. die Neuralrohrdefekte dort, wo das Rohr noch offen war und mit der Epidermis zusammenhing. Am empfindlichsten erwies sich die Region des vorderen Neuroporus. Die besondere Empfindlichkeit der noch offenen Neuralrohrpartien gegenüber dem NDV ergab sich auch aus dem Vergleich der Befunde bei den Keimlingen der verschiedenen Altersgruppen. Bei 36stündigen Embryonen z.B. ist das ganze Rückenmark noch offen, entsprechend dehnte sich auch die Schädigung über die ganze Organanlage aus, während bei 72stündigen Keimlingen nur seine caudale Spitze geschädigt war. Da das ganze Rückenmark im 84 Std-Stadium geschlossen ist, fehlten meist auch Veränderungen, die, wenn vorhanden, dorsal immer intensiver waren als ventral. Es scheint also, daß die Flügelplatte des Neuralrohres primär empfindlicher ist als die Grundplatte.

Auch Linsen- und Hörbläschen wurden nur vor Schluß des Bläschens und Trennung von der Epidermis geschädigt. Der epidermale Überzug der Visceralbogen zeigte in allen 5 Altersgruppen Auflösungserscheinungen; diese waren um so ausgedehnter, je jünger die Keimlinge im Moment der Virusinoculation waren, und betrafen dann häufig auch das Mesenchym und das entodermale, innere Epithel. An den Extremitätenknospen war der Epidermisüberzug regelmäßig geschädigt, sofern die Knospen im Moment der Inoculation bereits ausgebildet waren. Bei jüngeren Keimlingen (48 Std) dehnten sich die Schäden über das ganze Epithel aus, während sie sich bei älteren Keimlingen auf die apikale Epithelkappe beschränkten.

ROBERTSON et al. verwendeten ein Material von gleichartigem Genotypus in der richtigen Erkenntnis, daß der Charakter einer jeden Abnormität, die durch Umgebungsfaktoren wie Viren bedingt ist, nicht nur von der Art des Faktors und vom Entwicklungsstadium, sondern auch vom Genotypus des Embryos abhängig ist. Die Abhängigkeit vom Entwicklungsstadium äußert sich in folgenden Beobachtungen: Je jünger der Embryo, um so unspezifischer ist der Gewebetropismus von seiten des infizierenden Virus. KUNG (1948) fand, daß alle Gewebe des 4 Tage alten Embryos dem Influenza A-Virus gegenüber sehr empfindlich sind. Nach den Beobachtungen von BURNET (1940) besitzen 12 bis 15 Tage alte Feten eine spezifische Empfindlichkeit des respiratorischen Epithels. Über ähnliche Ergebnisse berichten WESTWOOD (1952), BANG (1943) und SCHEIDEGGER (1953). WESTWOOD verwendete für seine Experimente 10 Tage alte Keimlinge, die er mit verschiedenen Stämmen des Influenza-Virus inoculierte. Makroskopisch zeigten die Feten Blutstauung, Blutungen in Haut und Brustmuskeln und gelegentlich Ödem. Mit Ausnahme des Darmes fanden sich auch in den inneren Organen stark erweiterte Blutgefäße und Verfärbungen. *Mikroskopisch fehlte jede entzündliche Reaktion.* Erweiterung der Gefäße und degenerierende Zellen mit Kernfragmentation, Chromatolysis und Pyknose waren die einzigen Funde, die von WESTWOOD als unspezifische Antwort auf den Virusschaden gedeutet werden. Die Bedeutung des Alters für den Schädigungsgrad des Keimlings äußerte sich in der Abnahme der Absterbequote. Während 9, 10 und 11 Tage alte Keimlinge durch das Virus ausnahmslos spätestens innerhalb von 96 Std getötet wurden, überlebten die meisten 12 und 13 Tage alten Feten den 4. Tag nach der Inoculation. Alle Keimlinge, ob tot oder lebend, zeigten Veränderungen, bei den Überlebenden beschränkten sie sich auf die Leber. Die Leber war graugrün verfärbt, was sich auf eine Einlagerung zahlreicher Gallepigmentkörnchen in die Leberzellen zurückführen ließ (vgl. S. 197, 199).

Die Abnahme der Empfindlichkeit mit zunehmendem Alter des Wirtes ist eine allgemeine Erscheinung bei experimentellen Virusinfektionen. Sie ist wohl auf eine sich allmählich einstellende Resistenz gegenüber den Viren zurückzuführen. Wenn noch bei 10 Tage alten Keimlingen jegliche entzündliche Reaktion auf die Virusinvasion fehlt, tritt diese bei 12 und mehr Tage alten allmählich in Erscheinung.

Der Wiener Pädiater O. THALHAMMER berichtete 1957 über Experimente mit Vaccine-Virus an der *weißen Maus*. Das Vaccine-Virus wurde wegen seiner geringen Pathogenität für erwachsene Tiere verwendet, die weiße Maus wegen der großen Ähnlichkeit ihrer Placenta mit derjenigen des Menschen gewählt. In beiden Fällen handelt es sich um eine sog. Placenta haemochorialis, d.h., die mütterlichen Gewebeschichten werden unter der Wirkung des Trophoblasten aufgelöst, die Blutgefäße eröffnet, so daß das kindliche Chorionepithel direkt vom mütterlichen Blut umspült wird. Die Unterschiede betreffen einzig die Anordnung der einzelnen Elemente, indem die menschliche Placenta eine Placenta villosa, diejenige der Maus eine Placenta labyrinthica ist, ein an sich ganz erheblicher baulicher Unterschied, der aber im Zusammenhang mit der vorliegenden Fragestellung keine Rolle spielt. Schon vor THALHAMMER haben verschiedene Autoren eine Virusinfektion des *Säuger*keimlings herbeizuführen versucht, dabei aber auch für die Muttertiere hochpathogene Viren verwendet, die bei der Mehrzahl zum Tode der infizierten Keimlinge führen mußten; die Feten wiesen, wie z.B. SCHEIDEGGER berichtete, schwere entzündliche Veränderungen in Leber, Myokard, Milz und Lymphknoten auf, so daß von angeborenen Erkrankungen, nicht aber von Embryopathien gesprochen werden muß. Im Eingangskapitel haben wir bereits auf die Unterschiede zwischen angeborener Krankheit und Embryopathie hingewiesen, und wir möchten dies in diesem Zusammenhang nochmals unterstreichen. Der Ablauf einer *angeborenen Erkrankung* gleicht demjenigen der entsprechenden Krankheit im postnatalen Leben, und zwar sowohl in bezug auf die Reaktionsweise des Keimlings als auch auf das histologische Bild. *Embryopathien* treten nur nach Virusinfektion im Verlaufe der embryonalen Entwicklung auf. Der Embryo reagiert nicht mit Entzündung im Sinne der postnatalen Pathologie, sondern mit Degeneration und Nekrobiose der Zellen in den befallenen Organen, die zum Tode führen können oder mehr oder weniger schwere Anomalien verursachen. Für alles weitere verweisen wir auf S. 268—280.

THALHAMMER also infizierte trächtige Mäuse am 7., 8., 9., 10., 11., 12., 13., 14. oder 18. Tag der Gravidität durch eine subcutane Injektion von 0,2 cm^3 Pockenlymphe unter die Nackenhaut mit Vaccinevirus. Alle

Tiere, die nicht abortierten, wurden am 19. Tag getötet, die Keimlinge in Formalin fixiert und die Köpfe histologisch untersucht. Wägungen der frisch gewonnenen Früchte ergaben einen hohen Prozentsatz von Untergewichtigkeit. 19 Tage alte Keimlinge haben ein Durchschnittsgewicht von 1300 mg; von zwerghaften Feten wird gesprochen, wenn ein Defizit von 30% und mehr vorlag. Makroskopisch erkennbare Veränderungen wurden in keinem Fall festgestellt. Mikroskopisch fand THALHAMMER im Kopfbereich pathologische, mit Retardation der Entwicklung nicht erklärbare Veränderungen an den Augenlinsen, den ersten Milchmolaren,

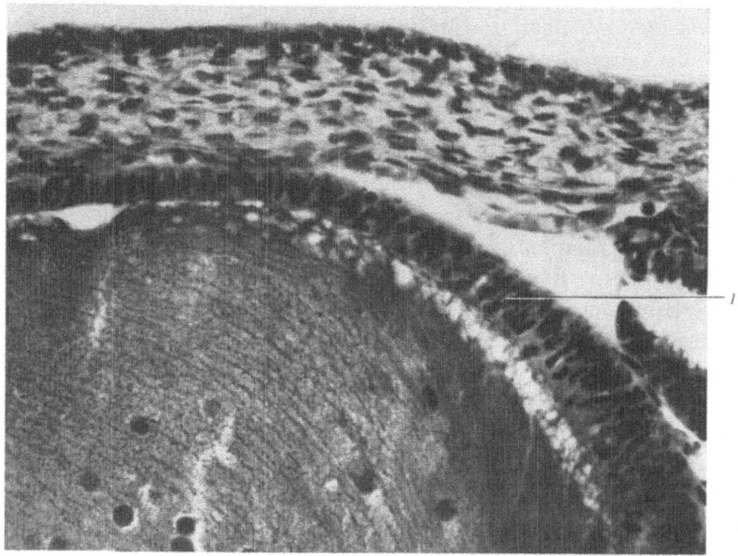

Abb. 3. Ausschnitt einer Linse Nähe des Äquators mit Vacuolenansammlung unter dem Epithel (1) und Streuung der Faserkerne. (Aus THALHAMMER 1957)

den Cochleae des Labyrinthes und wahrscheinlich im Gehirn. Im einzelnen sind folgende Befunde erwähnenswert:

Von 5 Tieren, die am 7. Tag infiziert wurden, abortierten 4; 1 Tier hatte 5 lebende Junge von einem Durchschnittsgewicht von 1068 mg. Abnormitäten wurden keine gefunden. Nach Infektion am 8. Tag abortierten ebenfalls alle Tiere bis auf eines, das 5 Junge und 2 Fruchtresorptionen hatte. Das Durchschnittsgewicht der lebenden Jungen betrug nur 658 mg. Histologisch fanden sich bei 2 Feten Linsenveränderungen (vgl. weiter unten). Auch von den 5 am 9. Tag infizierten Tieren abortierten 4, während das fünfte 5 lebende Junge vom Durchschnittsgewicht von 749 mg hatte, 4 davon wurden histologisch untersucht. Linsen und Zähne waren normal, hingegen zeigten die Labyrinthanlagen Schädigungen. Infektion der Muttertiere am 10. Tag führte bei einem hohen Prozentsatz der Feten zu bemerkenswerten Defekten. 6 Tiere wurden infiziert, eines abortierte; von den übrigen 5 hatten 3 zwergenhafte Feten mit einem Gewicht von 609, 712 und 741 mg. 10 Feten wurden histologisch untersucht. Alle zeigten neben Retardation des Wachstums Veränderungen, die in keinem Stadium der normalen Entwicklung vorkommen. Die Abnormitäten betrafen die Linsen, die ersten Milchmolaren und das Innenohr.

An den *Linsen* wurden Veränderungen gefunden, die an unsere Beobachtungen an menschlichen Keimlingen erinnern, die im Verlaufe

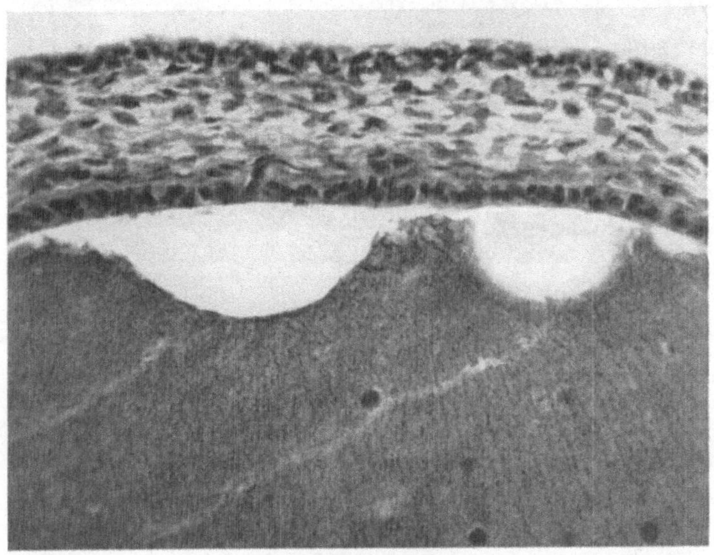

Abb. 4. Dieselbe Linse wie in Abb. 3. Gegend des vorderen Poles mit zwei großen subepithelialen Dellen, die z. T. auf Faserverkürzung, z. T. auf Faserzerfall zurückgehen. (Aus THALHAMMER 1957)

der 5. Woche der Wirkung des Rubeolenerregers ausgesetzt waren (vgl. S. 43ff.). Die vorderen Enden der Linsenfasern waren von Vacuolen ausgefüllt, die so dicht standen, daß sie zwischen vorderem Linsenepithel und Linsenfasern einen von Blasen erfüllten Streifen bildeten (Abb. 3). Gegen den vorderen Pol wurden die Vacuolen spärlicher, zugleich aber, offenbar durch Zusammenfließen, größer (Abb. 4); an einzelnen Stellen entstand der Eindruck, als platzten sie gegen das vordere Faserende hin auf. THALHAMMER nimmt an, daß dadurch dellenförmige Hohlräume zwischen Linsenepithel und Front der Linsenfaservorderenden entstanden. Diese Dellen erreichten am vorderen Pol ihre größte Tiefe, waren flach oder meistens halbkreisförmig tief und auf einen kleineren, zentralen Sektor beschränkt. Die Fasern (Abb. 5) waren oft im Bereich solcher Dellen an ihrem vordersten Ende intensiver

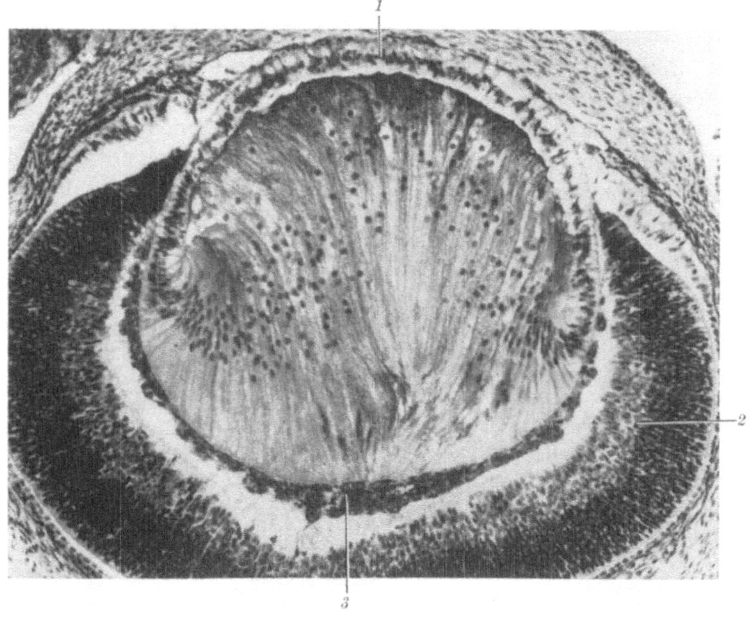

Abb. 5. Linse mit Faserverkürzung und vielen Blasen, in welchen die Kerne schwimmen; Streuung der Faserkerne. Faservorderenden intensiver gefärbt, schwere Veränderungen des Linsenepithels (*1*). *2* Retina; *3* Tunica vasculosa lentis. (Aus THALHAMMER 1957)

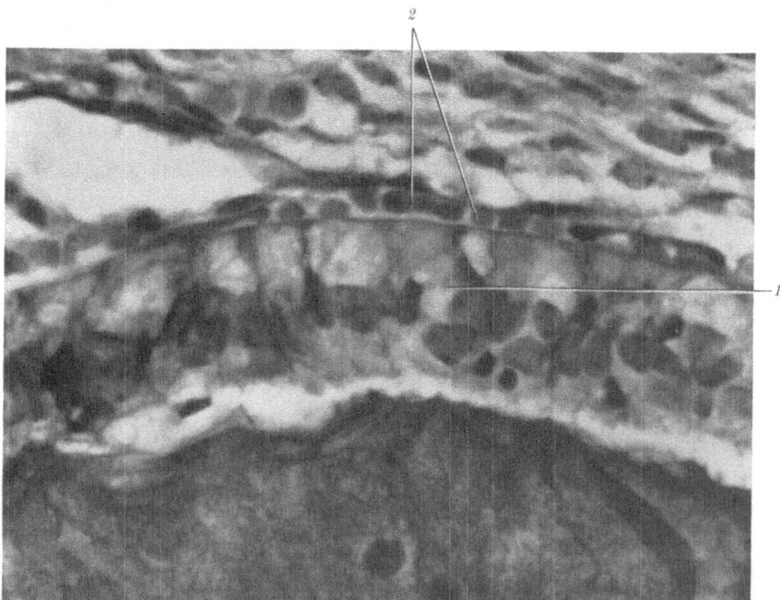

Abb. 6. Dieselbe Linse wie in Abb. 5. Vorderes Linsenepithel (*1*) mit starker Zellquellung, großen Vacuolen im Plasma und zahlreichen pyknotischen Kernen. *2* Capillare der Tunica vasculosa lentis. (Aus THALHAMMER 1957)

gefärbt und homogen, die Fasergrenzen nicht mehr zu erkennen. Die Dellen sind z.T. auf den Zerfall der Fasern an ihrem vorderen, vacuolisierten Ende zurückzuführen, z.T. sind sie aber die Folge eines Wachstumsrückstandes der zentralen Fasern. THALHAMMER fand unter den untersuchten Linsen eine kontinuierliche Reihe mit Vacuolen am vorderen Pol, über kleine Zerfallsherde bis zu großen scharfrandigen Dellen, an denen nichts mehr von Zerfall zu sehen war. Im schwersten Fall war

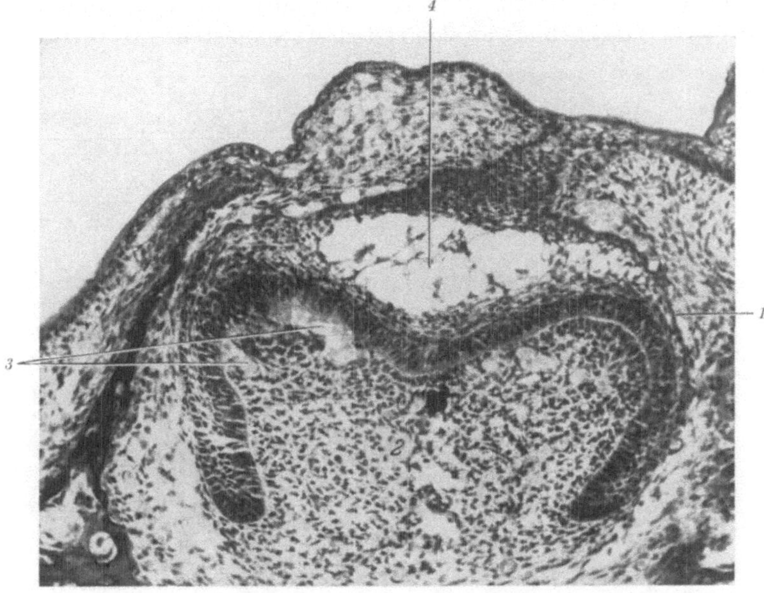

Abb. 7. Ein Milchmolar. Vermehrung und Erweiterung der Capillaren am äußeren Schmelzepithel (*1*) und in der Zahnpulpa (*2*). Eine große und zwei kleine Capillaren haben die Odontoblastenschicht durchbrochen (*3*). Unregelmäßige, „zerfressene" Rarifikation der Schmelzpulpa (*4*). (Aus THALHAMMER 1957)

auch das Linsenepithel, das normalerweise flach und regelmäßig ist, verändert. Die Epithelzellen waren gequollen und vacuolisiert (Abb. 6), die Zellkerne unregelmäßig angeordnet und z.T. pyknotisch geschrumpft. In weniger stark veränderten Linsen fehlten so ausgesprochene Alterationen. Schließlich muß noch erwähnt werden, daß die Zellkerne der Linsenfasern unregelmäßig verstreut waren (Abb. 5) und z.T. blasig aufgetrieben oder pyknotisch erschienen.

An den *Zahnkeimen* beobachtete THALHAMMER ebenfalls Erscheinungen, die er als abnorm bezeichnet. Außer einer maximalen Füllung der Blutcapillaren am äußeren Schmelzepithel und in der Zahnpulpa fand er den Einbruch von Capillaren in die Odontoblasten-, z.T. auch in die Ameloblastenschicht (Abb. 7 und 8). Die Folge war ein Unterbruch der noch nicht voll ausdifferenzierten Odontoblasten. Die manchmal riesigen Capillaren verliefen oft eine kleine Strecke weit zwischen Odontoblasten- und Ameloblastenschicht. Letztere war an solchen Stellen sehr unregelmäßig. — Als weitere Abnormität müssen große Hohlräume zwischen Ameloblasten- und Odontoblastenschicht erwähnt werden. An solchen Stellen waren die Zellen der Odontoblastenreihe unregelmäßig und häufig pyknotisch. Schließlich erwähnte THALHAMMER noch eine unregelmäßige Rarifikation der Schmelzpulpa. Diese Veränderungen fanden sich ausschließlich an den ersten Milchmolaren.

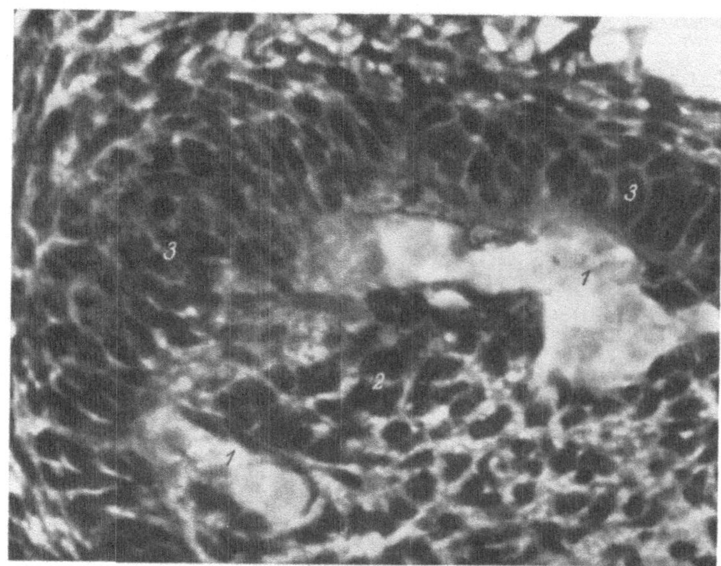

Abb. 8. Ausschnitt der Zahnanlage von Abb. 7. Beachte die große Blutcapillare (*1*), welche die Odontoblastenschicht (*2*) durchbricht und sich in das innere Schmelzepithel (*3*) einbohrt. Beide Epithelien sind unregelmäßig, verdünnt und enthalten Pyknosen. (Aus THALHAMMER 1957)

Das *Innenohr* konnte bei 6 von 10 Feten beurteilt werden. In allen Fällen bestand eine Retardation der Entwicklung der Cochlea und eine sehr starke Blutfüllung der Gefäße (Abb. 9). Im einzelnen werden Epithelaustropfungen, abnorme Bildungen am Orte der Membrana tectoria und Depression der Reissnerschen Membran beschrieben.

THALHAMMER analysierte auch die *Gehirne* der Feten besonders sorgfältig. Gröbere Störungen fehlten. Außer einem gewissen Rückstand der Entwicklung fand er eine „bei mehreren Gehirnen auffallende, in einzelnen geradezu angiomartige Ansammlung sehr großer, strotzend blutgefüllter Capillaren in der lateralen Wand und im Dach des Seitenventrikels". Von Blutungen oder Nekroseherden wird nichts berichtet.

Bei Infektion der graviden Mäuse nach dem 10. Tag waren Abnormitäten seltener, trotzdem die Abortrate hoch war und bei Infektion am 12. Tag 100% erreichte. In diesem Zusammenhang sei noch darauf hingewiesen, daß sich der Fruchttod bei Aborten aller Infektionstermine häufig schon am Vaginalabstrich durch Blutung oder Oestrus bemerkbar machte. Wenn diese Zeichen vorlagen, so waren sie fast immer schon am ersten Tag nach der Infektion festzustellen, ein Hinweis darauf, daß die Noxe die Frucht binnen 24 Std erreicht.

Von den 5 Tieren, die am 13. Tag infiziert wurden, abortierten 2. 5 Feten wurden histologisch untersucht. Bei einem Keimling fand THAL-

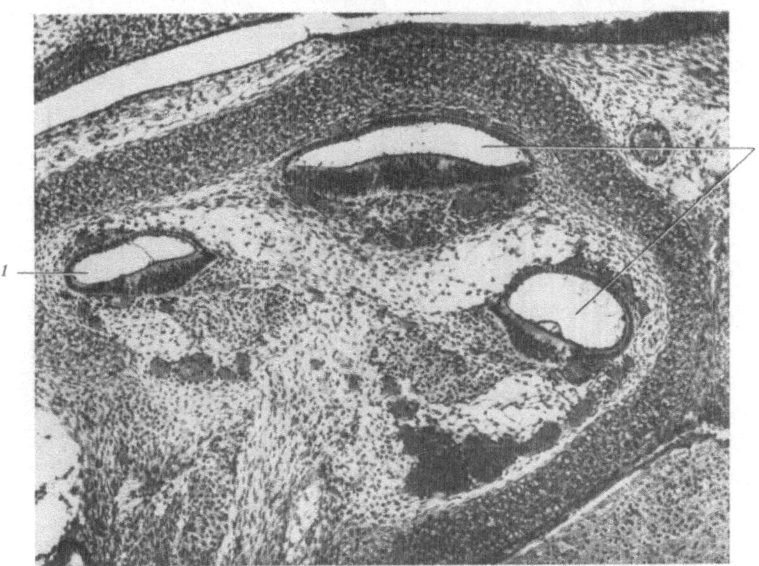

Abb. 9. Schnitt durch die Anlage einer Cochlea. Beachte die prall gefüllten Blutgefäße. *1* Ductus cochlearis. (Aus THALHAMMER 1957)

HAMMER außer Vacuolen in den Linsenfasern eine feste Verklebung der Iris mit der Cornea; letztere war am Ende der Verklebung auf das Doppelte ihrer Dicke angeschwollen, wobei das Stroma stark aufgelockert war; die Hornhaut war in ihren zentralen Teilen stark gequollen. 2 Feten zeigten erhebliche Veränderungen an den Innenohren, nämlich Vacuolisierung des Epithels der Papilla basalis mit Verwischung der Zellgrenzen; an einzelnen Stellen zeigte das Epithel Defekte. Diese Veränderungen fanden sich im mittleren Schneckengang und besonders in der Spitze. Die Capillaren in der Stria vascularis waren klein und schlecht abgrenzbar.

Nach den bisher vorliegenden Ergebnissen gelang es THALHAMMER, durch Infektion gravider Mäuse mit Vaccine-Virus Veränderungen bei den Jungen hervorzurufen, die im Verlaufe der normalen Entwicklung nicht vorkommen und auch eine normale Weiterentwicklung nicht zulassen. Veränderungen traten nur dann auf, wenn die Experimente während der Phase der Organogenese durchgeführt wurden; diese waren, wie die graphische Darstellung in Abb. 10, die aus der Arbeit von THALHAMMER entnommen wurde, zeigt, am auffälligsten bei Infektion am 10. Tag der Entwicklung. Sie boten nirgends das Bild postnataler Entzündung, sondern bestanden nur aus Wachstumshemmungen und lokalen Degenerationsprozessen, so daß wir THALHAMMER zustimmen

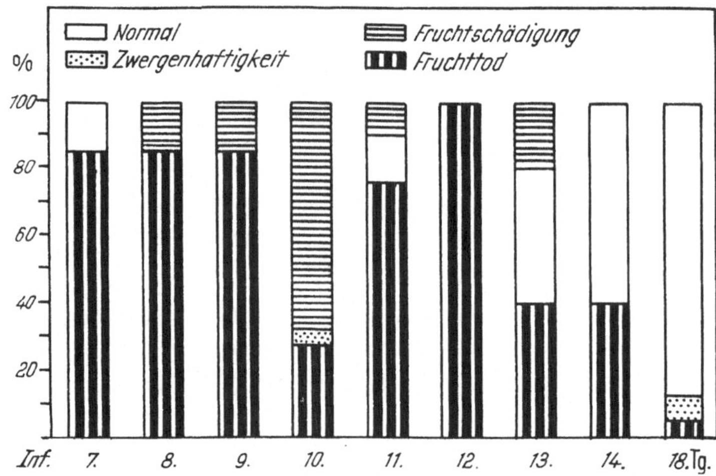

Abb. 10. Schematische Darstellung der relativen Häufigkeit normaler, zwergenhafter, geschädigter und abgestorbener Keimlinge, nach mütterlicher Vaccineinfektion an verschiedenen Tagen der Gravidität. (Aus THALHAMMER 1957)

können, daß es ihm erstmals gelungen ist, eine *echte Virusembryopathie* im Säugetierversuch hervorzurufen. Leider fehlt ein Glied in der Kette, nämlich der Nachweis des Virus in den geschädigten Organen der lebend gewonnenen Feten.

Können diese Ergebnisse mit den bei menschlichen Virusembryopathien vorliegenden verglichen werden? Reagieren Mensch und Maus in den frühen Stadien ihrer Entwicklung auf Virusinfektionen prinzipiell gleichartig? Ein Vergleich ist nur auf Grund der Entwicklungsphasen gestattet. Die Organogenese, in welcher sich das Schicksal der Einzelorgane des Keimlings entscheidet, dauert bei der Maus vom 9.—13. Tag, beim Menschen nimmt sie die Zeitspanne von der 2.—6. Woche ein. Aus allen Untersuchungen ergibt sich, daß dieses Entwicklungsstadium äußerst empfindlich ist und auch beim Menschen als die empfindlichste Phase in der Embryonalentwicklung betrachtet werden muß. In der 2.—6. Woche mit Röntgenstrahlen bestrahlte menschliche Keimlinge zeigen bei der Geburt schwerste Schädigungen, die in ihrem Phänotypus mit dem zwischen dem 9. und 13. Tag bei der Maus erzeugten sehr gut übereinstimmen (Abb. 1 und 2).

Damit wenden wir uns den *Viruserkrankungen beim Menschen* und den durch sie verursachten Schädigungen der Embryonen zu.

II. Embryopathia rubeolica

Heute sind 20 Jahre vergangen seit der Publikation von NORMAN MCALISTER GREGG (1941), der als erster auf die Zusammenhänge zwischen Schädigung des Kindes und Rubeolen der Mutter in der Frühschwangerschaft aufmerksam machte. Die Beobachtungen von GREGG wurden seither in der ganzen Welt bestätigt, und es entstand eine umfangreiche Literatur, die dem Problem der *Embryopathia rubeolica* gewidmet ist. Leider ist es aber bis heute noch nicht gelungen, den Erreger der Rubeolen zu isolieren, trotzdem die experimentelle Übertragung vom Kranken auf Kinder und Affen glückte. HIRO und TASAKA (1938) konnten die Krankheit durch Inoculation von gefilterter Nasenspülflüssigkeit von Rötelnpatienten auf Kinder übertragen. Von 16 Kindern erkrankten 6 an typischen Röteln, während sich in 2 weiteren Fällen Röteln ohne Ausschlag nach einer Inkubationszeit von 5—17 Tagen entwickelten. HESS (1914) infizierte Rhesusaffen mit Blut von Patienten, das innerhalb von 24 Std nach Ausbruch des Exanthems entnommen worden war. HABEL (1942) erreichte dasselbe mit defibriniertem Blut, entnommen innerhalb von 12 Std, oder mit Nasenschleim. Subcutane, intraperitonaeale, intranasale oder intravenöse Inoculation von filtriertem oder nichtfiltriertem Material führte innerhalb von 7—9 Tagen bei 13 von 16 Versuchstieren zu einer milden Krankheit mit mäßigem Fieber, Leukopenie und Exanthem am Rumpf; das Exanthem war nicht immer nachzuweisen. Es gelang auch, die Krankheit von Affe auf Affe zu übertragen, hingegen ist der Erreger für kleine Laboratoriumstiere oder Gewebekulturen nicht pathogen. Auch besitzen wir keinen sicheren, einfachen, diagnostischen Labortest für den Nachweis desselben.

Nach der erfolgreichen experimentellen Übertragung von Röteln auf Kinder und Affen und der gelungenen Aufbewahrung des auslösenden Faktors auf Trockeneis kann man es heute als erwiesen erachten, daß es sich um eine Viruskrankheit handelt, bei welcher das Virus während der ersten 30 Std nach Erscheinen des Exanthems im Blute und im Schleim des Nasopharynx des Patienten enthalten ist.

Im übrigen ist die Diagnose „Rubeolen“ wegen des häufigen uncharakteristischen Verlaufs auch für den Arzt nicht immer leicht zu stellen. Nach einer Inkubationszeit von 14—23, gewöhnlich 18 Tagen kann ein kurzes prodromales Stadium mit milden katarrhalischen

Symptomen und Unwohlsein, aber ohne Fieber auftreten. Das Exanthem erscheint zuerst hinter den Ohren, auf dem Nasenrücken, auf Stirne, Wangen und behaartem Kopf und breitet sich rasch, oft schon in einem halben Tag, über den ganzen Körper aus. Der Ausschlag ist manchmal so blaß, daß er übersehen wird. Er bleibt 2—3 Tage, unter Umständen nur wenige Stunden sichtbar. Fieber ist unbedeutend und kann während des Exanthems andauern. Charakteristisch ist die Lymphadenitis, welche speziell Hals-, Occipital- und Lymphknoten über dem Mastoid befällt. Es handelt sich um eine weiche Schwellung von 2—3 Wochen Dauer.

Epidemiologisch ist folgendes zu bemerken: Röteln treten in Epidemien auf; sporadische Fälle sind nicht häufig. Die Epidemien folgen sich in unregelmäßigen, mehr- oder vieljährigen Abständen; in New York City z.B. wurden in einer 10jährigen Beobachtungsperiode von 1949—1958 zwei Epidemiejahre mit einem hohen Anfall von Rötelnerkrankungen registriert, und zwar figurieren die Jahre 1955 und 1958 als solche (vgl. Tabelle 4). Wenn die Epidemien weit auseinanderliegen, dann besteht die Aussicht, daß Erwachsene in größerer Zahl erkranken. Dies galt 1939 in besonderem Maße für *Australien:* Größere Epidemien wurden registriert in den Jahren 1898, 1914, 1923, 1937. Die letzte Epidemie war gegen Ende 1939 bis auf einige Erkrankungen in entlegenen Gegenden erloschen; im Zusammenhang mit dem Ausbruch des 2. Weltkrieges und den damit zusammenhängenden Massenverschiebungen junger Leute flackerte sie erneut auf. Als Folge des langen Intervalls seit 1923 waren alle jungen Erwachsenen mit Ausnahme einer kleineren Zahl, die in der Zwischenzeit erkrankt war, anfällig. Die Kinder, die GREGG untersuchte, stammten von Müttern, die im Verlaufe der erneut aufgeflackerten Rötelnepidemie von 1939 erkrankt waren.

Das *klinische Bild der Embryopathia rubeolica* zeichnet sich nach BAMATTER durch folgende charakteristische Züge aus: Die Kinder zeigen neben einem Katarakt eines oder beider Augen häufig Herzstörungen (offenes Foramen ovale, persistenter Ductus Botalli, Ventrikelseptumdefekt), Taubheit und psychomotorische Störungen. Häufig sind sie bei der Geburt auffallend hypotrophisch, d.h. klein und untergewichtig (2500 g und weniger) und schwer zu ernähren (sog. „feeding problem" der Amerikaner). Dieser Symptomenkomplex, der das sog. Greggsche Syndrom kennzeichnet, findet kein Analogon in der Genetik des Menschen, und auch das Fehlen von Mißbildungen anderer Art hat eine wichtige diagnostische Bedeutung für die Diagnose einer Embryopathia rubeolica. So würde z. B. die Kombination einer Linsentrübung mit einem Kolobom der Iris eher gegen eine Embryopathia rubeolica sprechen.

Als weitere Besonderheit wurde von klinischer Seite auch auf das Vorkommen von Zahnanomalien aufmerksam gemacht, wie verspätetem

Zahndurchbruch, hypoplastischen Zähnen und Zähnen mit verschiedenartigen Schmelzdefekten.

Neurologische Zeichen, wie gestörte Reflexe oder Sensibilitätsstörungen, fehlen. Hingegen wird sehr häufig von Mikrocephalie gesprochen. Die psychische Entwicklung der geschädigten Kinder ist im allgemeinen verlangsamt; das Kind lernt spät gehen. Als besonders auffälliges Symptom wird weiter eine allgemeine Muskelhypotonie mit Hyperkinese angegeben.

Als wirklich pathognomonisches Zeichen einer Embryopathia rubeolica muß die Linsentrübung angesehen werden, die durch klinische Besonderheiten auffällt, wie zentrale Trübung, Abplattung und Tendenz zum Fortschreiten des Zerstörungsprozesses. Sie ist auch das erste Zeichen einer Embryopathia rubeolica, das schon kurz nach der Geburt festzustellen ist.

Nach australischen Studien ergibt sich folgende Frequenz der gefundenen Schäden:

Mikrocephalie	74%
Taubheit	69%
Herzstörungen	39%
Linsentrübungen	17%

1. Statistische Untersuchungen über die Gefährdung des Keimlings bei Rubeolen in graviditate

Gregg hatte die Zusammenhänge zwischen Schädigung des Kindes und Rubeolen der Mutter in der Frühschwangerschaft *retrospektiv* festgestellt, d.h. er ging, wie viele andere Forscher nach ihm, vom geschädigten Kinde aus, gesund gebliebene Kinder wurden naturgemäß nicht erfaßt. Dieses Vorgehen führte aber zu übertriebenen und z.T. sicher falschen Vorstellungen. Australische (Swan, Collins u. a.) und andere Forscher glaubten mit einer fast 100%igen Schädigungsrate des Kindes rechnen zu müssen, wenn die Mutter im Verlaufe des 2. Schwangerschaftsmonates an Röteln erkrankt, während die Gefährdung bei Erkrankung im 3. Monat auf 50—35% abnimmt und nach dem 4. Monat kaum mehr mit einer Schädigung des Fetus zu rechnen ist.

Einer Arbeit von Froewis (1960) entnehmen wir die folgende tabellarische Zusammenstellung über die Häufigkeit der Embryopathien, wie sie in der Literatur der Jahre 1952—1955 publiziert wurde (Tabelle 2).

Die Schweizer Statistik von Wenner und Flammer beruht auf nur 22 Fällen und muß deshalb mit allem Vorbehalt beurteilt werden. In den andern angeführten Statistiken sind die Prozentsätze viel niedriger und bewegen sich zwischen 17 und 39%. Übereinstimmend wird festgestellt, daß eine Virusschädigung nach dem 4. Monat selten oder überhaupt nicht beobachtet wird. Die Diskrepanz dieser Zahlen über die

Schädigungsfrequenz des Keimlings durch Rubeolen muß auf die verschiedenen Untersuchungsmethoden zurückgeführt werden. GREGG, SWAN, WENNER und FLAMMER u. a. sind, wie wir schon erwähnt haben, von den geschädigten Kindern ausgegangen und haben aus der Anamnese also *retrospektiv* den Verlauf der Schwangerschaft rekonstruiert. Da die Zahl der normal ausgehenden Schwangerschaften bei dieser Methode unbekannt bleibt, kann das Ergebnis nicht als verbindlich betrachtet werden. Deshalb wandte man sich mehr und mehr der *prospektiven* Methode zu, d. h., der Arzt stellt die Diagnose der Rubeolen,

Tabelle 2. *Statistik über Embryopathien bei Rötelnepidemien mit Berücksichtigung der Infektionszeit (1952—1955).* (Aus FROEWIS 1960)

	Schwangerschaftsalter (LM)						
	I	II	III	IV	V	VI	bis Ende
Schweiz 1952 (WENNER u. FLAMMER)	84—88 %		33,4 %		→		0
Schweden 1952 (LUNDSTRÖM)		17 %			→		0
Spanien 1952 (ALEMANY, Barcelona)		39 %			→		0
Australien 1953 (COLLINS)		70—80 %				20 %	
New England, USA, 1953 (INGALLS)		17 %			12 %	→	0
Neuseeland 1953 (HAY)			37,1 %				
Holland 1955 (TEN BERGE)		20 %					

verfolgt den weiteren Verlauf der Schwangerschaft und untersucht das Neugeborene auf eventuell vorhandene Schäden gleich nach der Geburt und nach einem Jahre. Dieses Vorgehen hat gegenüber dem retrospektiven Ermittlungsverfahren den Vorteil größerer Objektivität. Es ist selbstverständlich, daß Aborte, Früh- und Totgeburten ärztlich verzeichnet werden müssen.

LUNDSTRÖM (1952) hat über die ausgedehnte Rötelnepidemie von 1951 in Schweden berichtet, in deren Verlauf 1067 schwangere Frauen erkrankten. Da in Schweden über 90% der Geburten im Krankenhaus erfolgen, konnte die Rötelnerkrankung bei 80% der Fälle retrospektiv aus den Krankengeschichten ermittelt werden. In 20% wurde die Diagnose durch den Arzt gestellt. Gesamthaft wurden bei den Neugeborenen 17% Schäden gefunden (Kontrollgruppe 6%). Die Mißbildungsrate bei den prospektiven Fällen betrug nur 4,5%; diesen standen 5,9% Totgeburten und Neugeborenen-Sterblichkeit ohne äußere Anzeichen einer

Mißbildung gegenüber. Es handelte sich um 579 Neugeborene, deren Mütter in den ersten 4 Monaten der Schwangerschaft Röteln durchgemacht hatten. Eine Kontrollgruppe von 226 Kindern ohne Röteln der Mutter wies 1,4% Mißbildungen und 1,8% Totgeburten auf.

67 Feten verschiedenen Alters standen LUNDSTRÖM zur mikroskopischen Untersuchung zur Verfügung. Von diesen waren die meisten durch Interruptio gewonnen worden. Die Durchsicht der Schnittserien der Augen und der Herzen, an welcher ich mitbeteiligt war, ergab das Vorliegen von 5 Augen mit Linsenveränderungen und 7 Herzen mit Störungen der Septenbildung im Vorhof. Dies entspricht einem Prozentsatz von 7,5 bzw. 10,4. Diese Zahlen trügen; wegen mechanischen Verletzungen oder weitgehender Maceration konnten nicht alle Augen verwertet werden. Außerdem fallen nur 39 Fälle in die kritische Zeit: 8 Frauen machten Röteln in den ersten 4, 31 Frauen in der 5.—9. Woche durch, während die Erkrankung bei 28 Frauen erst in die 10.—21. Woche fiel. Wenn diese 28 Fälle aus der Statistik gestrichen werden, dann erhöhen sich die Prozentsätze auf 12,8% für die Linsenveränderungen bzw. 17,9% für die Herzstörungen. Primäre Schädigungen des Herzens, die zu Störungen der Scheidewandbildung im Vorhof führen können, müssen spätestens in die 4.—5. Woche fallen, da die Scheidewände am 46. Tag der Embryonalentwicklung fertiggestellt sind. Gerade dieser letzte Hinweis zeigt, daß die Statistik fehlerhaft wird, sobald die genauen zeitlichen Zusammenhänge in der Organogenese außer acht gelassen werden.

1957 haben GREENBERG, MORRIS, PELLITERI und BARTON eine Statistik publiziert, die großes Aufsehen erregt hat, da die Autoren ihre prospektive Untersuchung am großen Material von New York City durchführten und eine auffallend kleine Schädigungsrate der Kinder von nur 9,7% fanden.

Die Statistik erfaßt die Jahre 1949 bis und mit 1955. 24825 Rötelnfälle wurden registriert, darunter 2528 Frauen im Alter von 15—45 Jahren. 233 Frauen waren bei Ausbruch der Röteln gravid, und zwar befanden sich 103 im 1., 89 im 2. und 41 im 3. Trimester der Schwangerschaft. Die Kinder wurden sofort nach der Geburt und 1 Jahr später untersucht. Spontane und therapeutische Aborte wurden ärztlich vermerkt. Der Ausgang der Gravidität, gegliedert nach der Infektionszeit, ist in Tabelle 3 zusammengestellt.

Unter den 3 Kindern mit Mißbildungen aus dem 1. Trimester zeigte eines einen bilateralen Katarakt und Mikrophthalmus, bei den beiden andern Kindern handelte es sich um Zwillinge, die außer einer Linsentrübung eine Herzmißbildung aufwiesen. Von Interesse ist die Angabe, daß die 3 mit Schaden behafteten Kinder aus dem Jahre 1955 stammen, einem Jahr, in welchem die Röteln als Epidemie auftraten (vgl.

Tabelle 3. *Ausgang der Gravidität bei Frauen mit Röteln, New York City 1949—1955.* (GREENBERG et al. 1957)

Ausgang der Gravidität	Röteln während der Gravidität							
	Trimester							
	1.		2.		3.		Total	
	Nr.	%	Nr.	%	Nr.	%	Nr.	%
Normale Geburt	28	26,9	74	83,2	37	90,3	139	59,4
Mißbildung	3	2,9	1	1,1	0	0	4	1,7
Totgeburten	3	2,9	2	2,2	1	2,4	6	2,6
Spontane Aborte	12	11,5	1	1,1	0	0	13	5,6
Therapeutische Aborte	48	46,2	4	4,5	0	0	52	22,2
wegen Rubeola	45		4				49	
aus anderen Gründen	3						3	
Verlust Stud.	10	9,6	7	7,9	3	7,3	20	8,5
Total	104	100,0	89	100,0	41	100,0	234	100,0

Tabelle 4). Der Fall aus dem 2. Trimester hatte eine Herzstörung im Sinne einer Tetralogie von FALLOT. Diese Herzmißbildung kann aber nicht durch die Rubeolen bedingt sein. Die Mutter erkrankte erst während der 14. Woche, die Scheidewandbildung im Herzen ist aber bereits Anfang der 7. Woche abgeschlossen.

GREENBERG et al. publizierten in ihrer Arbeit eine Zusammenstellung der Ergebnisse von prospektiven Untersuchungen verschiedener anderer Autoren mit im ganzen 314 Beobachtungen, die sich folgendermaßen auf die 3 Trimester der Schwangerschaft verteilen:

1. Trimester	125:	15 Mißbildungen,	9 Totgeburten,
2. Trimester	130:	5 Mißbildungen,	6 Totgeburten,
3. Trimester	59:	0 Mißbildungen,	1 Totgeburt.
Total	314:	20 Mißbildungen,	16 Totgeburten.

Die Untersuchung der Totgeburten ergab in keinem Fall eine Mißbildung im Sinne des Greggschen Syndroms. Die Mißbildungsrate betrug für das 1. Trimester 12%, diejenige der Totgeburten 7,2%.

Aus allen Statistiken geht hervor, daß der Keimling im Verlaufe des 1. Trimesters der Schwangerschaft sehr empfindlich ist und leicht geschädigt werden kann. Dies ist noch eindrucksvoller aus der Statistik von SIEGEL und GREENBERG (1960) zu entnehmen und findet seine Erklärung in der Tatsache, daß das Virus in dieser Phase Organanlagen in voller Proliferation befällt. SIEGEL und GREENBERG haben in ihrer Arbeit die Beobachtungen einer 10jährigen Periode in New York City, nämlich der Jahre 1949 bis und mit 1958, verarbeitet. Sie haben sich nicht damit begnügt, ihr Material nach Trimestern zu gliedern, sondern beziehen sich in ihren Angaben auf die einzelnen Schwangerschaftswochen.

Tabelle 4 vermittelt eine Zusammenstellung des gesamten Materials. Unter 5457 Frauen im Alter von 15—44 Jahren waren 392 schwanger. Der Vergleich der Erkrankungsziffern der 10 Beobachtungsjahre spiegelt die eigenartige Epidemiologie der Röteln wider. 1955 und 1958 waren Epidemiejahre mit einem Anfall an Erkrankungen unter Schwangeren von 125 im Jahre 1955 und 103 im Jahre 1958, bei durchschnittlich 20 Erkrankungen in Nichtepidemiejahren.

Bei 20 Frauen blieb der Ausgang der Schwangerschaft unbekannt. 78mal wurde ein therapeutischer Abort wegen möglicher Schädigung

Tabelle 4. *Epidemiologie der Rubeolen in New York City, 1949—1958.* (SIEGEL und GREENBERG 1960)

Jahr	Rubeolenfälle bezogen auf 15—44jährige Frauen	Zahl der beobachteten graviden Frauen
1949	417	21
1950	190	1
1951	636	33
1952	446	28
1953	279	21
1954	76	5
1955	1608	125
1956	378	21
1957	296	34
1958	1131	103
Total	5457	392

des Fetus durch die Rubeolen der Mutter vorgenommen, leider ohne mikroskopische Kontrolluntersuchung der Frucht, so daß der Ausgang der Gravidität nur bei 294 Frauen beobachtet werden konnte. Von diesen stammen 180 aus den beiden Epidemiejahren und 114 aus den Jahren ohne Epidemie.

Drei Fragestellungen haben SIEGEL und GREENBERG ihrer Arbeit zugrunde gelegt, nämlich:

1. Wie groß ist die Zahl der Todesfälle unter den Feten?
2. Wie hoch ist die Frequenz von Mißbildungen?
3. Wie groß ist die Zahl der unreifen Frühgeburten?

In Tabelle 5 ist die Frequenz der Todesfälle unter den Feten, nach Schwangerschaftswochen gegliedert, aufgezeichnet. Wenn man von der Gesamtzahl der beobachteten Schwangerschaften ausgeht, dann stehen 252 oder 85,7% Lebendgeburten 42 oder 14,3% Absterbefällen unter den Feten gegenüber. Diese Zahlen ändern sich bereits ganz wesentlich, wenn sie, nach Trimester berechnet, zusammengestellt werden: Von 104 Keimlingen des 1. Trimesters starben 37 oder rund 35,5%, von 133 des 2. Trimesters nur 4 oder 3%, und von 57 Feten, die im 3. Trimester der Rubeoleninfektionsgefahr ausgesetzt waren, starb nur 1 Fetus ab. Auf die einzelnen Schwangerschaftswochen verteilt, wird die Zahl der Beobachtungen zwar kleiner, die besondere Gefährdung der Embryonen in den ersten 8 Wochen aber um so eindrücklicher.

Tabelle 5. *Frequenz der Todesfälle unter den Feten, gegliedert nach Schwangerschaftswochen bei Ausbruch der Röteln.* (SIEGEL und GREENBERG 1960)

Schwangerschaftswoche bei Ausbruch der Röteln	Anzahl der Fälle	Anzahl der Lebendgeburten	Fetaler Tod	
			Zahl	%
1—4	10	5	5	50,0
5—8	41	20	21	51,2
9—13	53	42	11	20,8
14—26	133	129	4	3,0
27—40	57	56	1	1,8
Total	294	252	42	
Mittel				14,3

In den ersten 4 Wochen figurieren 50%, in den darauffolgenden 4 Wochen sogar 51,2% Todesfälle.

44% der Feten starben weniger als 4 Wochen, 18% 5—8 Wochen und 38% mehr als 8 Wochen nach Ausbruch der Rubeolen bei der Mutter ab.

Tabelle 6. *Vorkommen von Mißbildungen unter den Lebendgeborenen, bezogen auf die Schwangerschaftswoche bei Ausbruch der Rubeolen in Epidemie- und Nichtepidemiejahren.* (SIEGEL und GREENBERG 1960)

Schwangerschaftswoche bei Ausbruch der Rubeolen	Epidemiejahre[1]			Nichtepidemiejahre			Ganze Beobachtungsperiode		
	zusammen	normale Kinder	geschädigte Kinder	total	normale Kinder	geschädigte Kinder	total	normale Kinder	geschädigte Kinder
1—4	3	0	3	2	2	0	5	2	3
5—8	13	11	2	7	7	0	20	18	2
9—13	25	25	0	17	17	0	42	42	0
14—26	80	79	1	49	48	1	129	127	2
27—40	36	36	0	20	20	0	56	56	0
Total	157	151	6	95	94	1	252	245	7

[1] 1955 und 1958.

Betrachtet man das *Vorkommen von Mißbildungen* (Tabelle 6) unter den Lebendgeborenen, dann fällt ein grundsätzlicher Unterschied zwischen Epidemie- und Nichtepidemiejahren auf. Kongenitale Mißbildungen wurden nur in den beiden Epidemiejahren 1955 und 1958 beobachtet. Von 16 Frauen, die in den ersten 8 Wochen erkrankt waren, hatten 5 mißbildete Kinder (31,25%), bei Erkrankungen nach der 8. Woche fanden sich keine Anhaltspunkte für die Zunahme von Mißbildungen mehr. Alle 6 geschädigten Kinder hatten charakteristische Augen- und Herzdefekte und waren mit einer Ausnahme Frühgeburten.

Ein Viertel der Kinder, die Rubeolen in den ersten 8 Wochen ausgesetzt waren, war untergewichtig (Tabelle 7); bei Erkrankung im 2. Trimester waren es nur noch 11,6%. Der Unterschied wird als statistisch signifikant angesehen.

Zusammenfassend läßt sich aus dieser gründlichen Untersuchung von SIEGEL und GREENBERG eine Zunahme des Absterbens der Feten, der untergewichtigen Kinder und der Mißbildungen herauslesen, wenn

Tabelle 7. *Geburtsgewichte von Kindern, deren Mütter an Rubeolen erkrankten.* (SIEGEL und GREENBERG 1960)

Woche	Zahl der Kinder	Mehr als 2500 g	2500 g und weniger	Mittleres Gewicht
1—8	20	15	5 (25%)	2855 ± 139
9—13	43	38	5 (11,6%)	3100 ± 71
14—26	126	115	11 (8,7%)	3190 ± 43
27—40	56	53	3 (5,4%)	3358 ± 70
Total	245	221	24 (9,8%)	3180 ± 35

Rubeolen in den ersten 8 Schwangerschaftswochen ausbrechen. Kongenitale Mißbildungen traten nur in Epidemiejahren auf. Am gefährlichsten erwiesen sich die ersten 7 Wochen: Von 19 Schwangerschaften wurden 53% durch den spontanen Tod des Fetus, 26% mit der Geburt eines mißbildeten Kindes beendet. In 21% zeigten die Kinder keine sichtbaren Mißbildungen, waren aber unreif und wogen nur 2500 g und weniger.

Zum Abschluß sei noch auf drei weitere prospektive Untersuchungen hingewiesen, welche die Gefährdung des Keimlings durch Rubeolen der Mutter in den ersten 8 Wochen der Schwangerschaft in eindrücklicher Weise zeigen.

MULLINS, FARRIS und AKTINSON (1960) beobachteten im Frühjahr 1958 eine schwere Rötelnepidemie in Baton Rouge. 22 schwangere Frauen erkrankten; die Diagnose wurde ausnahmslos ärztlich gestellt; therapeutische Aborte unterblieben, so daß Schwangerschaft und Geburt in allen Fällen sorgfältig verfolgt werden konnten. 13 Frauen erkrankten innerhalb der ersten 8 Wochen, 3 Frauen zwischen der 8. und 12. Woche; bei 4 Frauen wurden Röteln in der 12.—24. und bei 2 nach der 24. Woche festgestellt. Der Ausgang der Schwangerschaft ist in Tabelle 8 zusammengestellt.

Von 13 Kindern, deren Mütter in den ersten 8 Wochen der Schwangerschaft an Rubeolen erkrankt waren, wiesen 10 Mißbildungen auf, während von den 3 Kindern mit Rötelnerkrankung der Mütter in der 8. bis

Tabelle 8. *Ausgang der Schwangerschaft bei 22 Frauen mit Rubeolen im 1. und 2. Trimester.* (Nach MULLINS, FARRIS, AKTINSON 1960)

	Wochen der Gravidität				
	0—8	8—12	12—24	24—40	Total
Zahl der Fälle . .	13	3	4	2	22
Normale Kinder .	3	2	4	2	11
Abnorme Kinder und Totgeburten	10	1	0	0	11
Prozentsatz der fetalen Abnormitäten . .	76,9	33,3	0	0	50

12. Woche nur eines abnorm war. Die 8 Frauen, die nach der 12. Woche erkrankten, hatten normale Kinder.

Unter den beobachteten Anomalien figurieren 3 Katarakte, 3 Herzscheidewanddefekte, 2 offene Ductus Botalli, 1 Aortenstenose, 1 An-

Tabelle 9. *Ausgang der Schwangerschaft bei 48 Frauen mit Rubeolen im 1. und 2. Trimester.* (Nach LAMY und SEROR 1956)

Wochen der Gravidität bei Ausbruch der Röteln	Zahl der Fälle	Zahl der Aborte	Kinder mit Defekten	
			Zahl	% der Fälle, die nicht mit Abort endeten
1.—4. Woche . .	7	0	6	86
5.—8. Woche . .	21	5	13	81
9.—12. Woche . .	12	0	3	25
13.—20. Woche . .	8	1	3	43
Total	48	6	25[1]	

[1] Ein weiteres Kind wurde tot geboren (Rubeolen in der 8. Woche), ein Kind starb im Alter von 15 Tagen, Ursache unbekannt (Rubeolen 11. Woche).

encephalus, 1 Hydrocephalus, 1 Gaumenspalte und 1 Kind mit Innenohrtaubheit.

LAMY und SEROR (1956) versandten 100000 Fragebogen an Frauen (1. 3. 53 bis 31. 3. 54), die im 5. Monat gravid waren, und erhielten in 50% Antworten. 50 Frauen gaben an, im Verlauf der ersten 4 Monate der Schwangerschaft Röteln durchgemacht zu haben. 48 dieser Frauen konnten weiter verfolgt werden, so daß Verlauf und Ausgang der Schwangerschaft genau bekannt wurden (Tabelle 9).

In dieser Zusammenstellung ist der Prozentsatz der Schädigungen auffallend hoch. Man kann dagegen einwenden, daß die Fragebogen direkt an die Frauen versandt wurden, die Diagnose „Rubeolen" also ärztlich nicht kontrolliert werden konnte. Aus diesem Grunde wurde sie von MICHAELS und MELLIN (1960) nicht übernommen. Diese Autoren haben 25 Fälle beobachtet; 18mal war die Diagnose von einem Arzt gestellt worden. Aborte wurden keine eingeleitet, das Alter der Schwangerschaft wurde nach dem 1. Tag der letzten Menstruation berechnet. Aus ihrer Zusammenstellung ergibt sich folgendes Bild:

In einem Fall waren die Rubeolen während der letzten Menstruation ausgebrochen, die Schwangerschaft wurde mit der Geburt eines normalen Kindes beendet. Eine Frau erkrankte in der 3. Woche, der Keimling wurde spontan abortiert, während der Ausgang der Schwangerschaft von 7 Frauen, die in der 5.—8. Woche erkrankten, folgender war: 3 Frauen abortierten, 3 Frauen hatten ein mißbildetes Kind (2 Kinder zeigten offenen Ductus arteriosus Botalli, 1 Kind Mikrocephalie und Herzanomalie), eine Frau gebar ein normales Kind. Die Kinder von 16 Frauen, die nach der 8. Woche erkrankt waren, zeigten keine Mißbildungen. — 95 Frauen, die der Rubeoleninfektion ausgesetzt waren, aber nicht daran erkrankten, hatten normale Kinder.

MICHAELS und MELLIN faßten die ihnen aus der Literatur zugänglichen prospektiven Studien, soweit es sich um Berichte über ärztlich diagnostizierte Rubeolen handelte, zu einer gemeinsamen Statistik zusammen. Es figurieren darin nur lebend geborene Kinder aus Schwangerschaften, die in den ersten 16 Wochen (berechnet vom 1. Tag der letzten Menstruation an) mit Rubeolen kompliziert wurden. Totgeburten wurden aus der Statistik ausgeschlossen, ebenso ein mongoloides Kind. Ein weiteres Kind wurde weggelassen, da nicht genau ersichtlich war, ob es normal oder mißbildet war. Die Resultate sind in den folgenden Tabellen zusammengestellt:

Tabelle 10. *Zusammenstellung des Ausgangs der Gravidität bei 117 Frauen mit Rubeolen im 1. und 2. Trimester.* (Nach MICHAELS u. MELLIN 1960)

Zeitpunkt der Rubeolen	Zahl der untersuchten Kinder	Zahl der abnormen Kinder	Prozentsatz der abnormen Kinder
Erste 4 Wochen	17	8	47
5.—8. Woche. .	36	8	22
9.—12. Woche .	46	3	7
13.—16. Woche .	18	1	6

8 Kinder hatten nur eine, 12 Kinder 2 Mißbildungen; Doppelmißbildungen waren häufiger bei frühem Rötelnbefall. Nach Wochen geordnet, ergibt sich das in Tabelle 11 zusammengefaßte Bild.

Tabelle 11. *Beobachtete Mißbildungen in der Statistik von* Michaels *und* Mellin *(1960)*

Mißbildungen	1.—4. Woche	5.—8. Woche	9.—12. Woche	13.—16. Woche
Herzmißbildungen	4	6	2	—
Katarakta	7	2	—	—
Mikrophthalmus	3	—	—	—
Megalocornea und Irisatrophie	—	1	—	—
Taubheit	1	—	—	1
Hasenscharte und Gaumensaplte	—	1	1	—
Multiple Gesichtsmißbildungen	—	1	—	—
Mikrocephalie	—	2	—	—
Total	15	13	3	1
Geschädigte Kinder	8	8	3	1
Normale Kinder	9	28	43	17

Da Aborte und Totgeburten weggelassen wurden, können diese Angaben nicht mit andern Statistiken verglichen werden. Fest steht nur die Tatsache, daß der Keimling in den ersten 8 Wochen der Schwangerschaft am meisten gefährdet ist, was weiter nicht überrascht, wenn wir uns an das in der Einleitung Ausgeführte (vgl. S. 3ff.) und an die Ergebnisse der experimentellen Untersuchungen erinnern (vgl. S. 9ff.).

Leider wird über die Totgeburten und die spontan abortierten Feten nichts gemeldet. Interessant wäre auch die Kenntnis der Befunde an Feten, die durch sog. therapeutische Aborte gewonnen wurden und in der Statistik von Siegel und Greenberg rund 20% betragen. Häufig werden die Keimlinge bei der Curettage zerstückelt und sind deshalb für mikroskopische Untersuchungen nicht mehr verwendbar. Unser eigenes Material besteht fast ausschließlich aus Feten, die von therapeutischen Aborten stammten. Äußerlich war den Feten nichts anzusehen, erst die serienweise durchgeführte Schnittanalyse förderte die z.T. schwerwiegenden Schädigungen zutage. Unsere Befunde sind in Tabelle 12 zusammengestellt, und zwar nach Alter der Feten gegliedert.

In der Tabelle 12 figurieren 37 Fälle; 15 weitere konnten wegen fortgeschrittener Maceration nicht ausgewertet werden. Von den 37 untersuchten Keimlingen zeigten 27 typische Schädigungen, die in den folgenden Abschnitten in ihrem Werdegang genau beschrieben werden; 10 Keimlinge waren normal.

Nach Schwangerschaftswochen ergibt sich das in Tabelle 13 zusammengestellte Bild. Mit einer einzigen Ausnahme fielen die Rubeolen der Mütter in das 1. Trimester der Schwangerschaft mit Bevorzugung der 5.—8. Woche. In diese Periode fallen 27 Erkrankungen; von den Keimlingen waren 22 geschädigt, während 5 als normal gelten können. Über den Anfall der Schädigungen der einzelnen Organe gibt

Tabelle 12. *Keimlinge mit Rubeolen in der Schwangerschaftsanamnese*

Fetus	Größe (mm)	Alter post menstr. (Tage)	Alter bei Ausbruch der Krankheit der Mutter (Tage)	Zeit seit Ausbruch der Rubeolen (Tage)	Organschäden
1191	6	?	3. W.	?	Herzmuskelnekrosen
293	?	50 (36)	35 (21), 5. W.	15	keine Befunde
917	?	50 (36)	20 (6), 3. W.	30	keine Befunde
625	17	60 (46)	44 (30), 7. W.	16	Linsen, Herz
1367a	26	65 (51)	49 (35), 7. W.	16	Linse; Blutungen; art. Embolien. Herz: Endokardveränderungen, Endothelnekrosen
1030	20—25	66 (52)	39 (25), 6. W.	27	Linsen, Gehirnblutungen
1067	?	66 (52)	30 (16), 5. W.	36	Wachstumsrückstand, Linsen, Faltenretina, Muskelschaden
1147	24	66 (52)	53 (39), 8. W.	13	Wachstumsrückstand, Linsen. Herz: Myokardschaden, offenes Foramen supraseptale
1271	?	68 (54)	18 (4), 3. W.	50	Muskelschaden; li. Ductus cochlearis, subpleurale Blutungen, Myokardnekrosen im li. Vorhof. Aorta: Endothelnekrosen
K.M.	21	68 (54)	51 (37), 8. W.	17	Linsen. Herz: Foramen supraseptale
233	19	68 (54)	47 (33), 7. W.	22	Linsen, Hirn
1021	40	70 (56)	52 (38), 8. W.	17	Linsen, Rosettenretina li. Herz: S II rudimentär
1051	34	73 (59)	35 (21), 5. W.	38	Linsen; Unterbruch im Pigmentepithel; Skleradefekt. Herz: offenes Ostium II; Muskelschaden; Hirn
656	50	74 (60)	46 (32), 7. W.	28	Linsen; Innenohr; Muskelschaden; Hirn
1019	45	75 (61)	25 (11), 4. W.	50	keine Befunde
915	?	77 (63)	56 (42), 8. W.	21	Linsen; Retina. Herz: Myokardnekrosen; Muskelschaden
1290	etwa 40	77 (63)	60 (46), 9. W.	17	keine Befunde
913	?	78 (64)	43 (29), 7. W.	35	keine Befunde
1240	?	78 (64)	63 (49), 9. W.	15	keine Befunde
B.M.	64	80 (66)	35 (21), 5. W.	45	Linsen, Herz
488	60	80 (66)	52 (38), 8. W.	28	keine Befunde
380	60	83 (69)	54 (40), 8. W.	29	Linsen; kompl Gehirnmißbildung. Herz: Myokardnekrosen
1005	50	84 (70)	51 (38), 8. W.	22	Linsen
990	42	90 (76)	60—65 (46—51), 9. W.	30	Linsen; Mikrocephalie. Herz: S II rudimentär
501	79	98 (84)	63 (49), 9. W.	35	Linsen; Hirn; kollabierter Ductus cochlearis. Herz: Myokardnekrosen und Blutungen
1054	?	95 (81)	81 (67), 12. W.	14	Herz: Myokardnekrosen, Blutung

Tabelle 12 (Fortsetzung)

Fetus	Größe (mm)	Alter post menstr. (Tage)	Alter bei Ausbruch der Krankheit der Mutter (Tage)	Zeit seit Ausbruch der Rubeolen (Tage)	Organschäden
871	70	98 (84)	88 (74), 13. W.	10	keine Befunde
1368	33	99 (85)	54 (40), 8. W.	45	Linse; Muskelschaden; Ductus cochlearis; Endokardveränderungen
1020	72	101 (87)	82 (68), 12. W.	19	keine Befunde
787	75	104 (90)	26 (12), 4. W.	78	Myokardnekrosen. Herz: nicht verschließbares Foramen ovale
1130	?	107 (93)	65 (51), 10. W.	42	keine Befunde
641	?	108 (94)	35 (21), 5. W.	73	Linsen. Herz: kein S II, Myokardschaden
R.V.	140	117 (123)	41 (27), 6. W.	96	Herz: max. dünne Vorhofswand, kein Septum II, persistentes, weites Ostium II
Schi.	320	264 (250)	42 (28), 6. W.	222	Linsen; Herz; Innenohr; Zähne
571	410	302 (288)	77 (63), 11. W.	225	Linsen, Innenohr
Bü.	490	276 (262)	44 (30), 7. W.	232	Linsen
K.G.	?	299 (285)	76 (62), 11. W.	223	Linsen; Mikrocephalie

Tabelle 13. *Eigenes Untersuchungsmaterial, zusammengestellt nach dem Zeitpunkt der Röteln bei der Mutter*

Ausbruch der Rubeolen	Zahl	Normal	Geschädigt	Ausbruch der Rubeolen	Zahl	Normal	Geschädigt
3. Woche . .	3	1	2	9. Woche . .	4	2	2
4. Woche . .	2	1	1	10. Woche . .	1	1	0
5. Woche . .	5	1	4	11. Woche . .	2	0	2
6. Woche . .	3	0	3	12. Woche . .	2	1	1
7. Woche . .	6	1	5	13. Woche . .	1	1	0
8. Woche . .	8	1	7				
	27	5	22		10	5	5

Tabelle 12 Auskunft; außerdem wird im Anschluß an jedes einzelne Kapitel eine Übersicht über die Schädigungsfrequenz gegeben werden.

2. Schädigungen des Auges

a) Linsenschädigungen

Die Linse ist ein Derivat der Epidermis. In Kontakt mit der Augenblase verdickt sich die Epidermis zur Bildung der Linsenplakode, die sich im Laufe der 5. Woche in das Linsenbläschen umwandelt und von ihrem Mutterboden ablöst. Am Linsenbläschen unterscheidet man das vordere kubische Epithel, welches das spätere Linsenepithel liefert, und das hintere Epithel, dessen Zellen schon frühzeitig Zylinderform annehmen und zu den ersten Fasern auswachsen. Diese füllen nach und nach die Lichtung des Linsenbläschens aus, wobei die zentralen Fasern gerade gestreckt, die peripheren gekrümmt sind. Ende der 7. Woche, d.h. bei Embryonen von 18—20 mm SSL, ist das Bläschen vollkommen ausgefüllt (Abb. 11). Die aus dem hinteren Epithel des Linsenbläschens entstandenen Fasern bezeichnet man als primäre oder embryonale Fasern; von diesen bilden die zentralen, gestreckten Fasern den embryonalen Linsenkern. Mit der Umwandlung der Linsenepithelzellen zu Linsenfasern verlieren die Zellen ihr Teilungsvermögen. Mitosen finden sich nur noch im Linsenepithel, und zwar in Äquatornähe; hier ist das Epithel etwas dicker als in der Nähe des vorderen Pols (Abb. 11).

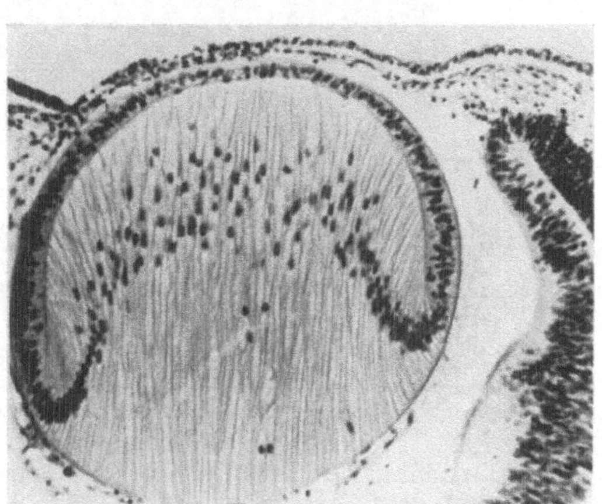

Abb. 11. Längsschnitt durch die Linse eines menschlichen Embryos (Alter: 50 Tage post menstr.), etwa 18 mm SSL. Beachte das Linsenepithel und die aus den hinteren Epithelzellen des Linsenbläschens gebildeten primären Fasern

Bereits bei Embryonen von 22 mm SSL kann die erste Faserbildung vom Äquator aus verfolgt werden. Diese legen sich als sekundäre Fasern den primären an und verdrängen den embryonalen Linsenkern nach vorne. Daraus erklärt sich die Bildung eines „arc de cercle“ hinter dem Linsenepithel, eine Situation, die auf Abb. 12 besonders deutlich ist. Es handelt sich um eine geschädigte Linse, deren embryonaler Kern sich in voller Auflösung befindet, während die anschließenden ältesten, sekundären Fasern gebläht sind. Diese vereinigen sich zur Bildung einer Naht, die von der Hinterfläche des embryonalen Linsenkernes bis zum hinteren Pol reicht. Im Verlaufe des weiteren Wachstums wird der embryonale Kern wieder in das Zentrum gedrängt; indem sich die sekundären Fasern nach vorne und nach hinten verlängern, bilden sie eine vollständige Hülle um den embryonalen Kern. Die jüngsten Fasern sind gegen den Äquator, die ältesten gegen das Zentrum konkav gekrümmt.

Die Bildung neuer Fasern aus dem Äquator dauert über das fetale Leben hinaus fort. Sie ändert die Form der Linse; während die Linse bei Embryonen von 10—30 mm SSL rundlich ist und einen längeren sagittalen als transversalen Durchmesser (Abb. 11) besitzt, flacht sie sich mehr und mehr von vorne nach hinten ab. Linsen von Keimlingen von 35 mm SSL und darüber haben zunehmend einen längeren transversalen als sagittalen Durchmesser (vgl. Tabelle 14).

In der zentralen Zone werden die Zellkerne der Fasern seltener, äquatorwärts zahlreicher und dichter. Sie bilden sehr regelmäßige, nach hinten konkave Schleifen.

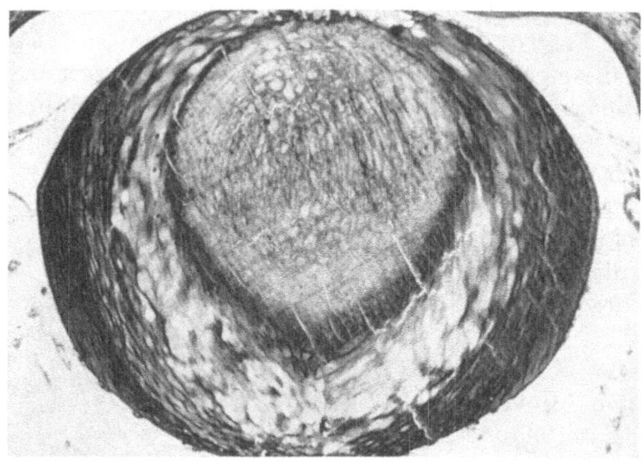

Abb. 12. Längsschnitt durch die linke Linse des Keimlings 656 (Alter: 74 Tage post menstr.), 50 mm SSL. Rubeolen bei der Mutter am 46. Tag manifest. Beachte den in Auflösung befindlichen embryonalen Linsenkern und die nach außen anschließenden sekundären Linsenfasern. Im übrigen vgl. Text

Bald nach der Ablösung des Linsenbläschens von der Epidermis scheiden die Zellen als cuticulare Bildung die strukturlose Kapsel aus, die sie nach außen vollkommen abschließt. Die Entwicklung der Linse

Tabelle 14. *Linsenmaße*

Keimling		Durchmesser	
Größe	Alter	sagittaler	transversaler
12 mm	43 Tage (57)	0,24 mm	0,20 mm
16 mm	45 Tage (59)	0,35 mm	0,30 mm
26 mm	54 Tage (68)	0,39 mm	0,37 mm
35 mm	60 Tage (74)	0,6 mm	0,7 mm
60 mm	75 Tage (89)	1,38 mm	1,75 mm
50 cm	Neugeborenes	3,76—4,3 mm	6,77—7,4 mm

erfolgt also *ohne* Mitbeteiligung von Mesenchym, die Stoffzufuhr indirekt durch Diffusion von den Capillaren der *Tunica vasculosa lentis* aus. Diese wird zuerst hinten und lateral (Embryonen von 13 mm SSL) angelegt und erscheint bei Embryonen von 25 mm SSL auch vorne. Ihre maximale Entwicklung erreicht sie bei Keimlingen von 40 mm SSL. Wenig später (50 mm SSL) beginnen die Äste der A. hyaloidea zu atrophieren, ein Vorgang, der bis zum Alter von 8 Monaten andauert. Seitlich der Linse fehlt die Tunica vasculosa bereits im 4., während ihre Rückbildung vorne erst im 7. Monat beginnt und kurz vor der Geburt beendet ist.

Die Linse zeichnet sich durch frühes und rasches Wachstum aus. Zellen stark wachsender embryonaler Organe besitzen einen sehr intensiven Stoffwechsel, der sein Maximum am Ort der größten Differenzierungsleistung erreicht. Untersuchungen über den Nucleinsäuregehalt des Embryos (TÖNDURY 1953, 1955) haben gezeigt, daß der Cytoplasmagehalt an Ribonucleinsäure (RNS) während der ganzen Dauer des Wachstums sehr groß ist. Nach Abschluß desselben verschwindet die RNS vollkommen aus den Zellen. Sie bleibt nur in solchen Zellen nachweisbar, die besondere Funktionen erfüllen, wie in Nerven- und Drüsenzellen und in den basalen Lagen mehrschichtiger Epithelien.

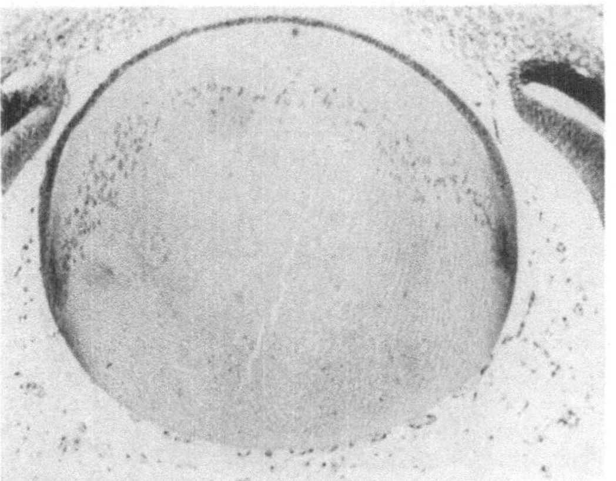

Abb. 13. Längsschnitt durch die Linse des Keimlings 488 (Alter: 80 Tage post menstr.), 60 mm SSL. Pyronin-Methylgrünfärbung zum Nachweis der cytoplasmatischen Ribonucleinsäure. Anreicherung im Äquatorbereich; ausgewachsene Fasern enthalten keine RNS mehr

Schon das Epithel des Linsenbläschens weist einen gleichmäßigen RNS-Gehalt auf, der sich mit Beginn der Faserbildung stark vermehrt. Mit Abschluß des Wachstums und Umwandlung der Fasern zu glasigen Gebilden verschwinden die RNS-Körnchen vollständig. In den Linsen älterer Keimlinge ist dies an der Aufhellung des embryonalen Kernes schon bei schwacher Vergrößerung zu erkennen; nur das Linsenepithel und die äquatornahen, noch wachsenden Fasern enthalten größere Mengen von RNS-Granula (Abb. 13).

Die Linsen sind außerordentlich empfindliche Organe. Unsorgfältige Fixation oder Fixation mit ungeeigneten Mitteln verändern das Aussehen der Schnitte und erschweren ihre Deutung. Auch Macerationsvorgänge, die sehr früh einsetzen, müssen sorgfältig ausgeschlossen werden können. Dies gilt in besonderem Maße für die Untersuchung von Linsen junger Keimlinge, die noch keinen embryonalen Kern besitzen. Für die Feststellung des Erhaltungszustandes empfiehlt es sich, das Verhalten der Schleimhaut und der Epithelien des Labyrinthes mitzuberücksichtigen und nur Linsenschnitte zu vergleichen, die mit dem gleichen Mittel fixiert wurden.

In besonderen Experimenten hat AEBI (1957) den Einfluß der Maceration auf das Schnittbild der Linsenfasern von Meerschweinchenkeimlingen verschiedenen Alters untersucht und dabei folgendes festgestellt:

Das Epithel von in Maceration begriffenen Linsen hebt sich von der Unterlage ab; die Zellkerne werden bläschenförmig. Bei starkem Macerationsgrad löst sich der Zellverband auf, und es bleibt schließlich nur eine amorphe, fein granulierte Masse mit unregelmäßig eingelagerten, veränderten Zellkernen übrig. Die Linsenkapsel hingegen ist gegen

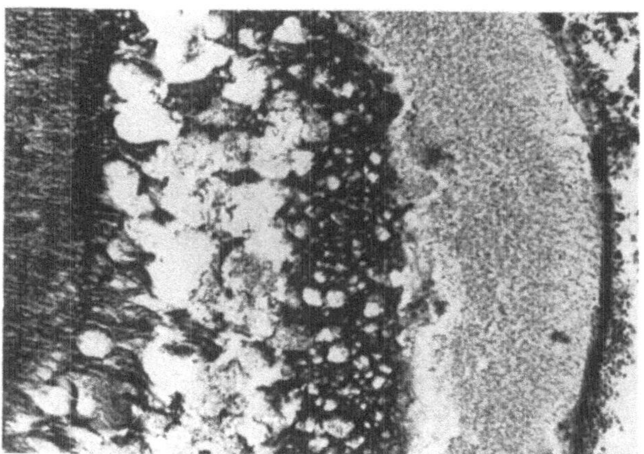

Abb. 14. Ausschnitt aus der Linse des Fetus R. V. (Alter: 137 Tage post menstr.), 140 mm SSL. Maceration 3. Grades. Unter der Kapsel fein geronnene Masse, im Zentrum Rest des embryonalen Linsenkernes, dazwischen in Auflösung begriffene sekundäre Fasern

Maceration sehr beständig; auch bei weit fortgeschrittener Maceration ist kaum eine Veränderung zu bemerken.

Die Interpretation von Strukturveränderungen der Linsenfasern ist dadurch erschwert, daß sich agonal oder postmortal entstandene Schädigungen leichten Grades kaum von intravitalen Prozessen unterscheiden lassen. Wenn wir von einer fast regelmäßig vorhandenen Quellung der Fasern absehen, die durch das Fixationsmittel bedingt sein kann, findet man Vacuolen- und Tropfenbildung bei leicht macerierten, aber auch bei intravital geschädigten Linsen. *Vacuolen* sind optisch leere, meist unscharf oder wabig begrenzte Tropfen von runder oder ovaler Form, die in den Fasern, bei stärkeren Veränderungen aber auch in homogenen oder wabigen Massen außerhalb der Fasern liegen. Eigentliche *Tropfen* haben homogenes, seltener granuliertes Aussehen, sind meist kleiner als der Faserquerschnitt und färben sich heller oder dunkler als der übrige Faserinhalt. Häufig findet man sie an den Faserenden, die sich von der Naht lösen können. Damit wird das Austropfen des

Inhaltes eingeleitet, der unter der Kapsel zu einer homogenen Masse zusammenfließt. Bei starker Maceration findet man wabige, flockige oder homogene Massen unter dem Epithel oder unter der Kapsel in der Umgebung des hinteren Poles. Die Äquatorgegend ist am widerstandsfähigsten.

Starke Macerationsgrade sind naturgemäß leicht zu erkennen, da in diesem Falle auch die Retina weitgehend desorganisiert ist und von den Schleimhautepithelien meistens keine Spuren mehr vorhanden sind. Leichte Macerationsgrade sind von intravitalen Schädigungen auch daran zu unterscheiden, daß sie von peripher nach zentral fortschreiten. In den folgenden Bildern sind 3 Linsen einander gegenübergestellt. In Abb. 14 ist ein Ausschnitt aus einer hochgradig macerierten Linse zu sehen: Unter der Kapsel folgt eine fein geronnene Masse, im Zentrum ist noch ein Rest des embryonalen Linsenkernes erhalten, an welchen sich geblähte Fasern anschließen, deren Konturen z.T. bereits aufgelöst sind. Abb. 12 zeigt als intravital entstandene Veränderung einen in Einschmelzung begriffenen embryonalen Kern und sehr gut erhaltene äquatoriale Fasern. Abb. 15 schließlich stammt von der Linse eines Meerschweinchens von 4 cm Länge: Das Linsenepithel ist sehr gut erhalten und liegt den Fasern überall gut an. Die Linsenfaserkerne sind unverändert, in den zentralen Fasern pyknotisch, die Fasern selbst sind leicht gequollen und enthalten viele kleine Vacuolen. In der rechten Linse ist ein Hohlraum zu sehen, der das Gebiet des embryonalen Kernes einnimmt und mit kleinen Öffnungen in einige kleinere Nebenräume übergeht (Abb. 15a und b). In der linken Linse haben wir nur kleine Hohlräume gefunden. Diese enthalten wabige Massen sowie randständige Vacuolen und Tropfen. Eine ganze Reihe von Tropfen war im Moment der Fixation im Begriffe aus den Faserenden von allen Seiten her in den Hohlraum auszutreten (Abb. 15c). Der ausgezeichnete Erhaltungszustand des Keimlings und die zentrale Lage der Hohlräume mit den austropfenden Fasern weisen darauf hin, daß die beschriebenen und abgebildeten Veränderungen intra vitam entstanden sind. Dafür spricht auch das unterschiedliche Verhalten beider Linsen. Die gefundenen Veränderungen, Entmischung des Fasercytoplasmas und Tropfenbildung, sind dieselben, wie sie auch unter dem Einfluß des Absterbevorganges entstehen. Sie sind das Resultat intravitaler desintegrierender Vorgänge. Diese Beobachtung leitet zur Besprechung einiger Einzelfunde bei menschlichen Keimlingen mit Rubeolen der Mutter in der Frühschwangerschaft über.

Unser Material umfaßt im ganzen 52 Keimlinge, in deren Anamnese Rubeolen der Mütter im 1. Trimester der Schwangerschaft figurieren. 15 Keimlinge konnten wegen fortgeschrittener Maceration nicht ausgewertet werden. Unter 37 gut erhaltenen Feten fanden wir 22 mit typischen Linsenveränderungen, was einem Prozentsatz von rund 59,5 entspricht. Die Keimlinge wurden mit wenigen Ausnahmen (Tabelle 12)

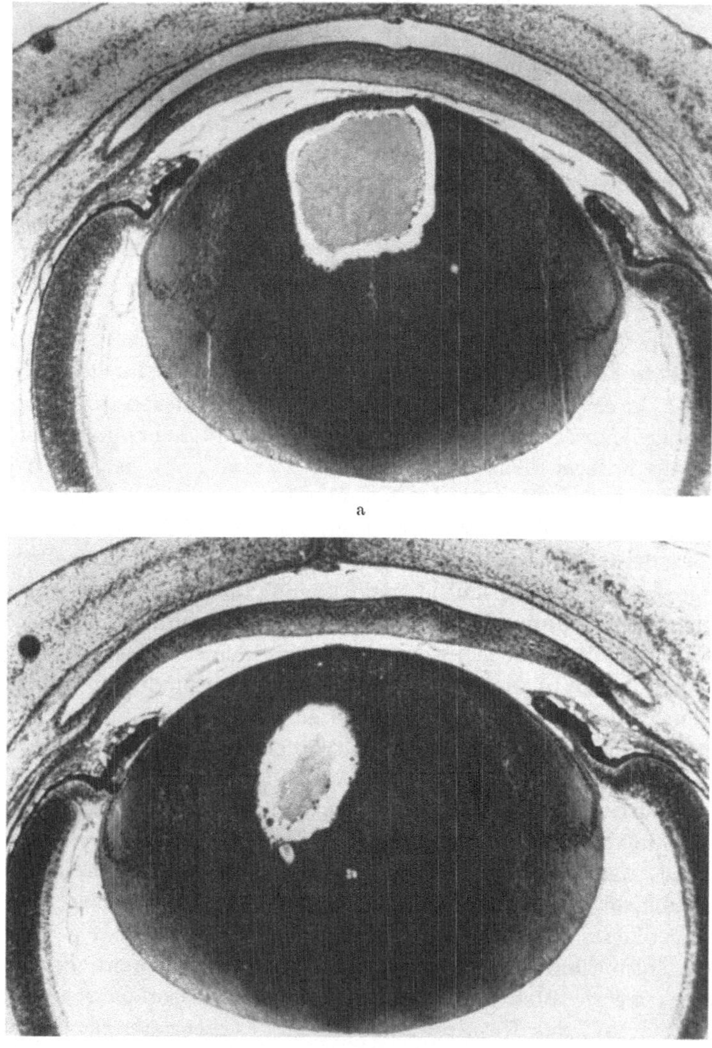

Abb. 15a—c. 3 Schnitte aus der rechten Linse eines Meerschweinchen-Fetus von 4 cm. Beachte den ausgezeichneten Erhaltungszustand sämtlicher Gewebe. Innerhalb des Linsenkernes ist ein Hohlraum zu sehen, entstanden durch Zerfall primärer Linsenfasern. Kleine hyaline Kugeln treten aus den Fasern in den Hohlraum über, in welchem wabige Massen und Tropfen enthalten sind

durch Interruptio in verschiedenen Abständen nach Ausbruch der Rubeolen bei den Müttern gewonnen, konnten daher in lebensfrischem

Zustand fixiert werden, so daß Macerationserscheinungen von vornherein weitgehend ausgeschaltet werden konnten.

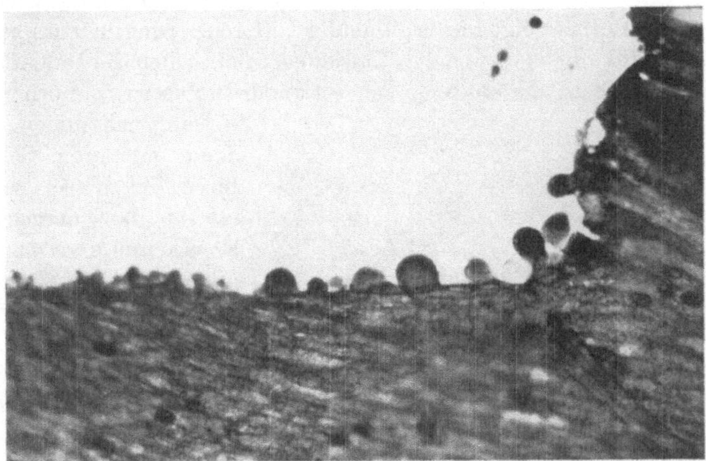

Abb. 15c

Als 1. Beispiel beschreibe ich die Befunde an der Linse des linken Auges von Embryo 625. Anamnestisch sind folgende Daten von Interesse: Der Embryo ar 17 mm lang und wwurde 60 Tage post menstru-

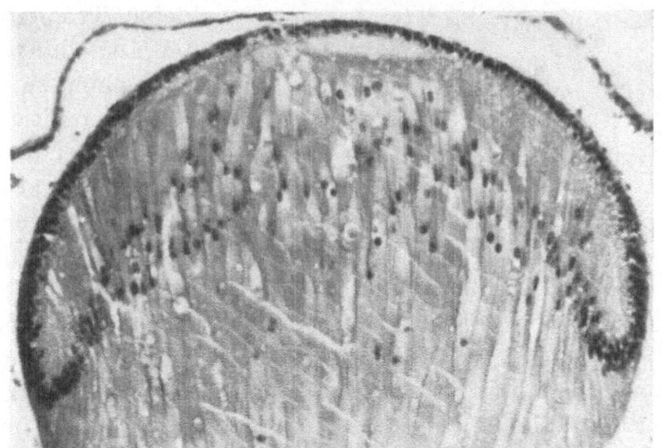

Abb. 16. Sagittalschnitt aus der Linse des Embryos 625 (Alter: 60 Tage), etwa 17 mm SSL. Erklärungen im Text. Beachte den guten Erhaltungszustand, die gequollenen Fasern der Linsenmitte mit in Vacuolen eingeschlossenen hyalinen Tropfen. Zellkerne schwarz

ationem fixiert, was einem Alter von etwa 46 Tagen entspricht. Die Mutter erkrankte 44 Tage post menstruationem an Rubeolen; die Interruptio wurde also 16 Tage nach Ausbruch des Exanthems vorgenommen.

Außer der Linsenschädigung fanden wir einen Vorhofseptumdefekt des Herzens (vgl. Tabelle 12 und S. 120).

Der Entwicklungsstand des Auges entspricht normalen Verhältnissen. Die Retina zeigt die beginnende Differenzierung in Pars optica und Pars caeca; die embryonalen Linsenfasern erreichen die Innenfläche des Linsenepithels, die Bildung von sekundären Fasern ist noch nicht in Gang gekommen. Auf einem mittleren Schnitt durch die Linse, wie er auf Abb. 16 wiedergegeben ist, erkennt man das satt anliegende Epithel, dessen Zellkerne etwas unregelmäßig angeordnet und im Bereiche des vorderen Linsenpoles von intracellulären Vacuolen, in der Nähe des Äquators von kleinen Tröpfchen im Cytoplasma umlagert sind. Die Linsenfasern sind am Rande nur wenig gequollen, enthalten jedoch viele kleine Tröpfchen; gegen die Mitte hin nimmt die Schwellung zu, auch wird die gegenseitige Abgrenzung immer undeutlicher. In der Gegend des vorderen Poles verschmelzen sie zu einer homogenen Masse (Abb. 16). Die breiten gequollenen Fasern der Linsenmitte enthalten neben Vacuolen hyaline Tropfen verschiedener Größe; in den Vacuolen ist je ein kleiner Tropfen zu sehen. Tropfen sind besonders im vorderen Teil der Linse zahlreich, nach hinten werden sie kleiner und seltener. Die Zellkerne der Linsenfasern sind spindelig, etwas größer als diejenigen des Linsenepithels und eigenartig kompakt. Ihre schleifenartige Anordnung wird gegen die Linsenmitte unregelmäßig, weil sich einzelne Kerne bis weit nach vorne oder nach hinten verlagert haben.

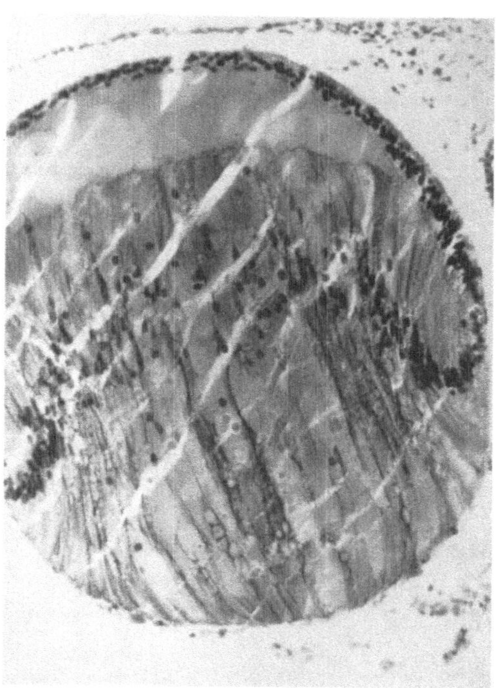

Abb. 17a. Längsschnitt durch die Linse des Embryos 1067 (Alter: 66 Tage post menstr.), Größe ? Große subepitheliale Blase mit homogener Masse gefüllt, die aus Linsenfasern stammt. Diese sehen z.T. wie leere Schläuche aus, z.T. enthalten sie hayline Tropfen. Unregelmäßige Verteilung der Linsenfaserkerne (schwarz)

Ganz ähnlich waren die Befunde an den Linsen anderer Embryonen, deren Mütter im Verlauf des 2. Monates an Röteln erkrankt waren und die noch vor Beginn der sekundären Faserbildung fixiert wurden. Immer handelt es sich also um Schädigungen der primären, aus dem hinteren Epithel des Linsenbläschens entstandenen Linsenfasern. Die Unregelmäßigkeiten des Linsenepithels, das häufig in mehr oder weniger großer Ausdehnung blasenförmig abgehoben war, und die Veränderungen der primären Fasern sind auch auf Abb. 17a sehr eindrücklich. Das Bild stammt aus der Linse eines Embryos (1067), der 36 Tage nach Ausbruch der Rubeolen fixiert wurde (vgl. Tabelle 12). Die große subepitheliale Blase enthält eine homogene eosinophile Masse, die offenbar aus den Linsenfasern stammt. Die letzteren sehen z.T. wie leere Schläuche aus,

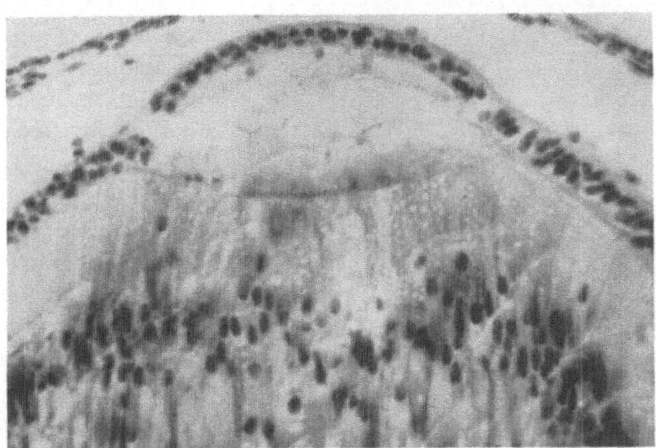

Abb. 17b. Ausschnitt aus der linken Linse des Embryos K.M. (Alter: 68 Tage), 21 mm SSL. Ausfließen von Faserinhalt in subepitheliale Blase gut zu sehen

z.T. enthalten sie kleine oder größere Tropfen; an vielen Stellen fehlen die Konturen. Die Zellkerne sind ganz unregelmäßig gelagert und z.T. pyknotisch geschrumpft. Das Ausfließen des Faserinhaltes in die subepitheliale Blase ist auf Abb. 17b, die von der Linse des Embryos K.M. stammt, direkt zu verfolgen.

Die Linsen der folgenden, durchwegs älteren Keimlinge bestehen aus dem embryonalen Kern und einem bereits dicken Mantel von sekundären Fasern. Auf Abb. 18 sind vier stärker vergrößerte Ausschnitte aus der in Abb. 12 reproduzierten Linse wiedergegeben. Sie stammen von Embryo 656, der 28 Tage nach Ausbruch der Rubeolen bei der Mutter fixiert wurde und ausgezeichnet erhalten war. Der Embryo war 50 mm lang; sein Alter wird mit 74 Tagen post menstruationem angegeben; die Rubeolen wurden also am 46. Tag manifest. Die Übersichtsaufnahme (Abb. 12) zeigt eine in drei Schichten gegliederte Linse: Die *zentrale* Schicht entspricht dem embryonalen Linsenkern, baut sich also aus den primären Linsenfasern auf und ließ sich kaum anfärben. Auf den

Abb. 18a und b ist darin noch eine gewisse Zeichnung zu erkennen, die Struktur ist aber stark verwischt und auf Abb. 18c ganz ausgelöscht. Die einzelnen Fasern sind durch dicke, rot granulierte Grenzen gekennzeichnet. Ihr Inhalt ist hyalin und gelblich gefärbt. Stellenweise sind große hyaline Schollen zu sehen, die offenbar aus verschmolzenen Fasern entstanden sind. Am Rande des embryonalen Kernes, der durch eine Bruchlinie (Abb. 18c) und intensive Färbung besonders hervorgehoben ist, liegen viele hyaline Tropfen verschiedener Größe. Die *mittlere* Zone besteht aus sehr stark gequollenen Fasern mit scharfer dunkler Begrenzung oder streckenweise fehlender Kontur (Abb. 18c, rechts im Bilde). Die Zeichnung wird in der Nähe der hinteren Naht besonders unregelmäßig, die Naht selbst ganz hinten unsichtbar. Hier haben sich die Fasern offenbar abgelöst; ihr granuliertes Plasma stand im Moment der Fixation im Begriffe auszufließen. Dies wird auf Abb. 18d besonders deutlich. Die Fasern der *äußeren* Zone (Abb. 18b), die am Äquator endet, sind nicht gequollen, enthalten aber zahlreiche kleine hyaline Tropfen. Die Kernschleife am Äquator ist nur ganz außen regelmäßig: Gegen die mittlere Zone hin löst sie sich mehr und mehr auf.

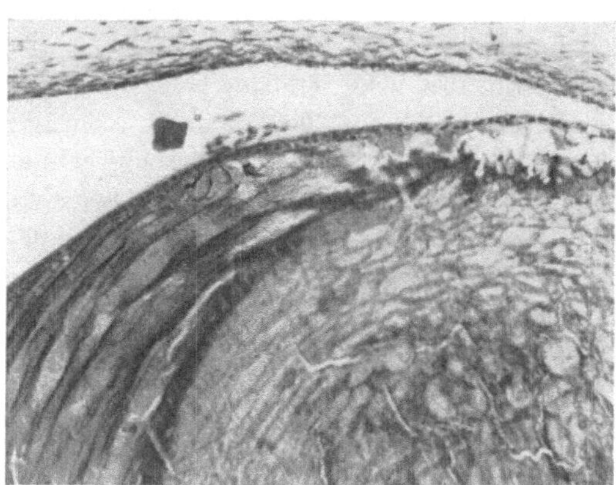

a

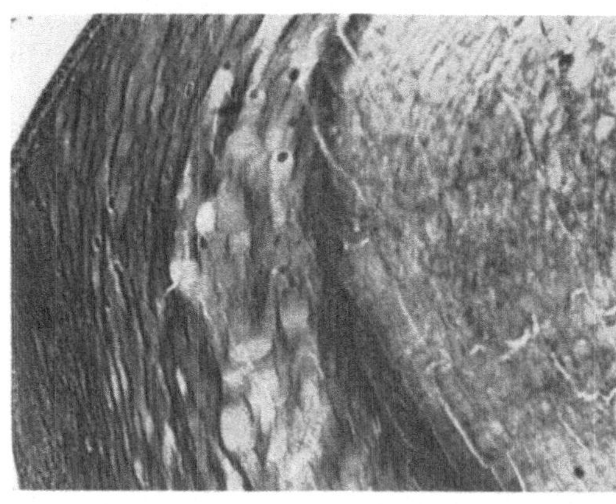

b

Abb. 18a—d. Ausschnitte aus den Linsen des Keimlings 656 (Alter: 74 Tage post menstr.), 50 mm SSL, vgl. auch Abb. 12 und Text. a Ausschnitt aus dem Gebiete der vorderen Front der linken Linse, Blasen unter Linsenepithel. b Dasselbe aus der Äquatorzone. Die 3 Schichten sind gut zu sehen. Im zerfallenden embryonalen Kern ist noch eine gewisse Struktur zu erkennen; die folgenden Fasern sind gebläht und körnig, die peripheren von normalem Aussehen

Die Linse von Embryo 656 zeigt uns etwas grundsätzlich Wichtiges: Während die embryonalen Fasern in Zerfall und Auflösung begriffen sind, werden vom Äquator aus neue, sekundäre Fasern gebildet, d.h., das Wachstum der Linse geht weiter. Die sekundären Fasern werden aber auch in den Zerstörungsprozeß einbezogen, nur die jüngsten noch wachsenden Fasern scheinen mehr oder weniger normal erhalten zu sein. Diese Situation soll noch durch die beiden Bilder von Abb. 19 dokumentiert werden. Abb. 19c stellt einen Ausschnitt der frontal geschnittenen Linse eines normalen Keimlings von etwa 64 mm SSL (80 Tage post menstruationem) dar. Der embryonale Kern läßt sich in diesem Alter schlechter schneiden als seine Umgebung, er erscheint homogener und dunkler gefärbt als die folgenden Schichten sekundärer Linsenfasern, deren Cytoplasma kaum gefärbt ist. Der Faserquerschnitt ist von variabler Größe, die jüngsten Fasern sind deutlich kleinkalibriger als die älteren, ausgewachsenen Fasern. Im Gegensatz dazu ist der embryonale Kern der Linse des Fetus B. M. fast ungefärbt geblieben (Abb. 19a und b). Seine Randpartien sind strukturlos, während seine zentralen Teile eine gewisse areoläre Struktur erkennen lassen, die durch rötliche Granulastreifen bedingt ist. Während im embryonalen Kern der Linse von Embryo 656 noch Faserreste zu erkennen sind, haben sich die embryonalen Fasern bei Fetus B. M., der 45 Tage nach Ausbruch der

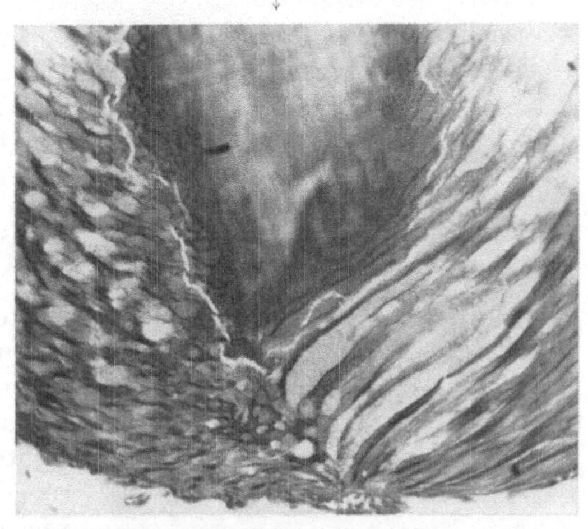

c

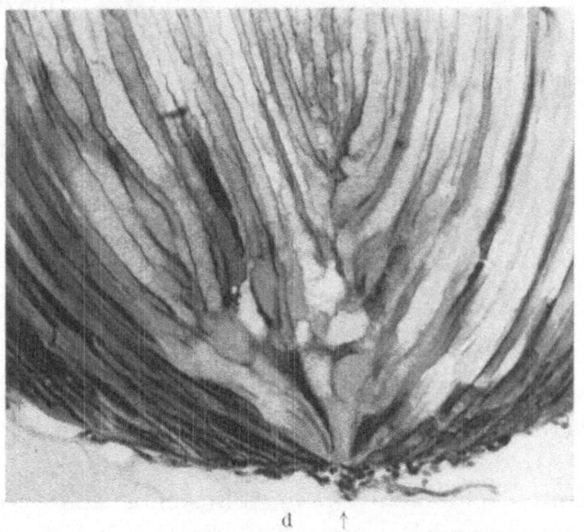

d

Abb. 18c u. d. c Schnitt durch die rechte Linse. Kern (↓) ganz zerfallen, anschließende Fasern z.T. ohne Kontur, granuliertes Plasma. d Dasselbe im Bereiche der hinteren Fasernaht (↑). Beachte die Auflösung der Naht in Nähe des hinteren Poles, die Kaliberverschiedenheiten der Fasern und die z.T. fehlenden Konturen

Rubeolen fixiert wurde, vollständig aufgelöst. Am äußeren Rand der Kernzone sind viele, dicht gelagerte Tropfen verschiedener Größe angesammelt, die sich intensiv anfärben ließen und die auf Abb. 19a und b sichtbare Grenze des zerfallenen Kernes besonders hervorheben. Die Fasern der anschließenden mittleren Zone sind gebläht und fließen infolge Verlust der Fasergrenzen stellenweise zu größeren, unregelmäßigen Komplexen zusammen. Sie erscheinen optisch leer und weisen eine faserig-strähnige Begrenzung von dunkler Farbe auf. Die Fasern der äußeren Schicht sind in reichlich intensiv gefärbtem Bindematerial eingebettet und von unterschiedlichem Kaliber. Von Interesse ist das Verhalten der Linse des rechten Auges, deren Veränderungen nicht so ausgeprägt sind wie im linken Auge: Der embryonale Kern ist nicht zerfallen, und die sekundären Linsenfasern erreichen nicht den Quellungsgrad, der auf Abbildung 19b zu sehen ist. Das verschiedene Verhalten der beiden Linsen ist der beste Beweis, wenn es eines solchen noch bedarf, daß die beschriebenen und mit Abbildungen dokumentierten Veränderungen auf intravitale Prozesse zurückzuführen sind. Gleichartige Bilder fanden wir bei den Keimlingen 380, 1005, 990, 501 und 641.

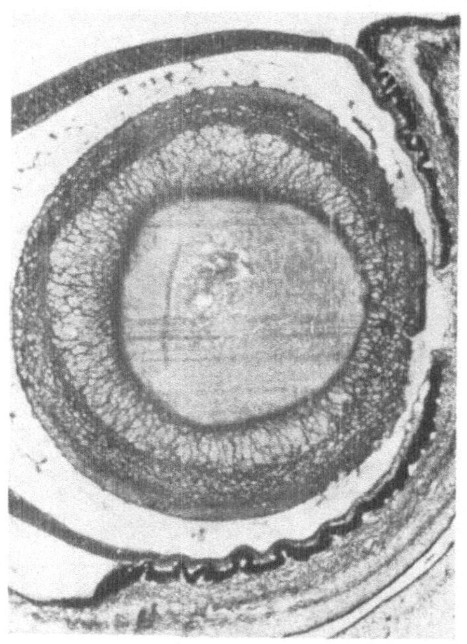

a

Abb. 19a. Übersichtsbild der rechten Linse des Keimlings B. M. (Alter: 80 Tage post menstr.), etwa 64 mm SSL; vgl. auch Text. Dreischichtung der Linse sehr deutlich

In der Literatur finden sich nur wenige Arbeiten, die über anatomische Untersuchungen von Augenlinsen bei Embryopathia rubeolica berichten. Cordes und Barber (1946) beschrieben die Augen eines Keimlings, der z.Z. der Interruptio etwa 60 Tage alt war. Die Mutter erkrankte am 38. Tag post conceptionem an Rubeolen, die Linsen wurden etwa 22 Tage später untersucht. Organentwicklung und Differenzierung der Augenhäute waren normal. Die Zellen des Linsenepithels waren in der Gegend des vorderen Poles desorientiert und die Linsenfasern geschwollen, schlecht gefärbt und an ihrem vorderen Ende vacuolisiert. Die Kerne waren ungleich gefärbt.

Helweg-Larsen und Nielsen (1948) untersuchten einen Embryo von 25 mm mit unterentwickelter Linse, deren Fasern das Linsenbläschen nicht ganz ausfüllten und leicht vacuolisiert waren. Von den 4 Keimlingen, die CORDES (1949) examinierte, zeigte ein 11 Wochen alter

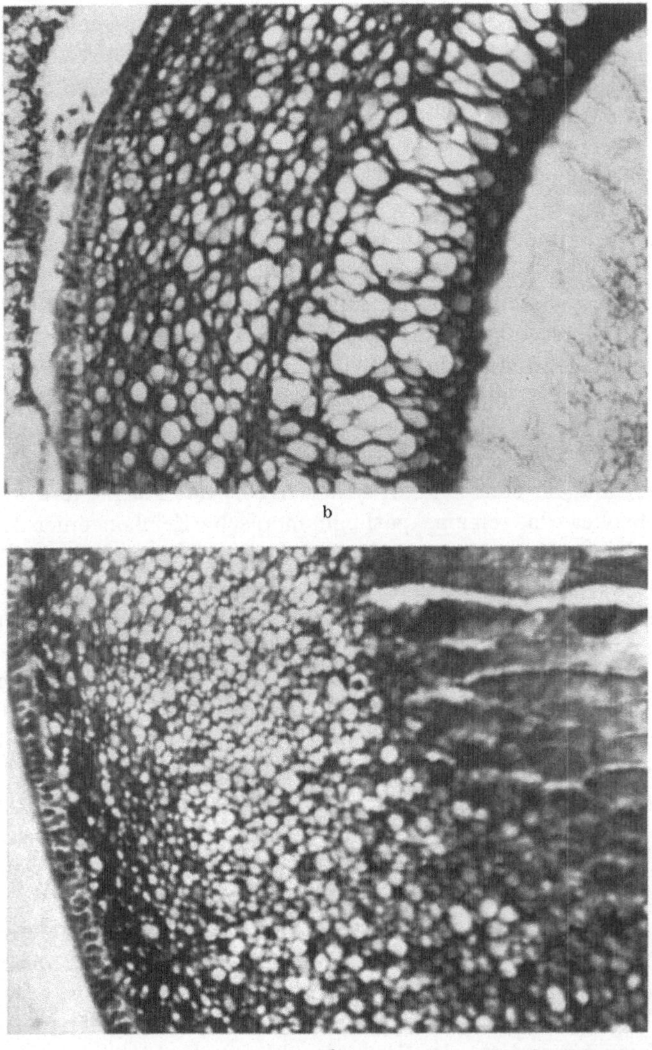

b

c

Abb. 19 b u. c. b Ausschnitt bei stärkerer Vergrößerung, frontalgeschnitten; Fasern erscheinen im Querschnitt, fehlende Konturen und Zusammenfließen mehrerer Fasern zu größeren Komplexen sehr deutlich zu sehen. c Als Vergleich: Ausschnitt einer normalen Linse eines gleich alten Keimlings

Fetus Degeneration und Zerfall vieler primärer und sekundärer Fasern, während die Linsen der 3 andern Keimlinge normal waren. Ein von SWAN (1944) beschriebener, $2^1/_2$ Monate alter Keimling besaß, bei normalem linkem Auge, rechts einen Mikrophthalmus mit persistenter Augenspalte und Katarakt.

B. Mayes (1957) findet den histologischen Nachweis pathologischer Linsenveränderungen schwer, da es schwerfalle, normale Linsen als Vergleich zur Untersuchung zu erhalten. Er sammelte im ganzen 14 Keimlinge, die von Frauen mit Rötelninfektion in der Schwangerschaft stammten, 7 eigneten sich zu histologischen Untersuchungen, bei 5 waren Veränderungen an den Linsen nachweisbar. In Abb. 5 seiner Arbeit reproduziert Mayes einen Schnitt einer in ihrer Struktur vollkommen zerstörten Linse eines 8 Wochen alten Embryos. Einige Fasern sind noch erhalten, sonst ist nur eine hyaline Masse erkennbar. Die hyalin-amorphen Veränderungen wurden auf die Wirkung des Virus zurückgeführt; sie sollen aus der Auflösung der molekularen Struktur der Proteine der Linsenfasern resultieren. Leider ist der Schnitt technisch nicht befriedigend ausgefallen; das gleiche gilt von seinem Schnitt, welcher der Abb. 6 zugrunde liegt und von einem Fetus stammt, dessen Mutter erst in der 11. Schwangerschaftswoche an Röteln erkrankte.

Babel (1959) beschreibt die Befunde an 24 Keimlingen und 4 Neugeborenen und unterstreicht in seiner Arbeit mit Recht, daß die Cataracta rubeolica das einzige pathognomonische Zeichen einer Embryopathia rubeolica ist, das frühzeitig erkannt werden kann. In Übereinstimmung mit unseren Beobachtungen fand auch er die ersten Zeichen der Desintegration der primären oder sekundären Linsenfasern erst 2 Wochen nach der Infektion der Mutter.

Gray (1960) berichtet über die Untersuchung von 6 Keimlingen (38—151 mm SSL), deren Mütter in der 6.—9. Woche an Röteln erkrankt waren. 3 Keimlinge waren abnorm, in einem Fall waren die Linsen wahrscheinlich geschädigt. Es handelte sich um einen Embryo von 38 mm, dessen Mutter 28 Tage post menstruationem an Röteln erkrankt war. Der embryonale Kern war normal, die Äquatorfasern durch Spalten getrennt und im hinteren Segment zu einer amorphen Masse aufgelöst.

Die Zerstörung der Linsenfasern schreitet im Verlaufe des intrauterinen Lebens fort, gleichzeitig werden aber ununterbrochen neue Fasern gebildet, so daß das Wachstum der Linsen andauert. Diese sind bei der Geburt kleiner als Linsen normaler Kontrollkinder und in typischer Weise deformiert. Als Beispiel wähle ich die Linsen des Kindes K., das kurze Zeit nach der Geburt starb. Es war nur 41 cm lang, also im Wachstum stark zurückgeblieben, trotzdem die Geburt fast 3 Wochen nach dem errechneten Termin erfolgte. Von den beiden Augen war das rechte von normalen Ausmaßen, während das linke abnorm klein (Mikrophthalmus) war. Die Mutter erkrankte erst am 78. Tag post menstruationem an Rubeolen; die Linsen befanden sich also im Moment der Infektion bereits in einem fortgeschrittenen Wachstumsstadium (vgl. Abb. 20a), so daß wir ein anderes Schädigungsbild zu erwarten haben, als dies bei den bis jetzt beschriebenen Linsen der Fall war.

Der embryonale Kern der Linse des normal dimensionierten rechten Auges ist im Vergleich zu einem normalen Kontrollpräparat unverändert. Die Randfasern sind leicht gequollen und enthalten hyaline, in regelmäßigen Abständen angeordnete Tropfen. — Der Kern der linken Linse (Abb. 20) zeigt noch eine angedeutete Faserstruktur; stärker verändert sind seine peripheren, aus sekundären Fasern aufgebauten Teile (fetaler Linsenkern). Sie haben sich kaum färben lassen; Konturen sind noch angedeutet, was darauf hinweist, daß keine vollständige Verflüssigung vorliegt. Die anschließenden Fasern sind gequollen und enthalten hyaline Tropfen, die aus den Faserenden ausfließen und unter der Kapsel zu einer homogenen Masse zusammenfließen (Abb. 20b). Die Linsen beider Augen sind kleiner als gleich alte Kontrollinsen, auch kann man erkennen, daß sie von vorne nach hinten abgeplattet sind.

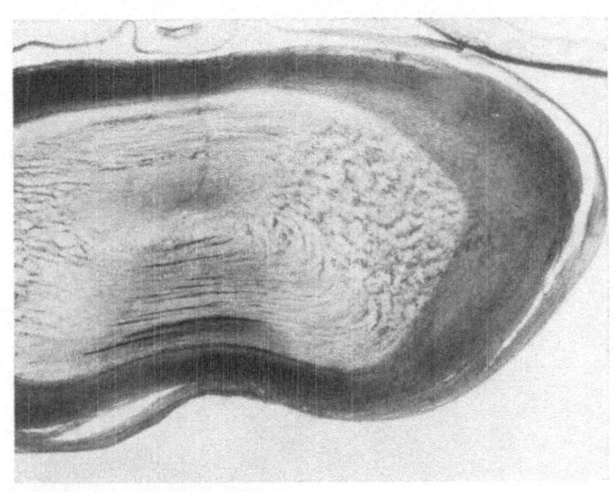

a

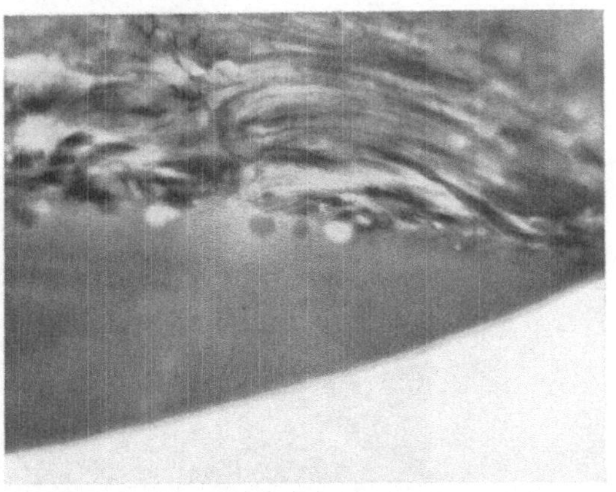

b

Abb. 20. a Horizontalschnitt durch die linke Linse des Kindes K. (41 cm, Geburt 3 Wochen nach errechnetem Termin). Mikrophthalmie. Beachte das zerstörte Zentrum und die Abflachung der Linse. b Ausschnitt aus derselben Linse. Unter der Kapsel Ansammlung einer homogenen, aus den Faserenden ausgetropften Masse

Der Wachstumsrückstand und die abnorme Linsenform ist an der Linse des Kindes Bü. noch ausgeprägter. In diesem Falle erkrankte die Mutter 42 Tage post menstruationem an Rubeolen. Das Kind wurde termingerecht geboren und wies auch einen leichten Wachstumsrückstand auf (49 cm, 2790 g). Die Linse des rechten Auges, das wir untersuchen konnten (Abb. 21), ist deformiert und kleiner als normal. Nach Angaben von Lauber beträgt der äquatoriale Linsendurchmesser beim

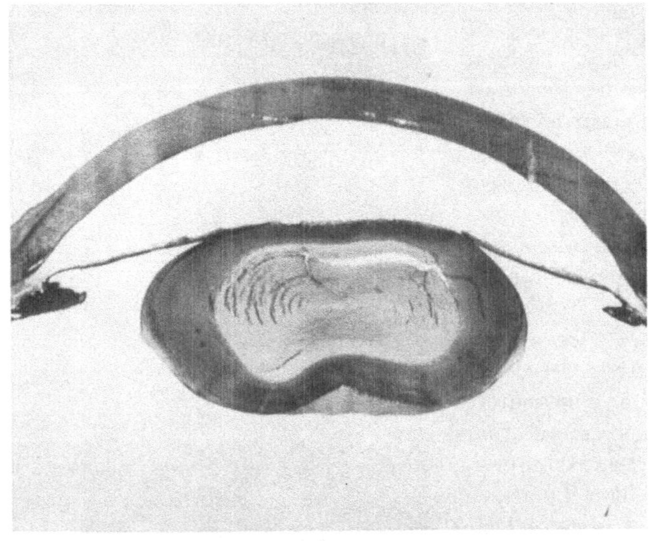

a

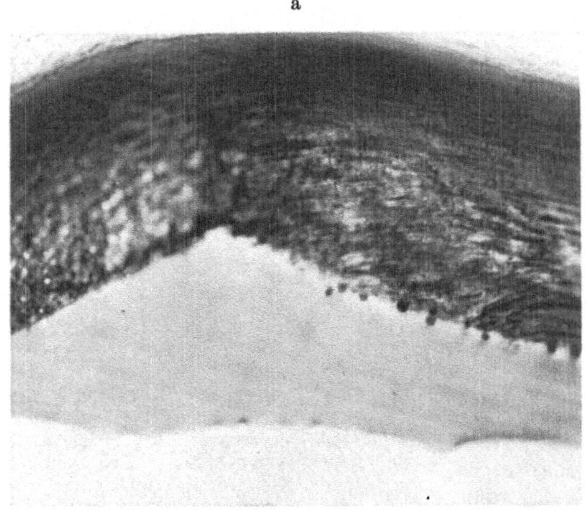

b

Abb. 21. a Schnitt durch die vorderen Teile des rechten Bulbus des Kindes Bü. (49 cm, Geburt am errechneten Termin). Linse abgeplattet, kleiner als normal. Zerfallenes Zentrum, Ansammlung von Faserinhalt unter der Kapsel. b Ausschnitt bei stärkerer Vergrößerung. Beachte das Austropfen der Linsenfasern

Neugeborenen 6,77—7,4 mm gegenüber 5 mm in unserem Fall (vgl. Tabelle 14). Der sagittale Linsendurchmesser wird mit 3,76—4,3 mm angegeben. In dem von uns untersuchten Auge hat die Linse einen solchen von nur 2,7 mm. Es darf also sicher angenommen werden, daß sie im Wachstum wesentlich zurückgeblieben ist. Sie ist entrundet und hat beinahe die Form eines Viereckes mit abgerundeten Kanten.

Auf dem Schnitt untersucht, besitzt sie ein zerfallenes Zentrum; in diesen Zerfall sind embryonaler und fetaler Kern einbezogen. Die Linsenkapsel scheint in der Umgebung des hinteren Poles stark verdickt zu sein. Dies erweist sich aber unter dem Mikroskop als eine Täuschung. Wie bei der Linse des Kindes K., hat sich zwischen Fasern und normal dicker Kapsel eine homogene, strukturlose Masse angesammelt, die sich intensiv anfärbte und aus ausgetropftem Faserinhalt besteht. Das aus den Faserenden heraustropfende Plasma ist auf Abb. 21 b deutlich zu erkennen. Die an das zerfallene Zentrum angeschlossenen Fasern besitzen vergrößerte Konturen und weisen Degenerationszeichen auf, die im Auftreten der mehrfach erwähnten homogenen Tropfen bestehen; nur die äquatornahen Fasern können als normal angesehen werden.

Klinische Beobachtungen und Untersuchungen an Linsen von Säuglingen bestätigen unsere Befunde: TERRY (1945) fand an den Linsen eines 4 Monate alten Kindes bei schmaler corticaler Schicht einen zerfallenen Kern, der nach vorne fast bis unter die Kapsel reichte. SWAN beschrieb ein ähnliches Bild: Die Linse seines Falles 25 enthielt einen sozusagen vollkommen zerstörten Kern, während in der Linse von Fall 24 noch einige in Zerfall begriffene Fasern enthalten waren. Aber auch die Fasern der Rinde waren besonders im Bereich des Äquators degeneriert und z.T. durch Vacuolen verschiedenen Kalibers ersetzt. Der Großteil der noch erhaltenen Fasern zeigte Quellung, granuliertes Cytoplasma und unregelmäßige Färbung. Die Fasern lagen zwischen Linsenepithel und zerfallenem Kern. Schließlich sei hier noch ein Befund von BOURQUIN (1949) erwähnt, der das linke Auge eines Mädchens untersuchte, das außer einem zentralen Katarakt Mikrophthalmus mit Atrophie der Iris, Mikrocephalie und einen offenen Ductus Botalli zeigte. Die Linse war kleiner als normal und enthielt im hinteren Teil des embryonalen Kernes und in der Gegend des Äquators eine schmale Zone mit basophilen, homogenen Tropfen.

Die angeführten Befunde anderer Autoren stimmen mit unseren Beobachtungen gut überein (Tabelle 15). Immer handelt es sich um Degenerationen, bei älteren Feten und Kindern um einen vollständigen Zerfall des embryonalen Linsenkernes und eine mehr oder weniger weitgehende Desintegration der sekundären Linsenfasern. Der Prozeß kommt erst zum Stillstand, wenn alle Fasern zerstört sind.

Diese Feststellungen an den Linsen Neugeborener erklären auch den ophthalmoskopischen Befund, den GREGG in seinem ersten Bericht (1941) über die Kataraktform bei Kindern, die eine Embryopathia rubeolica durchmachten, beschreibt. Die Cataracta congenita rubeolica ist subtotal und kommt in 2 Formen vor, welche gleichzeitig in den Augen eines Kindes auftreten können. Bei der einen Form findet man eine dichte, weiße, oft perlartige, zentrale Trübung, die von einer schwächer getrübten, wie rauchigen Zone umgeben ist; die peripherwärts folgende corticale Zone ist klar und läßt einen roten Reflex durchscheinen. Bei der zweiten Form ist der Unterschied zwischen zentraler und intermediärer Zone weniger deutlich ausgeprägt; die Cataracta erscheint gleichförmig. Dies muß dann der Fall sein, wenn die Desintegrationsvorgänge der mittleren Zone höhere Grade erreicht haben.

Für die Interpretation unserer Linsenbefunde an menschlichen Keimlingen, deren Mütter im 1. Trimester der Schwangerschaft

Tabelle 15. *Zusammenstellung der Linsenbefunde*

Autor	Zahl der untersuchten Feten	Zahl der gefundenen Schäden	Prozent
Cordes, Barber u. Cordes (1946)	4	2	
Helweg, Larsen u. Nielsen (1948)	1	1 } 8	67
Mayes (1957)	7	5	
Babel (1959)	28	16	57
Gray (1960)	6	1	16,6
Töndury (1961)	37	22	59,5
Zusammen	83	47	50,0

Rubeolen durchmachten, müssen wir uns immer wieder die besondere Situation dieses Organs vor Augen halten. Als rein epitheliales Organ wird die Linse in einem frühzeitigen Stadium durch eine Kapsel nach außen dicht abgeschlossen. Stoffe können nur indirekt durch Vermittlung der Blutgefäße in der Tunica vasculosa lentis vermittelt werden und müssen durch die Kapsel dringen. Diese Sonderstellung allein erklärt unsere Beobachtung, daß der Zerstörungsprozeß an den Linsenfasern, den wir erstmals bei Embryonen fanden, die 2—3 Wochen nach Ausbruch der Rubeolen bei den Müttern in unseren Besitz kamen, unaufhaltsam weiterschreitet. Er dauert nach den Angaben der Ophthalmologen über die Geburt hinaus an und kommt erst nach Zerstörung des ganzen Faserinhaltes der Linsen zum Stillstand.

Wie müssen wir uns die Wirkungsweise des in die Linsenanlagen eingedrungenen Virus vorstellen? Nach dem, was wir heute wissen (vgl. S. 150), dringt es aus dem mütterlichen Blute in das Epithel der Chorionzotten ein und befällt zuerst die Endothelzellen der Zottencapillaren. Diese werden pyknotisch, in das Blut abgestoßen und in den embryonalen Körper verschleppt (Abb. 102—105). Durch Vermittlung der Gefäßcapillaren in der Tunica vasculosa lentis befällt es die Epithelzellen des Linsenbläschens und bewirkt die Desintegrationsprozesse in den zu Fasern auswachsenden Zellen des hinteren Bläschenepithels, die mit deren vollständiger Zerstörung enden. In den Zellen des Linsenepithels, das aus den Zellen des vorderen Bläschenepithels entsteht, bleibt das Virus meistens ohne ernsthafte Störungen zu verursachen, reaktionslos eingeschlossen. Während des Linsenwachstums kommt es in der Gegend des Äquators zu Zellteilungen, in deren Verlauf das Virus auf die beiden Tochterzellen übertragen wird. Die aus dem Linsenepithel in die Reihe der Linsenfasern einrückenden und zu Fasern auswachsenden Zellen enthalten also auch das Virus. Das Auswachsen einer Epithelzelle zu einer Linsenfaser ist mit dem Verlust der Teilungsfähigkeit, gleichzeitig aber auch mit einer starken Aktivierung des Proteinaufbaues verbunden. Dies äußert sich, wie wir gesehen haben (vgl. S. 39 und Abb. 13), auf Präparaten, die zur Darstellung der cytoplasmatischen Ribonucleinsäure mit Pyronin gefärbt wurden: Die pyroninaffinen Körnchen nehmen im Linsenepithel in Nähe des Äquators an Menge zu und erreichen ein Maximum in den zu Fasern auswachsenden Zellen. Damit wird die Zelle offenbar für die Viruswirkung sensibilisiert und geht in der geschilderten Weise zugrunde.

In diesem Zusammenhang erinnere ich an die eingehend beschriebenen Beobachtungen von ROBERTSON, WILLIAMSON und BLATTNER (vgl. S. 11), die 48stündige Keimscheiben des Hühnchens mit Mumps-Virus infizierten. Unter 60 Embryonen, welche die Virus-Inoculation 3 Tage und länger überlebten, fanden sich 46 mit Linsenschädigungen. Diese wurden frühestens 2 Tage nach Versuchsbeginn manifest und bestanden im Auftreten eosinophiler Einschlußkörperchen in allen in Differenzierung begriffenen Linsenfasern. In den Zellen des Äquators und des Linsenepithels fehlten sie. Daraus schließen die Autoren, daß die Aktivität des Mumps-Virus während der Linsenentwicklung zuerst in den zu Fasern auswachsenden Zellen sichtbar wird, eine Feststellung, die sehr gut mit unseren Befunden übereinstimmt. Die zentralen Fasern zeigten extensive Vacuolisierung und Nekrose, während vom Äquator aus neu zuwachsende Fasern zu finden waren. In den Experimenten von THALHAMMER (vgl. S. 17—19) kamen Linsenschädigungen gehäuft vor bei Keimlingen, deren Mütter am 10. Tag der Gravidität mit Vaccinevirus infiziert worden waren. Wir verweisen auf die Abb. 3—6, welche die Veränderungen am Linsenepithel und an den Linsenfasern in schönster Weise demonstrieren.

Alle bisherigen Erfahrungen zeigen, daß die frühembryonalen Linsenanlagen äußerst empfindlich sind und deshalb leicht geschädigt werden können. Beim menschlichen Keimling besteht offenbar eine besonders ausgesprochene Affinität der Zellen des Linsenbläschens zum Erreger der Rubeolen; daß aber auch andere Viren als schädigende Faktoren in Frage kommen, zeigen die folgenden Abschnitte in eindrücklicher Weise.

b) Schädigungen der übrigen Teile des Auges

Die beschriebenen Linsenveränderungen führen klinisch zu Linsentrübungen, welche das Hauptmerkmal des geschädigten Auges bilden. Sie sind meistens doppelseitig, können aber auch einseitig sein oder auf der einen Seite einen höheren Grad erreichen als auf der andern. Bei nur einseitigem Befall ist das betroffene Auge gelegentlich kleiner als das gesunde. Es besteht eine *Mikrophthalmie* verschiedenen Grades; als Beispiel haben wir die Augen des Kindes K. erwähnt. Auch Vergrößerung des Bulbus im Sinne eines Hydrophthalmus ist beschrieben worden.

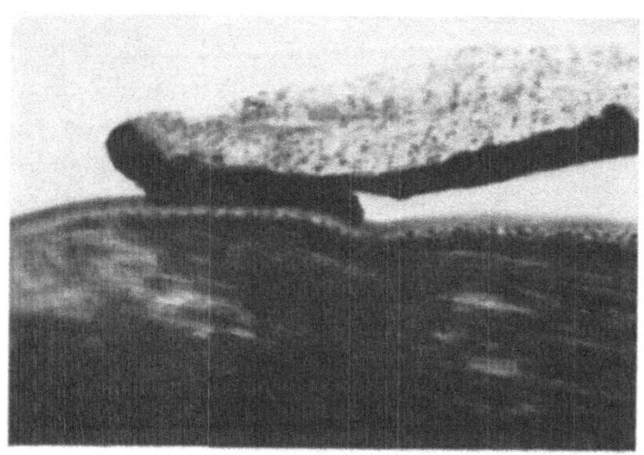

Abb. 22. Ausschnitt aus der Linse des Kindes Bü.; beachte die Verklebung der Irishinterfläche mit der Linsenkapsel

Veränderungen der Iris kommen nach den Erfahrungen des Wiener Ophthalmologen Pillat (1960) häufiger vor als berichtet wird. Mehrfach wurde darauf hingewiesen, daß die Pupillen sehr langsam reagieren, sich auf Atropin schlecht oder überhaupt nicht erweitern. Dies wird auf eine mangelhafte Entwicklung der beiden Irismuskeln, des Sphincter und Dilatator pupillae, zurückgeführt. Unter meinem Material fand ich

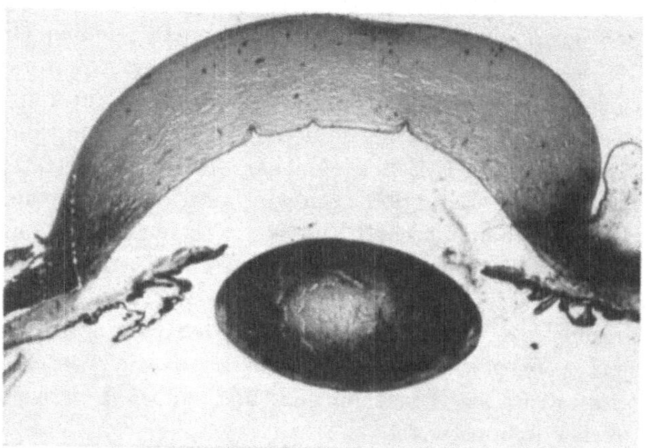

Abb. 23. Kind Schi. Vordere Bulbushälfte abnorm starke Krümmung der verdickten Cornea. Auffallend kleine Linse, atrophische Iris

3mal Verklebungen zwischen Irisrückfläche und Linsenkapsel. Auf Abb. 22 ist ein entsprechender Schnitt abgebildet. An der Verklebungsstelle des Linsenepithels mit der Kapsel sind nur die Zellkerne des Linsenepithels sichtbar, an das sich unmittelbar das tiefschwarze Irisepithel anschließt. Im Irisstroma ist ein gut entwickelter Sphincter pupillae zu sehen. Eine ähnliche Situation fanden wir im rechten Auge des Fetus B. M. Dieser Befund vermag ohne weiteres die klinischen Beobachtungen zu erklären.

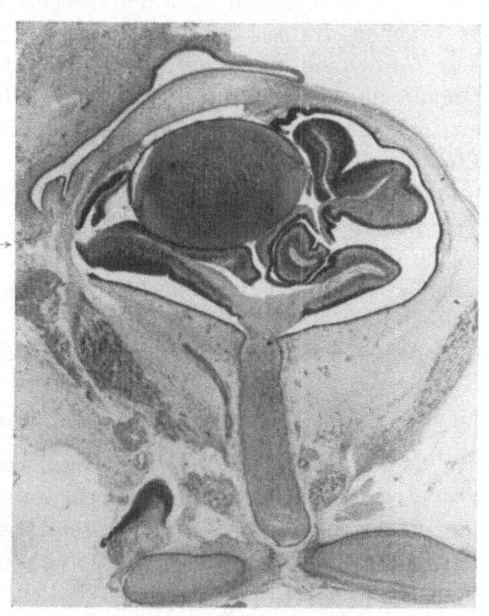

Abb. 24. Übersichtsbild des rechten Auges des Fetus 915 (Alter: 77 Tage), Länge ? Faltenretina. Perforation des Pigmentepithels (→)

Die Iris der mikrophthalmen Augen des Kindes Schi. erscheint atrophisch. Sie ist abnorm dünn und vermag kaum die äußere Zirkumferenz der Linsen zu decken (Abb. 23). Gleichzeitig finden wir eine abnorm stark gekrümmte und verdickte *Cornea*, deren Bindegewebsgerüst weitmaschig ist und deshalb aufgelockert erscheint. Eine derart verdickte und abnorm stark gekrümmte Hornhaut haben wir noch in drei weiteren Fällen gefunden, 2mal bei jungen Feten. Daraus schließen wir auf eine frühzeitige Entwicklung, ohne etwas über die ursächlichen Zusammenhänge dieser Störung aussagen zu können. In allen Fällen bestanden ein ausgesprochener Mikrophthalmus und eine zentrale Linsentrübung, in einem Fall Desintegrationszeichen der Fasern in der Intermediärzone.

Die *Retina* war in einigen Fälle verdickt und in Falten vom Pigmentepithel abgehoben. Eine solche Störung zeigte das rechte Auge des Keimlings 915, der außerdem eine schwere und ausgedehnte Myokardnekrose aufwies (vgl. S. 127 und Abb. 78ff.). Die sonst normal gegliederte Retina bildet grobe Falten und ist an einer Stelle eingerissen. In Abb. 24 ist ein Horizontalschnitt auf Höhe der Abgangsstelle des N. opticus reproduziert. Die vielfach gefaltete Retina ist vom Pigmentepithel abgehoben und an mehreren Stellen unterbrochen. Ihr Differenzierungsstand entspricht dem Alter des Keimlings. Neben zahlreichen Mitosen in der Matrix finden sich pyknotische Zellkerne in der Mantelzone. Das Pigmentepithel, das der Chorioidea überall dicht angeschmiegt ist, fehlt an einer Stelle, und zwar am Übergang der Pars optica in die Pars ciliaris retina. Auch die Chorioidea ist hier unterbrochen.

3. Schäden an den Zähnen

In Zusammenhang mit den beschriebenen Linsenschädigungen beanspruchen die anscheinend viel seltener vorkommenden Schäden an den Zähnen ein besonderes Interesse, handelt es sich doch auch um Organe, die wenigstens teilweise epithelialer Herkunft sind. Die Schmelzorgane gehen aus den epithelialen Zahnknospen hervor. Sie sind wie die Linsen gefäßlos und für ihre Ernährung auf Blutgefäße angewiesen, die im mesenchymalen Zahnsäckchen liegen. Unter den rubeolengeschädigten Feten fanden wir nur bei einem einzigen einwandfreie Störungen im Bereiche der Derivate der Schmelzorgane, und zwar in Kombination mit einer beidseitigen Linsentrübung, einer Herzhypotrophie und einer Schädigung der Epithelien des Labyrinthes. Ich berichte zuerst über die normalen Entwicklungsprozesse der Zähne.

a) Normale Entwicklung der Zähne

Als erste Anlage des Gebisses erscheint bei menschlichen Embryonen von etwa 14 mm SSL (43 Tage) die Zahnleiste. Sie entwickelt sich aus der Basalschicht des Mundhöhlenepithels, wächst rasch in die Tiefe und liefert die Schmelzorgane, deren Vorläufer bereits bei Embryonen von 16 mm SSL (45 Tage) als kolbenförmige Auftreibungen an der labialen Seite der Zahnleiste sichtbar werden. Die epithelialen Zahnkeime dellen sich vom freien Ende her ein und nehmen zuerst Kappenform an. Mit zunehmendem Wachstum gewinnen die Schmelzorgane, indem ihre freien Ränder in das Mesenchym vorwachsen, immer mehr Glockenform. Die Höhlung der Glocke umschließt den mesenchymalen Anteil der Zahnanlagen, die Zahnpapille, den Vorläufer der späteren Zahnpulpa. In der Umgebung des Schmelzorganes verdichtet sich das Mesenchym zur Anlage des Zahnsäckchens, das den ganzen Zahnkeim umhüllt und reichlich vascularisiert wird. Zahnsäckchen und Zahnpapille hängen an der Basis der Glocken zusammen (Abb. 25).

Im weiteren Verlaufe der Entwicklung differenzieren sich die Schmelzorgane in 3 Abschnitte: Im Inneren des kompakten Gebildes werden die Zellen durch reichliche Flüssigkeitsaufnahme auseinandergedrängt, sie nehmen mehr und mehr Sternform an, bleiben aber durch ihre Ausläufer syncytial verbunden und bilden die sog. Schmelzpulpa. Nach deren Entstehung lassen sich das innere Schmelzepithel, das an die Zahnpulpa angrenzt, und das äußere Schmelzepithel unterscheiden. Beide Epithelien gehen am Rande der Schmelzorgane ineinander über. Diese

Stelle funktioniert gleichzeitig als Wachstumszentrum. Die Aussonderung des Schmelzes erfolgt durch die Zellen des inneren Schmelzepithels, die *Ameloblasten* (Adamantoblasten, Ganoblasten).

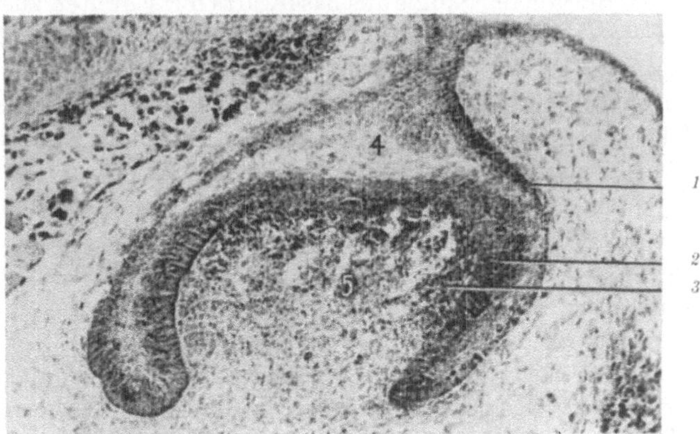

Abb. 25. Schnitt durch eine Zahnglocke des Goldhamsters. *1* Äußeres, *2* inneres Schmelzepithel; *3* beginnende Aussonderung der Odontoblasten; *4* Schmelz-, *5* Zahnpulpa

Vom entwicklungsphysiologischen Standpunkt aus gesehen, durchlaufen die Zahnanlagen verschiedene, gut definierbare Phasen. Das *Wachstumsstadium* wird mit einer allgemeinen Proliferation der ganzen Zahnanlage eingeleitet. Dank rascher Zellvermehrung kommt es innerhalb ganz kurzer Zeit zur Ausbildung der Glockenform, die in ihrem Inneren die mesenchymale Zahnpulpa umschließt. Untersuchungen über die *Verteilung der Mitosen* (Abb. 26) in verschiedenen Phasen dieses Proliferationsprozesses beim Goldhamster (HERMANN 1956) haben eine Anhäufung von Zellteilungsfiguren im vorwachsenden Kappenrand ergeben mit einem Maximum in der labialen Umschlagsfalte. Erstmals im späten Glockenstadium ergibt das Verteilungsbild eine ganz deutliche Vorrangstellung des inneren Schmelzepithels. In der Zahnpapille sind Mitosen spärlich und fehlen im äußeren Schmelzepithel fast ganz. Unmittelbar vor Beginn der Hartsubstanzbildung sind ausgeprägte Unterschiede im Verteilungsbild zu finden: Vom Umschlagsrand ausgehend, trifft man auf der labialen Seite über $^2/_3$, auf der lingualen bis zu $^1/_3$ der

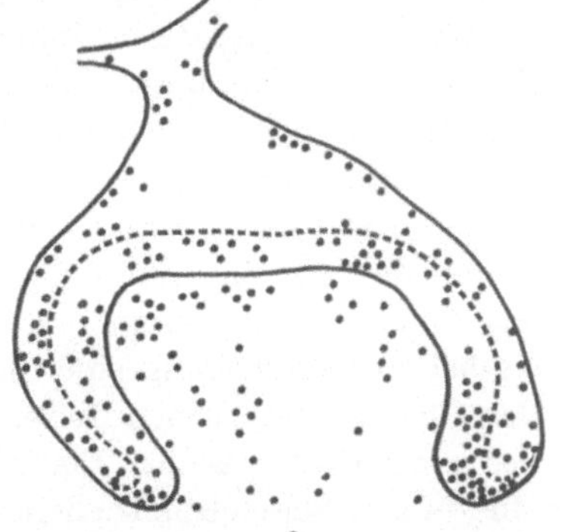

Abb. 26. Verteilung der Mitosen (schwarze Punkte). Frühes Glockenstadium. Beachte die Anreicherung von Mitosen am Übergang des inneren in das äußere Schmelzepithel. (Aus HERMANN 1957)

Gesamtausdehnung eine große Zahl von Mitosen. Die apikalen Bezirke bleiben vollkommen frei von Zellteilungsfiguren, was ohne Zweifel mit dem Verlust des Teilungsvermögens mit Beginn der Differenzierung der Ameloblasten, die von der Spitze aus basalwärts fortschreitet, zusammenhängt. Die Mesenchymzellen der Zahnpapille folgen weitgehend diesem Verteilungsmuster.

Das Verteilungsbild der Mitosen orientiert uns darüber, daß der Rand, d.h. die Übergangsstelle des inneren in das äußere Schmelzepithel, als die Proliferationszone des wachsenden Zahnes in späteren Phasen anzusehen ist. Apikal nimmt die Mitosenzahl frühzeitig ab und verschwindet mit Beginn der Ameloblastenbildung. Unterbleibt die Umbildung der Zellen des inneren Schmelzepithels zu Ameloblasten, dann schreitet die Proliferation fort, und es kommt zu exzessiven Wucherungen und zur Bildung von sog. Ameloblastomen oder von Cysten.

Die besondere Aktivität des inneren Schmelzepithels kommt auch in stoffwechselphysiologischen Untersuchungen zum Ausdruck. Wie wir bereits auf S. 39 hingewiesen haben, enthalten stark wachsende Gewebe große Mengen von Nucleinsäure. Uns interessiert in diesem Zusammenhang ganz besonders das Verhalten der cytoplasmatischen RNS, welche beim Auswachsen der Zahnleiste eine deutliche Zunahme erkennen läßt. Die RNS-haltigen Granula bilden einen Saum an der Zelloberfläche, der sich an der Grenze zum Mesenchym deutlich abhebt. Schon im Stadium der Zahnkappe kommt es zu einer starken Reaktion im Bereiche des späteren inneren Schmelzepithels unter Betonung des Kappenrandes, während das äußere Schmelzepithel eine Abnahme der Färbungsintensität erkennen läßt. Im frühen Glockenstadium kommen RNS-haltige Substanzen in größerer Menge nur im inneren Schmelzepithel und in den direkt benachbarten Zellagen der Zahnpapille vor, wobei die an die Zahnpulpa anstoßenden Zellenden der späteren Ameloblasten vollgestopft sind mit RNS. Nebeneinandergereiht bilden sie bei Pyroninfärbung einen leuchtend roten Saum. Gegen den Rand der Glocke verliert sich dieser und macht einer intensiven Rotfärbung des ganzen Cytoplasmas Platz. Im späteren Glockenstadium bleibt das Bild in den Schmelzepithelien unverändert. Hingegen beginnen sich die dem inneren Schmelzepithel anliegenden Pulpazellen palisadenförmig anzuordnen und den Charakter von Odontoblasten anzunehmen. Die Ausdifferenzierung dieser Zellen geht mit einer leichten Vermehrung der RNS-haltigen Körnchen einher. Kurz vor Beginn der Hartsubstanzbildung konzentriert sich die RNS in den Zellen des inneren Schmelzepithels auf die den Odontoblasten dicht anliegenden Zellenden, einen dichten Saum bildend, mit deutlichem Gefälle gegen den Übergang in das äußere Schmelzepithel, das nur wenige Körnchen enthält. Ameloblasten und Odontoblasten zeigen eine deutliche polare Differenzierung.

Ihre Zellkerne liegen an den Zellbasen, während die Hauptmasse der RNS in den den Hartsubstanzen zugekehrten Zellenden enthalten ist.

Während der Histogenese machen die Zellen des inneren Schmelzepithels strukturelle und chemische Veränderungen durch. Sie nehmen prismatische Form an, ihre Kerne wandern nach außen, das Golgi-Material verlagert sich von der Außen- zur Innenseite, und an der Zellbasis treten spezifische Granula auf. Aus den embryonalen Ameloblasten wird also eine polar differenzierte Zelle, deren Bau mit demjenigen von Drüsenzellen weitgehend übereinstimmt (Abb. 27).

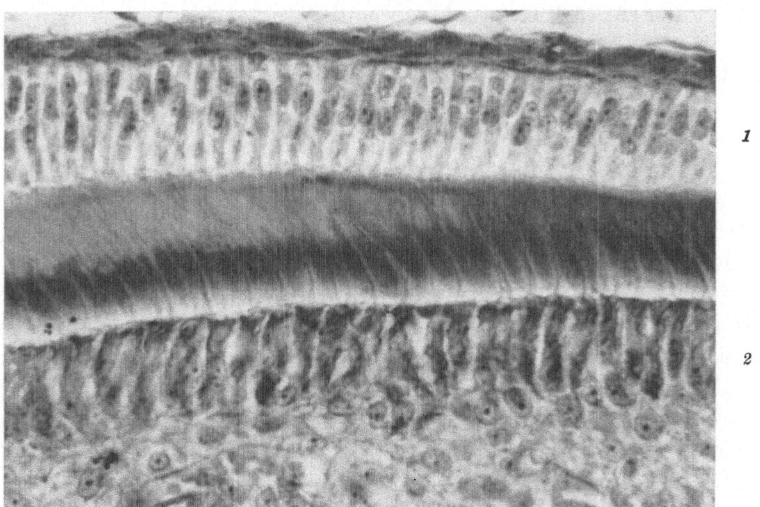

Abb. 27. Ausschnitt aus Anlage der Zahnkrone zu Beginn der Hartsubstanzbildung. Oben im Bilde Ameloblasten (*1*), unten Odontoblasten (*2*), dazwischen bereits gebildetes Dentin. Die Kerne der Ameloblasten waren im Moment der Fixation im Begriffe nach außen zu wandern

Zur *Gefäßversorgung* der Schmelzorgane ist folgendes zu bemerken: Das Schmelzorgan liegt während der Proliferation zwischen zwei Nährquellen, nämlich den gut ausgebildeten Pulpagefäßen und den Gefäßen des Zahnsäckchens, die bis dicht an das äußere Schmelzepithel heranreichen. Durch Ausbildung des äußeren Schmelzepithels werden besondere Verhältnisse geschaffen. Der unmittelbare Einfluß des oberflächlichen Gefäßnetzes ist die Bildung der Schmelzpulpa, die durch reichliche Wasseraufnahme entsteht. Während in der Schmelzpulpa Flüssigkeit und Mineralien gespeichert werden, bleiben die Zellen des inneren Schmelzepithels und des anschließenden Stratum intermedium mit der inneren Nährquelle verbunden, ein Verhalten, das sich mit Beginn der Dentinbildung ändert, indem jetzt die in der Schmelzpulpa gespeicherten Stoffe von den Ameloblasten verbraucht werden.

b) Zahnbefunde bei Keimlingen mit Zeichen der Embryopathia rubeolica

In der klinischen Literatur finden wir nur vereinzelte Angaben über das Verhalten der Zähne bei Kindern, die durch das Rubeolenvirus geschädigt wurden. Evans (1947) machte auf verspäteten Durchbruch der Milchzähne aufmerksam und beschrieb das Vorkommen von Schmelzhypoplasien und Formanomalien. Unter 67 Kindern fand er 13 mit Hypoplasien, welche aber in den meisten Fällen nicht sehr ausgesprochen waren. Meistens traten sie symmetrisch an 2—4, höchstens 6 Zähnen auf. Daneben wird die Bildung von Zapfenzähnen beschrieben, ebenso das Fehlen der Anlagen von oberen und unteren Schneidezähnen. Eine erhöhte Cariesanfälligkeit wird oft frühzeitig manifest. Meist sind diese Dystrophien am Zahnsystem mit charakteristischen Läsionen an Linse, Innenohren und Herz vergesellschaftet; ganz selten wurden Schäden nur an den Zähnen beobachtet.

Unter den 6 Keimlingen, die Gray (1960) untersuchte, fehlte in einem Fall (Embryo von 53 mm) der hintere Teil der Zahnleiste. Dies hätte sehr wahrscheinlich das Fehlen der Molaren zur Folge gehabt.

In unserem Material haben wir, wie bereits erwähnt wurde, einen einzigen Fall mit Zahnanomalien gefunden. Es handelt sich um das Kind Schi., über welches folgende anamnestische Angaben gemacht werden können (vgl. auch Tabelle 12).

Das Kind war hochgradig hypotrophisch, nur 32 cm lang und 800 g schwer. Es handelte sich um das erste Kind gesunder Eltern. Die Termine waren folgende:

Letzte Menses: 18. 4. 49.

Errechneter Geburtstermin: 28. 1. 50.

Rubeolen: Ende Mai 1949.

Alter des Embryos bei Ausbruch der Röteln bei der Mutter: etwa 42 Tage post menstruationem.

Geburt: 7. 1. 50, 3 Wochen vor errechnetem Termin.

Das Kind lebte 40 min, zeigte äußerlich mit Ausnahme der erwähnten extremen Hypotrophie keine Besonderheiten; es war normal proportioniert und besaß alle Zeichen der Reife.

Über die Augenbefunde wurde auf S. 57 (Abb. 23) kurz berichtet; die genaue Beschreibung der Innenohrschäden finden sich S. 79ff., über das Herz vgl. S. 123 und Abb. 75.

Der gravierendste Befund an unseren Präparaten bildet das vollständige *Fehlen jeder Spur einer zweiten Dentition* einschließlich 6-Jahr-Molaren. Eine solche Beobachtung wurde u. W. bis jetzt nie publiziert, und wir sind auch nicht in der Lage anzugeben, ob es sich um eine primäre Agenesie oder um die Folge einer sekundären Störung handelt. Auch wissen wir nicht, ob die Anlagen mit großer Verspätung eventuell doch noch erschienen wären. Nach der ganzen Sachlage glauben wir aber, daß es sich um eine primäre Unterdrückung der Anlagen des permanenten Gebisses handelt (vgl. auch S. 175).

Von der *ersten Dentition* sind alle Zähne ausgebildet worden. An ihnen fallen aber schon bei oberflächlicher Betrachtung verschiedene Besonderheiten auf.

Größe. Während ein normales Neugeborenes Zahnanlagen von durchschnittlich 5 mm Länge und einen Hartsubstanzmantel von etwa 1 mm Dicke aufweist, sind die Zähne des Kindes Schi. bloß 2—3 mm lang und besitzen einen Schmelz-Dentindurchmesser von etwa 0,2 mm. Diese Zahlen sind Durchschnittszahlen, die aus der Messung verschiedener Zähne ermittelt wurden. Das Kind Schi. hatte eine Gesamtlänge von nur 32 cm; bezogen auf dieses Maß, sind die Größenverhältnisse der Zähne als ungefähr normal zu bezeichnen.

Form. Die Form der Milchzahnanlagen kann im großen und ganzen als normal gelten. Immerhin deuten sich an einzelnen Zähnen schwerwiegende Veränderungen an: Die zentralen oberen Schneidezähne zeigen die für angeborene Lues typische *Hutchinson-Form*, und die Eckzähne weisen eine eigenartige flaschenförmige Erweiterung des Foramen caecum ins Zahninnere auf. Die Kronen der Molaren sind noch sehr unausgerundet und steil-höckerig.

Lage. Die Lage der Zähne im Kiefer ist normal. Eine Ausnahme bildet lediglich ein eigenartiger Engstand der oberen Frontzähne, der eine etwas verdrehte Stellung der lateralen Schneidezähne bedingt.

Erst bei der histologischen Untersuchung der Zahnanlagen werden die starken, krankhaften Veränderungen deutlich sichtbar. Das innere Schmelzepithel ist im Bereiche der Zahnkronen unordentlich, aufgelockert und lückenhaft. An ausgedehnten Stellen fehlt ein geschlossener Epithelverband überhaupt. Die Schmelzpulpa hat sich im Bereiche der Kronenspitzen ganz zurückgebildet, wie es für die Zahnanlagen beim Neugeborenen die Regel ist; am Zahnhals ist sie noch geräumig. Die Entwicklung dieser Zähne kann also nicht als verspätet betrachtet werden. Prall gefüllte Capillaren sind stellenweise aktiv bis tief in die Schmelzpulpa eingedrungen. Diese Befunde sollen im folgenden eingehend beschrieben werden.

Hartsubstanzen. Die Ausbildung des *Dentins* kann als normal betrachtet werden. Die Odontoblasten zeigen, abgesehen von einer intensiven Vascularisation, keine Schäden.

Anders verhält es sich mit der *Schmelzbildung*. Für die Interpretation der Schnitte muß daran gedacht werden, daß Schnitte durch den Kiefer in den seltensten Fällen senkrecht zur Zahnoberfläche geführt werden können; die auf den Präparaten sonst schon meist dünne Schicht muß in Wirklichkeit einen noch viel kleineren Durchmesser aufweisen. Die quantitative Minderleistung des inneren Schmelzepithels wird besonders an den Höckerspitzen und Schneidekanten deutlich. Auf Abb. 28 ist zu sehen, wie mangelhaft der Schmelz an der Höckerspitze entwickelt ist, an einer Stelle also, an welcher die Schmelzkappe normalerweise am dicksten ist. Die Schmelzpulpa ist schon gänzlich verschwunden, so daß die Platzreserve für die Schmelzbildung aufgezehrt ist. Im weiteren Verlauf der Entwicklung wäre auch bei normalem innerem Schmelzepithel keine Kompensation mehr zu erwarten gewesen.

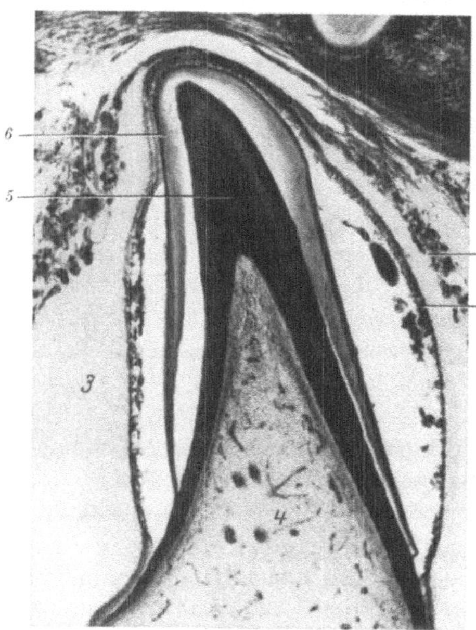

Abb. 28. Längsschnitt durch eine untere Frontzahnanlage des Kindes Schi. Mangelhafte Schmelzbildung an der Schneidekante als Minderleistung des geschädigten inneren Schmelzepithels, das sich z.T. in voller Auflösung befindet. Zahlen wie in Abb. 29

Die noch zu schildernden, auf großen Strecken sehr auffälligen Degenerationserscheinungen am inneren Schmelzepithel würden eigentlich am Schmelz analoge Defektbildungen erwarten lassen. Von quantitativer Unterentwicklung oder von schlechter Verkalkung fehlt aber noch jede Spur. Nur bei den in der Entwicklung am weitesten fortgeschrittenen unteren Frontzähnen finden sich Andeutungen von kleinen Rissen und Splitterbildungen in der Schmelzoberfläche. Diese sind sehr spärlich und lassen sich in der Serie kaum verfolgen, so daß wir eher dazu neigen, sie als Kunstprodukte anzusehen.

Alles in allem stehen die Defekte der Hartsubstanzen in keinem Verhältnis zu denjenigen des inneren Schmelzepithels. Es ist aber anzunehmen, daß die Schmelzbildung in der folgenden Zeit bis zum Durchbruch der Milchzähne noch schwer in Mitleidenschaft gezogen worden wäre; auf diese Weise wären dann jene unterentwickelten, cariesanfälligen und hypoplastischen Zähne entstanden, wie sie in der Literatur beschrieben worden sind.

Verhalten der Schmelzorgane. Die *Schmelzpulpa* hat seitlich von den Zahnanlagen noch eine beträchtliche Ausdehnung, ist aber an den Kauflächen und Höckerspitzen schon stark zurückgebildet. Die Blutgefäße aus den periodontalen Papillen, welche physiologischerweise durch den vollständigen Schwund der Schmelzpulpa an das innere Schmelzepithel herangebracht werden, scheinen in diesem Falle das äußere Schmelzepithel verfrüht durchbrochen zu haben und dringen aktiv durch eine vielfach noch geräumige Schmelzpulpa auf das innere Schmelzepithel zu (Abb. 29a und b).

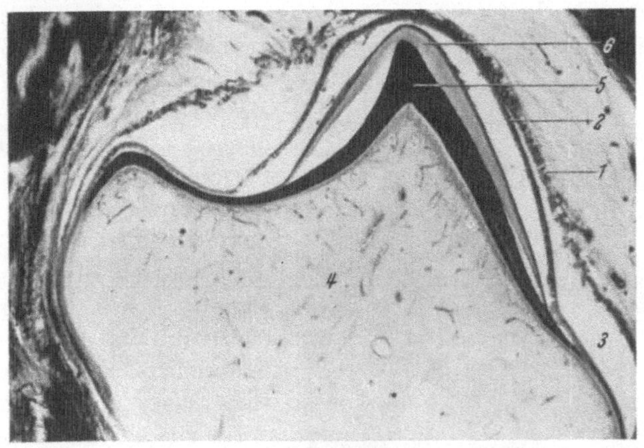

a

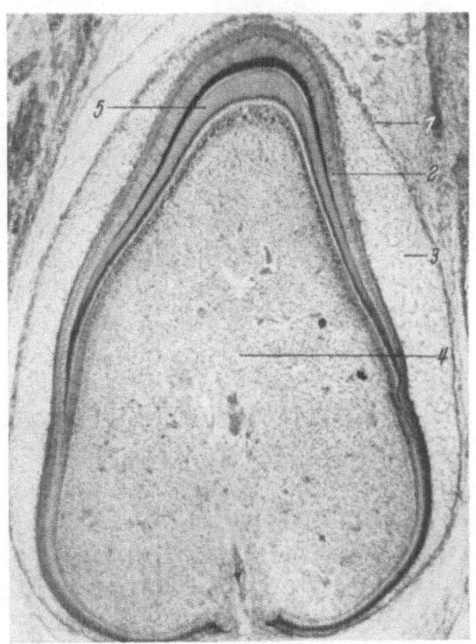

b

Abb. 29. a Zentraler Schnitt durch einen unteren Milchmolaren. *1* Äußeres, *2* in Degeneration befindliches inneres Schmelzepithel; *3* Schmelzpulpa, z. T. schon weitgehend zurückgebildet; *4* Zahnpulpa; *5* Dentin; *6* Schmelz. b Als Vergleich: Schnitt durch eine normale Zahnanlage zu Beginn der Hartsubstanzbildung. Zahlen wie in Abb. 29a. (Aus Töndury 1956)

Die Blutgefäße von Pulpa und Periodontium sind prall gefüllt und erweitert. Es muß sich um eine Hyperämie handeln, die stellenweise recht beachtliche Ausmaße erreicht. Im allgemeinen ist die Gefäßdurchsetzung an der Kaufläche, an welcher die Degeneration immer am weitesten fortgeschritten ist, am mächtigsten.

Nach dem Verhalten der Schmelzpulpa müssen wir annehmen, daß die im Vergleich zu gleichaltrigen, gesunden Feten auffällige *Unterentwicklung* des Schmelzes auf eine Minderleistung des schmelzbildenden Apparates zurückzuführen ist.

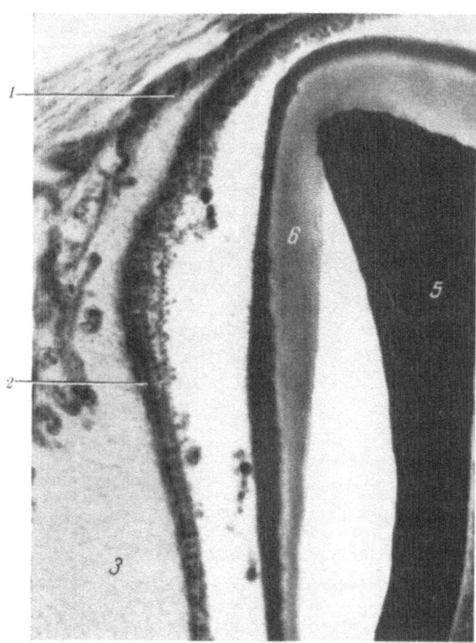

Abb. 30. Teilansicht eines Milchmolaren. Capillaren aus dem Periodontium dringen aktiv in die Schmelzpulpa (3) vor. Austropfen der Ameloblasten (2) mit Ansammlung der Tropfen zwischen Schmelz- und Ameloblastenreihe. Schmelz (6) von Dentin (5) abgehoben

Veränderungen am inneren Schmelzepithel. Am inneren Schmelzepithel finden sich die eigentümlichsten, tiefgreifendsten und am schwersten zu deutenden Bilder. Es handelte sich zuerst darum, intravital entstandene Schäden von Artefaktbildungen zu unterscheiden. Da müssen wir nochmals an erster Stelle an die Schwierigkeiten erinnern, die beim Schneiden eines ganzen Kiefers entstehen. In den seltensten Fällen ist es möglich, die Zahnanlagen genau parallel zur Zahnachse zu treffen. Die Anlage ist allseitig von Knochen umhüllt und damit versteckt, so daß die Orientierung der Celloidinblöcke immer zufällig ist. In fortgeschrittenen Stadien bauen sich die Zahnanlagen aus wasserreichen Epithelien und verkalkten Hartsubstanzen auf. Diese verschiedenartigen Gewebe reagieren auch verschieden auf die gewöhnlich benützten Fixationsmittel. Die Kontinuität der Gewebe der zarten Zahnanlagen kann unter der Fixation derart leiden, daß es u. U. sehr schwer ist, Artefakte und wirkliche pathologische Bildungen auseinanderzuhalten. Auf dem Schnitt können Schmelz, Dentin und Epithel durch breite Spalträume voneinander getrennt oder einander überlagernd erscheinen.

Die stärksten fixationsbedingten Veränderungen erleidet das wenig widerstandsfähige, innere Schmelzepithel. Seine Zellen bilden normalerweise einen kompakten, dicht gedrängten Verband (Abb. 27 und 29b). Unter dem Einfluß der Fixation kann es vorkommen, daß das

Epithel gesamthaft abreißt und dabei ad axim oder ad latus verlagert wird, wobei das Epithel an und für sich unversehrt sein kann. Der Zusammenhang der einzelnen Ameloblasten untereinander scheint stärker zu sein als derjenige zwischen Schmelz und Epithel einerseits, Epithel und Basalmembran anderseits. Es werden keine Ameloblasten aus ihrem Verband herausgerissen, so daß sie am Schmelz oder an der Basalmembran kleben bleiben könnten.

Betrachten wir jetzt die Veränderungen am inneren Schmelzepithel, so wie sie auf den Abb. 28—32 sichtbar sind, dann muß man zugeben, daß sie einen unverkennbar krankhaften Eindruck machen. Dieser wird noch verstärkt durch die vielen prall gefüllten Blutgefäße, die im Moment

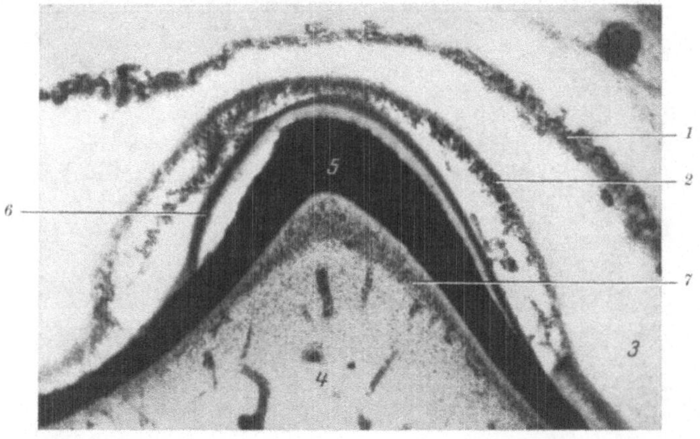

Abb. 31. Dasselbe wie in Abb. 30. Das degenerierte innere Schmelzepithel (2) ist von vielen Lücken durchsetzt und zeigt einen ausgefransten Saum. Auf gesunde Ameloblasten (rechts unten im Bilde) folgen abrupt degenerierte. Vascularisation der Odontoblastenreihe (Zahlen wie in Abb. 29a)

der Fixation im Begriffe waren, das äußere Schmelzepithel zu durchstoßen und in die Schmelzpulpa vorzuwachsen (Abb. 30).

Das erste, was auffällt, ist das Fehlen eines kompakten, lückenlosen Zellverbandes. Es müssen viele Ameloblasten zugrunde gegangen sein, jedenfalls weit über das normale Maß hinaus. Damit wurde die Voraussetzung geschaffen für die Desorientierung der erhalten gebliebenen Ameloblasten, d.h. ihre wahllose Richtungsänderung, Verlagerung, Versprengung und Torquierung (Abb. 31).

Auch der einzelne Ameloblast ist verändert. Eine auffällige Verkürzung und Schrumpfung kann beobachtet werden (Abb. 32a); dies wird dort besonders deutlich, wo gesunde Epithelpartien erhalten geblieben sind. Das Verschwimmen und Verschwinden der Zellgrenzen muß eine Folge von Turgorveränderungen in der Zelle selbst sein; die Dichte der Zellbesetzung ist nur noch an der dunkleren oder helleren Färbung einzelner Zonen zu erkennen. Hinzu kommt eine deutliche Chromatolyse, die

5*

in weiter fortgeschrittenen Stadien in eine Caryolyse übergeht (Abb. 34). Daß auch der Zusammenhang der einzelnen Ameloblasten untereinander gestört ist, zeigt sich daran, daß die Zellen einzeln oder partienweise durch die Vorgänge bei der Fixation aus ihrem Verband herausgerissen wurden.

Eine sehr wichtige Feststellung, die sich bei der Durchsicht der Schnittserien immer wieder bestätigen ließ, ist die Tatsache, daß das *innere Schmelzepithel nur dort beschädigt ist, wo schon Schmelzbildung in*

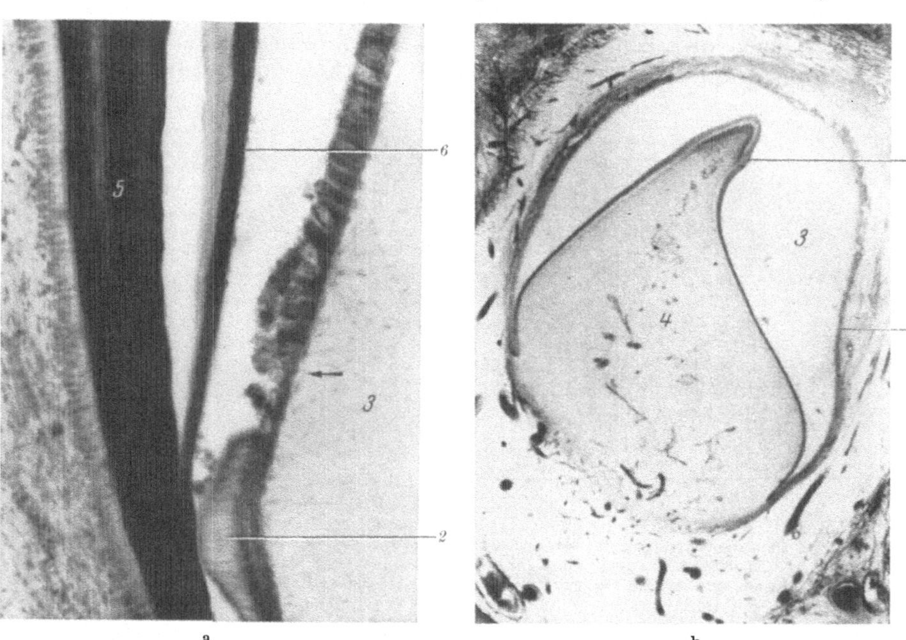

Abb. 32. a Ausschnitt des Übergangs der Krone in den Zahnhals. Beachte rechts unten ganz normales inneres Schmelzepithel (*2*), im Bereiche der unteren Teile der Krone verschiedene Stadien des Ameloblastenzerfalls. b Zahnanlage vor Beginn der Schmelzaussonderung. Inneres Schmelzepithel (*2*) ganz normal

Gang gekommen war (Abb. 31, 32a und b). An diesen Stellen allein ist das Epithel von der Unterlage abgehoben, während es z.B. am Zahnhals dem Dentin dicht anliegt. Möglicherweise sind Veränderungen an den Tomesschen Fortsätzen für das Zustandekommen pathologischer Bilder verantwortlich. Die Abhebung des krankhaft veränderten Epithels erreicht ein Maß, wie es als Folge der Fixation niemals beobachtet wird.

Zur Frage nach der Rolle der Fixierung bei der Ausbildung der Defekte im Schmelzepithel muß bemerkt werden, daß das Abheben des Epithels keine Vorbedingung für das Auftreten von Degenerationserscheinungen ist. Auch schön dem Schmelz anliegendes Epithel kann verändert oder aufgelöst sein (Abb. 36). Daraus müssen wir schließen, daß schon primär eine krankhafte Veränderung der Verbindung der Ameloblasten mit dem Schmelz bestanden haben muß. Auf der andern Seite kann der mechanische Einfluß des Abhebens eine Epithelpartie nur dann verändern, wenn es durch die erwähnte Mauserung aufgelockert wurde. Gesundes Epithel bleibt auch bei der Abhebung unverändert (Abb. 32a).

Die Fixation bringt schon bestehende Schädigungen noch deutlicher zum Ausdruck und kann auf die degenerierten Partien in quantitativem Sinne verschlimmernd wirken. Die wirklichen grundlegenden Veränderungen am Epithel werden also durch ein Ineinanderspielen von verstärkter Mauserung, geschädigten Tomesschen Fortsätzen, Turgorveränderungen in der Zelle und Chromatolyse des Kerns verursacht. Die einzelnen abnormen Bilder entstehen durch wahllose Kombination von einzelnen dieser charakteristischen Symptome.

Welches sind die Folgen der beschriebenen Prozesse, die sich am inneren Schmelzepithel abspielen? Spielt sich der Prozeß auf kleinem Raum ab, so entsteht eine lakunenartige Aufhellung im Epithelverband, der keine weiteren Degenerationserscheinungen aufweisen muß. Manchmal geht eine Reihe von abgebogenen und quergeschnittenen Ameloblasten in einen solchen Defekt über, der meistens in den Serien als längliches, ovales, dreidimensionales Gebilde verfolgt werden kann. Solche Gebiete müssen für später auftretende Schmelzhypoplasien verantwortlich gemacht werden (Abb. 36).

Bei multiplem Auftreten dieser Erscheinung brauchen sich keine normalen Epithelpartien zwischen den einzelnen Lakunen mehr zu finden. Die den Hohlraum begrenzenden Ameloblasten sind gebündelt und halbmondförmig angeordnet. In stärker degenerierten Partien, in welchen die Zellkerne schon nicht mehr zu erkennen sind, nähert sich das Aussehen der quergeschnittenen Zellen im Inneren der Lakunen stark dem Bild amorphen Cytoplasmas. Die Lakunen können auch auf Querschnitten beobachtet werden, allerdings fehlt dort die charakteristische Begrenzung mit gebündelten Epithelzellen.

Die weitere Verstärkung der erwähnten Symptome führt zum Bild der totalen Degeneration. Die Kerne sind verschwunden, die Zellgrenzen verwaschen, und die Ameloblasten scheinen ineinander überzugehen; überall liegen versprengte Zelltrümmer, z.T. als amorphes Cytoplasma. Solche Stellen gehen dann fließend in Partien über, an welchen das Epithel überhaupt fehlt (Abb. 31, 32a).

Tropfenbildung. Im Bereiche des krankhaft veränderten inneren Schmelzepithels kommt es im Raum zwischen Schmelz und Ameloblasten (Abb. 33—35) zum Auftreten tropfiger Gebilde. Diese Tropfen variieren an Größe vom feinsten Pünktchen bis zum schon fast makroskopisch sichtbaren Körper. Ihre Form und Verteilung ist wechselnd, sie gehören jedoch zum charakteristischen Bestand fast jeder Zahnanlage und erscheinen oft an circumscripten Stellen, welche in der Serie verfolgt werden können. Die Tropfenbildung wird nur dort sichtbar, wo sich das Epithel vom Schmelz abgehoben hat. Ein direkter Zusammenhang mit der Ameloblasten-Degeneration ist nicht immer ersichtlich, weil sich auch unter wenig verändertem Epithel große Tropfen finden können.

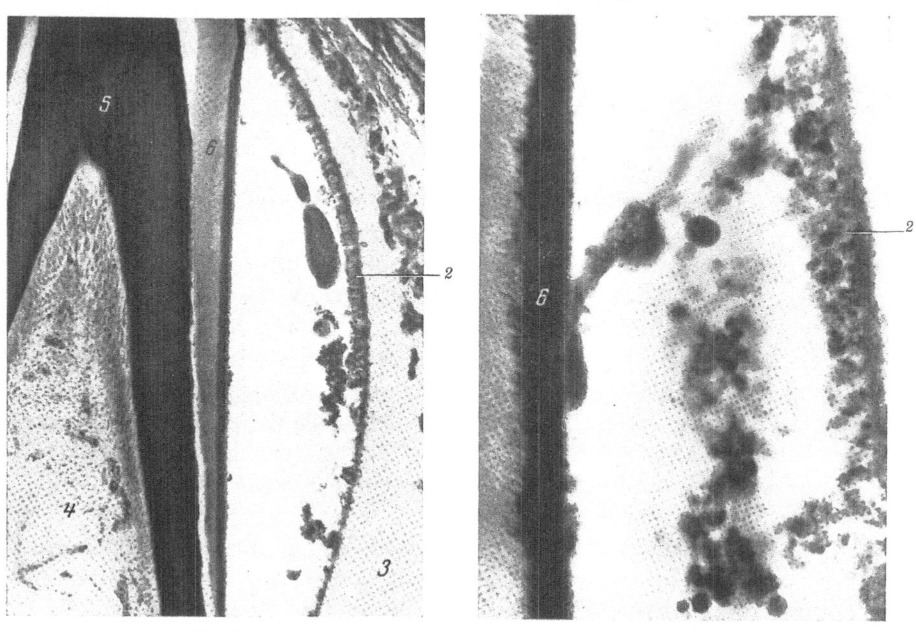

Fig. 33 Fig. 34

Abb. 33. Ameloblastenmauserung; eine große Zahl ist zugrunde gegangen, die degenerierten Teile des inneren Schmelzepithels (*2*) haben sich vom Schmelz (*6*) abgehoben, im Zwischenraum sind verschiedenartige Tropfen angesammelt

Abb. 34. Austropfungsvorgang der zugrunde gehenden Ameloblasten (*2*) ist besonders deutlich zu erkennen. Tropfen zwischen *2* und Schmelz (*6*)

Wahrscheinlich nehmen die Tropfen ihren Ursprung von den Tomesschen Fortsätzen. Während sie in den Randschnitten des Zahnes wie eine feine Saat aussehen (Abb. 35), werden sie gegen die zentralen Schnitte immer größer und verschmelzen miteinander zu kompakten Konglomeraten (Abb. 33). Dort, wo die Verschmelzung noch nicht ganz vollkommen ist, erzeugen die ehemaligen Tropfengrenzen eine wabige Struktur im Innern des Gebildes. Die größte Tropfenansammlung haben wir im Gebiet der Kauflächen gefunden (Abb. 35), aber auch an den Seitenteilen der Krone können Tropfen vorkommen. Ihre Zugehörigkeit zum Degenerationsprozeß ist an vielen zerfallenden Zellen zu sehen.

Diese Befunde gewinnen an Interesse und Bedeutung, wenn man sie im Zusammenhang mit den Vorgängen an den Linsenfasern und vielleicht auch mit denjenigen an den Sinnesepithelien des Innenohres betrachtet. In allen drei Organen handelt es sich um denselben degenerativen Prozeß: Es kommt zur Auflockerung des Cytoplasmas, zu Tröpfchenbildung mit nachfolgendem Kernzerfall und Austropfen der Zellen.

Bei den Zahnanlagen besteht eine starke Hyperämie. Die Capillaren des Zahnsäckchens sind vermehrt und prall gefüllt. Sie haben an Stellen, an welchen die Schmelzpulpa ganz unverändert ist, das äußere Schmelz-

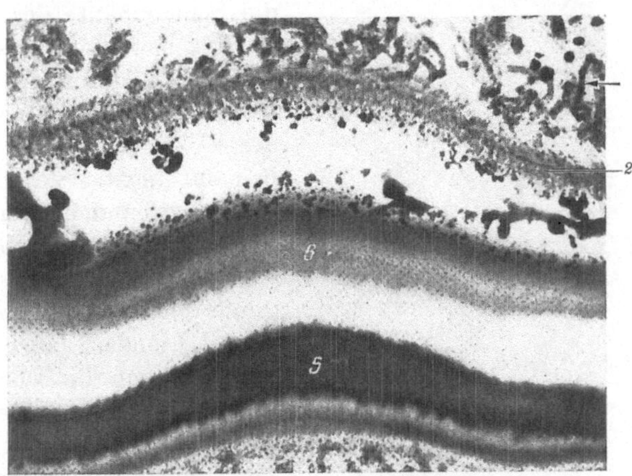

Abb. 35. Ausschnitt der Schneidekante eines oberen zentralen Incisivus. Beachte das Austropfen der Ameloblasten, das alle Grade zeigt. Stärkste Vascularisation der Schmelzpulpa (→). Schmelz und Dentin durch eine Spalte getrennt

epithel auseinanderzudrängen begonnen. Dieses ist stellenweise unterbrochen, und die Capillaren dringen aktiv in die Schmelzpulpa ein.

Leider fehlen bis heute Vergleichsfälle. Die auf S. 19 erwähnten Veränderungen an den Zahnanlagen der Maus (Abb. 7 und 8) und die auf S. 175 folgende Beschreibung der Zahnkeime bei einem menschlichen Keimling mit Parotitis in der Anamnese betreffen Anlagen im Stadium der beginnenden Aussonderung der Schmelzpulpa und sind aus diesem Grunde mit den Befunden beim Kinde Schi. nicht vergleichbar. Deshalb müssen wir uns damit begnügen, einen Fall von genbedingten Zahnschädigungen anzuführen. Viren und Gene können Entwicklungsprozesse beeinflussen, indem sie in Stoffwechselvorgänge eingreifen. Die Auswirkung der beiden ist *phasenspezifisch*, d.h., sie wird in dem Moment sichtbar, in welchem die in Frage stehenden Organe einen Zustand höchster Aktivität erreicht haben.

Unsere Beobachtung betrifft die Zahnanlagen eines 3 Wochen alten Kindes, das an den Folgen einer *Epidermolysis bullosa gravis* gestorben ist.

Die Epidermolysis bullosa kommt in zwei Formen, einer dystrophen und einer einfachen Form, vor. Das Krankheitsbild besteht in der Bildung von Epidermisblasen, welche schon durch einfaches Reiben hervorgerufen werden können und deshalb an mechanisch stark beanspruchten Stellen zuerst auftreten. Sie hinterlassen bei der einfachen Form der Epidermolysis im allgemeinen keine Narben, während sie bei der dystrophischen Form tiefer, meistens bis an die Grenze zum Corium reichen, geringe Heilungstendenz besitzen und immer Narben bilden. Auch die Schleimhäute der Nase, des Larynx usw. können an der Erkrankung beteiligt sein.

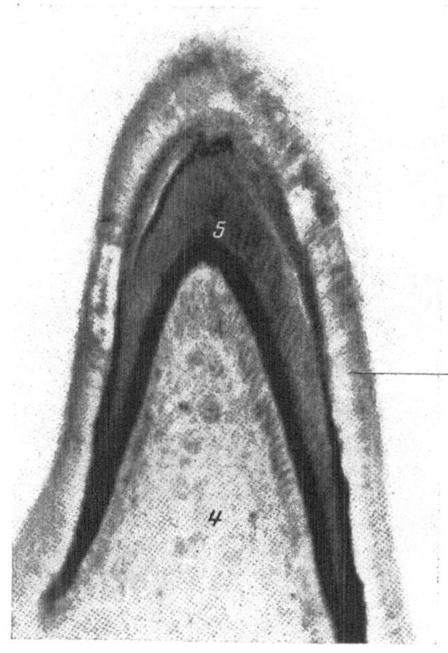

Abb. 36. Kronenanlage in der ersten Phase der Schmelzaussonderung. Beachte die lakunenartigen Aufhellungen im Schmelzepithel (2), die mutmaßliche Ursache für spätere Hypoplasien

Über die Entstehungsweise der Blasen wissen wir bis heute beinahe nichts Sicheres, wahrscheinlich handelt es sich um die Folge von Stoffwechselstörungen.

Die Epidermolysis bullosa gravis befällt nicht nur die Epidermis, sondern auch Derivate derselben wie die Nägel, die deformiert sein oder fehlen können. Auch die Zähne können abnorm sein, eventuell partiell sogar fehlen.

Ich hatte Gelegenheit, einen solchen Fall zu untersuchen, und beschreibe die wichtigsten Befunde, da sie mir für das Verständnis der Virusschädigung von Bedeutung zu sein scheinen.

Gen und Virus besitzen übereinstimmende Wirkungsmechanismen und greifen in Phasen besonderer Aktivität in den Entwicklungsablauf ein. Das Milchgebiß des zu schildernden Falles besitzt, soweit dies nachgeprüft werden konnte, alle Zahnanlagen, deren Entwicklungsstand dem Alter entspricht. Schon auf dem Übersichtsbild (Abb. 37) sind schwere zerstörende Prozesse an den Zahnkronen zu sehen, die ausschließlich die Derivate der Schmelzorgane betreffen. Nur das äußere Schmelzepithel ist einigermaßen erhalten und wird im Bereiche der Krone durch zahlreiche, prall gefüllte Capillaren vorgewölbt bzw. unterbrochen. An Stelle der Schmelzpulpa findet man viele längliche oder runde Zellen, die den ganzen Raum ausfüllen. Das innere Schmelzepithel ist verschwunden oder in voller Auflösung. Nur in der Gegend des späteren

Zahnhalses ist ein Überrest erhalten geblieben, der am freien unteren Rand in das äußere Schmelzepithel übergeht. Der Schmelz bildet seitlich nur einen ganz dünnen Überzug, erreicht aber an den Kauspitzen eine gewisse Dicke. Er findet sich in voller Resorption; seine Oberfläche sieht wie zernagt aus. In der Umgebung der Kauhöcker liegen konzentrisch gebaute, basophile Kugeln, die an Hirnsand erinnern und sich vom Schmelz abgelöst haben. An diesen Stellen ist der Gefäßreichtum ganz besonders groß.

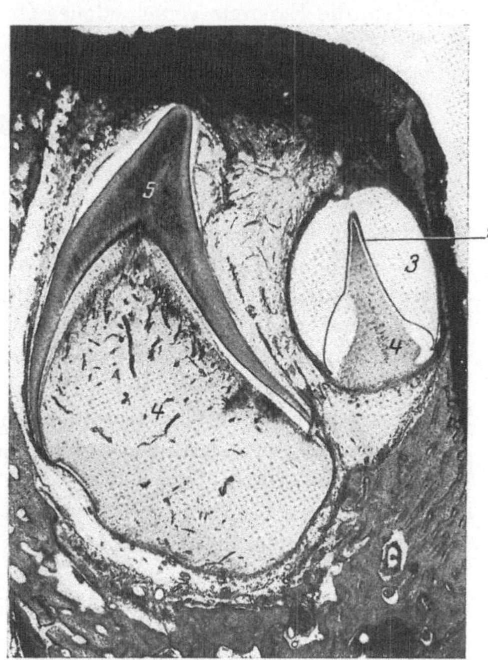

Abb. 37. Zahnanlagen in einem Fall von Epidermolysis bullosa gravis. Bezeichnungen wie in Abb. 29 a

Die mesenchymalen Derivate, wie das Dentin und die Odontoblasten, sind unverändert. Die Anlagen der permanenten Zähne befinden sich in der Phase der beginnenden Histodifferenzierung des inneren Schmelzepithels, das sich beim abgebildeten Zahn (Abb. 37) teilweise von der Pulpa abgelöst hat, aber keine krankhaften Veränderungen aufweist.

Entwicklungsgeschichtlich betrachtet, gehören die Schmelzorgane zu den Epidermisderivaten und sind, wie die Epidermis selbst, in vollem Umfang von der Störung betroffen. Wie im Falle der virusbedingten Störung ist auch hier die Entwicklung bis in weit fortgeschrittene Phasen der Schmelzbildung gediehen, ohne Schaden zu leiden, die Auswirkung des Letalfaktors wurde erst in einem, stoffwechselphysiologisch gesehen, äußerst aktiven und sensiblen Stadium manifest. Für die Genetik der Normalentwicklung der Zähne ergibt sich der Rückschluß, daß die Aussonderung der Ameloblasten und die Schmelzausscheidung unter der Wirkung von Erbfaktoren stehen. Ihre Auswirkung muß in der gleichen Phase gesucht werden, in welcher die Letalfaktoren ihren Einfluß zur Geltung bringen. Der Vorgang kann aber auch durch ein Virus gestört werden. Das pathologische Bild des Ameloblastenzerfalls ist zwar anders als im Falle der Viruswirkung: Bei dieser kommt es zu einem komplizierten Degenerationsprozeß, während im Falle des Letalfaktors offenbar eine einfache Auflösung des Epithels den Zerfall herbeiführt. Auch fanden wir an den Zähnen des rubeolengeschädigten Kindes keine Anhaltspunkte für eine sekundäre Auflösung des bereits gebildeten Schmelzes. Wichtig bleibt aber die Erkenntnis, daß die Phase der Schmelzbildung relativ leicht durch Erbfaktoren und durch Viren geschädigt werden kann. Sie geht mit einer starken Aktivierung des Stoffwechsels der Ameloblasten einher und damit auch mit einer Sensibilisierung Schädlichkeiten gegenüber. Untersuchungen über die Schmelzaussonderung haben außerdem die Existenz verschiedener Gradienten ergeben, die nicht nur für den Zahn als Ganzes, sondern sogar für die einzelnen Zellen Geltung haben.

4. Ohrschäden

Wie wir im einleitenden Kapitel zur Pathologie der Embryopathia rubeolica ausführten, ist ihr klinisches Bild durch folgende Züge gekennzeichnet, die — wenn alle vorhanden — als das Greggsche Syndrom zusammengefaßt werden: Die lebend geborenen Kinder zeigen neben einer Linsentrübung eines oder beider Augen häufig Herzstörungen, Taubheit und gelegentlich auch psychomotorische Störungen. Über die Frequenz der Augen- und Herzschäden wurde bereits an anderer Stelle berichtet (vgl. Tabelle 12 und S. 41, 111). In diesem Kapitel soll über das Vorkommen von kongenitaler Taubheit und die ihr zugrunde liegenden pathologischen Veränderungen am Innenohr die Rede sein.

Eine Reihe von Autoren hat sich mit diesem Problem befaßt; trotzdem sind unsere Kenntnisse über die krankhaften Prozesse, die sich im Innenohr abspielen, heute noch sehr mangelhaft, und es wird uns kaum möglich sein, diese Lücke zu schließen und ein abschließendes Bild über die Vorgänge zu vermitteln. Die Bezeichnung „kongenitale Taubheit" sagt nur aus, daß die Taubheit zur Zeit der Geburt bereits da ist, sie erklärt aber weder die Ätiologie noch die Art des Leidens. Dabei muß man sich auch darüber im klaren sein, daß die Bezeichnung Taubheit nicht genau definiert ist. Immer besitzen sogar Taubstumme noch gewisse Hörreste. JACKSON und FISCH (1958) sind wohl die ersten gewesen, und, soweit mir bekannt ist, bis heute auch die einzigen geblieben, welche für ihre Untersuchungen des Hörvermögens bei Kindern, deren Mütter im 1. Trimester der Schwangerschaft Röteln durchgemacht hatten, verschiedene otologische Methoden, wie die Audiometrie, Stimmteste, Hören gesprochener Worte, Hören von Konsonanten, verwendeten. Außerdem bedienten sie sich der prospektiven Methode, d.h., sie verfolgten die Schwangerschaft von Frauen, die in den ersten 18 Wochen Röteln durchgemacht hatten, untersuchten die lebend geborenen Kinder nach der Geburt und unterzogen sie der Hörprobe durchschnittlich im Alter von 3 Jahren und 11 Monaten. Die Zahl der Probanden betrug 57; eine gleich große Gruppe von Kindern ohne Röteln in der Anamnese wurde zur Kontrolle herangezogen. Die Befunde bei den Kindern der Röteln-Gruppe sind in Tabelle 16 zusammengefaßt (vgl. auch Abb. 38). 15 Kinder, also 26,3%, zeigten gröbere Defekte, darunter 12 kongenitale

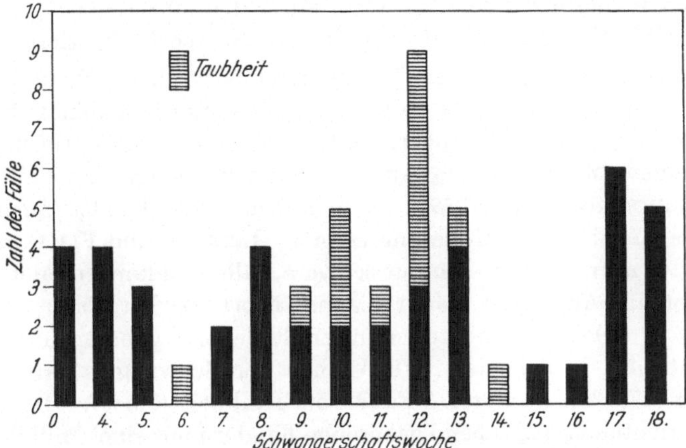

Abb. 38. Graphische Darstellung des Vorkommens von Taubheit im Untersuchungsmaterial von JACKSON und FISCH (1958). Gestreifte Säulen bezeichnen das Vorkommen von Taubheit

Taubheit allein. In je einem Fall war die Taubheit mit geistigem Defekt bzw. einseitiger Linsentrübung und Herzstörung verbunden. 42 Kinder

Tabelle 16. *Befunde bei den Rubeolen-Kindern.* (Aus JACKSON und FISCH 1958)

Defekte	Zahl der Fälle	Erkrankung der Mutter[1]
Einseitiger Katarakt, Mikrophthalmus, Nystagmus	1	4. Woche
Einseitiger Katarakt, Herzstörung, angeborene Taubheit	1	9. Woche
Geistiger Defekt, kongenitale Taubheit	1	12. Woche
Kongenitale Taubheit allein	12	6.—14. Woche
Totale Zahl der Kinder mit größeren Defekten	15 = 26,3%	4.—14. Woche
Zahl der Kinder ohne Defekte	42	0.—18. Woche
Totale Zahl der untersuchten Kinder	57	

[1] Bezogen auf den 1. Tag der letzten Menstruation

waren normal. In der Kontrollgruppe wurden keine Kinder mit gröberen Defekten gefunden.

In allen Fällen handelte es sich um Innenohrtaubheit bei Kindern, deren Mütter zwischen der 6. und 14. Woche an Röteln erkrankt waren. Die Zahl der untersuchten Kinder ist aber zu klein, um daraus zu schließen, daß kongenitale Taubheit *nur* bei Erkrankung in dieser Periode vorkommt. Aus diesem Grunde verlegen die Verfasser die empfindliche

Phase und damit das Risiko auf die 4.—16. Woche. Diese Annahme schließt 11 Kinder ohne Defekte aus, deren Mütter ihre Infektion erst in der 17. und 18. Woche durchmachten. Dies erhöht den Prozentsatz an tauben Kindern auf 30,4%, indem unter den lebend geborenen Kindern 46 mit Rubeolen der Mütter in der 4.—16. Woche figurieren.

Murray (1949), Goodhill (1950), Hiller et al. (1950) und Fisch (1955) haben zusammen 241 Fälle von kongenitaler Taubheit, bedingt durch Röteln in der Schwangerschaft, untersucht. Lundström (1952) hat in seinem Material keine tauben Kinder gefunden, das gleiche gilt von Greenberg et al. (1957); beide haben *keine* Kinder nach dem 1. Lebensjahr einer Hörprobe unterzogen. Jackson und Fisch machen aber darauf aufmerksam, daß nur schwere Fälle von kongenitaler Taubheit schon im Alter von 1 Jahr diagnostiziert werden können. Lamy und Seror (1956) beobachteten unter 40 lebend geborenen Kindern nach Rubeolen in den ersten 16 Wochen der Schwangerschaft 23 mit Defekten (57,5%), darunter 3 Fälle von Taubheit (7,5%). Hill et al. (1958) berichten von 21 lebend geborenen Kindern mit einer Mißbildungsfrequenz von 23,8%, darunter Taubheit in 9,5%, diagnostiziert im Alter von 3 Jahren.

Jackson und Fisch sprechen dann von kongenitaler Taubheit, wenn das Audiogramm einen Hörausfall von 20 db oder mehr in wenigstens 2 Frequenzen oder einen solchen von 30 db in einer einzigen Frequenz anzeigt. Bei 2 von 7 Kindern, bei welchen keine zuverlässigen Audiogramme erhältlich waren, haben sie die Diagnose auf Grund eines andern Tests gestellt. Ein Kind war geistig defekt, 5 Kinder wurden als normal hörend angenommen. 5 Kinder beider Gruppen zeigten eine schwache Mittelohrschwerhörigkeit. Bei 14 Kindern der Röteln-Gruppe bestand 6mal eine bilaterale Taubheit, die mit Stummheit kombiniert war. Bei 3 Kindern war das eine Ohr schwerer geschädigt als das andere. 5 Kinder zeigten nur einseitige Taubheit mit normalem Gehör am andern Ohr.

Es konnte weder ein Zusammenhang zwischen Taubheitsgrad und Schwere der mütterlichen Rubeolen noch ein zeitlicher Zusammenhang festgestellt werden in dem Sinne, daß die Schäden bei Ausbruch der Infektion in der 6. Woche schwererer Natur gewesen wären als bei Ausbruch der Krankheit erst in der 10. oder 12. Woche.

Die meisten Audiogramme waren flach und zeigten einen ähnlichen Hörausfall in allen Frequenzen. In einigen Fällen fiel der Ausfall mittlerer und hoher Frequenzen auf. In keinem Fall war aber die Taubheit vollständig; Hörreste waren immer vorhanden.

Histologische Befunde sind spärlich, obwohl die Zahl der Ohrschädigungen nach durchgemachten Rubeolen erheblich ist. Bourquin gibt 44%, Mayer 70% an, während für Schweden nur 3% vermerkt werden.

Carruthers (1945) beschrieb als erster viele klinische Fälle von Taubstummheit bei Embryopathia rubeolica und veröffentlichte die Beschreibung eines geschädigten Gehörorgans, und zwar bei einem 6 Monate alten Kinde mit angeborener Linsentrübung, Herzfehler und Taubheit. Mittelohren und knöchernes Labyrinth waren normal, hingegen soll die Differenzierung des Cortischen Organs ausgeblieben sein, die Stria vascularis war gefäßarm, während wiederum Ganglienzellen und Hörnerv ein ganz normales Aussehen darboten. Der Befund von Carruthers wurde in der Publikation von Bourquin (1949) ausführlich besprochen und illustriert. Danach besteht ein deutlicher Kollaps des Ductus cochlearis. Die Reissnersche Membran liegt auf der Papilla basilaris, deren Zellelemente einen undifferenzierbaren Haufen bilden. Die Membrana tectoria ist erhalten, liegt aber, von einer kernhaltigen Hülle umgeben, eingerollt im Sulcus internus. Im Vorhof sind die Sinuszellen aufgelockert.

Carruthers beschreibt diese Befunde mit aller Zurückhaltung, da sie offenbar keineswegs den klinischen Symptomen entsprachen. Wir werden weiter unten zeigen können, daß seine Befunde sehr wahrscheinlich als Endzustand von Störungen interpretiert werden müssen, die bereits vor der Geburt einsetzten und vielleicht an der Stria vascularis ihren Angriffspunkt hatten.

Kamerbeck (1949) beschrieb das Felsenbein eines 6 Monate alten Fetus, bei welchem sie in der Scala vestibuli bluthaltige Gerinnsel von unsicherer Herkunft fand. Le Roy-Schall, Lurie und Kelemen (1951) erwähnen 3 fetale Gehörorgane zweier Feten von 4 bzw. 6 Monaten, deren Mütter in den ersten Monaten der Gravidität Rubeolen durchgemacht hatten. Bei beiden Feten fanden sich ausgedehnte Blutungen im Mittelohr und zwischen Dura und Labyrinthkapsel; auch enthielten die beiden Scalae Mesenchym, während der Ductus cochlearis frei war, eine Beobachtung, die für Feten dieses Alters als physiologisch zu gelten hat. Das gleiche gilt vom Cortischen Organ, das in diesem Alter noch ganz unreif ist.

Nager (1952) berichtete über die Befunde am Innenohr von 3 Kindern, welche offenbar das anatomische Substrat der Ohrschädigung nach durchgemachten mütterlichen Rubeolen darstellen. Im folgenden werde ich diese gut durchuntersuchten Fälle beschreiben und durch eigene Beobachtungen ergänzen.

1. Das Kind Bü. stammt aus meiner Sammlung und figuriert auch in der zusammenfassenden Tabelle 12. Es wurde 232 Tage nach Ausbruch der Röteln bei der Mutter tot geboren, war 49 cm lang und wog 2790 g. Mißbildungen wurden keine gefunden. Die Kopfsektion ergab eine Falx- und eine Tentoriumblutung, Blutungen in die Seitenventrikel und unter das Ependym des rechten Seitenventrikels, ebenso in beide

Großhirnhemisphären. Alter der Schwangerschaft bei Ausbruch der Rubeolen 44 Tage.

Über die Augenbefunde, eine verkleinerte Linse mit zentraler Trübung, in Zerfall begriffene periphere Linsenfasern und Verklebung des

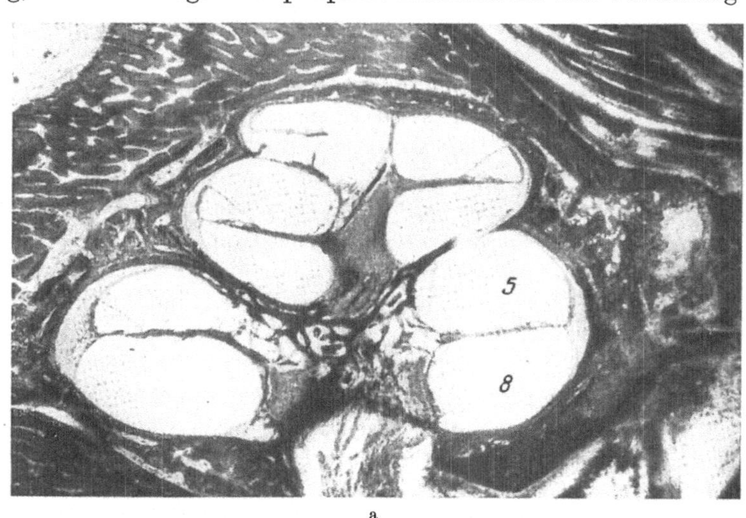

a

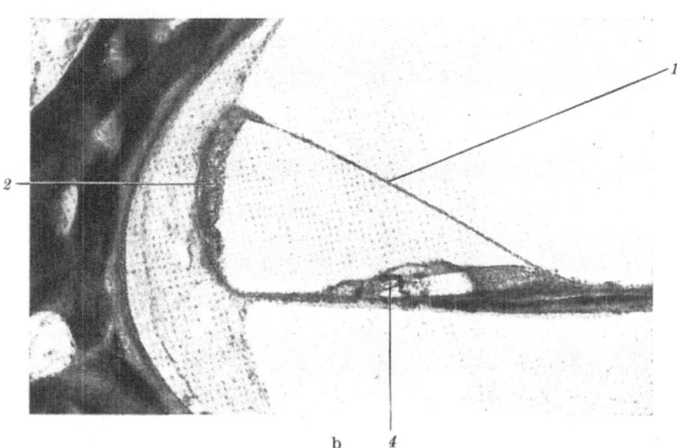

b

Abb. 39. a Übersichtsbild der Cochlea des Kindes Bü. Normale Verhältnisse. b Ausschnitt bei starker Vergrößerung. Ductus cochlearis der Mittelwindung. Für Bezeichnungen vgl. die schematische Abbildung 40 b

hinteren Irisepithels mit der Linsenkapsel, wurde auf S. 51—53 berichtet, vgl. auch Abb. 21a und b und Abb. 22.

Das rechte Felsenbein wurde in eine Horizontalschnittserie zerlegt.

Im Mittelohr fand sich ein homogenes Transsudat mit Schollen von abgeschilferten Epithelien. NAGER spricht von einer Otitis neonatorum infolge Fremdkörperreizung. Die Schleimhaut war *nicht* entzündet, enthielt vascularisiertes embryonales Füllgewebe, das besonders in den peripheren Buchten vorhanden war. Hammer und Ambos waren noch nicht völlig verknöchert. Auch die Verknöcherung der Labyrinthkapsel war noch rückständig. Große Knorpelherde waren zwischen Schnecke und Vorhof zu sehen.

Die Labyrinthräume waren leer, die Reissnersche Membran normal gelagert und gespannt (Abb. 39a). Die Stria vascularis war stark aufgelockert mit praller Gefäßfüllung. Die Zellen des Limbus und der Papilla basilaris waren ordentlich erhalten, die Membrana tectoria lag auf der Papille, war aber nicht adhärent (Abb. 39b). Auch die Blutgefäße der Spindel waren prall gefüllt.

Maculae staticae und Cristae ampullares waren gut erhalten.

Zusammenfassend kann gesagt werden, daß außer der Otitis neonatorum und der starken Blutfülle keine abnormen Befunde erhoben werden konnten. Das Labyrinth des Kindes Bü. kann als normal gelten.

2. Im Gegensatz dazu stehen die Befunde beim Kind Schi., das neben dem allgemeinen Wachstumsrückstand bilaterale Linsentrübung, Corneaschwellung (Abb. 23), Schäden der Zahnanlagen (Abb. 28ff.) und des Herzens (Abb. 75a) zeigte (Krankengeschichte vgl. S. 62).

Vorausgehend möchte ich bemerken, daß bei der Beurteilung von Veränderungen am fertig entwickelten Labyrinth größte Vorsicht am Platze ist, da immer mit dem Vorhandensein von postmortalen Veränderungen zu rechnen ist, welche die Deutung erschweren. Dabei handelt es sich weniger um die leicht erkennbaren Fäulnis- und Zersetzungsvorgänge, die bei später Fixation durch Mikroben verursacht werden, als um Strukturveränderungen, die nach dem Tode des Gesamtorganismus einsetzen. Sie entwickeln sich, wie NAGER und JOSHII (1910) sowie WITTMAACK und LAUREWITSCH (1912) zeigen konnten, regelmäßig und gesetzmäßig und betreffen in erster Linie die Sinnes- und Nervenzellen und erst in zweiter Linie auch die übrigen hohen Zellen des Ductus cochlearis, der Cristae ampullares und der Maculae staticae. Die bindegewebigen Häute und die übrigen Gewebe hingegen bleiben unverhältnismäßig viel länger unverändert.

Im Ductus cochlearis sind die ersten deutlichen agonalen oder postmortalen Veränderungen bereits 2—3 Std post mortem zu sehen. Die Sinneszellen werden kugelig und lösen sich von den basalen Stützzellen ab. Die Sinneshaare sind oft erhalten, aber unscharf. Diese Veränderungen sind in der Basalwindung der Cochlea am wenigsten ausgeprägt und nehmen gegen die Mittelwindung zu. An der Oberfläche und in den Tunnelräumen, besonders aber entlang der Stria vascularis, sind Plasmakugeln zu sehen, die aus den oberflächlich gelegenen Zellen ausgetreten sind. Nach WITTMAACK und LAUREWITSCH handelt es sich um letzte

Lebenserscheinungen von Zellen, die durch den Reiz des anfangs in geringer Konzentration einwirkenden Fixationsmittels ausgelöst werden.

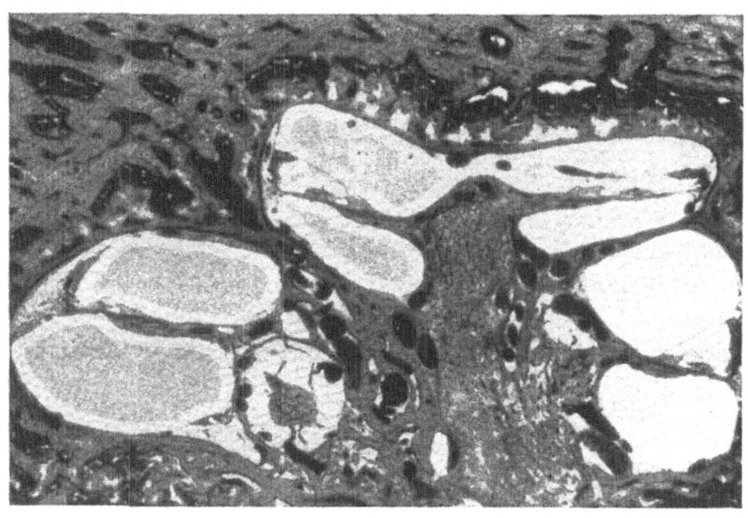

a

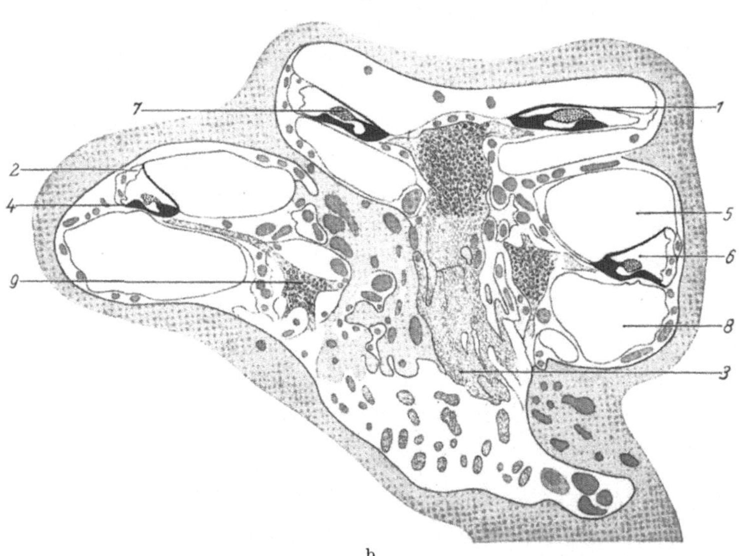

b

Abb. 40. a Horizontalschnitt durch die rechte Cochlea des Kindes Schi. b Dasselbe schematisch. *1* Reissnersche Membran; *2* Stria vascularis; *3* N. cochlearis im Modiolus; *4* Organon Corti; *5* Scala vestibuli; *6* Ductus cochlearis; *7* Membrana tectoria; *8* Scala tympani

In den Cristae und Maculae entstehen durch kugelige Umgestaltung der Sinneszellen charakteristische helle Lücken im Epithellager, während die freien Zellräume wesentlich länger unverändert ihren Zusammenhang beibehalten.

Das Kind Schi. wurde wenige Stunden nach dem Tode mit Bouinscher Flüssigkeit fixiert. Diese erwies sich als besonders günstiges und mildes Fixationsmittel für fetale Gewebe. Die beiden Felsenbeine wurden in Celloidin eingebettet und je in eine lückenlose Horizontal- bzw. Frontalschnittserie zerlegt.

In Abb. 40 ist eine Gesamtübersicht der *rechten Cochlea* zu sehen. Sie ist normal gegliedert, ihr Erhaltungszustand ist gut. Besonders auf-

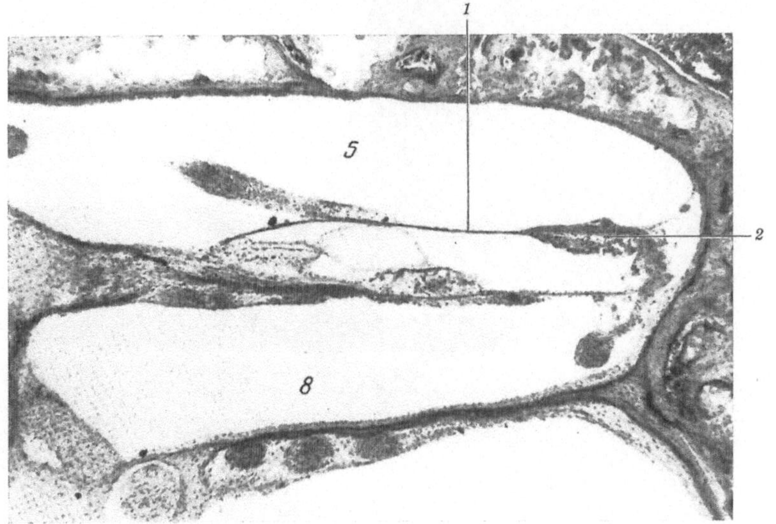

Abb. 41. Obere Schneckenwindung. Beachte die Impression der Reissnerschen Membran (*1*) und die nach innen gezogene Stria vascularis (*2*). Andere Zahlen vgl. Abb. 40b

fallend sind die enorm starke Füllung der Blutgefäße und ein gewisser Rückstand der Ossifikation in der Ohrkapsel. Scala vestibuli und Scala tympani sind optisch leer, ebenso der Ductus cochlearis, der, soweit dies bei schwacher Vergrößerung beurteilt werden kann, eine verdickte laterale Wand und eine geblähte Membrana tectoria besitzt. Die Reissnersche Membran ist in der Spitzenwindung eingedrückt und berührt die Membrana tectoria, das obere Ende der Stria vascularis wird dadurch nach innen gezogen (Abb. 41). Bei stärkerer Vergrößerung ist folgendes zu sehen:

An der *Stria vascularis*, welche die laterale Wand des Ductus cochlearis bildet, fällt außer ihrer Verdickung eine sehr starke Vascularisation auf (Abb. 42). Prall gefüllte intraepitheliale Capillaren drängen die Zellen weit auseinander und reichen bis an die Oberfläche (Abb. 42b). Die Epithelzellen selbst enthalten, besonders in dem der

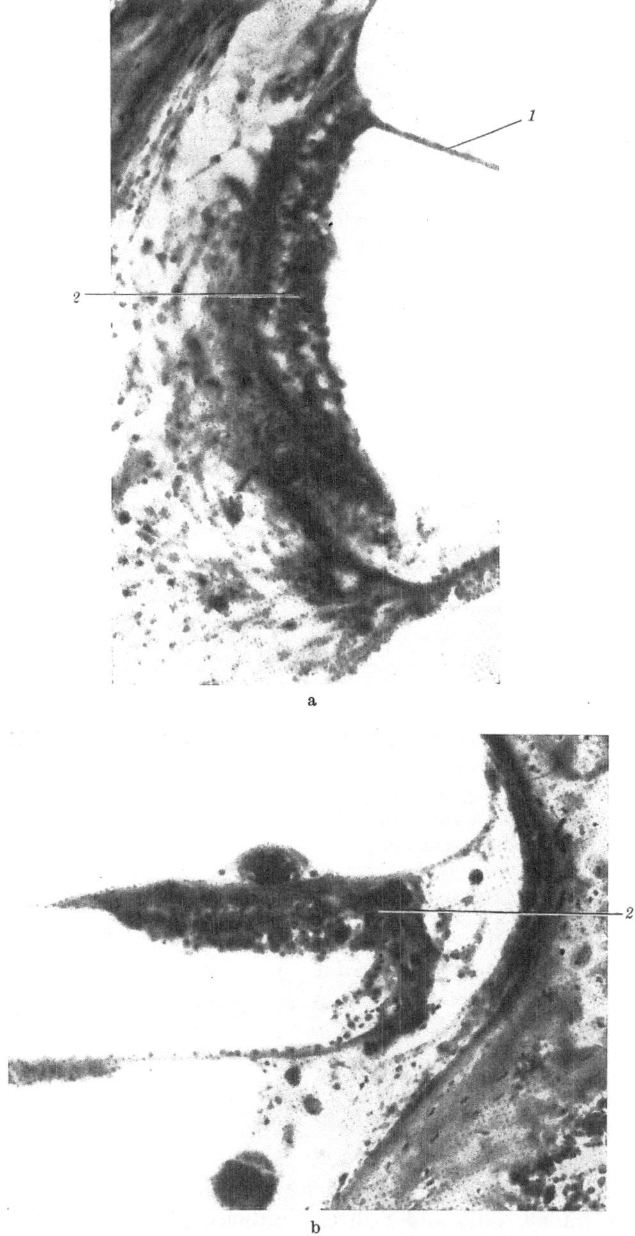

Abb. 42a—d. Schnitte durch das Gebiet der Stria vascularis (*2*). a Mittelwindung. Gut begrenzte Stria, nur wenige Tropfen an der Oberfläche zu sehen, gut capillarisiert. b Spitzenwindung. Stria nach innen gezogen; oberhalb Vas prominens intaktes Epithel, an andern Stellen Auflösungsprozesse in Gang

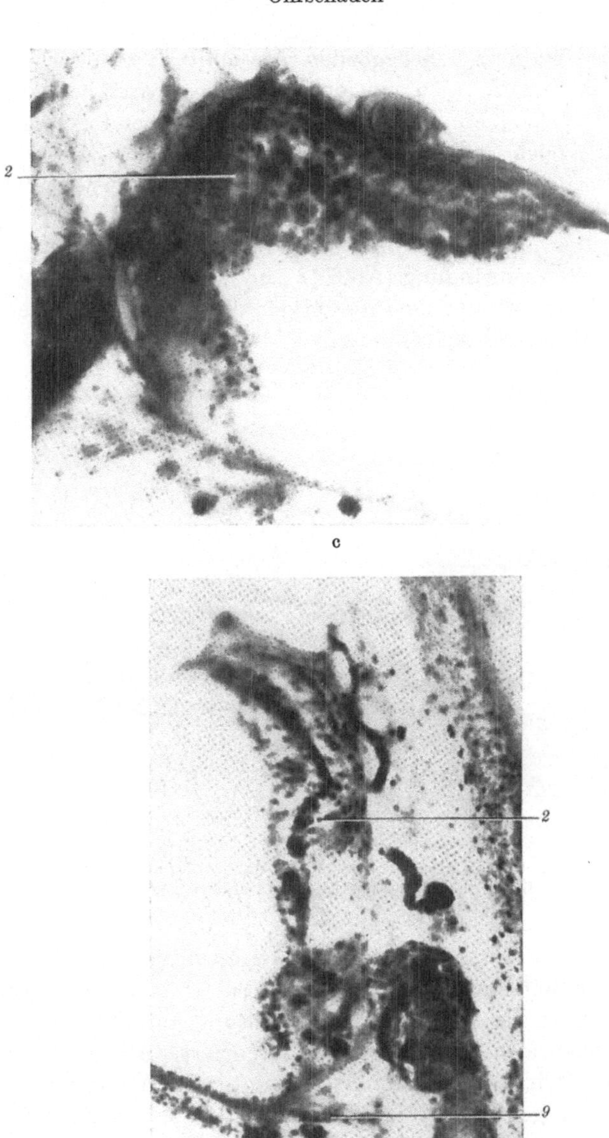

Abb. 42c u. d. c Spitzenwindung (andere Stelle). Stria nach innen gezogen, verdickt. Epithel in Auflösung mit austretenden Zellen. d Mittelwindung. Verdickte, aber zellarme Stria, Zusammenhang aufgelockert. *9* Atrophisches Ligamentum spirale

Reissnerschen Membran naheliegenden Abschnitt, pyknotische Kerne und stehen im Begriffe, sich aus dem Epithelverband herauszulösen (Abb. 42c). An einzelnen Stellen ist dieser weitgehend gelockert, an anderen Stellen noch vollkommen erhalten (Abb. 42a). An der Oberfläche der Stria vascularis finden sich stellenweise die weiter oben bereits erwähnten Plasmakugeln von verschiedenem Kaliber. Das Epithel ist am besten über und in direkter Nachbarschaft des Vas prominens erhalten. In der Spitzenwindung (Abb. 42a und c) ist die Stria vascularis nach innen gezogen; sie zeigt hier im übrigen die gleichen Veränderungen wie in der Basal- und Mittelwindung.

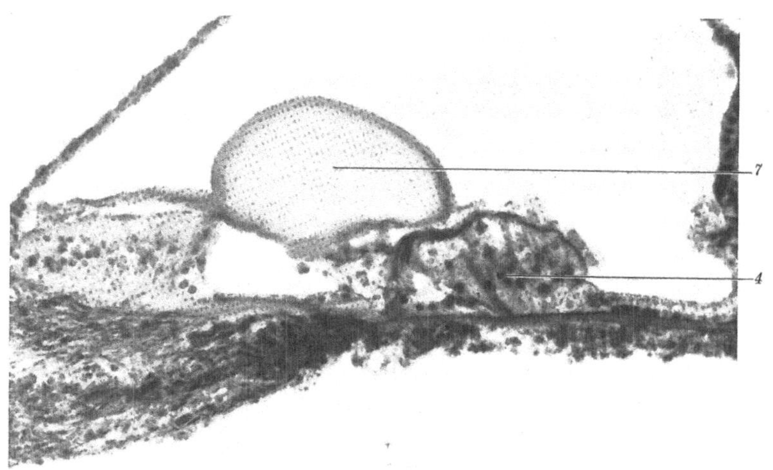

Abb. 43. Ausschnitt des Ductus cochlearis der mittleren Windung. Membrana tectoria (*7*) gebläht. Plasmakugeln an der Oberfläche der Papilla basalis (*4*), im übrigen gut erhaltenes Organon Corti

Die Reissnersche Membran ist normal, wenn wir von ihrer Impression im Bereiche der Spitzenwindung absehen. Das Organon Corti (Abb. 43) hingegen ist schon bei schwacher Vergrößerung auffällig. Sinus- und Stützzellen haben sich zwar normal differenziert. An der Oberfläche der Papilla basilaris, in den Tunnels und unter der Membrana tectoria sind verschieden gefärbte, teils granulierte, teils homogene Plasmakugeln, aber auch kernhaltige runde Zellen zu sehen. Am auffälligsten ist die Blähung der Cortischen Membran, die z. T. noch mit der Papilla basilaris verklebt ist. Ihre fibrilläre Struktur ist sehr deutlich. In der Spitzenwindung ist sie stärker abgeflacht und auf die Papilla basilaris gepreßt; diese ist ihrerseits zusammengedrückt und deshalb schwer analysierbar.

Fassen wir diese Befunde, unter kritischer Berücksichtigung der weiter oben als agonale oder postmortale Veränderungen beschriebenen

Bilder, zusammen, dann können wir folgende Abweichungen vom „normalen“ Bild als sicher annehmen: Die Füllung der Blutgefäße übersteigt

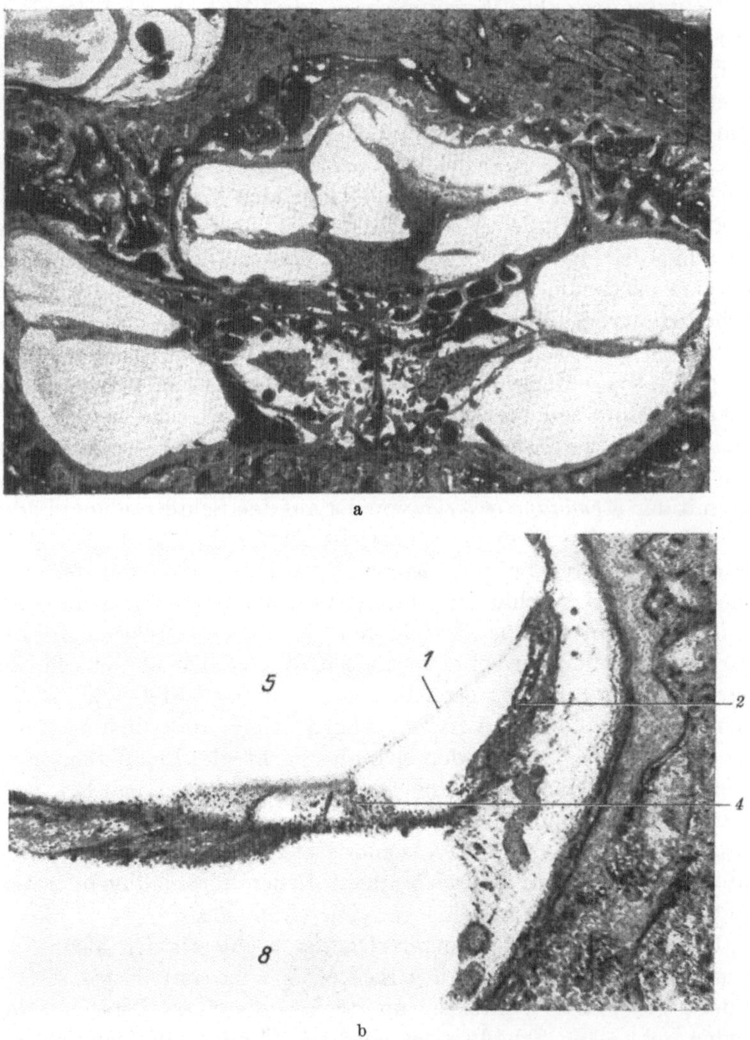

Abb. 44. a Radiärschnitt durch die linke Cochlea des Kindes Schi. Beachte die maximale Füllung der Blutgefäße. Perilymphatische Räume frei, Membrana vestibularis durchgehend eingedrückt und mit Organon Corti verklebt (vgl. b). b Ausschnitt aus dem Gebiete der mittleren Windung. *2* Stria vascularis (atrophisch); *1* Membrana vestibularis; *5* Scala vestibuli; *8* Scala tympani. Von der Membrana tectoria und dem Organon Corti (*4*) nur Andeutung zu sehen

das gewohnte Maß und ist vielleicht der Ausdruck einer Reaktion auf die toxische Schädigung. Sie fehlt in andern Organen; nur im Bereiche der Zahnanlagen, die z. T. schwere Schäden am inneren Schmelzepithel aufweisen (vgl. Abb. 30), hat sie einen ebenso hohen Grad erreicht. Die Veränderungen an der Stria vascularis sind z.T. sicher intravital entstanden. Die Kernpyknosen, die Auflockerung des Epithelverbandes und die allgemeine Verdickung (vgl. Abb. 39a, die von der kaum geschädigten Cochlea des Kindes Bü. stammt, mit den vom rechten Innenohr des Kindes Schi. stammenden Abbildungen!) müssen als intravital entstandene Schäden angesehen werden. Dasselbe gilt für das Organon Corti. Die Verdickung der Membrana tectoria findet m.W. kein Äquivalent in beobachteten postmortalen Veränderungen.

Schwerer sind die Störungen an der *linken Cochlea* (Abb. 44a). Auch hier ist ein Rückstand der Verknöcherung der Labyrinthkapsel und eine maximale Füllung der Blutgefäße zu sehen. Die perilymphatischen Räume sind leer, der Ductus cochlearis ist aber stark eingeengt; er zeigt bei starker Vergrößerung verschiedene Besonderheiten, die nicht erst postmortal entstanden sein können. Am auffallendsten ist die durchgehende Impression der Reissnerschen Membran, die in der Spitzenwindung ihre stärkste Ausprägung findet. Sie ist wie rechts zweischichtig, aber gegen die Lichtung des Ductus cochlearis eingeknickt und mit der *Membrana tectoria*, von der auf den Schnitten nur ein dünner fibrillärer Streifen zu sehen ist, verklebt (Abb. 44b). Die Papilla basilaris, die auf der rechten Seite noch recht gut analysierbar war, ist ebenfalls komprimiert, aber schlechter differenziert als rechts. Ihre Bestandteile sind kaum mehr auseinanderzuhalten. Die *Stria vascularis* (Abb. 45) ist an einigen Stellen verdickt, an andern Stellen eher atrophisch. Sie ist sehr stark durchblutet, erreicht aber an keiner Stelle die Breite der rechten Seite. Stärkere Vergrößerungen zeigen außerdem, daß sie aufgelockert ist, ein Prozeß, der sich aber nicht gleichmäßig ausgebreitet, sondern in der Spitzenwindung seinen Höhepunkt erreicht hat, während er in der Basalwindung zum Stillstand gekommen zu sein scheint. An diesen Stellen ist die Stria vascularis eher atrophisch (Abb. 45b). Die auf der rechten Seite zahlreich angetroffenen Plasmakugeln treten hier deutlich zurück oder fehlen sogar ganz (Abb. 45a—c).

Die Schädigung des linken Ductus cochlearis ist also viel ausgesprochener als diejenige des rechten und hat mit postmortalen Veränderungen sicher nichts zu tun. Schon die reine Tatsache, daß die beiden Schnecken Schäden verschiedener Grade aufweisen, ist ein Hinweis darauf, daß wir es hier mit einem intravitalen Prozeß zu tun haben. In diesem Zusammenhang verweisen wir nochmals auf den ältesten, von CARRUTHERS beschriebenen Fall, der wohl ein Endstadium der am linken Ductus cochlearis des Kindes Schi. gefundenen Schäden zeigt.

Das Ganglion spirale ist sehr stark vascularisiert, sonst aber unverändert; die Ganglienzellen sind leicht geschrumpft und haben sich von den Mantelzellen abgehoben (Abb. 46).

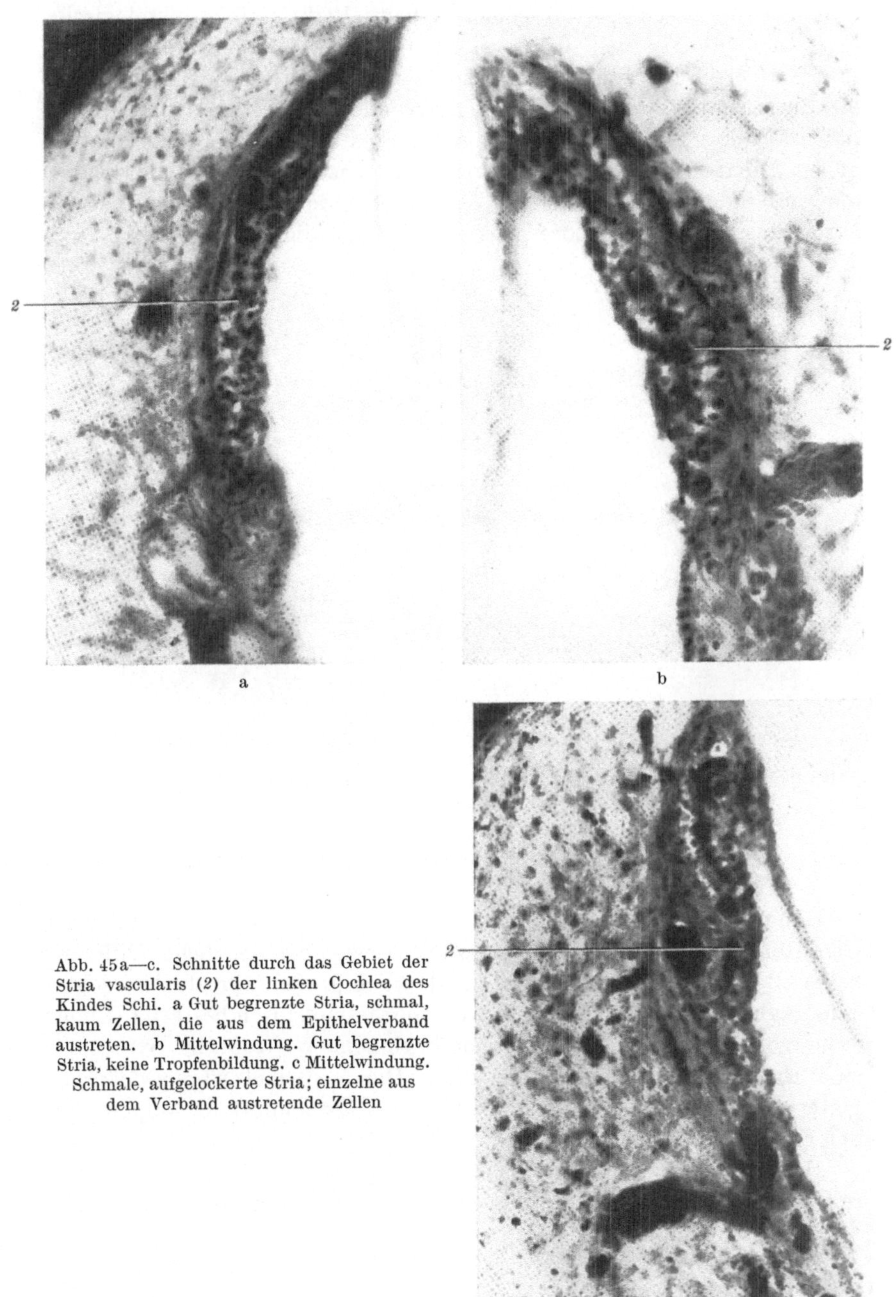

Abb. 45a—c. Schnitte durch das Gebiet der Stria vascularis (2) der linken Cochlea des Kindes Schi. a Gut begrenzte Stria, schmal, kaum Zellen, die aus dem Epithelverband austreten. b Mittelwindung. Gut begrenzte Stria, keine Tropfenbildung. c Mittelwindung. Schmale, aufgelockerte Stria; einzelne aus dem Verband austretende Zellen

3. NAGER beschreibt in seiner Arbeit (1952) „Über histologische Ohruntersuchungen bei Kindern nach mütterlichen Rubeolen“ das Labyrinth eines $2^1/_2$ Monate alten Mädchens (M.) mit folgender Anamnese: Die Mutter hatte vor diesem Kinde 2 normale Geburten und einen Abort und erkrankte laut Journaleintragung ihres Arztes 21 Tage nach der letzten Menstruation an „Urticaria“, gleichzeitig hatten die beiden andern Kinder Keuchhusten. 3 Wochen vor dem errechneten Termin wurde das Mädchen geboren; es war hochgradig hypotrophisch, nur

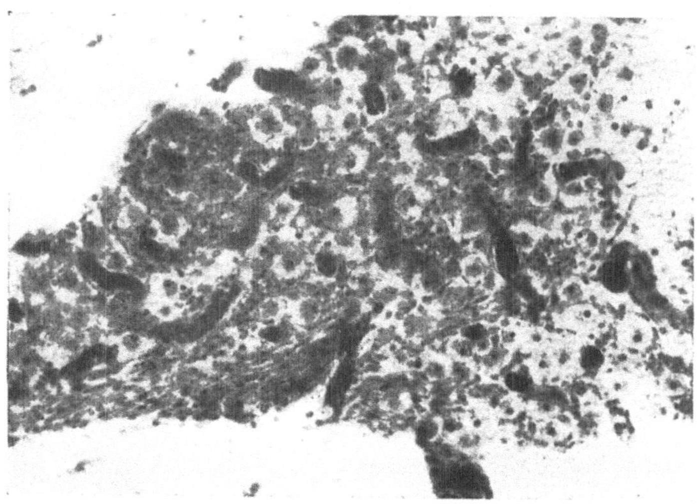

Abb. 46. Schnitt durch das Ganglion spirale. Intensive Vascularisation. Ganglienzellen leicht geschrumpft, sonst normal

1430 g schwer und 41 cm lang, aber nicht unreif und zeigte äußerlich keine Mißbildungen.

Einige Tage nach der Geburt wurde bei 180 Puls ein systolisches Geräusch über dem Herzen festgestellt, sowie eine deutliche Differenz beider Bulbi, von welchen der linke deutlich größer war als der rechte; eine fragliche Cataracta dextra wurde ophthalmologisch bestätigt. Einige Tage vor dem Tode wurde wegen beginnender cerebraler Symptome eine Encephalographie durchgeführt. Die Ventrikel waren delatiert. Unter plötzlichem Kollaps, Erbrechen und Extremitätenkrämpfen trat der Exitus letalis ein.

Bei der Sektion wurden eine rechtsseitige Mikrophthalmie mit Katarakt, eine Pneumonie, ein offener Ductus Botalli und eine Dilatatio cordis gefunden.

Bei der *histologischen Untersuchung* beider Felsenbeine wurden neben einer belanglosen Mittelohrentzündung Veränderungen des häutigen Labyrinthes, besonders des Ductus cochlearis gefunden. Dieser war kollabiert, und zwar links stärker als rechts, das Caecum cupulare durch

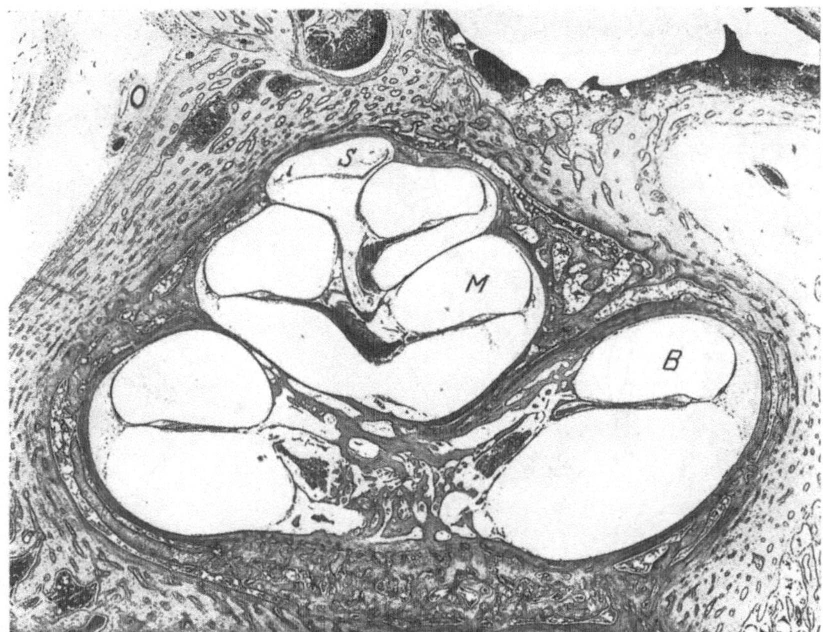

Abb. 47. Beob. Schr. M., ♀. Übersicht der linken Schnecke vertikal paramodiolär. *B* Basalwindung; *M* Mittelwindung mit kollabiertem Ductus cochlearis; *S* Spitzenwindung mit teilweise verengtem Ductus cochlearis. (Aus NAGER 1952)

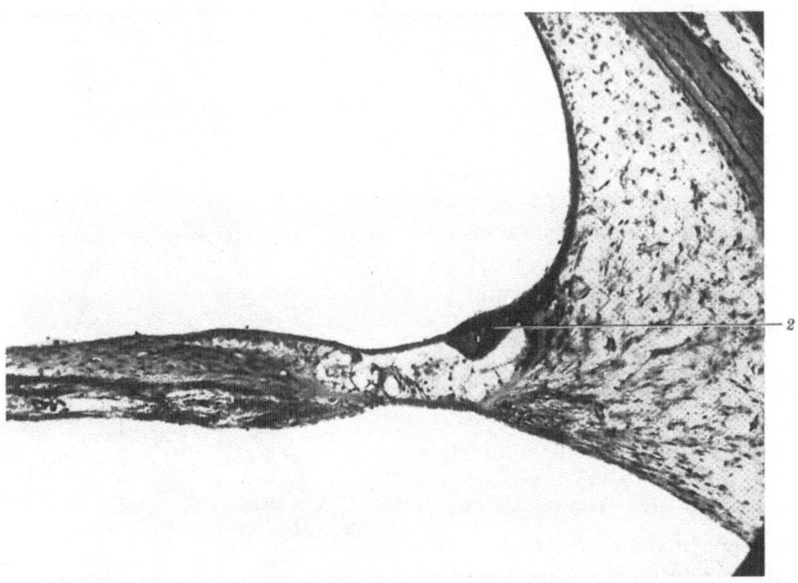

Abb. 48. Beob. Schr. M., ♀. Basalwindung *linke* Seite vertikal. Die Reissnersche Membran ist in dem oberen Abschnitt der Stria (*2*) nach unten gedrängt und überzieht die beiden Sulci. Vom Cortischen Organ sind nur die Pfeiler erkennbar. Die Cortische Membran ist im Sulcus internus versenkt. (Aus NAGER 1952)

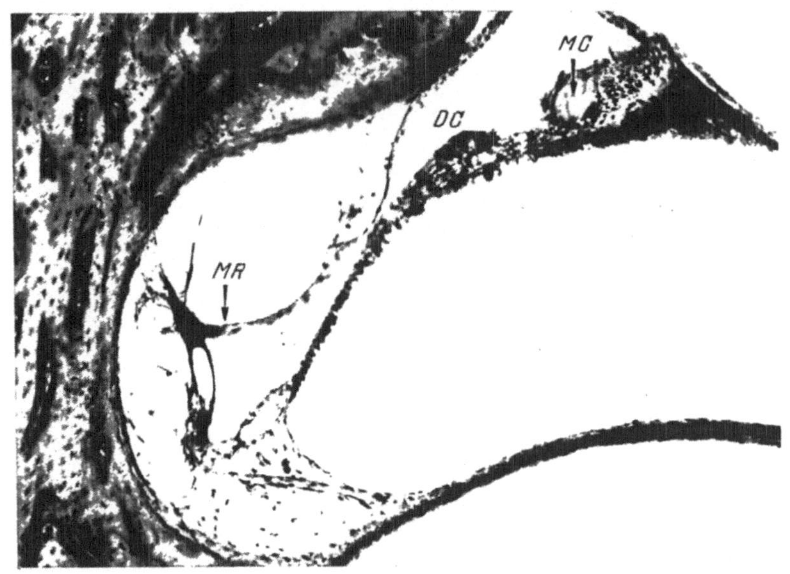

Abb. 49. Beob. Schr. M., ♀. Spitzenwindung *links* vertikal. *DC* teilweise kollabierter Ductus cochlearis. *MC* zusammengerollte Cortische Membran, von einer Kernhülle umgeben. *MR* imprimierte Reissnersche Membran, adhärent am oberen Ende der Stria vascularis. (Aus NAGER 1952)

perilymphatische Strangbildungen deformiert und verengt (Abbildung 47—49). Das Ligamentum spirale wies ähnlich wie im linksseitigen Ductus cochlearis des Kindes Schi. (Abb. 44) eine deutliche, nach der Spitze der Cochlea zunehmende Atrophie auf; die Stria vascularis war zusammen mit der Reissnerschen Membran nach unten gedrängt, teilweise hypertrophisch und zusammengelegt, in andern Bezirken waren ihre Epithelien sehr dünn und atrophisch (Abb. 47 und 48). Die Membrana tectoria lag eingerollt im Sulcus internus und war von einer kernhaltigen Hülle umgeben. Die Papilla basilaris erschien als niedriger, wenig differenzierbarer Zellhaufen. Dagegen waren die Ganglienzellen und Nervenfasern der Schnecke

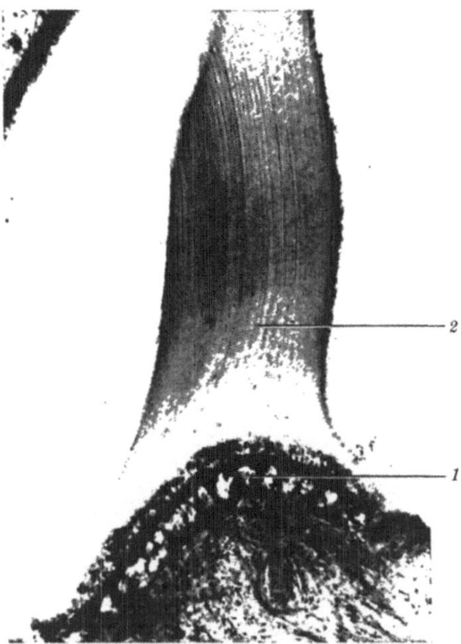

Abb. 50. Schnitt durch eine Crista ampullaris des rechten Labyrinthes des Kindes Schi. Beachte die Auflockerung des Epithels der Crista (*1*) und die Ansammlung vieler Plasmakugeln zwischen Epitheloberfläche und Cupula (*2*)

wie auch des Vorhofapparates anscheinend unverändert, ein Befund, der mit demjenigen bei der Schnecke des Kindes Schi. ganz übereinstimmt. Wie in Abb. 46 sind die Ganglienzellen des Ganglion spirale lediglich etwas geschrumpft und haben sich von den Mantelzellen retrahiert.

Im Vorhof des Kindes M. fand NAGER vermehrtes perilymphatisches Bindegewebe, die häutigen Gebilde hatten normale Gestalt mit Ausnahme des linken Sacculus, der kollabiert war. Die Epithelien der

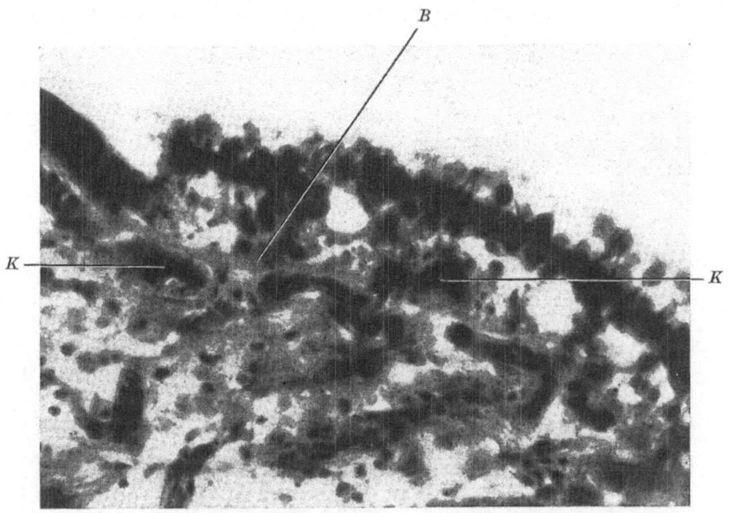

Abb. 51. Dasselbe. Ausschnitt bei stärkerer Vergrößerung. Sinneshaare der Receptoren sind z.T. erhalten. Beachte die Capillaren (*K*) unter der Basalmembran (*B*), welche dieselbe an verschiedenen Stellen durchstoßen haben und im Begriffe standen, in das Epithel vorzuwachsen

Maculae und Cristae waren aufgelockert, die Cupulae der letzteren nicht erhalten.

Auch beim Kinde Schi. fanden wir Veränderungen am Vestibularapparat beider Seiten. An den *Cristae ampullares* fällt die leicht geschwollene Cupula auf (Abb. 50). Im Zwischenraum zum Sinusepithel sind viele runde, verschieden gefärbte Plasmakugeln zu sehen, die zwischen den erhaltenen Haarbüscheln liegen. Das Sinusepithel ist stark aufgelockert und sieht wie vacuolisiert aus; alles in allem handelt es sich also um Veränderungen, die an die bereits erwähnten agonalen Bilder erinnern. Bei der Untersuchung mit stärkeren Vergrößerungen (Abb. 51) habe ich aber den Eindruck gewonnen, daß es sich nicht einfach um postmortal entstandene Auflösungserscheinungen handeln kann: Prall gefüllte Capillaren haben an einzelnen Stellen die Basalmembran durchbrochen und sind in das Epithel vorgedrungen, ein Verhalten, das unmöglich erst agonal entstanden sein kann. Ganz ähnliche Bilder zeigen die Maculae staticae, indem auch hier im Moment des Todes eine

Auflockerung des Sinusepithels mit Durchbrechung der dicken Basilarmembran durch prallgefüllte Blutcapillaren in Gang war. An der Macula sacculi fehlt die Statolithenmembran. Die Receptoren haben z.T. noch Haarbüschel, an andern Stellen sind austretende Tropfen zu sehen, so daß das Epithel wie angenagt aussieht. Wie Abb. 52 zeigt, ist die Lichtung des Sacculus weitgehend kollabiert; in der Mitte ist die Macula statica mit dem Epithel der medialen Wand verklebt.

4. Schließlich soll noch kurz der Fall Mah. Claud., ♀, der von Bourquin (1949) und Nager (1952) beschrieben wurde, erwähnt werden.

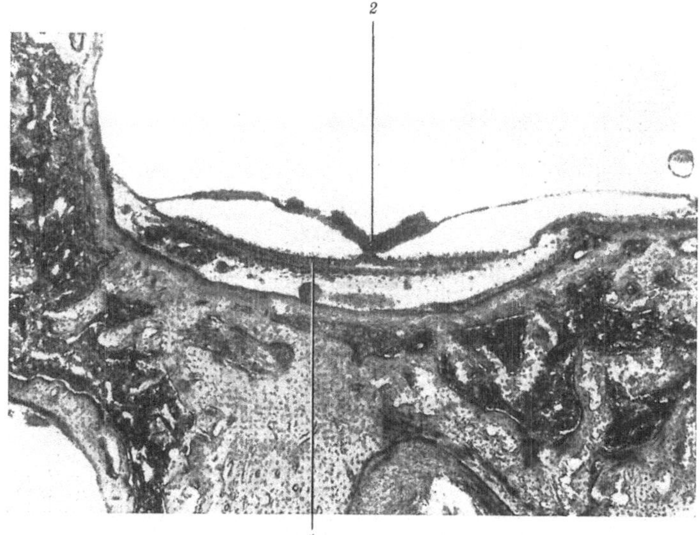

Abb. 52. Schnitt durch den Sacculus. Beachte die kollabierte Lichtung und die Verklebung der Macula statica (*1*) mit dem Epithel der gegenüberliegenden Wand (*2*)

Die Mutter litt im 3. Monat der Gravidität an kurzdauerndem Exanthem. Das im Alter von 11 Monaten gestorbene Mädchen war bei der Geburt nur 2500 g schwer, war geistig zurückgeblieben und wies neben einer Mikrocephalie Mikrophthalmie auf mit zentraler Trübung der Linsen und Pseudoretinitis pigmentosa.

Die beiden Felsenbeine zeigten identische Veränderungen mit graduellen Unterschieden. Im rechten Mittelohr fand sich eine akute Entzündung mit nichteitrigem Exsudat. Die Schleimhaut war verdickt; in den anliegenden noch spärlichen, pneumatischen Räumen waren Zeichen beginnender Organisation des Exsudates zu finden. Stapesgegend und Trommelfell waren normal. Im Bereiche des Labyrinthes fanden sich links Blutansammlungen in peri- und endolymphatischen Räumen, besonders im Sacculus, Utriculus, unter der Otoconien-Membran und im inneren Gehörgang. Der Ductus cochlearis war auf beiden Seiten erhalten; in der Mittel- und z.T. auch in der Spitzenwindung war die Reissnersche Membran gegen das Lumen des Ductus cochlearis eingefaltet, im Caecum cupulare hingegen gewellt und ausgebuchtet (Abb. 53 und 54). Der Limbus spiralis war normal, die Membrana tectoria auffallend dünn, freischwebend oder dem Organon Corti anliegend; in der Mittelwindung war sie gefaltet und geschrumpft. Das Cortische Organ selbst war ziemlich gut erhalten, etwas niedriger als normal, mit deutlich erkennbaren Zellelementen und vielen Plasmakugeln auf der Oberfläche. Die Stria vascularis erschien auffallend breit,

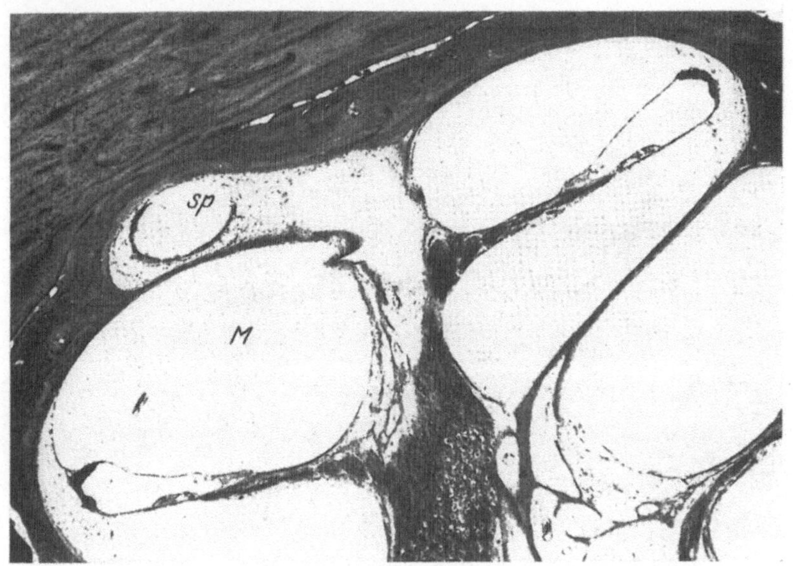

Abb. 53. Beob. Ma. Cl., ♀. Horizontalschnitt. Spitze des Modiolus. *Sp* Caec. cupulare, *M* Mittelwindung. Stria daselbst hypertrophisch und gefaltet. (Aus NAGER 1952)

rechts fast tumorartig geschwollen und in den Gebieten der herabgedrückten Reissnerschen Membran in ihrem oberen Winkel zusammengelegt, ohne postmortale Veränderungen. Im Caecum cupulare und in der Basalwindung erschien sie weniger verdickt, fast atrophisch. Ihre Gefäße waren normal gefüllt. Ganglienzellen und Nervenfasern der Schnecke waren normal.

Fassen wir die Befunde zusammen, dann sind auch in diesem Falle Veränderungen der Stria vascularis und Impression der Reissnerschen Membran die augenfälligsten Abweichungen vom normalen histologischen Bild.

LINDSAY, CARRUTHERS und HEMENWAY (1953) haben 9 Felsenbeine von 5 Kindern untersucht, deren Mütter im 1. Trimester der Schwangerschaft Röteln durchgemacht hatten. In 3 Fällen waren die Felsenbeine sicher normal; die Kinder zeigten andere Störungen, wie Katarakt, Herzmißbildung und Zahnanomalien. Im 4. Fall, einem Keimling von 28,5 cm Länge, handelte es sich um Innenohren, deren Strukturen unvollständig entwickelt waren. Die Haarzellen fehlten in der Spitzenwindung, die Pfeilerzellen waren apikal weniger deutlich als in der Basal- und Mittelwindung, während die Hensenschen Zellen überall unterentwickelt waren. Dieses unterschiedliche Verhalten kann aber unseres Erachtens *nicht* die Folge einer krankhaften Störung sein, handelt es sich doch um einen Keimling, dessen Innenohrepithelien im Moment der

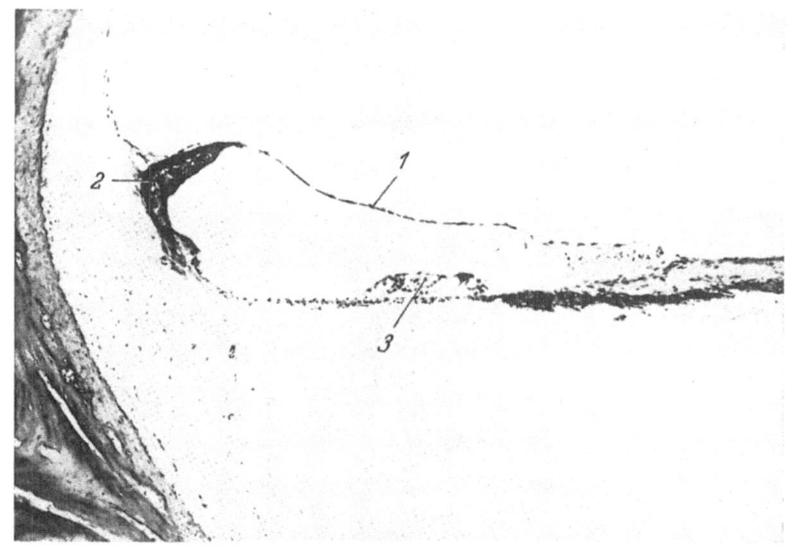

Abb. 54. Beob. Ma. Cl., ♀. Horizontal. Mittelwindung mit hypertrophischer und zusammengelegter Stria vascularis (*2*), gesenkter Membrana Reissneri (*1*), niedrigem Cortischem Organ (*3*) und teilweise geschrumpfter Cortischer Membran. (Aus NAGER 1952)

Interruptio noch nicht ausdifferenziert waren. Wie wir noch weiter unten zeigen werden, schreitet der Differenzierungsprozeß von der Basal- gegen die Spitzenwindung fort, so daß die Befunde sich von selbst erklären: Während die Epithelien der Basal- und Mittelwindung beinahe ausdifferenziert waren, befanden sich die Zellen der Papilla basilaris in der Spitzenwindung noch mitten im Differenzierungsprozeß. Dies erklärt auch die Beobachtung, daß die Membrana tectoria in der Basalwindung von den Zellen des Sulcus spiralis internus getrennt war, in der Mittel- und Spitzenwindung hingegen noch nicht. — Der fünfte von LINDSAY et al. publizierte Fall betrifft die Felsenbeine eines 5jährigen Kindes, deren Hauptmerkmale mit unseren Befunden übereinstimmen: Die Reissnersche Membran war z.T. kollabiert, die Stria vascularis variierte von Windung zu Windung und war an einigen Stellen fast ganz verschwunden, an anderen Stellen war sie nur halb so dick wie normal. Die Kontur des Organon Corti war normal, ebenso die Stützzellen, während die Pfeilerzellen in der Spitzenwindung Zeichen einer Unterentwicklung aufwiesen. Die Membrana tectoria war aufgerollt und in Kontakt mit der Reissnerschen Membran, an keiner Stelle wurde sie in normaler Lage gefunden. — Die laterale Wand des Sacculus war verdickt und an der Macula adhärent. An diesen Stellen war die Macula degeneriert.

Die bisherigen Befunde betrafen ausnahmslos das Verhalten der Labyrinthe von Neugeborenen oder kleinen Kindern, und es fragt sich jetzt, ob irgendwelche Beobachtungen an den Labyrinthanlagen jüngerer Feten bekannt sind, welche vielleicht die Genese der beschriebenen Schäden beleuchten könnten. Unter unserem Material fehlen leider die entscheidenden Stadien, indem die Schädigungen an der noch höchst primitiven Anlage des Innenohres von Keimlingen, die 2—4 Wochen nach Ausbruch der Rubeolen bei den Müttern untersucht wurden, keineswegs als Vorstufe der bei Neugeborenen oder kleinen Kindern beobachteten Störungen angesehen werden können. Die Befunde beim Fetus B.M. von 64 mm SSL wurden bereits 1952 (Töndury) publiziert und sind auch heute, nach 8 Jahren, problematisch in ihrer Interpretation.

Die Anlage der Cochlea des Fetus B. M. zeigt im Vergleich zu derjenigen eines gleichaltrigen Keimlings einen allgemeinen Wachstumsrückstand. Die perilymphatischen Räume sind noch kaum angedeutet, und der Ductus cochlearis selbst besitzt eine sehr enge Lichtung und ein abnorm schmales Epithel. Auf Abb. 55a ist ein Radiärschnitt durch die rechte Cochlea eines normalen Vergleichsfetus dargestellt. Das basale Epithel ist in einen dicken medialen Wulst und eine schmale Außenzone gegliedert. Am medialen Wulst fällt, nahe seinem Übergang in die Außenzone, eine gewisse Unregelmäßigkeit im Epithel auf, das 9—10 Zellkernreihen erkennen läßt (Abb. 55b). Auf einem Schnitt durch die linke Schnecke des Fetus B. M. (Abb. 56) ist zu sehen, daß die in Abb. 55a sichtbare Wulstbildung weniger stark ausgeprägt ist. Das Epithel wird zwar auch hier medialwärts höher, zeigt aber schon bei schwacher Vergrößerung eine auffallende Lücke, die sich bei Untersuchung mit stärkerer Vergrößerung folgendermaßen darstellt (Abb. 56b): Das 5—6reihige Epithel des medialen Wulstes hört ziemlich plötzlich auf. An seine Stelle tritt eine vacuolär aufgelockerte Partie, welche die ganze Epitheldicke durchsetzt. In ihrem Bereiche sind die Zellkerne z.T. schlecht gefärbt oder geschrumpft; die Basalmembran ist stellenweise unterbrochen. Nur lumenwärts ist der Epithelzusammenhang noch merkwürdig gut erhalten. Lateralwärts schließt sich eine zuerst noch unregelmäßige, dann normal gebaute Epithelzone an, die in die Anlage der Stria vascularis übergeht. Diese Epithelveränderung fehlt an der Spitzenwindung.

Einen ähnlichen, aber stärkeren Zerfall wies das basale Epithel des Ductus cochlearis im Falle von GRAY (1959) auf, der einen Fetus von 53 mm beschrieb. Die Mutter erkrankte 51 Tage post menstruationem an Rubeolen, die Interruptio wurde in der 12. Schwangerschaftswoche vorgenommen. Der Fetus war äußerlich normal, es bestand ein fraglicher Schaden an beiden Linsen, auch die Zahnanlagen sollen abnorm gewesen sein. Die Schädigungen des Ductus cochlearis waren im Bereiche der Basalwindung besonders ausgeprägt, am Epithel der Mittelwindung weniger deutlich und nur minimal in der Spitzenwindung. Vom medialen Wulst an bis weit in die Außenzone hinein fehlte das Epithel des Ductus cochlearis in seiner ganzen Dicke. Die Epithelauflösung war an den noch erhaltenen, in Zerfall begriffenen, pyknotischen Zellkernen deutlich zu erkennen.

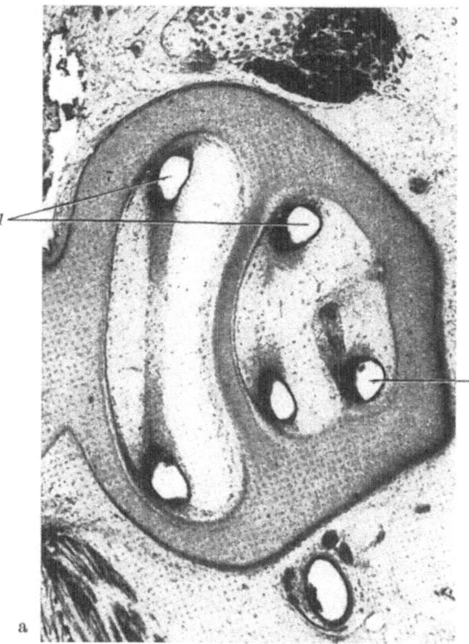

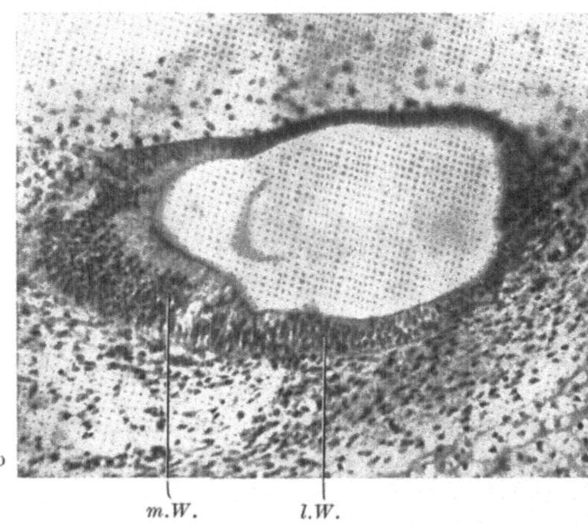

Abb. 55a u. b. Radiärschnitt durch die Anlage der Cochlea eines menschlichen Keimlings von 64 mm SSL. Perilymphatische Räume sind erst angedeutet. Am Ductus cochlearis (*1*) sind basal ein dickerer medialer Wulst (*m.W.*) und eine schmälere laterale Zone (*l.W.*) zu erkennen. Dies ist auf Bild b sehr deutlich

In diesem Falle handelte es sich sicher nicht um die normalerweise auftretende Zellmauserung im Verlaufe der Entstehung des Sulcus spiralis internus und der beiden Tunnels (vgl. S. 103), sondern um einen destruktiven Prozeß, der schließlich zum Ausfall des ganzen medialen und z. T. auch des lateralen Wulstes geführt hätte. Als Illustration verweise ich auf S. 173 und die Abb. 128 und 129, die vom Innenohr eines Keimlings mit Parotitis in der Anamnese stammen, und füge ich hier noch kurz die Befunde am Ductus cochlearis

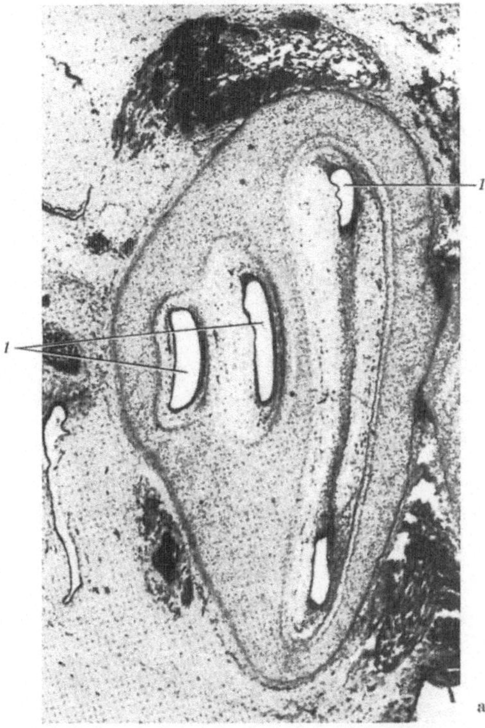

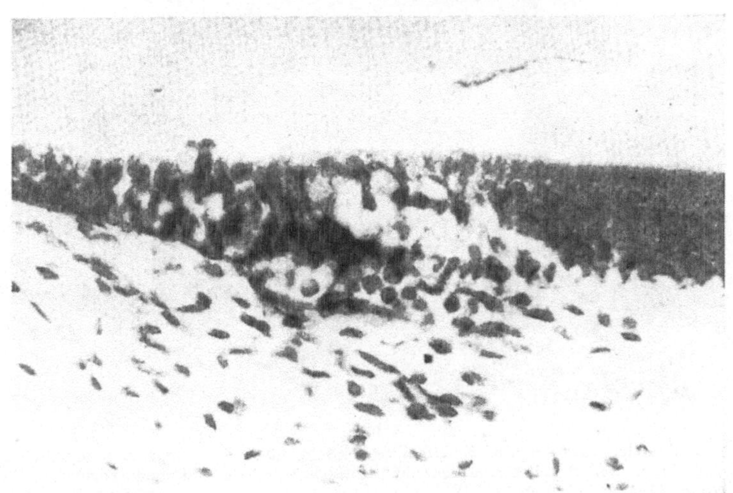

Abb. 56. a Radiärschnitt durch die Anlage der Cochlea des Fetus B. M. (64 mm SSL). Die ganze Schnecke erscheint wie komprimiert, die Lichtung des Ductus cochlearis (*1*) schmal, die Gliederung in die beiden Wülste undeutlich. b Ausschnitt aus dem basalen Epithel im Gebiete des medialen Wulstes. Dieser ist schmäler als normalerweise und stark aufgelockert. Die Zellen sind z.T. zerfallen, z.T. enthalten sie pyknotische Kerne

der Keimlinge 656 und 1367a an, die möglicherweise als ein weiteres bzw. jüngeres Stadium der von Gray beschriebenen Schäden anzusehen sind.

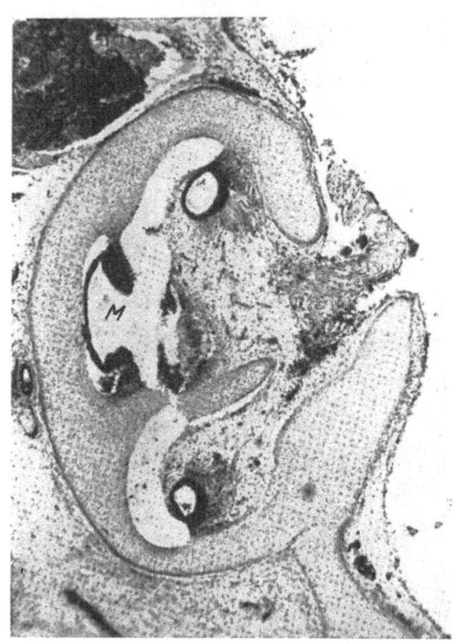

a

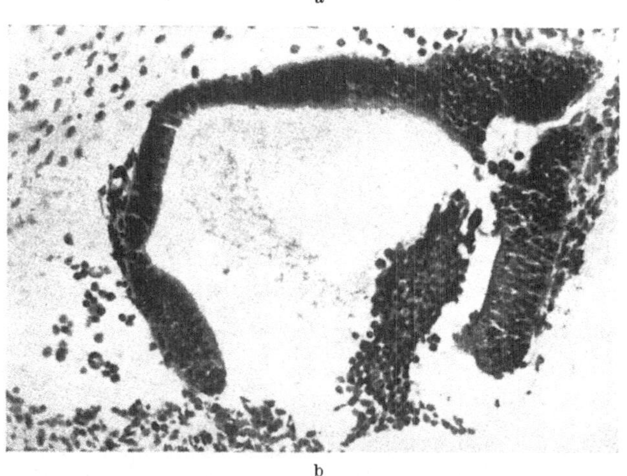

b

Abb. 57. a Übersicht der Cochlea des Keimlings 656 (74 Tage post menstr.). Die Kapsel ist verknorpelt, Grund- und Mittelwindung des Ductus cochlearis sind geschnitten, die perilymphatischen Räume in Ausbildung begriffen. Basalwindung zweimal getroffen, ohne Besonderheiten. Mittelwindung (*M*): das basale Epithel fehlt, so daß sich der Ductus cochlearis breit öffnet. b Stärker vergrößerter Ausschnitt des defekten Ductus cochlearis in der Spitzenwindung

Der Keimling 656 wies außer den typischen Linsenveränderungen, die wir auf S. 45 beschrieben und in Abb. 12 und 18 dokumentiert haben, Schäden an der Anlage des Ductus cochlearis im Bereiche der Mittel- und Spitzenwindung auf.

Die Ohrkapsel des etwa 74 Tage alten Fetus war verknorpelt und normal gegliedert, die Heraussonderung der perilymphatischen Räume im Moment der Interruptio in vollem Gange. Abb. 57a zeigt einen Schnitt auf Höhe der Austrittsstelle des N. cochlearis aus der Ohrkapsel. Die Basalwindung, auf dem Schnitt zweimal getroffen, erscheint normal und ist in ein dickes basales und ein schmales Deckepithel gegliedert. Das basale Epithel der angeschnittenen Mittelwindung hingegen ist unterbrochen, d.h. der Ductus cochlearis öffnet sich breit gegen den perilymphatischen Raum. Epithelzellreste sind noch zu sehen, die Defektränder sind scharf begrenzt. Auf den folgenden Schnitten ändert sich diese Situation nur insofern, als die Mittelwindung zweimal getroffen ist. In Abb. 57b ist ein typischer Schnitt bei stärkerer Vergrößerung dargestellt; der Epithelunterbruch liegt medial, also dort, wo sich in diesem Alter normalerweise der große oder mediale Wulst bildet.

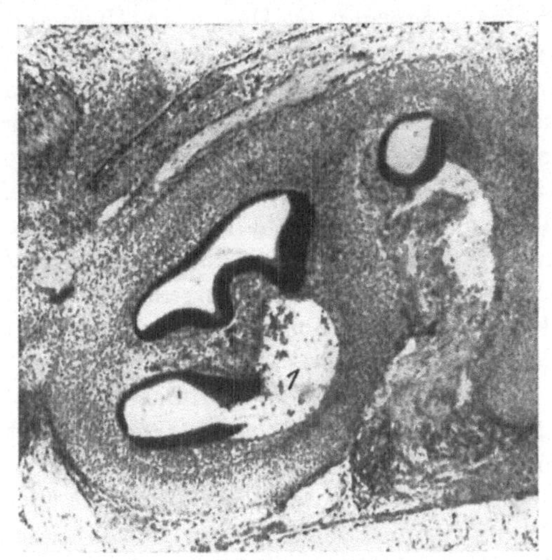

a

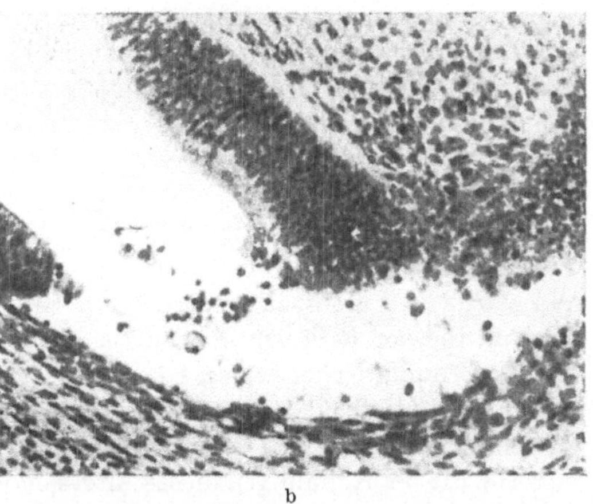

b

Abb. 58. a Schnitt durch die Anlage der linken Cochlea des Keimlings 1367a (25 mm SSL). Ohrkapsel in Verknorpelung begriffen. Ductus cochlearis (*1*) am Übergang der Grund- in die Mittelwindung unterbrochen. b Ausschnitt des Ductus cochlearis, bei stärkerer Vergrößerung gesehen. Beachte den Auflösungsvorgang des Epithels am Übergang der Grund- in die Mittelwindung

Eine ähnliche Schädigung fanden wir an der Anlage des linken Ductus cochlearis von Embryo 1367a (25 mm, 65 Tage), der 16 Tage nach Ausbruch der Rubeolen bei der Mutter operativ gewonnen wurde und außerdem Linsen- und Endothelschädigungen zeigte (vgl. S. 145). Entsprechend dem Alter befinden sich Labyrinthkapsel und Ductus cochlearis in einem ganz unreifen Zustand; von den perilymphatischen Räumen ist noch keine Spur zu erkennen. Was sofort auffällt, ist eine Zerstörung des Ductus am Übergang von der Grund- zur Mittelwindung (Abb. 58a); der Gang öffnet sich breit in einen Kanal, in welchem von den früheren Epithelzellen nur noch einzelne pyknotische Reste zu erkennen sind. Der Auflösungsvorgang ist bei stärkerer Vergrößerung noch besser als nekrobiotischer Prozeß zu erkennen (Abb. 58b). Einen ganz übereinstimmenden Befund zeigte schließlich die Anlage des rechten Ductus cochlearis beim Embryo 1271 (? mm SSL, 68 Tage). Auch in diesem Fall war das basale Epithel an verschiedenen Stellen der Grund- und Mittelwindung aufgelöst, der Zerstörungsvorgang war im Moment der vorgenommenen Interruptio und Fixation noch in vollem Gange.

In Ergänzung zu den Befunden bei den Keimlingen 656, 1367a und 1271 sollen noch 2 Beobachtungen erwähnt werden. Embryo 641 war zur Zeit der Fixation bereits 94 Tage alt, die Differenzierung der Innenohrepithelien war entsprechend weiter fortgeschritten als bei Embryo 656. Die perilymphatischen Räume sind in diesem Alter ausgebildet und die Wandbestandteile des Ductus cochlearis deutlich verschieden. Das auffallendste Merkmal des Ductus cochlearis von Embryo 641 ist der Kollaps seiner Lichtung, die an einzelnen Stellen zu einer engen Spalte zusammengedrängt ist. Demgegenüber fällt eine, in der Basalwindung extreme Ausdehnung des Scala tympani auf; das Epithel des Ductus ist kaum verändert. Die Blutgefäße sind erweitert; in den Scalae findet man rote Blutkörperchen.

Abb. 59 gibt einen Radiärschnitt durch die Grundwindung der Cochlea des Fetus 501 wieder. Dieser Keimling war 79 mm lang (SSL) und wurde 35 Tage nach Ausbruch der Rubeolen bei der Mutter fixiert. Auch in diesem Falle ist der Ductus cochlearis stellenweise kollabiert. Die perilymphatischen Räume sind leer, aber wiederum abnorm weit. Besonders auffallend ist die Zerstörung des Epithels im Bereiche des großen Wulstes und das vollständige Fehlen der Anlage der Membrana tectoria, die bei Keimlingen dieses Alters in der Grundwindung normalerweise immer nachweisbar ist.

Welche Folgen wären für die weitere Entwicklung zu erwarten gewesen? Nach der vorliegenden Störung müssen wir annehmen, daß die Basalmembran und das darauf aufgebaute Cortische Organ im Bereiche der Mittel- und z.T. auch in der Spitzenwindung gefehlt hätten, so daß die beiden perilymphatischen Räume, die Scalae vestibuli et tympani, direkt ineinander übergegangen wären. Niemals können aber die zuletzt beschriebenen Beobachtungen als Vorstufen der bei Neugeborenen und Säuglingen gefundenen Abnormitäten in Frage kommen. In diesen Fällen war die Differenzierung des Ductus cochlearis normal zu Ende geführt worden; erst sekundär wurde seine Organisation in mehr oder weniger starkem Maße gestört. Die Epitheldefekte im Falle Gray und bei den Feten 656, 1367a und 1271 sind auch erst sekundär entstanden, die zerstörende Wirkung des Virus kam aber in einem viel früheren Zeitpunkt zur Auswirkung als z.B. beim Innenohr des Kindes Schi.

Was trägt die Kenntnis der normalen Entwicklung des Ductus cochlearis und seiner Epithelien zum Verständnis unserer Beobachtungen am geschädigten Organ bei?

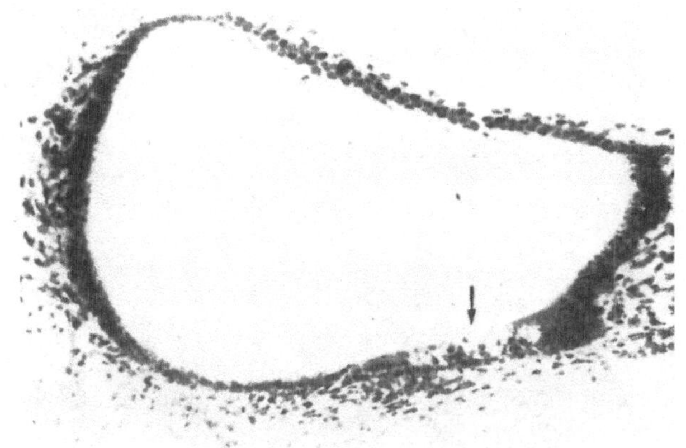

Abb. 59. Ductus cochlearis der Schnecke des Fetus 501 (94 Tage post menstr.). Beachte den Defekt im Bereiche des medialen Wulstes der basalen Windung (↓). Die in diesem Alter normalerweise in voller Entwicklung begriffene Membrana tectoria fehlt

Der Ductus cochlearis entsteht aus dem sog. Hörbläschen, einem Derivat der Epidermis, das sich bereits bei 27 Tage alten Embryonen vom Mutterboden abschnürt und gleichzeitig den Ductus endolymphaticus und die häutigen Teile des Vestibularapparates liefert. Der aus dem Sacculus auswachsende Schneckengang wächst rasch in die Länge und hat bei 40 Tage alten Embryonen mit seiner Spitze bereits eine Krümmung um 90^0 ausgeführt. Bei 50 Tage alten Embryonen beschreibt der Ductus cochlearis eine Windung und beginnt sich von der Basis des Sacculus abzuschnüren. Am 60. Tag (35 mm) ist die grobe Formbildung abgeschlossen. Die folgenden Differenzierungsvorgänge am Epithel des Ductus sind für den menschlichen Keimling erst unvollständig bekannt, was wohl damit zusammenhängt, daß es schwerfällt, menschliche Feten der entscheidenden Phase in lebensfrischem Zustand zu erhalten. Aus diesem Grunde hat mein Mitarbeiter E. Weibel (1957) diese Prozesse an der Maus untersucht, indem er sich auf die Kenntnis stützte, daß der Differenzierungsgrad der neugeborenen Maus ungefähr demjenigen eines 3 Monate alten menschlichen Keimlings entspricht. Die Differenzierung des Ductus cochlearis ist bei der Maus am 13. Tag nach der Geburt beendet, während dies beim Menschen erst etwa im 6.—7. Fetalmonat der Fall ist.

Die Differenzierung des Ductus cochlearis schreitet von der Basal- gegen die Spitzenwindung fort, so daß sich bei älteren Keimlingen oder bei

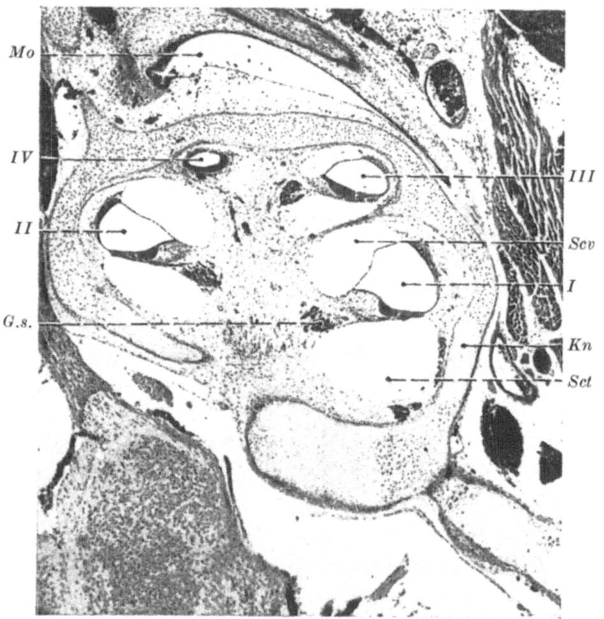

Abb. 60. Radiärschnitt durch die Cochlea der neugeborenen Maus. Ductus cochlearis viermal geschnitten (*I—IV*). *G.s.* Ganglion spirale; *Kn* Knorpelkapsel; *Mo* Mittelohr; *Sct* Scala tympani; *Scv* Scala vestibuli. (Aus WEIBEL 1957)

der neugeborenen Maus Epithelien verschiedener Differenzierungsgrade nebeneinander finden. Das ist auch auf Abb. 60 sehr deutlich zu sehen.

Der Ductus cochlearis wächst als Schlauch aus. Nach dem Verhalten seines Epithels kann man sehr frühzeitig zwei verschiedene Abschnitte unterscheiden, von welchen jeder einen bestimmten Teil der Wand des ausdifferenzierten Ductus liefert. Die sog. Basalplatte entsteht aus dem mehrreihigen, hochzylindrischen basalen Epithel, während der einschichtige obere Epithelabschnitt das Dach des Ductus bildet. Dieses liefert die Reissnersche Membran und die laterale Wand mit der Stria vascularis, während aus dem basalen Epithel das Organon Corti entsteht.

Ein erster Schritt auf dem Wege der Differenzierung ist in Abb. 61 b zu sehen, welche die Verhältnisse in der Mittelwindung zeigt: Die

Basalplatte ist in den großen medialen und den kleinen lateralen Wulst unterteilt. Die Zellkerne sind mehr gegen die Basis verschoben; das obere Drittel der Zellen ist kernfrei. Die Grenzzellen zwischen großem und kleinem Wulst zeigen eine feine Vacuolisierung. Eine Differenzierung verschiedener Zelltypen fehlt aber noch vollkommen. Das darunterliegende Mesenchym verdichtet sich und bildet so die Anlage der Lamina spiralis membranacea, die wir einfach als Basilarmembran bezeichnen.

Im Dachbereich läßt sich eine Scheidung in eine mediale und eine laterale Wand bereits ziemlich scharf durchführen. Die Zellen der späteren Reissnerschen Membran (mediale Wand) sind flacher und enthalten gegen die Epitheloberfläche hin regelmäßig eine Vacuole. Das angrenzende Mesenchym ist sehr locker, während es sich im Bereiche der späteren Stria vascularis deutlich verdichtet hat und dem niedrig zylindrischen Epithel eng anliegt.

In Abb. 61d sind die Verhältnisse des ausgereiften Ductus cochlearis zu sehen, der wie beim Menschen auf dem Querschnitt etwa die Form eines Dreiecks hat und an welchem die basale oder tympanale Wand die Basilarplatte trägt. Diese gliedert sich in die Papilla basilaris mit den Haarzellen, den Pfeiler- und den Deitersschen Phalangenzellen, den Limbus spiralis und den Sulcus spiralis internus, über welchen sich die Membrana tectoria spannt. Die Membrana vestibularis entspricht der medialen Wand, während sich die laterale Wand aus der Stria vascularis, der Prominentia spiralis und dem Sulcus spiralis externus, der am Übergang in die basale Wand liegt, zusammensetzt.

Uns interessieren besonders die Differenzierungsvorgänge an der Papilla basilaris und an der lateralen Wand.

Die *Papilla basilaris* differenziert sich aus dem mittleren Abschnitt der Basilarplatte. Schon frühzeitig kann man die Grenzzellen zwischen großem und kleinem Wulst als Pfeilerzellen identifizieren. Gleichzeitig werden innere und die 1. äußere Haarzelle sichtbar. Mit der Differenzierung der übrigen Haarzellen ordnen sich auch die Deitersschen Zellen typisch an. In Zusammenhang mit den Formveränderungen der Stützzellen erweitern sich die in Abb. 61b und c sichtbaren Intercellularspalten zu relativ weiten, intraepithelialen Hohlräumen; es besteht aber ein deutlicher Unterschied gegenüber den in Abb. 56 dargestellten Verhältnissen am Basilarepithel der Grundwindung des Fetus B. M. Normalerweise entstehen diese intraepithelialen Spalten nach WEIBEL durch Ausstoßen von Vacuolen aus den Stützzellen; die spätere Erweiterung erfolgt durch Auseinanderweichen der Fußplatten der Stützzellen, d.h. durch Verbreiterung der Papille und gleichzeitige Erhöhung derselben. In Abb. 61a ist zu sehen, daß sich die Stützzellen mit breiter Basis auf der Basilarmembran aufreihen, so daß ein regelmäßiger Epithelbau erhalten bleibt, während dies auf dem Schnitt durch den Ductus

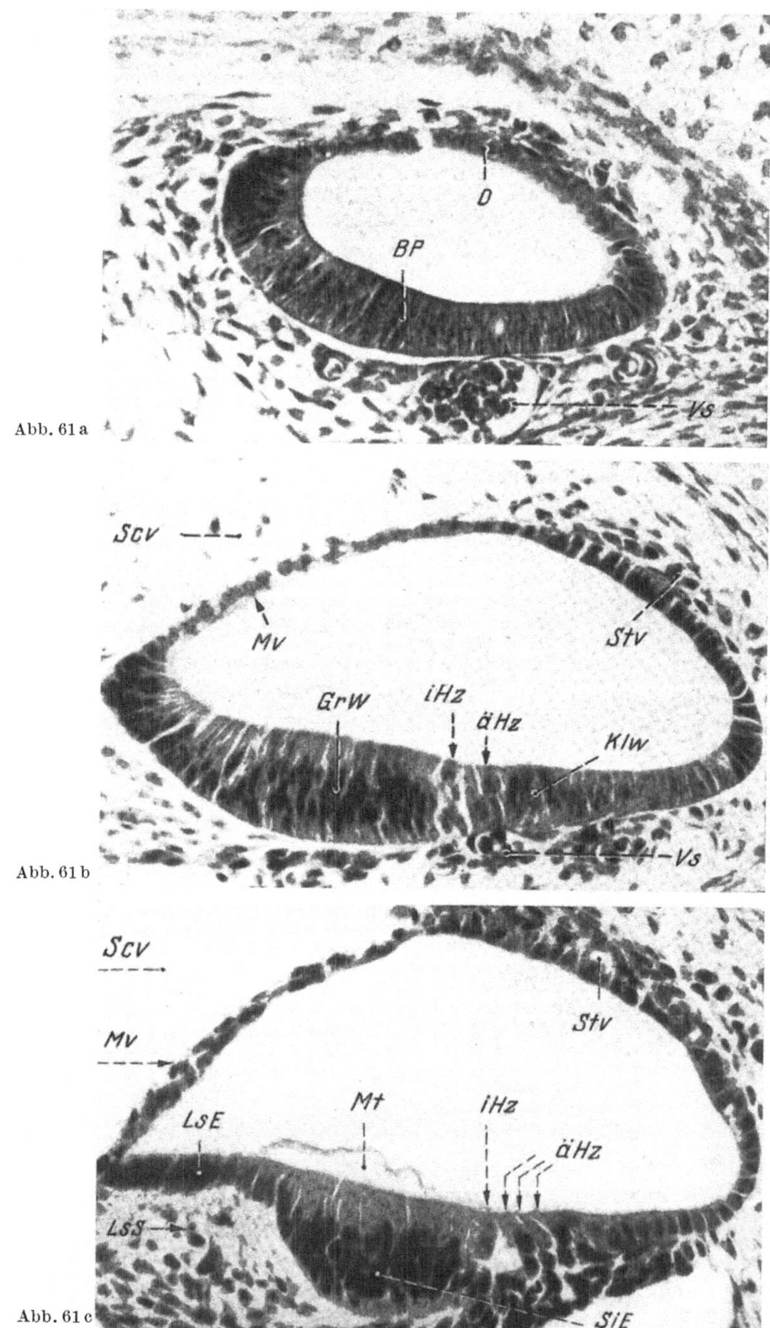

Abb. 61a

Abb. 61b

Abb. 61c

cochlearis des Fetus B. M. nicht der Fall ist. Bei diesem ist der Epithelunterbruch sehr unregelmäßig; an der Basis sind einige deformierte Kerne zu erkennen, wobei aber das dazugehörige Cytoplasma fast ganz durch Vacuolenbildung verdrängt worden ist. Daraus möchten wir doch ableiten, daß die Verhältnisse bei Embryo B. M. als krankhaft verändert bezeichnet werden müssen.

Die *Stria vascularis* entwickelt sich aus dem Dach des primitiven Ductus cochlearis und nimmt den oberen Teil der lateralen Wand ein.

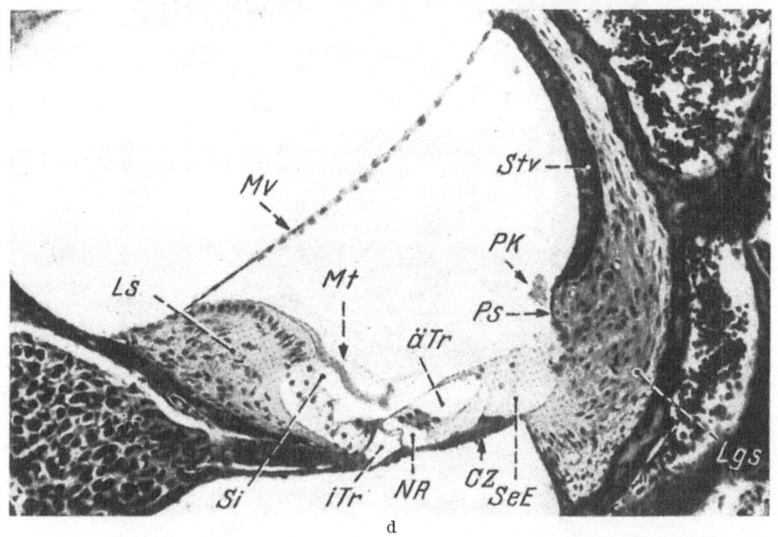

d

Abb. 61a—d. Querschnitte durch den Ductus cochlearis. a Spitze der neugeborenen Maus. b Eine Viertelwindung weiter basal (man erkennt gerade die erste Anlage der Haarzellen und die Pfeilerzellen an der Grenze zwischen großem und kleinem Epithelwulst). c Basalwindung der neugeborenen Maus. d Basalwindung der 13tägigen Maus (ausgereift). *BP* Basalplatte; *CZ* Claudiussche Zellen; *D* Dachepithel des Ductus cochlearis; *GrW* großer Wulst; *äHz* äußere Haarzellen; *iHz* innere Haarzellen; *KlW* kleiner Wulst; *Lgs* Ligamentum spirale; *Ls* Limbus spiralis; *LsE* Epithelzellen, *LsS* Stromazellen des Limbus; *Mt* Membrana tectoria; *Mv* Membrana vestibularis; *NR* Nuelscher Raum; *PK* „Plasmakugeln"; *Ps* Prominentia spiralis; *Scv* Scala vestibuli; *Si* Sulcus spiralis internus, *SiE* Epithel; *SeE* Sulcus spiralis externus-Epithel; *Stv* Stria vascularis; *äTr* äußerer, *iTr* innerer Tunnelraum; *Vs* Vas spirale. (Aus WEIBEL, 1957)

Sie ist durch engste Beziehungen zwischen Epithel, Gefäßen und Bindegewebe gekennzeichnet. In Abb. 62 sind fünf verschiedene Differenzierungsphasen nebeneinander zu sehen.

In der Spitzenwindung der neugeborenen Maus sind die primitiven Verhältnisse zu überblicken: Ein einschichtiges Epithel wird von einer Gruppe dicht gelagerter Bindegewebszellen, die 2—3 Capillaren enthalten, unterlagert. In den folgenden Phasen wird die Basilarmembran sukzessive durchbrochen, und zwar zuerst in der Mitte des Epithelabschnittes. Das Epithel selbst bleibt erhalten, weil die Zellen an der Oberfläche und an den Seiten miteinander verkittet sind. Einzelne,

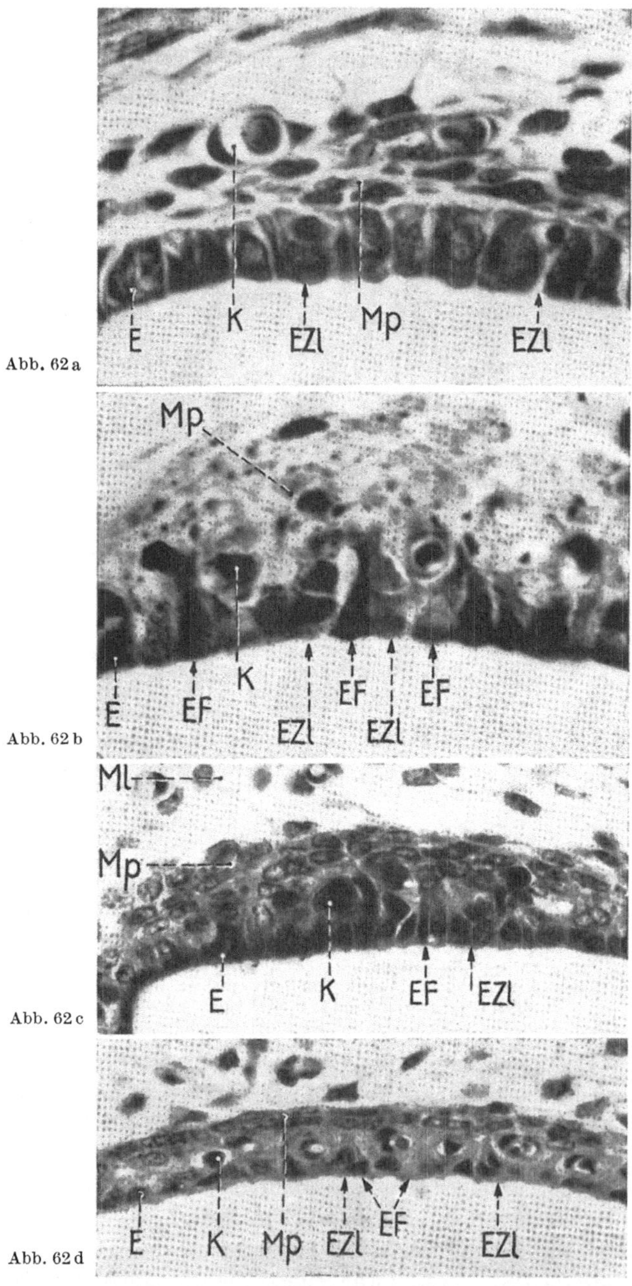

Abb. 62a

Abb. 62b

Abb. 62c

Abb. 62d

sicher epitheliale Zellen runden sich ab und verlagern sich in die Tiefe (Abb. 62b). Daneben findet man Zellen, die mit einem langen Fortsatz zwischen den Capillaren in die Tiefe ziehen und dort enge Verbindungen zu Bindegewebszellen aufnehmen. Die Capillaren befinden sich hier unmittelbar unter dem Epithel in engster Beziehung zu den in die Tiefe verlagerten Epithelzellen. Unter den Capillaren erkennt man eine größere Gruppe dicht gelagerter Mesenchymzellen.

Bei der eintägigen Maus ist eine erhebliche Verdichtung des Mesenchymlagers unter den Capillaren zu erkennen (Abb. 62c). Auch die in die Tiefe verlagerten Epithelzellen sind zu sehen; sie bewahren ihre enge Nachbarschaft zu den Capillaren. Am 2. Lebenstag ist der epitheliale Anteil der Stria breiter, die Epithelzellen haben einen oberflächlichen, kernhaltigen Teil, der mit einem pyramidenförmigen Fortsatz zwischen

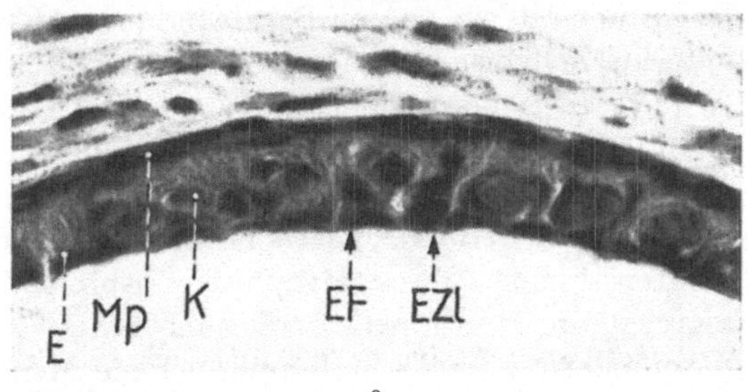

e

Abb. 62a—e. Differenzierung der Stria vascularis. a Apikale Windung der neugeborenen Maus, H-E. Basalmembran des Epithels noch erhalten. Capillaren in verdichtetes Mesenchym gelagert. Vereinzelte Epithelzellen liegen basal und erreichen die Oberfläche nicht (*EZl*). b Basale Windung der neugeborenen Maus. Fe-H. Epithelzellen intensiv, Mesenchym schwach gefärbt. Beachte wieder die aus dem Epithelverband gelösten Zellen (*EZl*) und die langen pyramidenförmigen Zellen, die mit einem Füßchen Beziehung zu Mesenchymzellen aufnehmen (*EF*). c 1. Tag, H-E. Mesenchymplatte stark verdichtet (*Mp*). Enge Beziehungen zum Epithel. d 2. Tag, H-E. Ganze Stria ist breiter geworden. Zellen wurden auseinandergezogen. Deshalb Epithelzellen breiter und flacher, Bindegewebszellenverband (*Mp*) nunmehr zweischichtig, scharf gegen Stroma begrenzt. e 9. Tag, H-E. Keine wesentlichen Veränderungen. *E* Epithel; *EZl* (s. o.); *EF* (s. o.); *K* Capillaren; *Ml* lockeres Bindegewebe; *Mp* verdichtete Mesenchymplatte. (Aus WEIBEL, 1957)

den Capillaren in die Tiefe dringt. Die Mesenchymzellen sind zweischichtig und gegen das Stroma gut abgrenzbar. In der direkten Umgebung der Capillaren sind auch die in die Tiefe verlagerten Zellen zu sehen. Damit hat die Stria vascularis ihre endgültige Struktur erreicht (Abb. 62d): Das subepitheliale Mesenchymlager ist sehr dicht gebaut, Zellen und Zellkerne sind abgeflacht. Auch die oberflächlichen Epithelzellen besitzen abgeflachte Kerne und senden Fortsätze in die Tiefe, welche zusammen mit tiefer liegenden Epithelzellen engste Beziehung zu den Gefäßen besitzen.

Die Stria vascularis kommt nach der Auffassung der meisten Autoren als Sekretionsorgan der Endolymphe in Frage, eine Annahme, die durch verschiedene morphologische Baueigentümlichkeiten gestützt wird. Am auffälligsten ist das intraepitheliale Capillarnetz; die Epithelzellen umschließen die Capillaren mit langen Fortsätzen. Durch eine in das Organ einbezogene tiefe Schicht von Bindegewebszellen wird die Stria vascularis vom folgenden Bindegewebsstroma getrennt. Weiter ist auffällig, daß die Stria ganz zu Beginn der Differenzierung der andern Wandbestandteile bereits ausgereift ist, in einem Moment also, in welchem sich die Endolymphe stark vermehrt. Schließlich weisen die Beobachtungen von NAGER und unsere eigenen in die gleiche Richtung. Die Stria vascularis ist im Ductus cochlearis des rechten Ohres des Kindes Schi. stellenweise stark verdickt, die Blutgefäßcapillaren sind prall gefüllt; an andern Stellen liegen beinahe normale Verhältnisse vor. Die innere Epithelbegrenzung ist scharf gezeichnet (Abb. 42a, 45a), während die Stria z.B. im Bereiche der Spitzenwindung nach medial gezogen ist, beinahe doppelt so dick ist wie in der Basalwindung (Abb. 42b und c) und viele pyknotische Zellkerne enthält. An ihrer Oberfläche sind ausgestoßene Zellen und zahlreiche Plasmatropfen zu sehen. Das Vorhandensein dieser Tropfen neben Stellen ohne jede Tropfenbildung weist darauf hin, daß es sich dabei nicht um die Folge eines einfachen agonalen Vorganges handeln kann. Die Stria vascularis ist im Ductus cochlearis des stärker geschädigten linken Ohres atrophisch (Abb. 42d, 45), oberflächlich gut begrenzt und kaum gefäßärmer als rechts. Als Ausdruck einer starken Verminderung der Endolymphe ist die Membrana vestibularis (REISSNER) nach innen gedrückt, die Lichtung des Ductus cochlearis eingeengt, eine Situation, die im Falle des von NAGER beschriebenen Kindes M. noch ausgesprochener ist (Abb. 47 und 48).

Daß besonders labile, leicht zu störende Verhältnisse an denjenigen Stellen bestehen, wo die Epithelzellen wie in der Stria vascularis in intensive Beziehungen zu Mesenchym und Gefäßen treten, zeigen auch erbpathologische Untersuchungen an der Maus. Bei der Maus sind heute rund 20 verschiedene Genmutanten bekannt, welche Veränderungen am Innenohr bewirken. Klinisch äußern sie sich in Taubheit und (oder) Bewegungsanomalien. Pathologisch-anatomisch lassen sie sich 2 Gruppen zuordnen (GRÜNEBERG 1956), nämlich der Gruppe mit morphogenetischen Defekten, in welcher die Grobstruktur der Labyrinthkapsel verändert ist, und der degenerativen Gruppe, bei welcher das Labyrinth äußerlich normal angelegt wird. Gewisse histologische Strukturen erleiden jedoch, nach einer vollständig oder weitgehend normalen Ausdifferenzierung, degenerative Veränderungen. Bei allen Mutanten dieser Gruppe wird das Sinnesepithel der Cochlea betroffen; deshalb sind die Tiere von Anfang an taub oder sie ertauben nach einer kürzeren oder längeren Zeit des Hörenkönnens. Bei den bewegungsgestörten Mutanten finden sich außerdem noch Schädigungen der Sinnesepithelien des Sacculus, des Utriculus und der Ampullen der Bogengänge. Diese wurden von DEOL und KOCHER (1958) beschrieben: Die Macula sacculi ist immer am stärksten betroffen. Die Haarzellen der Maculae und

Cristae erleiden Gestaltveränderungen, die Haare gehen verloren und ein Teil der Zellen verschwindet ganz.

Die Degeneration der Cochleae erstreckt sich auf die Stria vascularis, das Cortische Organ und das Spiralganglion. GRÜNEBERG spricht vom „Scala media-Komplex". Nach den Untersuchungen von W. KOCHER (1960) sind die Degenerationsvorgänge zeitlich gestuft; sie befallen zuerst die Stria vascularis, es folgt das Cortische Organ und schließlich das Ganglion spirale. Der Degenerationsmodus der Stria vascularis ist für alle Mutanten gleich: Der Striaquerschnitt nimmt kurz nach der Geburt stark ab, und erfährt dann bis ins Alter noch weiterhin eine leichte Reduktion. Die Degeneration beginnt basal und schreitet apicalwärts fort. Uns interessiert in diesem Zusammenhang besonders der Mi^{wh}-Stamm, bei welchem 2 verschiedene Degenerationstypen gefunden wurden, von welchen *Typus II* durch eine Reduktion des Endolymphraumes ausgezeichnet ist. Die Reissnersche Membran und die häutige Wand des Sacculus werden einwärts gezogen, der freie Teil der Membrana tectoria schwillt an, das Cortische Organ löst sich von der Basilarmembran und bildet mit der Deckmembran eine Brücke zum äußeren Sulcusepithel. Im Sacculus legt sich die häutige Innenwand der Gallerte auf der Macula eng an, dann streckt sie sich und reißt die Gallerte mitsamt Otolithen und Haare der Sinneszellen mit sich von der Macula weg. Später findet man die Otolithen sandwichartig in der Wand eingeschlossen.

Im Mi^{wh}-Stamm treten häufig Mittelohranomalien auf, und es fragt sich, ob eine Beziehung besteht zwischen dem Zustandekommen des Degenerationstypus II und der Häufigkeit der Mittelohranomalien. KOCHER hat keine Anhaltspunkte dafür gefunden, daß die beiden Anomalien primär genetisch bedingt wären: Nach Auskreuzen von Mi^{wh}- mit einem Normal-Inzuchtstamm (CBA) sind in der F_2 weder Mittelohranomalien noch Degenerationen vom Typus II gefunden worden, so daß mit der Möglichkeit zu rechnen ist, daß beide — Mittelohranomalien und Degenerationstypus II — auf eine gemeinsame *exogene* Ursache (Infektion) zurückzuführen sind. In normalen Kontrolltieren und bei den „deaf-waltzer-shaker"-Mutanten treten Mittelohrerkrankungen relativ selten auf. Auch im Inzuchtstamm C57BL sind mittelohrgeschädigte Tiere selten. Bei einer einzigen über 450 Tage alten homozygoten „Pirouette" (pi/pi)-Maus wurden histologische Veränderungen gefunden, die dem Degenerationstypus II in Mi^{wh} entsprechen. Dieses Tier wies gleichzeitig eine starke Mittelohrerkrankung auf. Der Fall spricht dafür, daß der Degenerationstypus II tatsächlich eine durch Außeneinflüsse verursachte Modifikation des Degenerationstypus I darstellen kann. Typus I entspricht qualitativ der Degeneration in C57BL, d.h. wie in allen „deaf-waltzer-shaker"-Mutanten besteht eine normale Balance zwischen den Endo- und Perilymphräumen; Sacculus und Pars superior des Labyrinthes sind normal.

Verringerung des Endolymphraumes durch Einsenken der Reissnerschen Membran und damit verbundene Degeneration des Cortischen Organs wurden bei Innenohrschädigungen verschiedener Art von vielen Autoren beschrieben: HERTWIG (1949, 1956) bei syndaktylen Schüttlern (sy) der Maus; FISCHER (1956, 1957) in der „2. Abänderungsgruppe" der ebenfalls bewegungsgestörten Hausmausmutante *dreher* (dr). Das gleiche Bild des Scala-media-Komplexes wird bei albinotischen tauben Katzen beschrieben. Auch Aufquellung der Membrana tectoria und Kollaps des Sacculus wird in diesen Arbeiten erwähnt. Jedoch wurden keine Mittelohranomalien gefunden. Das gleiche Bild wurde auch bei hereditär tauben Menschen gefunden (ALTMANN 1950, FISCH 1959).

Vergleichende Untersuchungen haben gezeigt, daß Gen und Virus übereinstimmende Wirkungsmechanismen besitzen. Sie greifen besonders in Differenzierung begriffene Zellen auf dem Höhepunkt ihrer Aktivität an, indem sie bestimmte Stoffwechselvorgänge stören. Daß Gen und Virus gerade die Stria vascularis angreifen, ist nicht so erstaunlich, wenn man bedenkt, daß die Stria beinahe den gesamten Stoffwechsel des Ductus cochlearis zu bewältigen hat. Eine Atrophie der Stria vascularis hat die Degeneration des Cortischen Organs zur Folge, selbst wenn die Capillaren an ihrer Stelle bestehenbleiben.

5. Herzbefunde

a) Allgemeine Bemerkungen

J. NICK hat 1953 über die Herzbefunde an unserem Material, das damals erst 5 Keimlinge verschiedenen Alters umfaßte, berichtet und dieselben, immer unter Heranziehung normaler Vergleichsherzen, synoptisch in einer Tabelle zusammengestellt. Bei einem Keimling (Embryo K. M.) fehlte die Pars membranacea des Septum interventriculare; es bestand ein weites Foramen supraseptale. Die Herzen von 2 weiteren Feten (Embryo B. M. und Schi.) zeigten ein nur rudimentär entwickeltes Septum secundum, das bei einem 4. Fall (Embryo R. V.) vollständig fehlte. Seither hat sich die Zahl der gut erhaltenen und somit auch auswertbaren Keimlinge auf 37 erhöht. 16 Feten zeigten abnorme Herzverhältnisse, was einem Prozentsatz von rund 43 entspricht, 2 davon wiesen Defekte im Bereiche des Septum interventriculare, 10 Störungen der Vorhofseptierung, meistens im Sinne eines fehlenden oder rudimentären Septum secundum auf. Bei 4 Feten fanden wir lediglich einen mehr oder weniger ausgedehnten Myokardschaden. Naturgemäß sind Anomalien wie ein persistenter, d.h. offenen Ductus arteriosus *Botalli* bei Feten noch nicht nachweisbar (s. Tabelle 17).

Tabelle 17. *Anamnestische Angaben für die Keimlinge mit Herzschäden*

Fetus	Alter (Tage)	Alter bei Ausbruch der Rubeolen (Tage)	Befund
787	104 (90)	26 (12)	Hemmung des Wachstums des Septum II, auffallend dünne Vorhofwand. Riesenzellen
1051	73 (59)	35 (21)	kein Septum II; persistierendes Ostium II
B.M.	80 (66)	35 (21)	Wachstumsrückstand von Septum II
641	108 (94)	35 (21)	kein Septum II. Myokardschaden
R.V.	137 (123)	41 (27)	kein Septum II. Maximale Verdünnung von Vorhofwand, ganz zartes Septum I (Abb. 73)
Schi.	264 (250)	42 (28)	nicht verschlußfähiges Foramen ovale, Septum II zu kurz — abnorm dünne Herzwand (Abb. 75a)
625	60 (46)	44 (30)	kein Septum II — offenes Ostium II (Abb. 70—72)
233	68 (54)	47 (33)	Septum II-Defekt
K.M.	68 (54)	51 (37)	offenes Foramen supraseptale, defektes Septum interventriculare (Abb. 77a)
1021	70 (56)	52 (38)	kein Septum II; Foramen ovale nicht verschlußfähig
1147	66 (52)	53 (39)	rudimentäres Septum II. *Ventrikelseptumdefekt*, Myokardschaden (Abb. 76)
380	83 (69)	54 (40)	*sekundäre* Auflösung des Septum I. Myokardschaden; Riesenzellen (Abb. 92—94)
915	77 (63)	56 (42)	sekundäre Auflösung des Septum I, Myokardschaden; Riesenzellen (Abb. 78ff.)
990	90 (76)	62 (48)	Myokardschaden
501	98 (84)	63 (49)	Myokardschaden, besonders im Septum atriorum. Blutungen
1170*	87 (73)	63 (49)	Myokardschaden
1054	95 (81)	81 (67)	Myokardschaden. Blutungen im Septum I (Abb. 94). Wachstumsrückstand von Septum II

* Fetus 1170: Interruptio nach Varicellen

Grundlegend für das Verständnis der Entstehung von Störungen der Herzseptierung bei virusgeschädigten Keimlingen sind einige experimentelle Beobachtungen am sich entwickelnden Herzschlauch. Jede Organanlage ist eine selbständige morphologische Einheit (vgl. S. 5 und 6), die in bezug auf ihre Differenzierung zwar nur begrenzte Möglichkeiten besitzt, sich im übrigen aber wie ein embryonales System verhält, in welchem eine Reihe aufeinanderfolgender, in sich zusammenhängender und voneinander abhängiger Vorgänge abläuft. Jede Organanlage besitzt ihr eigenes Wachstumsmuster und macht kritische Phasen durch, in welchen ihre Entwicklung leicht beeinflußt werden kann.

An der Entwicklung des Herzens sind 2 Anlagen beteiligt, nämlich der *Endokardschlauch*, der ursprünglich paarig angelegt wird, und der *Myoepikardmantel*. Die Form des muskulären Herzrohres entsteht durch asymmetrisches Wachstum der verschiedenen Teile des Myoepikardmantels.

Zellen stark wachsender und in Differenzierung begriffener Organe besitzen einen sehr intensiven Stoffwechsel, sind aber auch äußerst empfindlich äußeren und inneren Schädigungen gegenüber. Hyman (1927) hat die Empfindlichkeit des embryonalen Herzrohres gegenüber stark verdünnten, toxisch wirkenden Salzlösungen untersucht und zu diesem Zwecke die Herzanlage des Hühnchens in verschiedenen Wachstumsphasen mit Cyankali-, Ammoniumhydroxyd- und anderen Lösungen bepinselt und den Verlauf der Desintegration verfolgt:

Im 9-Somitenstadium (Abb. 63a) ist die Vereinigung der beiden Herzschläuche eben beendet, das Herz hat die Form eines einfachen, noch gestreckten Rohres. Der Zerfall begann in der Hinterwand des späteren Sinus venosus und schritt von da aus allmählich gegen das arterielle Ende fort, wobei sich herausstellte, daß die Zellen der rechten Wand empfindlicher waren als diejenigen der linken. Aus diesen Beobachtungen schloß Hyman auf das Bestehen eines caudo-kranialen Stoffwechselgradienten.

Allen Krümmungen des Herzschlauches geht eine Erhöhung des Stoffwechsels voraus, und zwar immer auf der Seite, welche die konvexe Krümmung der Oberfläche bilden wird. Dies war ganz besonders deutlich bei Bepinselung der Herzanlagen von Embryonen im 11—15-Somitenstadium (Abb. 63b). Die Desintegration begann am Sinus venosus, griff aber rasch auf die Mitte der rechten Wand des in Entwicklung begriffenen Vorhofes über und breitete sich von da nach allen Seiten aus. Mit Beginn des Wachstums der Ventrikelschleife nahm die Empfindlichkeit des Ventrikels stark zu; der Zerfall war zuerst am Scheitel zu sehen und griff allmählich auf den Bulbus arteriosus und die in Ausstülpung begriffenen Herzohren über, deren Ausbildung offensichtlich mit einer starken Erhöhung der Anfälligkeit äußeren Noxen gegenüber verbunden ist (Abb. 63c).

In jeder Phase der primitiven Entwicklung des Herzrohres bestehen also nebeneinander Bezirke unterschiedlichen Stoffwechsels, von denen die stoffwechselaktivsten immer auch die empfindlichsten sind und sich leicht schädigen lassen. Das Schädigungsmuster ändert sich mit dem Wachstumsmuster: Im 9-Somitenstadium ist die Gegend des Sinus venosus am anfälligsten, Schädigungen können zu Mißbildungen des venösen Herzendes führen; im 11—15-Somitenstadium ist die rechte Wand des Vorhofes und in fortgeschritteneren Phasen der Scheitel der Ventrikelschleife am empfindlichsten. Zerstörungen an diesen Stellen müssen, falls der Gewebeausfall nicht ausgeglichen werden kann, Verbildungen des Vorhofes bzw. des Ventrikels, eventuell kombiniert mit Störungen der Scheidewandbildung, zur Folge haben (Abb. 63d).

Dies läßt sich auch auf ganz anderem Wege bestätigen. Organe oder Organbezirke, die besonders lebhaft wachsen, sind mitosereich und enthalten größere Mengen cytoplasmatischer Ribonucleinsäure (RNS) als die weniger aktive Nachbarschaft. KLAUS GOERTTLER (1956) versuchte

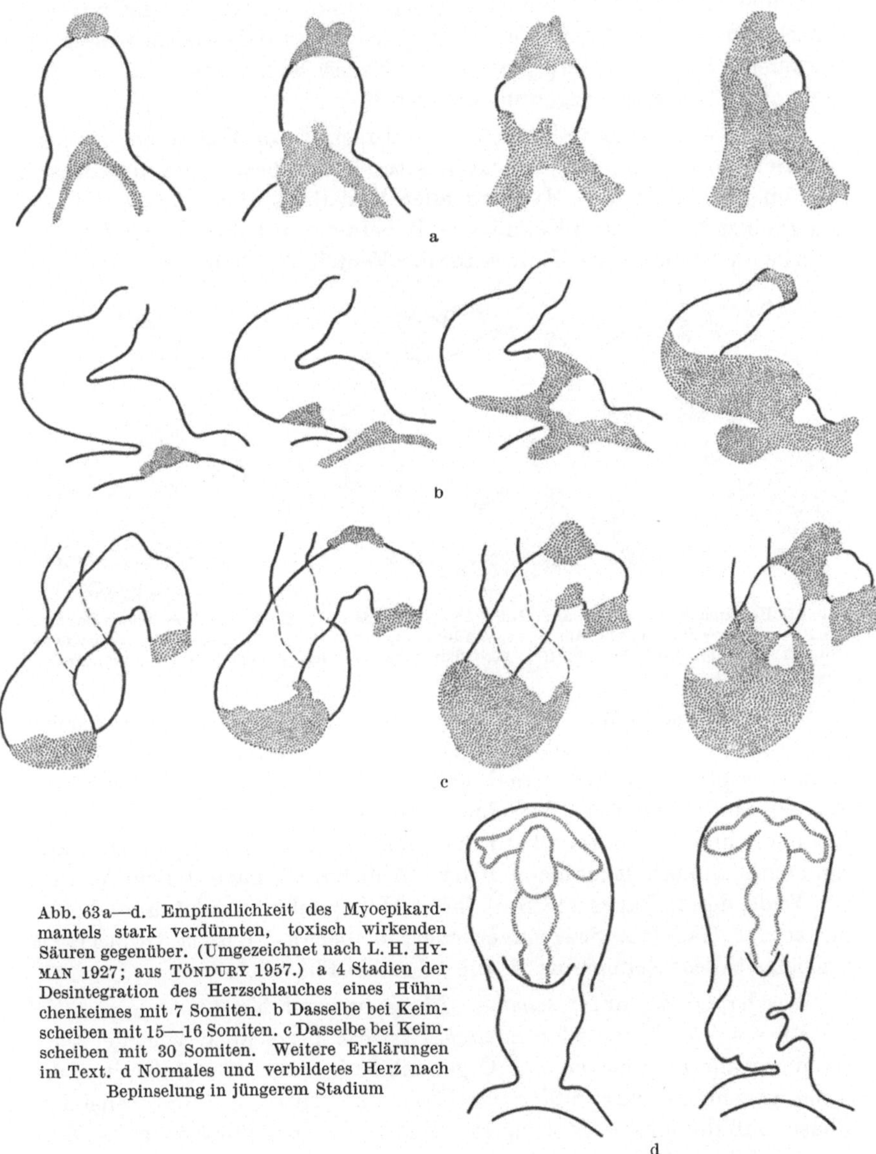

Abb. 63a—d. Empfindlichkeit des Myoepikardmantels stark verdünnten, toxisch wirkenden Säuren gegenüber. (Umgezeichnet nach L. H. HYMAN 1927; aus TÖNDURY 1957.) a 4 Stadien der Desintegration des Herzschlauches eines Hühnchenkeimes mit 7 Somiten. b Dasselbe bei Keimscheiben mit 15—16 Somiten. c Dasselbe bei Keimscheiben mit 30 Somiten. Weitere Erklärungen im Text. d Normales und verbildetes Herz nach Bepinselung in jüngerem Stadium

durch Zählung der Mitosen, unter gleichzeitiger Berücksichtigung der Verteilung der RNS, die Stoffwechseltopographie des wachsenden Hühnchenherzens zu erfassen. Es handelt sich um Untersuchungen, wie wir sie schon seit Jahren mit Erfolg an andern Organen (Töndury 1954, 1956) und in letzter Zeit auch an Herzen junger menschlicher Keimlinge durchführen, um eine bessere und vor allem eine physiologische Grundlage für das Verständnis des Differenzierungsprozesses zu gewinnen. Für die Interpretation der Genese kongenitaler Herzfehler sind solche Untersuchungen unentbehrlich.

Klaus Goerttler untersuchte Schnittserien von Hühnerembryonen zwischen der 30. und 132. Bebrütungsstunde und bestimmte die Mitoserate im Endokard und Myokard aller Herzabschnitte. An der Herzanlage eines 4 Tage alten Keimlings z. B. befinden sich die mitosereichsten Bezirke im Myokard der Konvexität der Ventrikelschleife; aber auch das

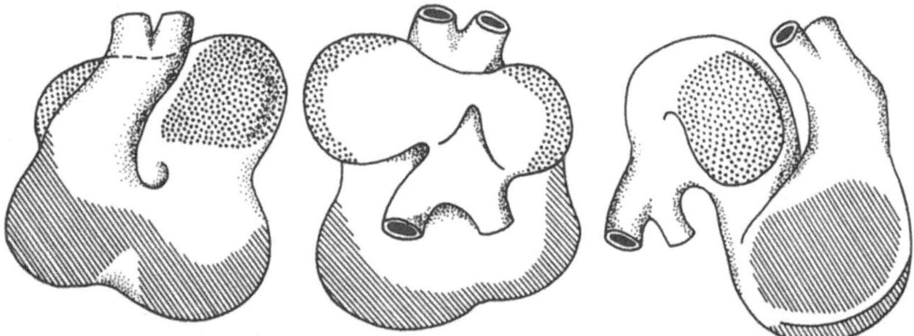

Abb. 64. Herzanlage eines 4 Tage alten Hühnchenkeimes mit Einzeichnen der mitosereichen Bezirke. Von links nach rechts: Ansicht von vorne, von hinten und von rechts. (Umgezeichnet nach Klaus Goerttler 1956.) Einfache Schraffen, besonders hohe, punktiert = hohe Mitoserate (vgl. Text)

Myokard der seitlichen Abschnitte der Auriculae enthält zahlreiche Mitosen, während alle konkaven Teile, sowie das muskuläre Vorhof- und Kammerseptum, der Ohrkanal und der Bulbus arteriosus ärmer an Mitosen sind (Abb. 64). Berechnet man die Mitoseraten von Vorhof-, Kammer- und Truncusmyokard und stellt die Ergebnisse graphisch zusammen, dann erhält man eine Kurve (Abb. 65), die nach steilem Anstieg am Ende des 2. Tages (48 Std) ihren Höhepunkt erreicht und diesen bis zum 5. Tag (120 Std) unverändert beibehält. Klaus Goerttler bezeichnet diese Zeitspanne als die „sensible Phase“.

Was haben wir unter *sensibler Phase* zu verstehen?

Als *sensible Phase* oder *kritische Periode* bezeichnen wir die Zeitspanne, während welcher eine Organanlage inneren oder äußeren Faktoren gegenüber empfindlich ist (Töndury 1956). In der sensiblen Phase muß die initiale Störung stattfinden, die schließlich zu einer Mißbildung führt. Dabei müssen wir uns darüber im klaren sein, daß die Mißbildung, so wie sie beim Neugeborenen gefunden wird, das Produkt einer ganzen Kette von Prozessen sein kann, die durch die initiale Störung ausgelöst wurden. Am Herzen muß entsprechend der Wachstumsintensität eine Schädigung zuerst und am häufigsten die Ventrikelschleife treffen. Diese initiale Störung hat eine Verformung des Herzrohres zur Folge, die ihrerseits sekundär zu Störungen der Septumbildung führen kann.

Heute wissen wir, daß die embryonale Herzanlage in der kritischen Periode tatsächlich durch verschiedene Noxen geschädigt und eine Herzmißbildung verursacht werden kann. Wie die bereits weiter oben zitierten Versuche von HYMAN zeigten, kann die Schädigung einzig das

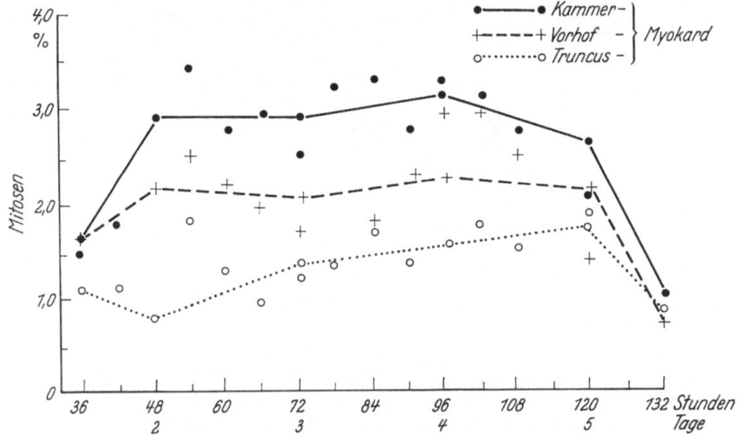

Abb. 65. Mitosekurve. Verhalten der mitotischen Aktivität des Herzmuskels des Hühnchenkeims von der 36.—132. Std der Bebrütung. (Aus KL. GOERTTLER 1956)

Gewebe des Myoepikardmantels treffen, da nur das Myokard in dieser frühen Phase ein ausgeprägtes Wachstum besitzt.

SCHELLONG (1954) berichtet über Herz- und Gefäßmißbildungen beim Hühnchen, erzeugt durch kurzfristigen Sauerstoffmangel am 2., 3. oder zu Beginn des 4. Bebrütungstages. Uns interessieren in diesem Zusammenhang die Kammerseptumdefekte, die bei Behandlung von 60 Std bebrüteten Eiern auftraten. Es handelte sich immer um sog. hohe Defekte. Einem Vorhofseptumdefekt begegnete SCHELLONG nur ein einziges Mal.

Zur Demonstration der Schädigungsmöglichkeit des Myokardiums mögen hier einige, noch unveröffentlichte Versuchsergebnisse am Hühnchenkeim angeführt werden. Keimscheiben aus 48 Std bebrüteten Eiern wurden sorgfältig herausgeschnitten, auf einen halbfesten Nährboden explantiert und mit Fluor-, Brom- oder Jodsalzlösungen beträufelt. Im Verlaufe der Weiterentwicklung zeigten sich außer Schädigungen am Nervenrohr, solche am primitiven Herzen. In Abb. 66a ist ein Schnitt aus dem Gebiete des Ohrkanals wiedergegeben. Alle 3 Wandschichten sind sichtbar; während sich aber Epi- und Endokard normal verhalten, sind am Myokard ausgedehnte Nekrosen zu sehen. Scharf von normalen Anteilen abgegrenzt, folgt ein Bezirk mit pyknotisch geschrumpften Zellkernen, welche in einem ebenfalls geschrumpften, eosinophilen Cytoplasma eingeschlossen sind und z. T. im Begriffe stehen, ausgestoßen zu werden. In Abb. 66b ist außerdem zu sehen, daß das

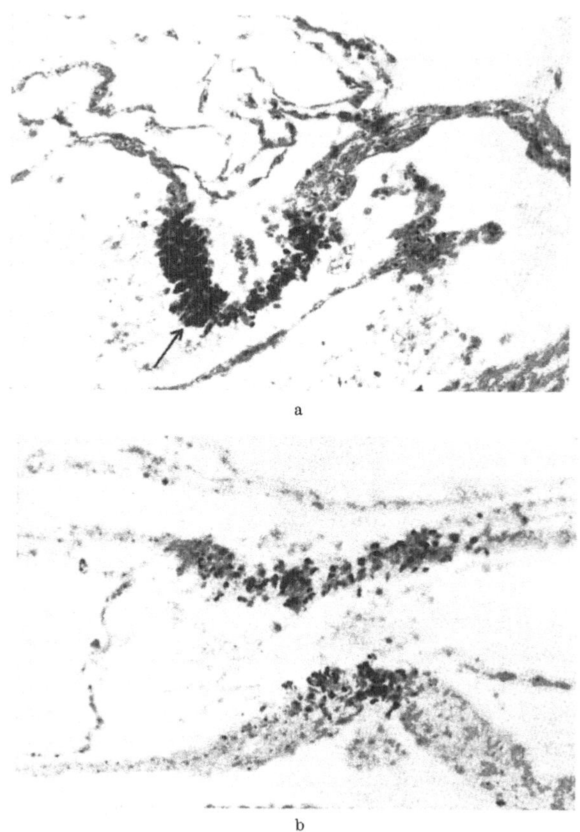

Abb. 66a u. b. Schädigung des Myokards des Hühnchenkeims bei Behandlung ausgepflanzter Keimscheiben (48 Std bebrütet) mit Fluorsalzen. Beachte die Myokardnekrosen (→) im Bereiche des Ohrkanals. Die nekrotischen Partien standen im Moment der Fixation im Begriffe ausgestoßen zu werden (vgl. auch Text)

Endokard über der nekrotischen Stelle aufgelöst ist, so daß die pyknotischen Myokardteile direkt in den Ohrkanal ausgestoßen werden und in das Blut gelangen. Diese Experimente sind deshalb von besonderer Bedeutung, weil sie uns zeigen, daß das Myokard tatsächlich sehr leicht geschädigt werden kann. Leider ist es uns bisher nicht gelungen, derart geschädigte Keimscheiben länger am Leben zu erhalten. Wir müssen aber annehmen, daß es im Verlaufe einer möglichen Weiterentwicklung zu einer Reinigung der Herzwand von den nekrotischen Teilen gekommen wäre. Die weitere Entwicklung des Herzschlauches wäre dann aber mit einem empfindlichen Materialmangel vor sich gegangen; die Menge des zur Verfügung stehenden Materials wäre zu gering gewesen, und es hätten sich verbildete Herzschläuche entwickeln müssen (vgl. Abb. 63d).

Was wissen wir von der „sensiblen Phase“ im Verlaufe der Entwicklung des menschlichen Herzens?

b) Normale Entwicklung des Herzens

Menschliche Embryonen mit 16 Somiten (etwa 26 Tage alt) besitzen ein in Krümmung begriffenes und bereits in mehrere Abschnitte unterteiltes Herzrohr, das rasch in die Länge wächst und S-Form annimmt. Die nach ventral gerichtete Konvexität der Herzschleife entspricht dem Übergang des Ventrikels in den Bulbus arteriosus, der dorsal gelegene Teil dem Vorhof. Die ventrale Abknickung der Herzschleife prägt sich mit zunehmendem Längenwachstum immer stärker aus. Abb. 67 stellt einen ventro-dorsalen Schnitt durch das Herz eines Embryos von etwa 34 Tagen dar. Die Scheidewandbildung ist in vollem Gange: Rechts dorsal ist die durch 2 Klappen verschließbare Mündung des Sinus venosus in den Vorhof zu sehen. Der Vorhof besitzt eine sehr dünne Wand und umgreift mit den beiden Auriculae den angeschnittenen Ventrikel von beiden Seiten her. Das Ostium atrioventriculare ist bereits unterteilt, das Endokardkissen sichtbar. Mit diesem verwachsen ist das ventrale Ende des *Septum primum*, das als halbmondförmige, sagittal gestellte Falte links von der Einmündung des Sinus venosus entsteht. Es wächst von der kranio-caudalen Wand des Atrium commune dessen

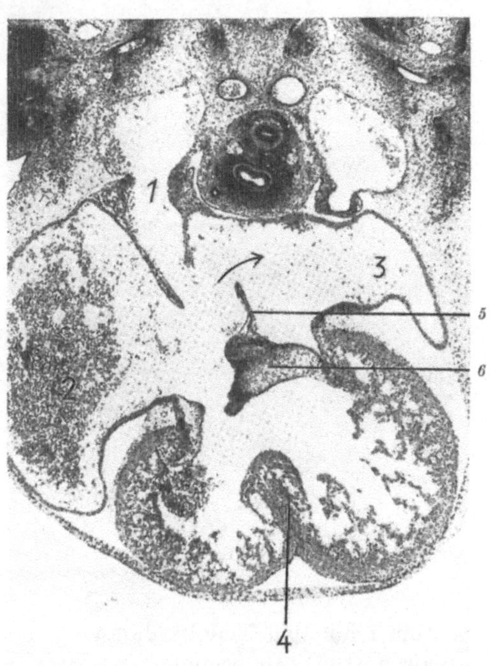

Abb. 67. Herzanlage eines menschlichen Embryos von 34 Tagen, dorsoventraler Schnitt. *1* Sinus venosus mit Sinusklappen; *2* rechtes, *3* linkes Herzohr; *4* Anlage des Septum interventriculare. Pfeil im Ostium II; Septum primum (*5*) mit Endokardkissen (*6*) verwachsen. (Aus TÖNDURY 1957)

kranialer und caudaler Wand entlang gegen das Ostium atrioventriculare commune. Sein unterer freier Rand begrenzt das Ostium I. Noch bevor das freie Ende des Septum I den Ohrkanal erreicht, um dort mit den Endokardkissen zu verschmelzen, entsteht durch Dehiszenz das Ostium II, das den Übertritt des Blutes von rechts nach links garantiert. Das Ostium II ist am 33. Tag angedeutet, die Verschmelzung des

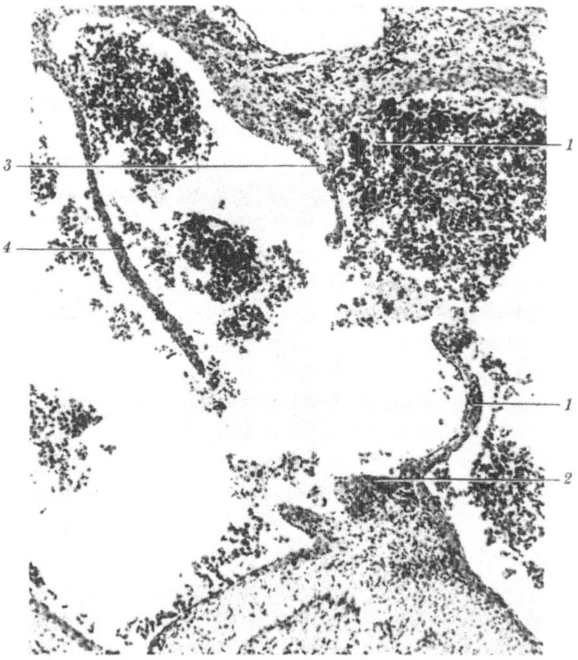

Abb. 68. Ausschnitt aus der Vorhofsanlage eines Embryos von 35 Tagen. Die Anlage des Septum secundum (*2*) ist zu sehen. Es umfaßt das Foramen ovale. *1* Septum primum, darüber Ostium II; *3* linke, *4* rechte Sinusklappe

Septum I mit den Endokardkissen und damit die Aufteilung des Ohrkanals am 35. Tag beendet. Bei dem in Abb. 67 dargestellten Herzen ist dieses Stadium eben erreicht worden, ein Pfeil ist in das Ostium II eingezeichnet. Außerhalb des Ostium II hat das Septum I die Form einer zarten, von Endokard bekleideten Myokardfalte, welche das Atrium commune in das Atrium dextrum und Atrium sinistrum unterteilt. Das *Septum secundum* wird rechts vom Septum I sichtbar (Abb. 68); es umfaßt als Sichel das *Foramen ovale* von der kranio-ventralen Vorhofwand aus. Die beiden Septen liegen ganz nahe beieinander und stehen bereits bei jungen Keimlingen derart, daß ein Verschluß des Foramen ovale jederzeit möglich ist. In Abb. 69 ist das Verhalten bei einem Fetus von etwa 160 Tagen zu sehen. Das sichelförmige Septum secundum ist eine dicke Muskelfalte, welche in die Lichtung des Vorhofes hineinragt und das Foramen ovale umschließt, während das Septum primum eine auffallend dünne Membran ist, welche nur wenige Muskelzellen einschließt und so gestellt ist, daß ein Verschluß des Foramen ovale jederzeit gewährleistet erscheint. Foramen ovale und Ostium II alternieren miteinander. Auf dem in Abb. 67 dargestellten Schnitt ist auch die erste Andeutung des *Septum interventriculare* zu erkennen. Dieses entsteht als eine dicke sichelförmige Muskelfalte bei Embryonen von etwa 33 Tagen am caudalen Rand der Ventrikelschleife des primitiven Herzrohres und wächst in sagittaler Stellung kranialwärts. Es wird zur *Pars muscularis* des endgültigen Ventrikelseptums. Zur vollständigen Trennung der beiden Ventrikel entwickelt sich die *Pars membranacea*, welche dem untersten Abschnitt des *Septum bulbi* entstammt und mit der Pars muscularis verwächst. Sie ist frei von Muskulatur und kann in Abb. 69 als dünner, oberster Abschnitt des fertiggestellten Septums eben noch erkannt werden.

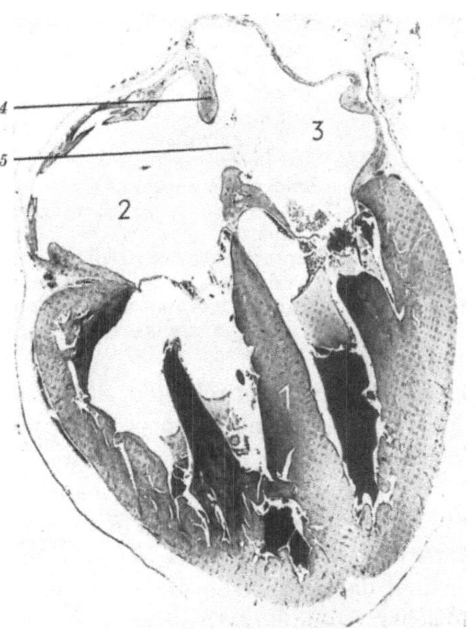

Abb. 69. Herz eines Fetus von 160 Tagen. Septenbildung abgeschlossen. *1* Septum interventriculare; *2* Atrium dextrum; *3* Atrium sinistrum; beachte die dicke, muskulöse Anlage des Septum secundum (*4*), welches das Foramen ovale umfaßt (*5*), und das zarte Septum primum

Die Bildung der Herzsepten beansprucht also nur wenige Tage und ist mit einem erheblichen Wachstum der Muskelwand verbunden. Die wichtigsten Daten sind in Tabelle 18 zusammengestellt.

Gemäß dieser tabellarischen Zusammenstellung muß eine Schädigung die Herzwand vor dem 32. Tag treffen, um die Scheidewandbildung in Vorhof und Ventrikel zu hemmen oder ganz zu unterdrücken. Nach dem 42. Tage sind keine Störungen der Vorhof-, nach dem 46. Tag keine solchen der Ventrikelscheidewandbildung mehr zu erwarten. Wie wir weiter unten anhand von Beobachtungen an Herzen älterer Keimlinge noch zeigen werden, kann aber eine primär ganz normal angelegte Scheidewand sekundär wieder zerstört werden. Primär und sekundär entstandene Defekte der Septierung des Herzens lassen sich im allgemeinen ohne Schwierigkeiten unterscheiden (vgl. S. 138 und Abb. 92).

In Tabelle 17 (S. 111) haben wir unsere Beobachtungen zusammengestellt unter besonderer Berücksichtigung des Alters im Moment des Ausbruchs der Rubeolen bei der Mutter.

Tabelle 18. *Zusammenstellung der wichtigsten Daten der normalen Entwicklung der Herzscheidewände*

Normale Entwicklung	Alter (Tage)	SSL (mm)
Anlage des Septum I	32	3
Verschmelzen des Septum I mit Endokardkissen	35	9
Ostium II angedeutet	33	6,5
Anlage des Septum II	35	9
Anlage des Septum interventriculare	33	6,5
Septum interventriculare vollständig	46	17
Pars membranacea des Septum interventriculare differenziert .	75—80	60

Unter den beobachteten Störungen figurieren fehlendes oder rudimentär gebliebenes Septum secundum 10mal; 2 Feten zeigten ein defektes Septum interventriculare. 8mal fanden wir einen mehr oder weniger massiven Myokardschaden mit subendokardialen, z.T. auch subepikardialen Nekroseherden besonders in der Vorhofwand. Diese Nekrosen waren bei den Feten 915 und 380 besonders massiv und ergriffen das Vorhofseptum in seiner ganzen Ausdehnung. Dieses zeigte Zeichen sekundärer Auflösung, so daß, die Weiterentwicklung vorausgesetzt, eine nicht verschlußfähige breite Verbindung zwischen den beiden Vorhöfen resultiert hätte. Die massiven Nekrosen erklären u.E. auch die abnorm starke Verdünnung der Vorhofwand in den Fällen R.V. und Schi., welche die Erkrankung um 123 bzw. 250 Tage überlebten.

c) Spezielle Untersuchungsergebnisse an mißbildeten Herzen

1. Embryo 625. 17 mm SSL, Alter 60 (46) Tage.

Anamnestische Angaben. Letzte Menses der Mutter: 25. 10. 53. Ausbruch der Rubeolen: 44 Tage post menstruationem (30). Interruptio: 16 Tage nach Ausbruch der Rubeolen.

Die Herzbefunde sind in den Abb. 70—72 zu sehen. Abb. 70 stammt von einem Schnitt durch die Mitte des Ostium II. Von einem Septum II ist keine Spur zu erkennen. Das Septum I entspricht baulich der Norm, d.h. zwischen den Endokardbelägen ist eine dünne Myokardlamelle zu finden, die an beiden Enden des Septums unter leichter Verdickung in die Vorhofwand übergeht. Abb. 71 zeigt die Verhältnisse auf einem weiter caudal durchgelegten Schnitt mit durchgehendem

Septum I, während der Schnitt in Abb. 72 die Einmündung der Vv. pulmonales trifft. An der dorsalen Wand des Vorhofes werden beide Septen vermißt.

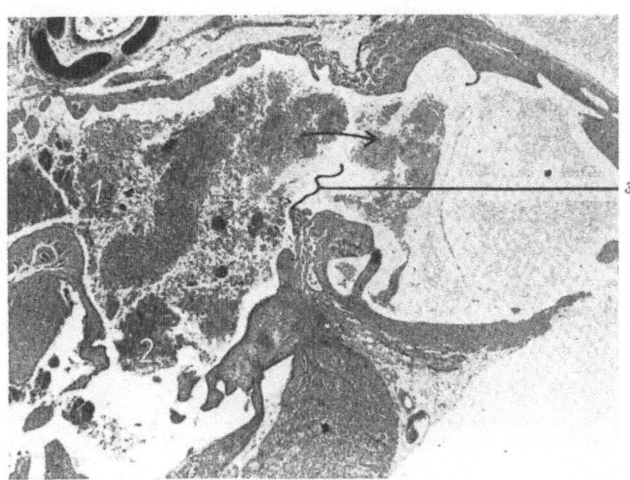

Abb. 70. Schnitt durch die Vorhofsanlage des Embryos 625 (17 mm SSL, 60 Tage post menstr.). *1* Atrium dextrum; *2* Ostium atrio-ventriculare dextrum; *3* Septum primum; Septum secundum *nicht* angelegt — Pfeil im Ostium II

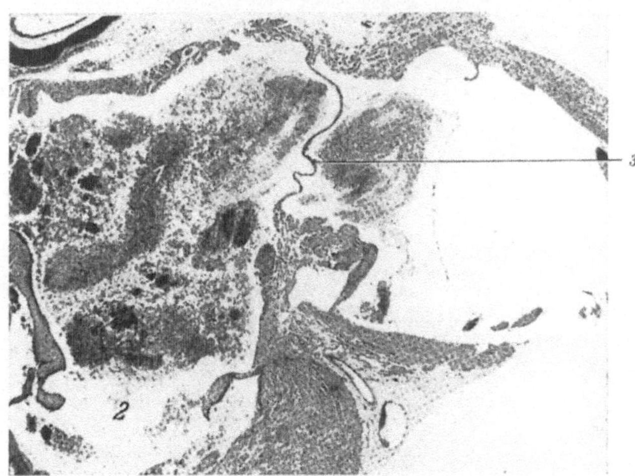

Abb. 71. Dasselbe wie in Abb. 70. Schnitt außerhalb des Ostium II

2. Embryo R. V. 140 mm SSL, Alter 137 (123) Tage.

Anamnestische Daten. Letzte Menses der Mutter: 19. 1. 49. Ausbruch der Rubeolen: 1. 3. 49, d.h., 41 Tage post menstruationem (27). Spontanabort: 5. 6. 49, d.h., 137 Tage post menstruationem (123).

Wie Abb. 73 zeigt, besteht ein ausgedehnter Defekt des Vorhofseptums. Bei Feten von 132 mm SSL (Abb. 74) überragt der Limbus

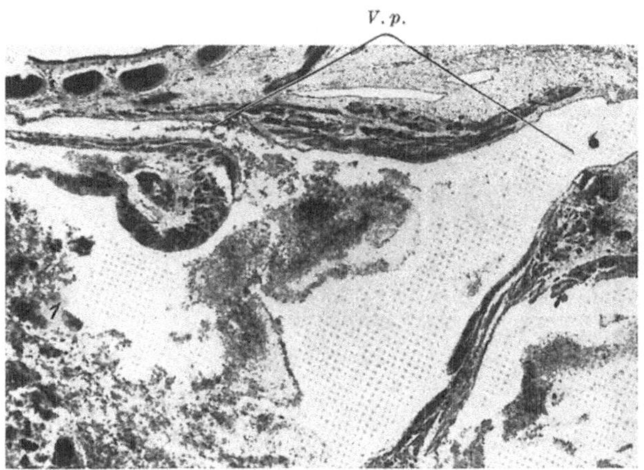

Abb. 72. Dasselbe. Grenzgebiet zwischen den beiden Vorhöfen des Embryos. Auffallend ist die starke Auflockerung des Myokard und das vollständige Fehlen von Vorhofsepten. Vv. pulmonales (*V. p.*)

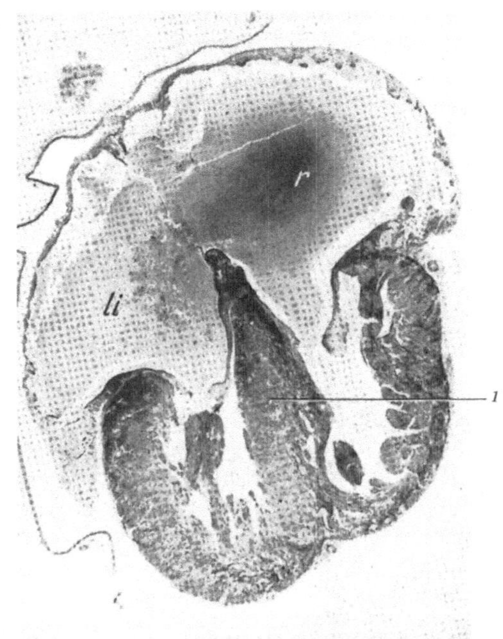

Abb. 73. Dorsoventraler Schnitt durch das Herz des Fetus R. V. (140 mm SSL). Der Vorhof (*li-r*) erscheint wie ein großer, dünnwandiger Sack mit kaum angedeuteter Unterteilung. Funktionell: Cor triloculare biventriculatum. Sehr auffallend ist die extrem dünne Wand des Vorhofsackes. *1* Septum interventriculare

foraminis ovalis (Septum II) den freien Rand des Septum I (Valvula foraminis ovalis), so daß das Foramen ovale verschlußfähig ist. Die beiden Vorhöfe des Herzens von Embryo R. V. erscheinen dagegen als großer, sehr dünnwandiger Sack, der nur andeutungsweise von einem dünnen Septum im dorsocaudalen Bereich unterteilt ist. Es handelt sich dabei um das hauchdünne Septum I, das an mehreren Stellen eingerissen ist. Das Septum II hingegen fehlt vollständig. Nur im kranialen Teil des Atrium commune — und um ein solches handelt es sich hier —, links der Valvula v. cavae inferioris läßt sich eine kleine rudimentäre

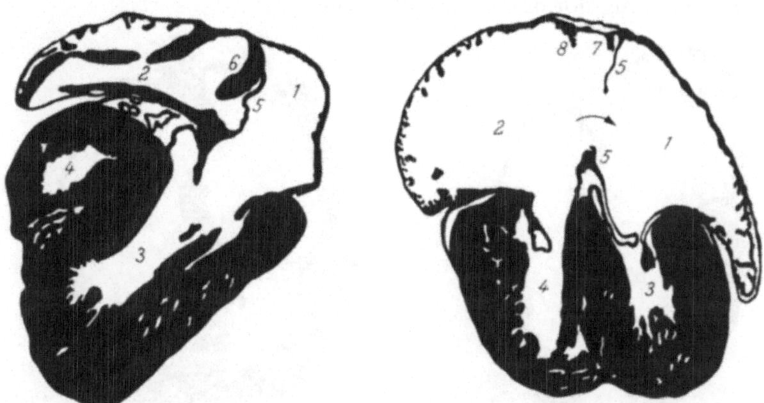

Abb. 74. Gegenüberstellung. Herz von E. R. V. (140 mm SSL) und normales Vergleichsherz (links) mit verschlußfähigem Foramen ovale (132 mm SSL). *1* linker, *2* rechter Vorhof; *3* linker, *4* rechter Ventrikel; *5* Septum I; *6* Septum II; *7* Valvula venosa sinistra; *8* Valvula venosa dextra

Anlage des Septum II erkennen. Die enorme Größe des Vorhofes und besonders der beiden Auriculae muß wohl auf eine schwere vorausgegangene Schädigung der ganzen Vorhofswand zurückgeführt werden (vgl. weiter unten).

3. Kind Schi. 32 cm, 800 g.

Anamnestische Angaben. Letzte Menses der Mutter: 18. 4. 49. Ausbruch der Rubeolen: 30. 5. 49, d. h. 42 (28) Tage post menstruationem. Spontangeburt: 7. 1. 50.

Das Kind Schi. ist der einzige Fetus in unserer Sammlung, der das Greggsche Syndrom zeigt (vgl. auch unter Schädigungen des Labyrinthes und der Zähne). Daneben besteht eine schwere Hypotrophie (800 g, 32 cm!).

Das Herz ist normal konfiguriert, der Ductus Botalli noch offen. Auch die Größe des Herzens entspricht etwa normalen Verhältnissen. Erst die Durchsicht der Schnittserie und der Vergleich mit einer solchen eines normalen Herzens (Abb. 75b) zeigt, daß die Dicke der Vorhofmuskulatur im Verhältnis zur Größe des Herzens nur etwa die Hälfte der Norm beträgt. Sie erreicht nirgends mehr als einen Durchmesser von 3 mm.

Die Verhältnisse im Vorhof (Abb. 75a) sind folgende: Das Foramen ovale ist nicht verschlußfähig, d.h. das Septum II ist nicht so weit vorgewachsen, daß es das Septum I zu erreichen und damit das Ostium II zu überlagern vermag. Die vorhandene Lücke ist 0,8 mm hoch und 1,5 mm tief. Die Dicke des Septum II beträgt 0,5 mm und im Gebiet des Limbus bis 1 mm (normal 2 mm). Das Septum I ist zwar eine äußerst dünne Membran von 0,15 mm, entspricht aber in bezug auf seine Ausdehnung normalen Verhältnissen.

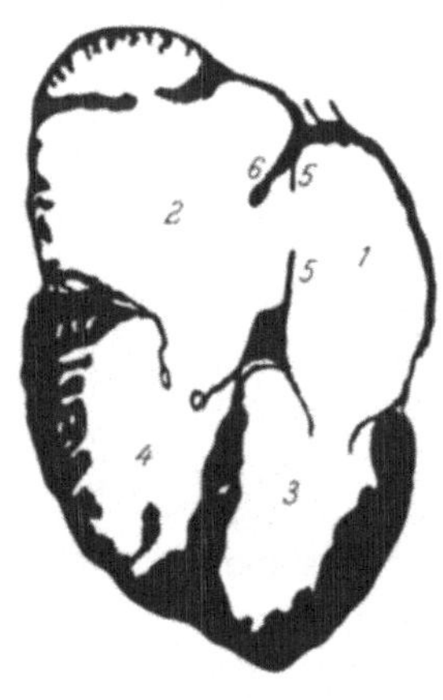

a

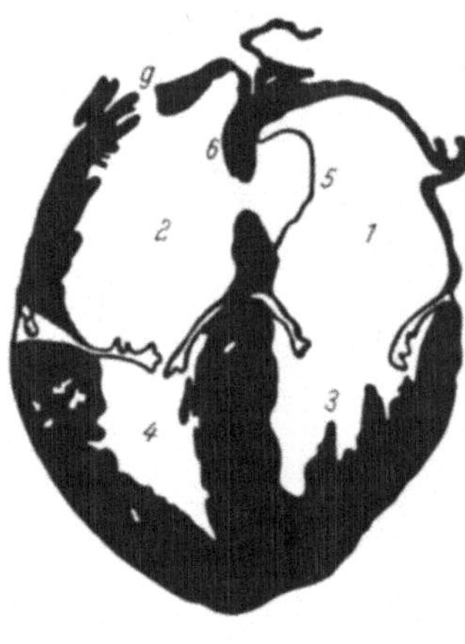

b

Abb. 75. a Dorso-ventraler Schnitt durch das Herz des Kindes Schi. Wachstumsrückstand des Septum II, Verschlußunfähigkeit des Foramen ovale. Dünnes Myokard (Abb. 74). b Normales Vergleichsherz eines Neugeborenen. Bezeichnungen wie in Abb. 75a (*g* Artefakt)

4. Embryo 1147. 24 mm SSL. Alter 66 (52) Tage.

Anamnestische Daten. Letzte Menses der Mutter: 8. 6. 58. Ausbruch der Rubeolen: 53 (39) Tage post menstruationem. Interruptio: 13 Tage nach Ausbruch der Röteln.

Embryo 1147 weist Blutungen in die Skeletmuskulatur auf und Linsen, deren zentrale Fasern gebläht sind, teils die Kontur verloren haben und viele eosinophile Tropfen enthalten. Nur die Äquatorregion ist normal. Diese Befunde stimmen mit dem Bild der frühzeitigen Linsenschädigung bei Embryopathia rubeolica gut überein (vgl. S. 43ff. und Abb. 17). Aus der sagittalen Schnittserie sind 3 typische Schnitte des Herzens ausgewählt worden. In Abb. 76a ist ein Schnitt durch die beiden Ventrikel, die Aorta und einen Teil des linken Vorhofes zu sehen. Das auffälligste Merkmal dieses Herzens ist die stark aufgelockerte Muskulatur, in der verschiedene Inseln nekrotischen Gewebes eingelagert sind. Das Septum interventriculare läßt ebenfalls die ihm eigene dichte

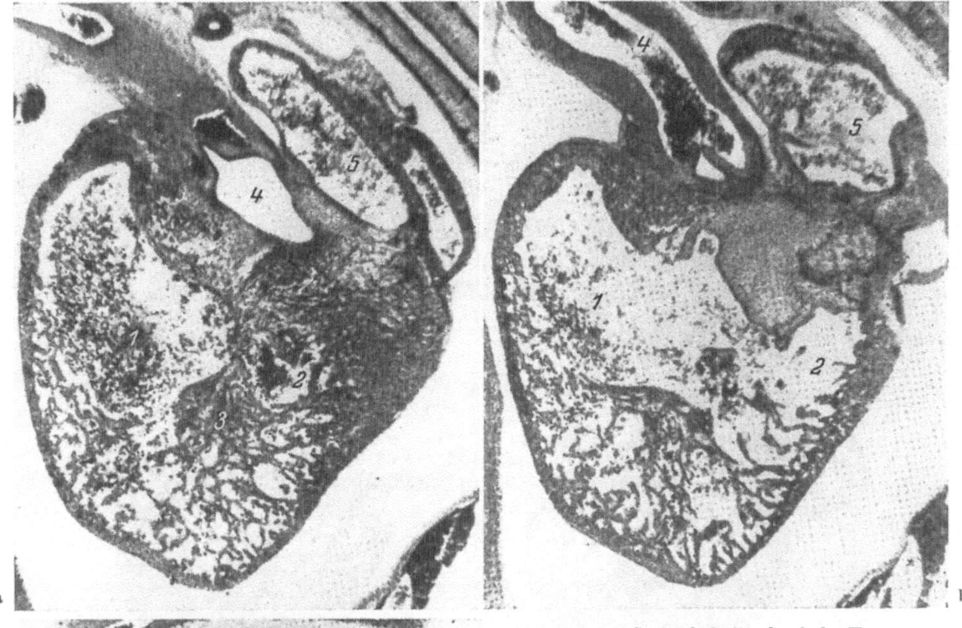

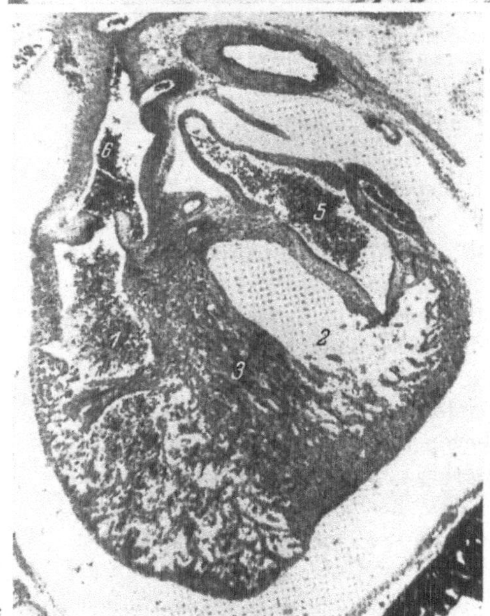

Abb. 76 a—c. Sagittalschnitte durch das Herz des Keimlings 1147 (24 mm SSL). Beachte die Auflockerung des Myokards und das Fehlen des Septum interventriculare. *1* rechter, *2* linker Ventrikel; *3* Septum interventriculare (fehlt auf Abb. 76b); *4* Aorta ascendens; *5* Vorhof; *6* Truncus pulmonalis. Nekrotische Myokardpartien erscheinen auf dem Bilde dunkel

Struktur vermissen; es läuft nach oben spitz aus und ist schon in den folgenden Schnitten aufgelöst, so daß die beiden Ventrikel miteinander kommunizieren. Dieses Foramen interventriculare erweitert sich mehr und mehr zu einer breiten Verbindungsöffnung zwischen den beiden Kammern, wie sie sich nur bei Herzen findet, deren Septum interventriculare frühzeitig in seinem Wachstum arretiert wurde. In Abb. 76b ist diese Situation dargestellt. Ein wenig prominenter Muskelwulst am Boden der beiden Ventrikel entspricht dem Septumrudiment. Im übrigen ist auch auf diesem Schnitt eine allgemeine Auflockerung des Myokards charakteristisch. Wieder finden sich Nekroseherde in der Nähe der Abgangsstelle des Truncus pulmonalis und in der Vorhofwand. In Abb. 76c schließlich ist ein Schnitt wiedergegeben, der durch die lateralen Teile des Septum interventriculare gelegt wurde und wiederum die starke Verdünnung und Auflockerung der Ventrikelwand erkennen läßt. — Die Durchsicht der Schnittserie hat außerdem das Bestehen eines nur rudimentären Septum II zutage gefördert.

5. Embryo K. M. 21 mm SSL, Alter 68 (54) Tage.

Anamnestische Daten. Letzte Menses der Mutter: 21. 2. 49. Ausbruch der Röteln: 13. 4. 49, also 51 Tage post menstruationem (37). Interruptio: 30. 4. 49, 17 Tage post eruptionem.

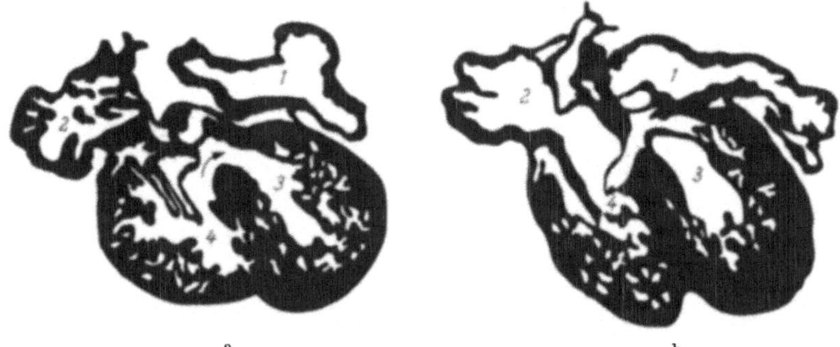

Abb. 77. a Herz des Embryos K. M., 21 mm SSL. Defekt im Septum interventriculare. Pfeil im Foramen supraseptale. b Normales Vergleichsherz (Embryo von 19 mm SSL). Bezeichnungen wie in Abb. 74

Embryo K. M. soll als weiteres Beispiel für die bei den Feten gefundenen Schädigungen am Herzen beschrieben werden. Betreffs Linsenveränderungen verweise ich auf S. 45 und Abb. 17a. Am Herzen fällt ein relativ großer Defekt des Septum interventriculare auf. Die Anlage der Pars membranacea fehlt vollständig (Abb. 77a); beide Ventrikel kommunizieren über den freien Rand der Pars muscularis hinweg. Der Defekt weist eine Größe von etwa 120 μ in kranio-caudaler und 200 μ in dorsoventraler Richtung auf. Unter normalen Verhältnissen ist das Septum interventriculare spätestens bei Embryonen von 17 mm SSL vollständig, was uns die Durchsicht von Schnittserien von Embryonen von 18,4 und 19 mm SSL bestätigt haben (Abb. 77b). Es handelt sich hier um eine Wachstumshemmung der Pars muscularis des Septum, die sich klinisch als *Maladie de Roger* manifestiert hätte, aber einen geringeren Grad als bei Embryo 1147 erreicht hat. Die Muskulatur des Herzens von Embryo K. M. scheint ganz allgemein in besserem Zustand zu sein als diejenige von Embryo 1147.

Die Verhältnisse im Vorhof des Embryos K. M. entsprechen der Norm Das Septum I ist in seinem Ursprungsgebiet von der Vorhofwand gelöst, die Anlage des Septum II sichtbar. Das Foramen ovale ist aber noch nicht verschlußfähig, der Ductus Botalli normal angelegt. Mikroskopisch lassen sich keine pathologischen Veränderungen am Myokard feststellen.

Wiederholt haben wir auf *Nekrosen innerhalb des Myokards* hingewiesen. Diese kommen in verschiedenem Ausmaß und in variabler Ausdehnung vor, können aber auch fehlen. Unter den 18 Feten mit Störungen der Scheidewandbildung des Herzens haben wir sie in 8 Fällen nachweisen können. Die Nekroseherde verteilen sich nicht gleichmäßig

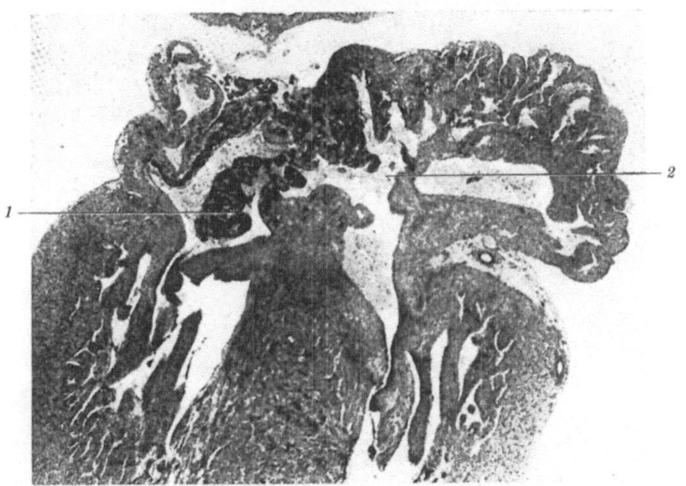

Abb. 78. Herz des Fetus 915. Übersicht. Nekrotisches Myokard vor allem in der Vorhofwand, abgestoßene Partien im linken Vorhof (*1*). *2* rechter Vorhof

über das ganze Myokard, sondern konzentrieren sich meistens auf die Vorhofwand, wobei das Gebiet der Scheidewand besonders häufig betroffen ist; aber auch die Muskulatur der Ventrikelwand kann diese Veränderungen in wechselndem Ausmaß zeigen. Anhand von 2 Fällen wollen wir die wichtigsten Befunde beschreiben.

1. Embryo 915. 77 (63) Tage alt.

Anamnestische Daten. Letzte Menses der Mutter: 1. 3. 56. Ausbruch der Rubeolen: 26. 4. 56, d.h. 56 Tage post menstruationem (42). Interruptio: 15. 5. 56, d.h. 21 Tage nach Ausbruch der Rubeolen.

Leider war der Fetus stark zerstückelt, so daß z.B. das Gehirn nicht verwertet werden konnte. Ein Auge und das Herz wurden eingebettet und in Schnittserien zerlegt.

In Abb. 78 ist die allgemeine Situation an diesem Herzen sehr gut zu übersehen. Die Abbildung zeigt beide Vorhöfe und die Verbindung mit den zugehörigen Ventrikeln. Ein eosinophiler, hyaliner Gewebeklumpen, der von vielen Zellkernen durchsetzt ist, füllt einen Teil des linken Vorhofes; ein etwas kleinerer Klumpen liegt genau im Foramen interatriorum. Die Vorhofwand enthält viel nekrotisches Muskelgewebe, das sich in Abb. 78 durch seine dunkle Färbung sehr scharf von der Umgebung abhebt.

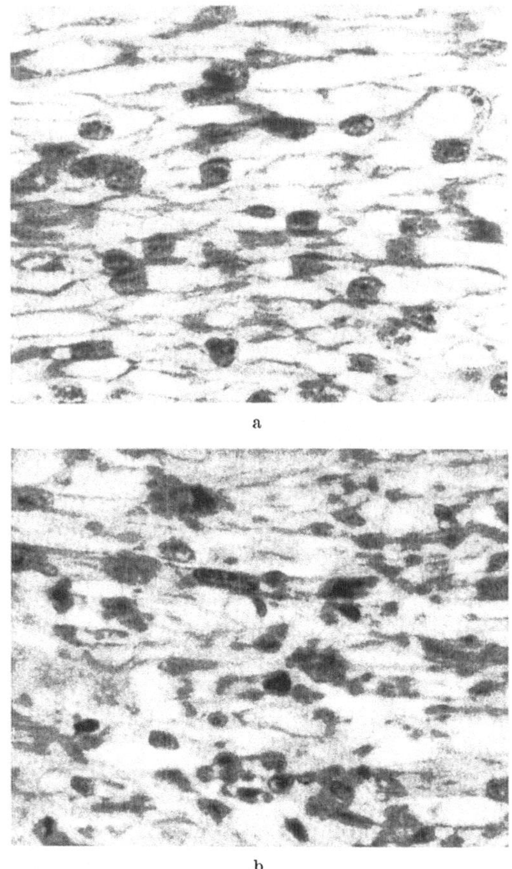

Abb. 79a—d. Normales Myokard (a) und verschiedene Stadien der Nekrobiose (b—d). Vgl. erläuternden Text

Um das Bild der Nekrose besser zu verstehen, sind in Abb. 79 Ausschnitte aus dem Myokard von Embryo 915 einander gegenübergestellt. Abb. 79a zeigt das Verhalten normaler Herzmuskelfasern dieses Entwicklungsalters: Die einzelne Faser enthält einen zentralen Zellkern von eher lockerem Bau und mit mehreren Nucleolen, der von einem ungefärbt bleibenden Plasmahof umgeben ist; die noch wenig zahlreichen Myofibrillen sind randständig, lassen aber bereits eine Querstreifung erkennen. Der Zellkernschrumpfung geht häufig ein bläschenförmiges

Stadium voraus. In Abb. 79b und c sind solche geblähten, kaum angefärbten Zellkerne zu sehen, daneben aber auch Kerne, die hyperchromatisch und deutlich von normalen zu unterscheiden sind. Das Sarkoplasma verdichtet sich und wird zunehmend eosinophil. Die Abb. 79c und d zeigen nekrotische Muskelfasern: Die pyknotischen Zellkerne

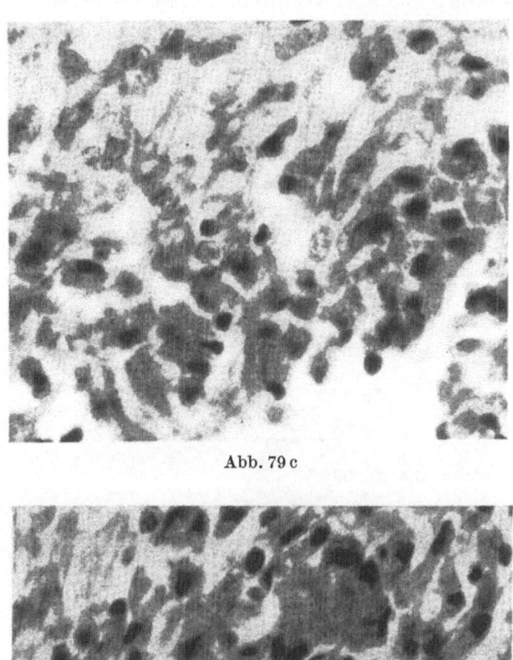

Abb. 79c

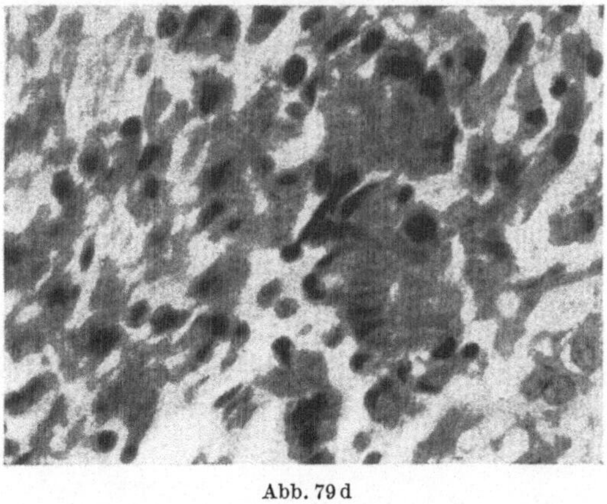

Abb. 79d

sind rund, länglich oder von bizarrer Form, das Sarkoplasma sieht wie gekocht aus; die Konturen lösen sich auf, so daß häufig mehrere nekrotische Fasern zu einer zusammenhängenden Masse verschmelzen, in welcher noch Zellkerne sichtbar sein können (Abb. 79d). Bereits in diesem Zusammenhang muß betont werden, daß sich diese nekrobiotischen Prozesse ohne Reaktion der Umgebung abspielen. Der Keimling ist in diesem Alter noch nicht zur entzündlichen Reaktion befähigt.

Die nekrotischen Wandbestandteile werden, sofern sie subendokardial liegen, nach Ablösung des Endokards in das Blut abgestoßen und gelangen damit in den Kreislauf, durch welchen sie in andere Organe verschleppt werden. In Abb. 80 sind die in den linken Vorhof abgestoßenen Myokardpartien bei stärkerer Vergrößerung wiedergegeben. Man erkennt deutlich die dunkel gefärbten kompakten Zellkerne, welche regellos im verklumpten, intensiv gefärbten Sarkoplasma eingelagert sind. Auffallend sind Zellkerne, die an Spermien erinnern: Sie besitzen einen

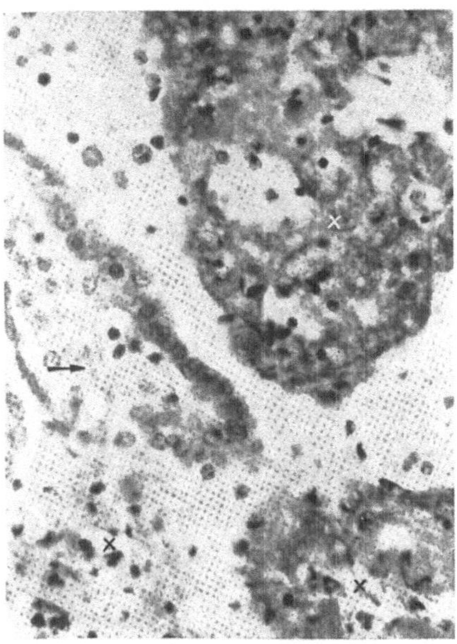

Abb. 80. Abgestoßenes, nekrotisches Myokard (×), das frei im Herzblut liegt, Pfeil weist auf Vorhofseptum. Beachte die Reaktion des Endokards

runden, hyperchromatischen Kopf, der in einen langen, häufig sehr feinen schwanzartigen Faden übergeht. Die Bedeutung derartiger Bilder ist uns vollständig unbekannt; handelt es sich nur um bizarr verformte, pyknotische Zellkerne oder um Kerne besonderer Zellelemente?

Wie bereits erwähnt wurde, können nekrotische Myokardteile in die Blutbahn abgestoßen und weiter in das Arteriensystem verschleppt werden. Es kommt also zu arteriellen Embolien, wie wir sie in Ästen der Coronararterien und in solchen anderer Organe vorgefunden haben. In Abb. 81 sind 2 Beispiele dafür reproduziert. In beiden Arterien füllt das verschleppte Myokard die Lichtung ganz aus, und man kann sich leicht vorstellen, daß es durch solche Embolien zum Abriegeln der arteriellen Blutzufuhr kommt; damit kann die Möglichkeit einer schweren sekundären Läsion, die von der Embryopathie unabhängig ist, nicht ausgeschlossen werden. Die Schwangerschaft wurde in einem zu frühen Zeitpunkt unterbrochen, zu früh jedenfalls, um Organschädigungen finden zu können. Die einzige Veränderung, die wir finden konnten,

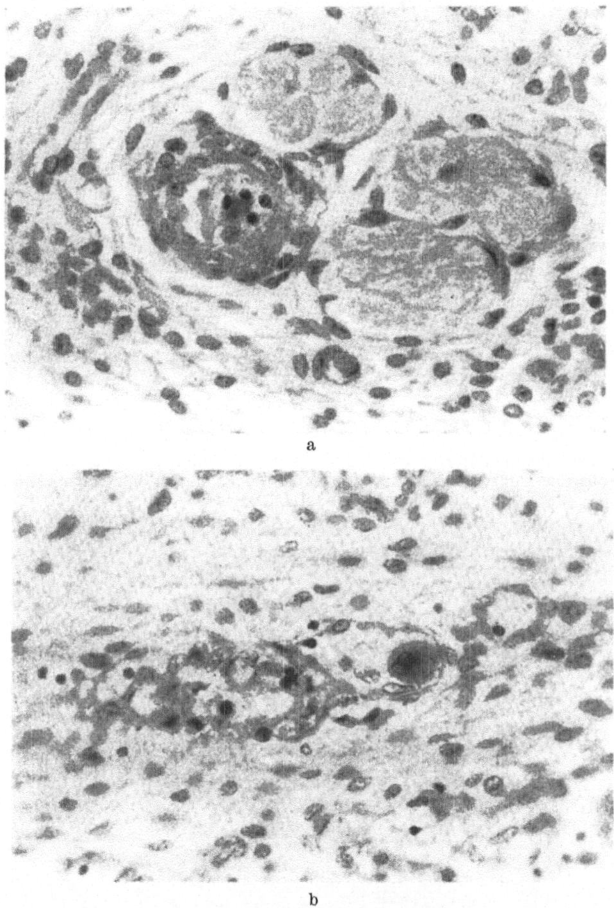

Abb. 81a u. b. Arterielle Embolie von nekrotischen Myokardpartien. a Kleine Arterie, umgeben von 3 Nervenfaserbündeln. b Kleine Arterien mit Embolus (rechts), mit Riesenzelle in der Mitte

waren Ansammlungen zahlreicher Pyknosen im interstitiellen Bindegewebe verschiedener Muskeln und Alterationen der Skeletmuskelfasern selbst. Wir verweisen auf S. 142, wo eine eingehendere Beschreibung und Illustration zu finden sind.

Auf den folgenden Bildern möchten wir noch einige interessante Ausschnitte aus der Vorhofwand des Fetus 915 wiedergeben. Die Entnahmestellen sind in Abb. 82 eingetragen.

Abb. 83 ist eine stärkere Vergrößerung der Scheidewandpartien der Vorhöfe. Ihre Wand ist etwas zusammengedrängt, so daß das

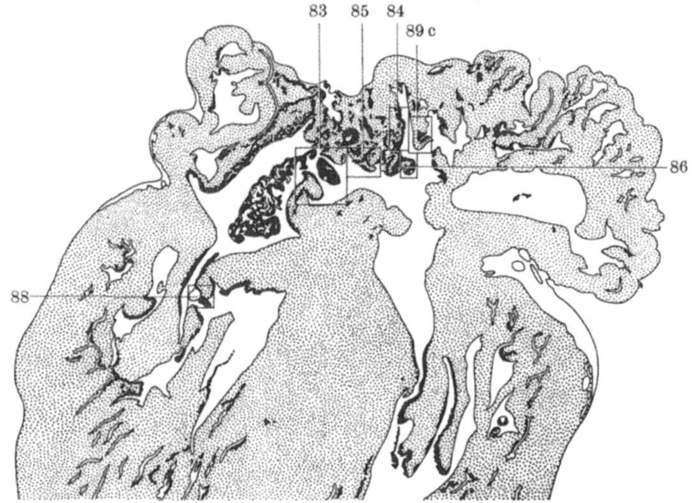

Abb. 82. Ausschnitt aus dem Herzen des Keimlings 915 mit Eintragung der Ausschnitte, die bei stärkerer Vergrößerung aufgenommen wurden und in den folgenden Abbildungen reproduziert sind. Nekrotische Partien schwarz

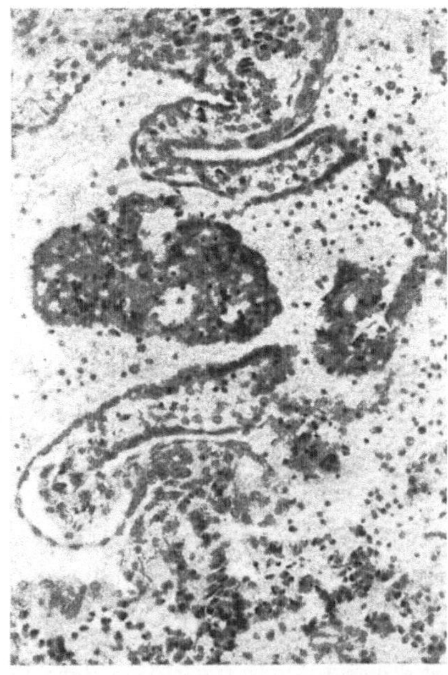

Abb. 83. Gebiet im Bereiche des Septum primum atrii. Beachte das veränderte Endokard, die dunkeln nekrotischen Muskelzellen und die im Blut flottierenden Myokardpartien

Septum I wie gestaucht aussieht. Sein Endokardüberzug ist gegenüber der Norm verändert, die Zellkerne haben sich abgerundet und sind vermehrt, eine Reaktion, wie sie in Abb. 89 noch deutlicher zu sehen ist. Das Myokard zeigt an einzelnen Stellen Anzeichen pyknotischer Zellschrumpfung. Im Ostium II ist ein kleiner abgestoßener Myokardklumpen eingezwängt. Vom Septum II ist nur eine Andeutung zu erkennen; es ist abnormal kurz geblieben und nicht in der Lage, das Ostium II zu verschließen.

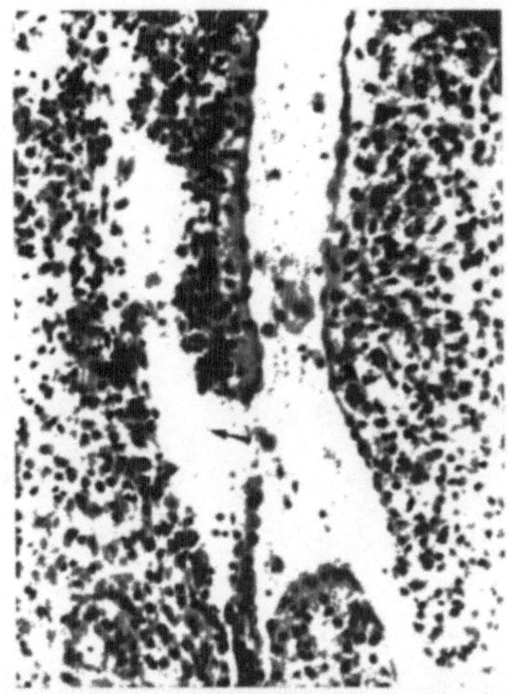

Abb. 84. Ausschnitt aus der Wand des rechten Vorhofes. Einbruch in die Herzwand nach Zerstörung des Endokards (→). Nekrotische Myokardteile mit pyknotischen Kernen

In Abb. 84 ist ein Abschnitt der dorsalen Wand des rechten Vorhofes abgebildet. An einer Stelle (Pfeil) ist das Endokard unterbrochen, das Blut unterspült die nekrotische Wandpartie, die sich in voller Auflösung befindet. Dies ist bei stärkerer Vergrößerung auf Ausschnitten aus der Vorhofscheidewand noch besser zu sehen (Abb. 85). Das Endokard hat seine Struktur verändert. Nicht nur kam es zu einer Abrundung der normalerweise länglichen Zellkerne, diese haben sich zudem vermehrt und liegen z.T. dicht beisammen; die Zellgrenzen sind verschwunden, so daß wir von einer syncytialen Umwandlung des Endothels sprechen müssen (vgl. unten). Rechts im Bilde fehlt der Endokardüberzug. Das nekrotische Myokard ist direkt dem Blutstrom ausgesetzt und hat sich abzulösen begonnen. Auf diese Weise können Muskelbalken aufgelöst und Scheidewände sekundär zerstört werden. Ich verweise auf Abb. 86, welche einen Abschnitt der Vorhofscheidewand einer andern Stelle des Herzens wiedergibt: Links im Bilde ist der kontinuierliche, aber veränderte Endokardüberzug erhalten, während dieser rechts vollständig fehlt. Auch hier sind nekrotische Teile in Abschilferung begriffen.

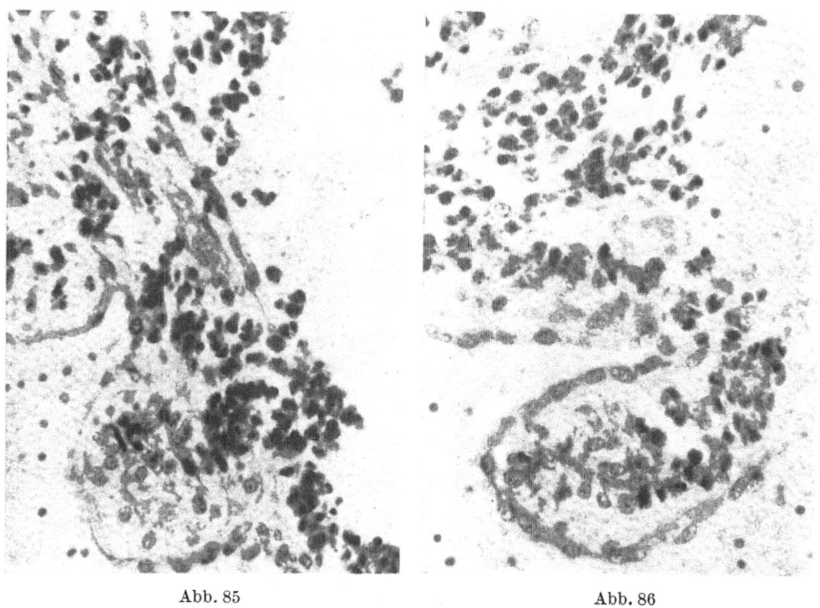

Abb. 85 Abb. 86

Abb. 85. Gebiet des Vorhofseptums; rechts fehlt das Endokard. Nekrotische Myokardteile waren im Begriffe abgestoßen zu werden. Normale, längsgetroffene Muskelfasern zu sehen

Abb. 86. Freier Rand des Septum primum, rechts fehlt das Endokard, links ist es umgewandelt und bildet einen einschichtigen Überzug, die Zellgrenzen fehlen, beachte auch hier nekrotisches Myokard in Auflösung

Man kann sich leicht vorstellen, daß es bei Fortschreiten dieses Prozesses zur vollständigen Zerstörung der Scheidewand kommen würde. Daß sich solche Zerstörungsprozesse auch im Kammerbereich abspielen, zeigen schließlich Abb. 87 und 88, die ohne lange Kommentare für sich selber sprechen.

Von besonderem Interesse sind die sich im Verlaufe der Myokardschädigung abspielenden *Vorgänge am Endokard* (Abb. 89a—c). Wie bereits erwähnt, verliert dieses seine charakteristische Struktur, indem sich seine Zellkerne abrunden, sich vermehren und die Zellgrenzen verschwinden, so daß an Stelle eines einfachen Endothels ein Syncytium tritt. Wie Abb. 89a und b zeigen, können die Endothelzellen durch Vacuolenbildung zu rundlichen Elementen anschwellen. In den Vacuolen

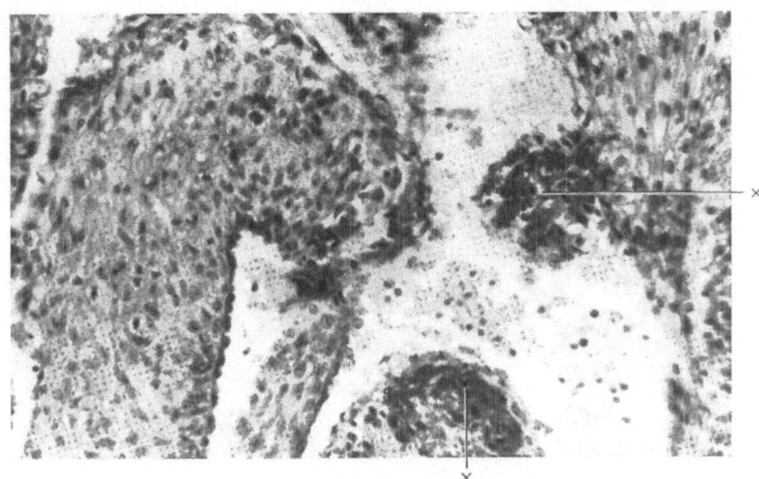

Abb. 87. Myokardnekrose (×) an Muskelbalken des linken Ventrikels. Beachte das veränderte, z.T. fehlende Endokard

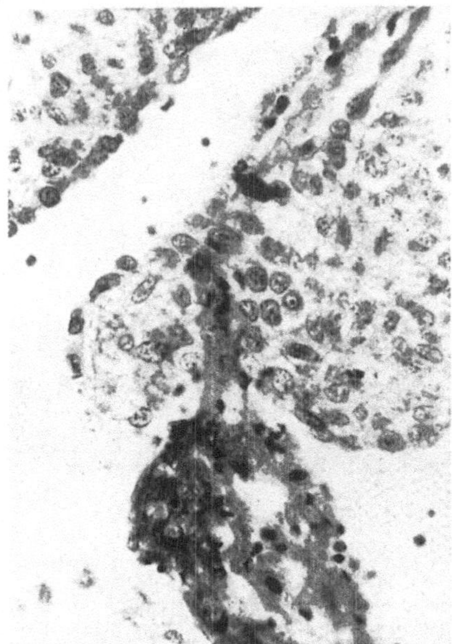

Abb. 88. In Abstoßung begriffener, nekrotischer Myokardteil. Abnormes Endokard

sind oft Einschlüsse sichtbar. In Abb. 89c sind alle Prozesse nebeneinander zu erkennen, nämlich Myokardnekrose, syncytiale Umwandlung, Abgestoßen- und Weggeschwemmtwerden des Endokards.

Was geschieht mit dem abgestoßenen Endokard und welche Bedeutung kommt seiner syncytialen Umwandlung zu? Nach Beobachtungen am Epikard glauben wir annehmen zu müssen, daß sich aus dem

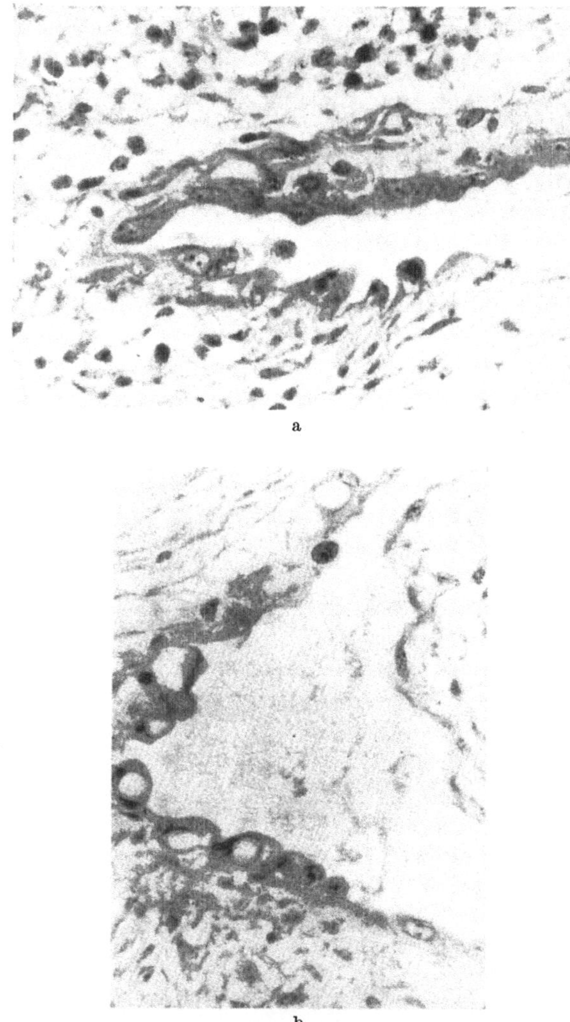

Abb. 89a—c. Ausschnitte aus dem rechten Vorhof. Beachte die Umwandlung des Endokards mit Vermehrung und Abrundung der Zellkerne und Verlust der Zellgrenzen. Weitere Einzelheiten im Text

syncytial umgewandelten Endokard Riesenzellen bilden können. In Abb. 90 ist zu sehen, daß sich das Epikard vom darunterliegenden, nekrotischen Myokard abgehoben hat. Die abgelösten Teile bilden eine

Art Riesenzelle. Im allgemeinen erreichen diese nicht die Größe des in der Abbildung reproduzierten Beispiels. Immer besitzen sie aber

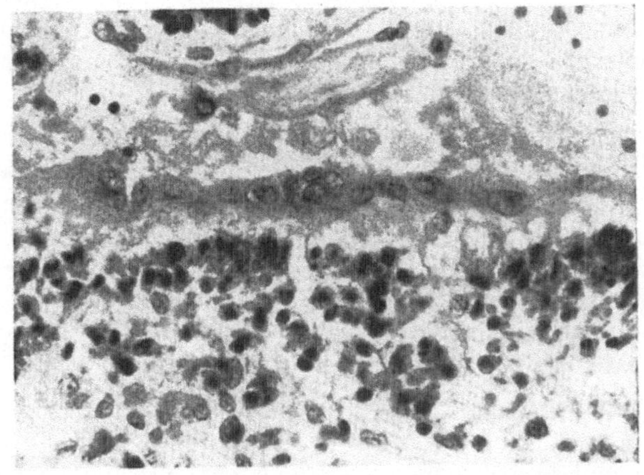

Abb. 89 c

ein eosinophiles Cytoplasma, das gelegentlich schaumigen Charakter annimmt und mehrere Zellkerne einschließt. In Abb. 91 sind einige Exemplare zu sehen, welche auf dem Blutwege in das meningeale Binde-

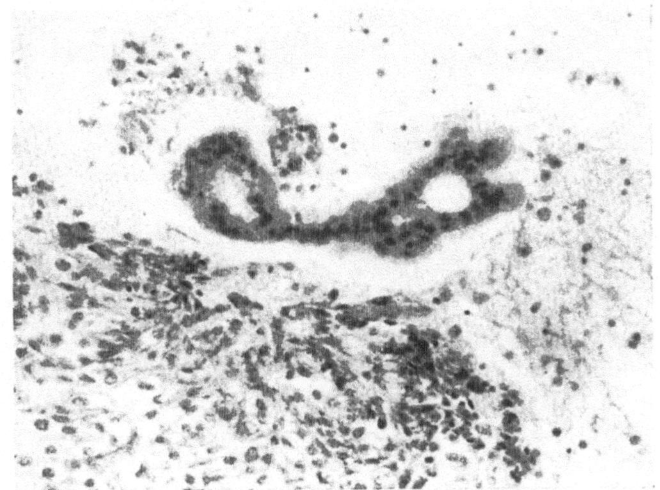

Abb. 90. Veränderung am Epikard, das sich in toto abgehoben hat. Starke Vermehrung der Zellkerne, Verlust der Zellgrenzen. Nekrotisches Myokard

gewebe verschleppt worden waren. An ihrer Oberfläche kann sich ein Bürstensaum ausbilden (Abb. 145 d); dieser weist auf ihre Phagocytosetätigkeit hin. Tatsächlich konnten wir zahlreiche Zellen mit Einschlüssen im Cytoplasma und mit gut ausgebildetem Bürstensaum an der Oberfläche finden (Abb. 143). Da wir auch in andern Fällen, z.B. bei Feten, die durch das Influenza-Virus geschädigt worden waren, Riesenzellbildung angetroffen haben, wollen wir in einem besonderen Abschnitt über Riesenzellbildung und ihre Bedeutung für den Abwehrprozeß zusammenfassend abhandeln (vgl. S. 272).

Wie wir weiter oben angedeutet haben, können ursprünglich normal angelegte Herzstrukturen auf dem Wege über Myokardnekrosen sekundär wieder zerstört werden. Zur Ergänzung des Ausgeführten erwähne ich noch kurz die Befunde am Herzen von Embryo 380.

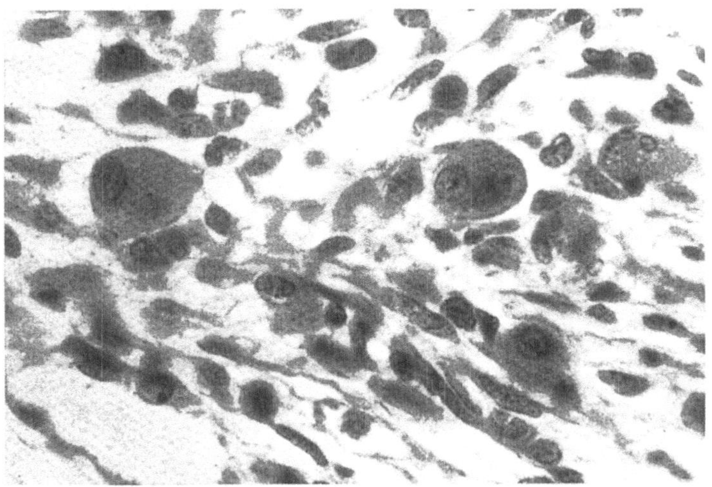

Abb. 91. Riesenzellen mit Saum im submeningealen Bindegewebe

2. Embryo 380. 60 mm SSL, Alter 83 Tage post menstr. (69).

Anamnestische Daten. Letzte Menses: 22. 5. 52. Ausbruch der Rubeolen: 54 (40) Tage post menstruationem. Interruptio: 29 Tage nach Ausbruch der Rubeolen.

Formbildung und Septierung des Herzens scheinen sich ganz normal abgespielt zu haben. Zur Zeit des Manifestwerdens der Rubeolen bei der Mutter war die Aufteilung des Atriums abgeschlossen. Bei 40 Tage alten Embryonen ist der Verschluß der beiden Vorhöfe noch nicht möglich, da das Septum secundum noch zu kurz ist und erst in den folgenden Tagen seine adäquate Größe erreicht. Wir beschränken uns auf die Wiedergabe der septalen Teile des Vorhofes: Abb. 92a zeigt das Septum I und das rechts davon gelegene Septum II; beide umschließen zahlreiche nekrotische Muskelfasern, besitzen aber noch einen geschlossenen Endokardüberzug. Bei stärkerer Vergrößerung (Abb. 92b und c) kann man bemerken, daß sich das Septum I in voller Auflösung befindet. Die Muskelzellen sind nekrotisch und durch Ödembildung auseinandergedrängt. An einer Stelle fehlt das Endokard (Abb. 93). Auch an diesem

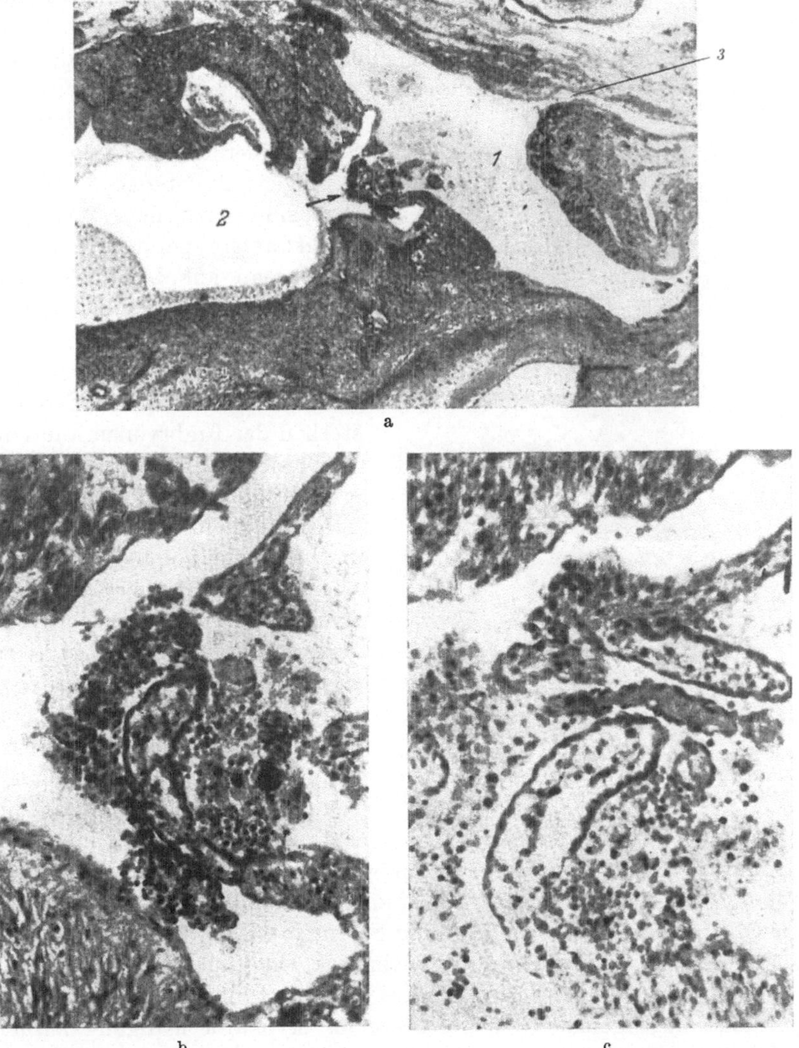

Abb. 92. a Ausschnitt aus dem Herzen des Fetus 380, 60 mm SSL. Subendokardiale Nekrosen (dunkel) in der Vorhofwand. Auflösungsvorgänge am Septum (→). *1* linker, *2* rechter Vorhof; *3* V. pulmonalis sinistra. b Septumbereich stärker vergrößert. c Andere in Auflösung begriffene Partie des Septum I

Herzen konnten die bereits für Embryo 915 beschriebenen Veränderungen mit Riesenzellbildung am Endokard gefunden werden.

Bei der Durchsicht der weiteren Herzschnittserien mit Myokardschaden haben wir immer wieder die gleiche Lokalisation der Nekrosen gefunden. Diese waren aber in keinem andern Fall derart massiv wie bei Embryo 915 und Embryo 380. Im einfachsten Falle fanden wir nur eine subendokardiale Blutung (Abb. 94), die das ganze Septum I durchsetzte. Regelmäßig konnten wir auch die beschriebene Endokardreaktion nachweisen, und zwar besonders an Stellen mit subendokardialen Nekrosen. Eine Reaktion im Sinne einer Entzündung fehlte durchgehend. Feten des 3.—4. Monats sind dazu noch nicht befähigt; auch reparative Vorgänge sucht man auf dieser Entwicklungsstufe vergeblich. Die Folgen sind für die geschädigten Keimlinge als sehr ernst zu bezeichnen. Die Statistik rechnet mit dem Absterben der Embryonen, die eine Embryopathia rubeolica in den ersten 8 Wochen durchgemacht haben, in mehr als 50%. Als Absterbeursache kommen m. E. vor allem die beschriebenen, z. T. massiven Myokardnekrosen in Frage. Leider wurden spontan abortierte Keimlinge kaum je mikroskopisch untersucht, so daß man sich in der Literatur vergeblich nach Vergleichsfällen umsieht. In unserem Material figuriert einzig der Fetus R. V. (vgl. S. 121) unter den Spontanaborten. Das Herz wurde weiter oben beschrieben; es zeigt außer dem Fehlen des Septum II eine starke Verdünnung der Wand des mächtig erweiterten Vorhofes, eine Störung, welche vielleicht auf vorausgehende nekrobiotische Prozesse zurückgeht. Auch die extreme Verdünnung der Wand des Herzens des Kindes Schi. muß wahrscheinlich auf eine durchgemachte nekrotisierende Myokardschädigung zurückgeführt werden.

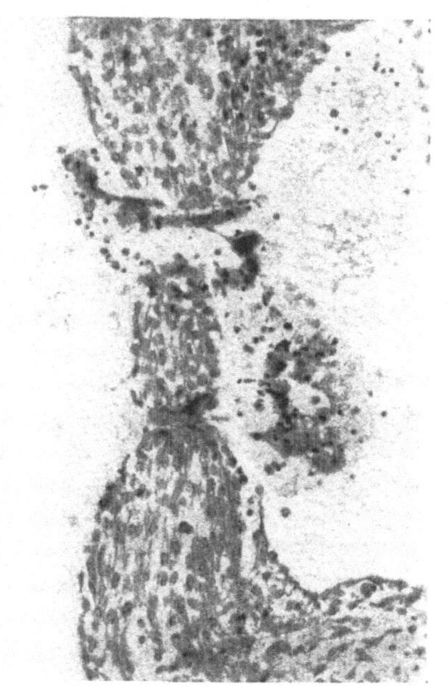

Abb. 93. Auflösungsvorgänge am Vorhofseptum dorsal vom Foramen ovale stärker vergrößert. Ausstoßen von nekrotischem Myokard in die Vorhoflichtung

In der zuständigen Literatur konnten wir keine Berichte über ähnlich gelegene Fälle finden. Alle Publikationen, die sich mit Herzmißbildungen nach durchgemachter Embryopathia rubeolica befassen, sind klinische Berichte. Die Diagnose wurde auf Grund der Symptome beim geborenen Kinde gestellt, pathologisch-anatomische Untersuchungen stehen z. Z. noch aus.

SUSSMAN, STRAUSS und HODES berichteten 1959 über eine akute Infektion mit Myokarditis beim Neugeborenen, die durch ein Virus der Coxsackie B-Gruppe verursacht wurde. Die Infektionsfälle traten gleichzeitig mit dem Ausbruch der sog. Sommergrippe beim Erwachsenen auf. Das Virus konnte aus Blut, Faeces und Gewebe der erkrankten Kinder isoliert werden. Da die klinischen Symptome bei den erkrankten Neugeborenen ganz uncharakteristisch waren, bereitete die Diagnosestellung große Schwierigkeiten. Erst die mikroskopische Untersuchung der Gewebe der der Krankheit erlegenen Säuglinge deckte die wirklichen Zusammenhänge auf; die Schädigungen am Herzen waren vorherrschend.

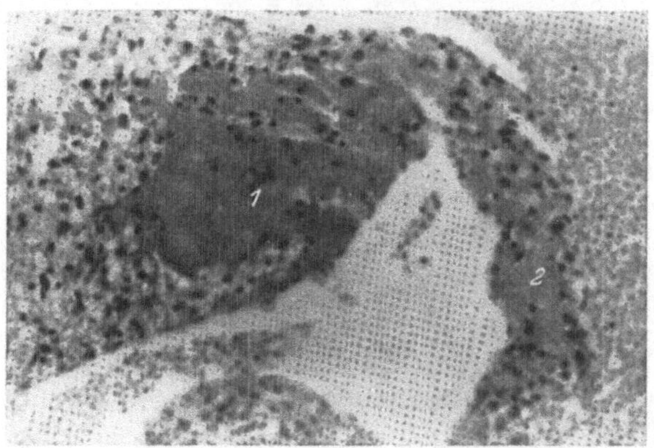

Abb. 94. Ausschnitt aus dem Herzen des Fetus 1054 (95 Tage post menstr.). Beachte eine Blutung in die Vorhofswand (*1*), die auch das Septum primum (*2*) durchsetzt

Es fand sich eine fleckige, ausgebreitete Myokarditis, besonders im Bereiche des linken Ventrikels und des Septum interventriculare, während der rechte Ventrikel frei war. In den fokalen und konfluierenden Herden war das Myokard in Degeneration begriffen oder nekrotisch; die Umgebung zeigte eine entzündliche Reaktion mit kleinen mononucleären Zellen, polymorphkernige Zellen fehlten. Einschlußkörperchen fehlten ebenfalls. Die Schädigung war im übrigen sehr variabel: Teile der Herzwand, die vollkommen normal waren, wechselten mit total desintegrierten Partien ab. Besonders schwer waren der hintere linke Papillarmuskel und die linke Fläche des Septum interventriculare betroffen. Außer den Nekrosen fanden sich ausgedehnte Blutungen in Myo- und Epikard. Von besonderem Interesse ist das Mitbefallensein der Skeletmuskulatur, die wachsartige Degeneration der Fasern, fokale Fragmentation mit körniger Veränderung und Verlust der Querstreifung bei gleichzeitiger Vermehrung der Zellkerne zeigte.

Das Virus wurde in 2 Tage alte Säuglinge der Maus überimpft und führte in 100% der Fälle zum Tode. Ein Fall wurde histologisch untersucht: Es fanden sich Degenerationen der Skeletmuskelfasern, fokale Myokardnekrosen und Zeichen von Encephalitis.

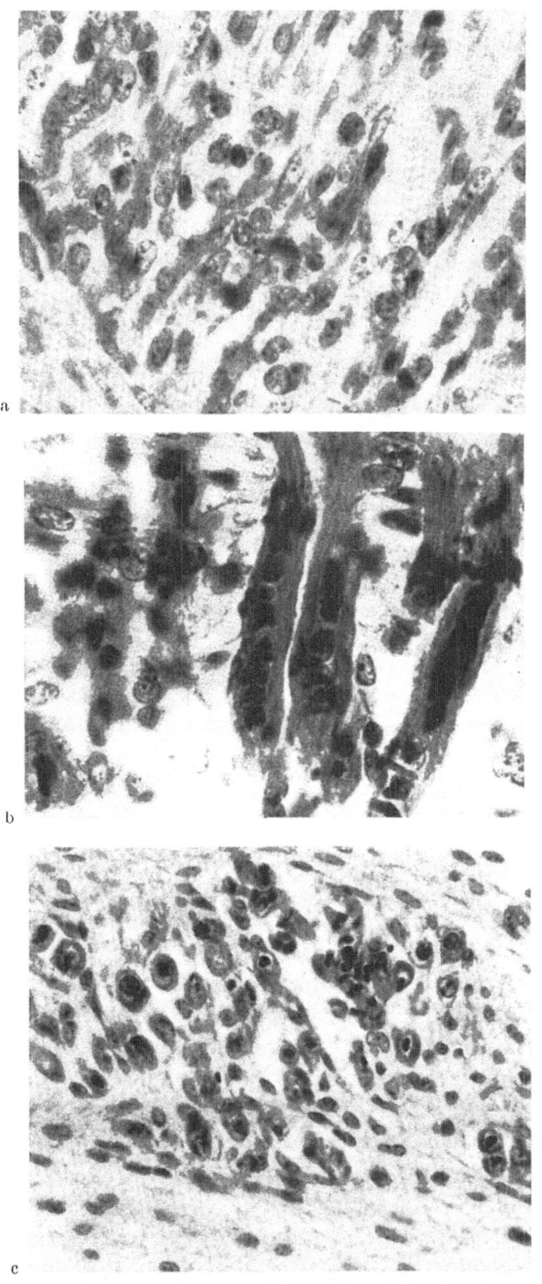

Abb. 95a—c. Verhalten der Skeletmuskulatur bei Embryo 915. a Normale Fasern im Längsschnitt. b Veränderte Fasern. Zellkerne pyknotisch geschrumpft. c Dasselbe auf dem Querschnitt

Soweit dies möglich war, haben wir bei allen Keimlingen nach eventuellen *Veränderungen an der Skeletmuskulatur* gesucht und solche auch regelmäßig gefunden. Normale Skeletmuskelfasern der in Betracht fallenden Entwicklungsstufen enthalten noch mittelständige Zellkerne und sind fibrillenarm; eine Querstreifung ist durchgehend wahrnehmbar. Abb. 95a zeigt normale Muskelfasern auf dem Längsschnitt, Abb. 95 b veränderte Fasern. In diesen sind die Fibrillen unsichtbar geworden; das kompakte Sarkoplasma hat sich intensiv angefärbt. Sämtliche Zellkerne sind nach Geldrollenart übereinandergeschichtet, sie können noch normales Aussehen haben, erscheinen aber meistens geschrumpft und entrundet, halbmondförmig (Abb. 95b), ein Verhalten, das auch auf quer geschnittenen Fasern zu erkennen ist (Abb. 95c). Hier tritt die Zellkernpyknose noch deutlicher in Erscheinung als auf Längsschnitten; auch die Veränderungen des Sarkoplasmas sind augenfällig.

Viele Fasern haben einen deutlich vergrößerten Querschnitt, eine Veränderung, die wir auf S. 183 noch genauer beschreiben werden.

ORSÓS (1957) berichtet über ähnliche Beobachtungen an Muskeln verletzter menschlicher Keimlinge und interpretiert sie als Folge einer irreversiblen Kontraktion. In den kontrahierten Abschnitten fand er bis zu 25 Zellkerne zusammengedrängt, und zwar auf einen Abschnitt, dessen Länge einem von 2 Kernen begrenzten Faserteil entspricht. Nach den Befunden von ORSÓS werden die zusammengedrängten Zellkerne rasch pyknotisch und nehmen Halbmondform an (vgl. auch S. 270 und Abb. 138).

6. Infektionsweg und Pathogenese der Embryopathia rubeolica

Welche Rückschlüsse gestatten unsere Untersuchungsergebnisse an menschlichen Keimlingen, deren Mütter im 1. Trimester der Schwangerschaft an Rubeolen erkrankten? Für statistische Untersuchungen, die sich mit der Frage der Gefährdung des Keimlings beschäftigen, ergibt sich die Unentbehrlichkeit der histologischen Untersuchung aller spontan abortierten oder durch Interruptio gewonnenen Embryonen und Feten, aber auch der Totgeburten. Die makroskopische Beurteilung allein ist vollkommen ungenügend; mit Ausnahme der Linsentrübungen, die beim nicht fixierten Keimling schon von bloßem Auge zu erkennen sind, waren unsere Erhebungen nur mikroskopisch möglich. Die nach Schwangerschaftswochen durchgeführten Statistiken von SIEGEL und GREENBERG und anderen Autoren haben ergeben, daß bei Erkrankung der Mutter in der 4.—8. Woche der Schwangerschaft 50% der Keimlinge absterben und spontan ausgestoßen werden. Unsere Befunde erklären diese Beobachtung in überzeugender Weise. Ursache des Absterbens ist wohl in den meisten Fällen eine ausgedehnte Myokardschädigung, welche die Funktion des Herzens in Frage stellt und auch Ursache für schwere Schädigungen in andern Organen sein kann; in das Herzblut abgestoßene nekrotische Partien werden in die arterielle Blutbahn verschleppt und können zu Gefäßverschluß führen. Diese arteriellen Embolien verursachen ihrerseits Störungen, die keinen direkten Zusammenhang mit der Erkrankung haben, sorgen aber für die hämatogene Aussaat des Virus über den ganzen Körper.

Betrachten wir die pathologischen Befunde in den geschädigten Organen von einem gemeinsamen Standpunkt aus, dann finden wir das Vorkommen von Nekrosen, Blutungen und Riesenzellen in allen geschädigten Organen. Eine Sonderstellung nehmen die Linsen und die Schmelzorgane der Zähne ein, beides Organe, die rein epithelial gebaut sind und sich ohne Beteiligung von Mesenchym entwickeln. Wir werden auf diese Befunde im abschließenden Kapitel zurückzukommen haben. Hingegen müssen die *Endothel*veränderungen im Herzen und in den großen Gefäßen nochmals besonders hervorgehoben werden. Wie die Abb. 89 zeigt, kugeln sich die Zellen des Endokards ab, verlieren die Grenzen, lösen sich von der Unterlage und werden schließlich vom Blut weggeschwemmt. Vielleicht entstehen auf diesem Wege Riesenzellen. Häufig sind aber die abgestoßenen oder in Abstoßung begriffenen Endothelien nekrotisch. Erst die Abschilferung des Endokards ermöglicht die Ausstoßung nekrotischer Myokardteile in die Herzhöhlen und ihre folgende Verschleppung in die Arterien.

Damit kommen wir auf die Frage des *Infektionsmodus* und des *Infektionsweges* des Keimlings zu sprechen; wir greifen zuerst Versuche von K. ANDERSON auf.

K. ANDERSON (1940) untersuchte die Pathogenese der Infektion von Hühnerkeimlingen mit dem Erreger des Herpes simplex. Zu diesem Zwecke inoculierte sie die Chorio-Allantoismembran von 12—13 Tage alten Feten mit maceriertem, infiziertem Kaninchengehirn. 256 Keimlinge, alle lebend fixiert, wurden mikroskopisch untersucht. Die ersten Krankheitszeichen an der Chorio-Allantoismembran wurden 48—72 Std nach der Inoculation sichtbar. Epithel- und Bindegewebszellen zeigten intranucleäre eosinophile Einschlußkörperchen und Proliferationsprozesse mit anschließender fortschreitender Nekrose und Desquamation der Epithelzellen. Diese Schädigungen nahmen mit der Zahl der Passagen zu. Bei der 30. Passage wurden alle Epithelzellen innerhalb von 72 Std zerstört, auch waren schwere Alterationen des Bindegewebes mit Zirkulationsstörungen und Blutungen zu sehen. Dabei war das Alter des Keimlings wichtig für die Reaktion auf das Virus; während 17 Tage alte und jüngere Feten stark geschädigt wurden, traten bei 18 und 19 Tage alten keine groben Schäden mehr in Erscheinung. Einschlußkörperchen waren bei 9—16 Tage alten Keimlingen in großer Zahl, bei 18 und 19 Tage alten nur gelegentlich vorhanden.

Von der Chorio-Allantoismembran aus wurde der Fetus infiziert. Unter 28 Keimlingen der 1. Passage zeigten 5 metastatische Läsionen, und zwar 2 Feten Nekrose großer Hirnteile bei intakten Ganglien und Meningen, 2 weitere Feten hatten vergrößerte Herzen mit herdförmigen Myokardnekrosen. Die Muskelzellen waren geschwollen, blaß gefärbt, ihre Zellkerne vergrößert. Bei einem Keim enthielten die Leberzellen Einschlußkörperchen. Die Leberveränderungen nahmen mit der Zahl der Passagen zu. Es kam zur Vergrößerung der Leber, die 5—6 Tage nach erfolgter Inoculation multiple Krankheitsherde aufwies. Bei der 30.—40. Passage waren alle Feten nach 96 Std schwer geschädigt, und zwar zeigten nicht nur Leber und Herz, sondern auch Milz, Nieren, Lungen und besonders Gefäßendothelien schwere Krankheitszeichen, von welchen nur die letzteren wegen ihrer Bedeutung für die Propagation der Infektion näher betrachtet werden sollen. Die infizierten Endothelzellen großer Gefäße und Capillaren waren rund und vergrößert, häufig desquamiert und enthielten die typischen Kerneinschlüsse. Auch die glatten Muskelfasern der Tunica media waren verändert. K. ANDERSON sieht in dieser Empfindlichkeit der Endothelzellen die Voraussetzung für die Verschleppung des Virus aus der Chorio-Allantoismembran in den fetalen Körper. Es gelang auch der Nachweis des Virus im Fetalblut. Bei mehrfachen Passagen wird das Virus virulenter für das Endothel und andere mesodermale Elemente, wie Herzmuskel und Leberzellen. Metastatische Läsionen konnten teilweise oder ganz durch intravenöse Injektion von Antiserum verhindert werden.

BIEGELEISEN und SCOTT (1958) gelang der Nachweis einer transplacentaren Infektion von Kaninchenfeten durch das Herpes simplex-Virus. Trächtigen Kaninchen wurde am 15. Tage der Gravidität eine Virussuspension in die leicht angeritzte Cornea eingerieben und 24, 48 bzw. 180 Std nach der Virusinoculation Blut aus einer Ohrvene entnommen. Die Anwesenheit des Virus wurde auf Grund von Läsionen der mit Blut inoculierten Chorio-Allantoismembran 11tägiger Hühnchen nachgewiesen. 54 Std nach der Infektion des Muttertieres wurde das eine Uterushorn entfernt, die Feten homogenisiert und zur Inoculation auf die Chorio-Allantoismembran verwendet. Alle inoculierten Membranen zeigten typische Herpesverletzungen. Die Infektiosität des Virus nahm bei Verwendung von Immunserum ab.

Wie wir auf S. 23 erwähnten, infizierte HESS Rhesusaffen mit Blut von Patienten, das innerhalb von 24 Std nach Ausbruch des Rötelnexanthems entnommen worden war. HABEL erreichte dasselbe mit defibriniertem Blut. Damit scheint uns die Virämie bei Röteln erwiesen zu sein, und wir können annehmen, daß das Virus aus dem mütterlichen Blute durch das Epithel der Chorionzotten in die kindlichen Blutgefäße eindringt, wo es zuerst mit deren Endothelzellen reagiert. Es lag deshalb nahe, das Verhalten der Chorionzotten zu untersuchen. Leider war dies nur in vereinzelten Fällen möglich, da im allgemeinen nur der Embryo zur Untersuchung eingeschickt wurde. Die Frage nach dem Verhalten der Zottengefäße bei Keimlingen mit einer Rubeolenanamnese mußte deshalb vorläufig wenigstens noch zurückgestellt werden. Hingegen sollen in diesem Zusammenhang die Beobachtungen an einem Embryo, der 16 Tage nach Ausbruch der Krankheit bei der Mutter fixiert wurde, beschrieben werden; diese sind für die Klärung der Pathogenese der Virusschädigung des Keimlings von höchstem Interesse.

Es handelt sich um einen Embryo **(Embryo 1367 a)** von 27 mm SSL, der mir in freundlicher Weise vom Wiener Pädiater O. THALHAMMER zur

Untersuchung überwiesen wurde. Aus der Krankengeschichte können folgende Daten angeführt werden:

Letzte Menses: 30. 11. 60. Ausbruch der Rubeolen: 18. 1. 61, d. h. 49 Tage post menstruationem. Rubeolen waren damals in Wien recht verbreitet; die Diagnose wurde im Infektionskrankenhaus in Wien gestellt. Interruptio: 3. 2. 61, d. h. 16 Tage nach Ausbruch des Exanthems.

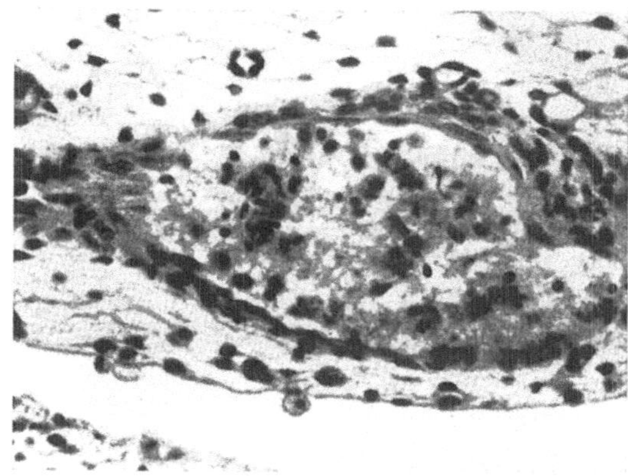

Abb. 96. Embryo 1367a (27 mm SSL). Schnitt durch einen kleinen Hirnarterienast. Beachte den körnigen, eosinophilen Detritus mit eingelagerten pyknotischen Zellkernen in der Lichtung. Veränderte Endothelzellen

Von den Befunden (Nackenblase, ausgedehnte kleinere interstitielle Blutungen, Linsen-, Innenohrschädigungen [Abb. 58] und Vorkommen zahlreicher Riesenzellen) interessiert in diesem Zusammenhang nur das Vorkommen von nekrotischem Gewebe im Herzblut und in kleineren Ästen der Carotiden. In Abb. 96 ist ein Schnitt durch eine kleine Arterie an der Hirnbasis reproduziert, deren Lumen von einem körnigen, eosinophilen Detritus mit eingelagerten pyknotischen Zellkernen erfüllt ist. Abb. 97 stellt einen Schnitt durch eine Arteriole dar, die außerdem 2 rundkernige Zellen mit granuliertem Cytoplasma und eine dreikernige Riesenzelle enthält. Die Endothelzellen sind z.T. gebläht und abgerundet, ihre Kerne geschwollen und wenig gefärbt, an anderen Stellen sind sie in Auflösung begriffen. Zahlreiche eosinophile Körnchen, die in den Zellen enthalten waren, werden dadurch frei und treten in die Gefäßlichtung über (Abb. 98). Auf der

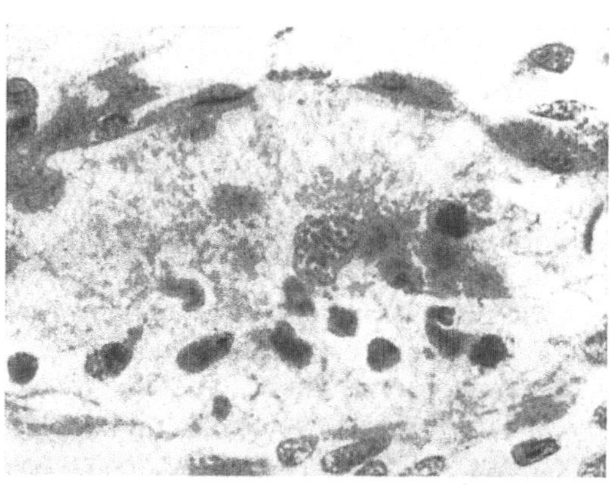

Abb. 97. Dasselbe. Schnitt durch eine Arteriole mit eosinophilem Detritus im Lumen. Beachte die beiden Rundzellen mit granuliertem Plasma, die dreikernige Riesenzelle im Zentrum und die Veränderungen der Endothelzellen

Suche nach der Herkunft der embolusartigen Arterieneinschlüsse haben wir sämtliche Arterien- und Venenäste der Schnittserie untersucht und den gleichen körnigen Inhalt in vielen anderen Kopfarterien, niemals aber in Rumpfarterien oder Venen gefunden, ein Befund, der einleuchtet, wenn die folgenden Bilder betrachtet werden.

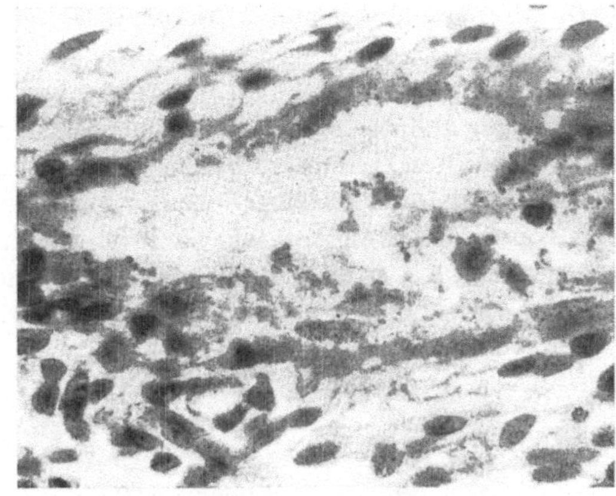

Abb. 98. Dasselbe. Kleine Arterie. Endothel aufgelöst. Zahlreiche eosinophile Körnchen sind frei geworden und treten in die Gefäßlichtung über

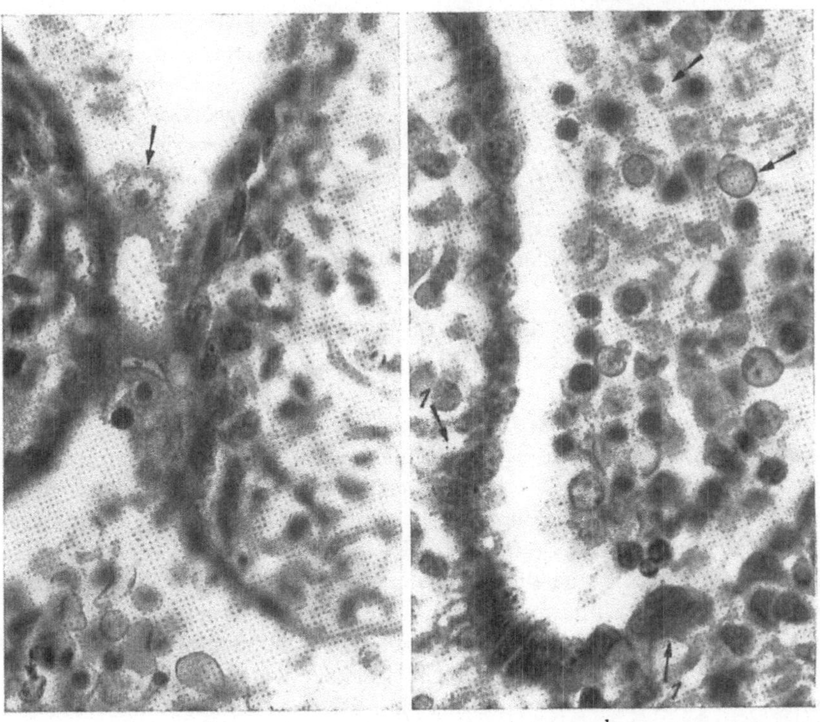

Abb. 99a u. b. Dasselbe. Ausschnitte aus dem Aortentrichter. a Klappentrichter mit eingelagertem eosinophilem, körnigem Detritus und zwei pyknotischen Zellkernen. Pfeil weist auf eine große Rundzelle hin mit intranuclearem Einschlußkörperchen. b Anlage eines Sinus valsalvae. Beachte die Strukturveränderungen des Endokards (*1*, →; Zellschwellung, Kernvermehrung, Konturverlust) und den zelligen Inhalt mit pyknotischen Zellen und Zellkernen mit Einschlußkörperchen (Pfeile)

In Abb. 99a und b sind 2 Ausschnitte aus dem Gebiete der Aortenklappen des Herzens zu sehen. Im engen Klappentrichter (Abb. 99a) ist der gleiche granulierte, mit Eosin intensiv gefärbte Detritus, wie er in den Hirnarterien gefunden wurde, eingeklemmt, wobei ich besonders auf den großen geblähten Zellkern mit Einschlußkörperchen aufmerksam machen möchte (Pfeil!), der zu einer intensiv granulierten runden Zelle gehört. Ihre Konturen sind in Abb. 99a nicht deutlich zu erkennen, wohl aber bei solchen in Abb. 99b und 100. Unter zunehmender Blähung der Kerne scheinen diese Zellen schließlich zu platzen und die im Cytoplasma eingeschlossenen Granula freizugeben (Abb. 98). Das Endothel, das die Klappenanlagen überzieht, ist ebenfalls verändert; dies wird besonders deutlich im Sinus valsalvae sinister (Abb. 99b): Nicht nur haben sich die Endothelzellkerne vergrößert, sie scheinen auch vermehrt zu sein. Die Zellen stehen im Begriffe, sich abzurunden; Zellgrenzen sind nicht mehr überall zu erkennen.

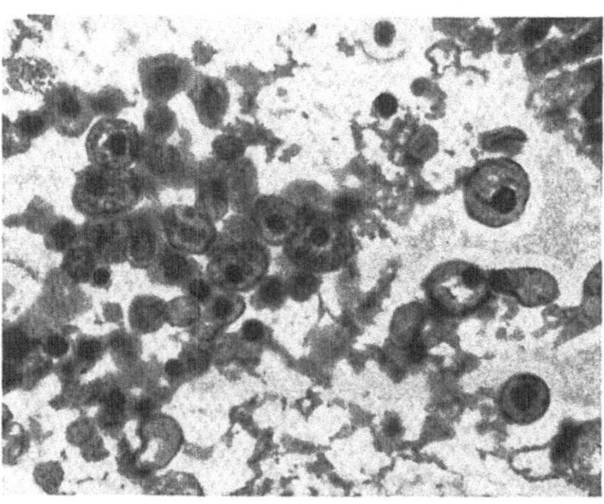

Abb. 100. Dasselbe. Rundzellen im Blut der V. umbilicalis. Beachte die zahlreichen Rundzellen mit vielen eosinophilen Körnchen und geschrumpftem Zellkern

Die Rückverfolgung der nekrotischen Einschlüsse im Herzblut führt über den linken Ventrikel und linken Vorhof durch das Foramen ovale in die V. cava inferior und in den unter dem Zwerchfell in die untere Hohlvene einmündenden Ductus venosus Arantii. Abb. 101a stellt einen Längsschnitt durch diese Anastomose zwischen V. umbilicalis und V. cava inferior, Abb. 101b einen stärker vergrößerten Ausschnitt ihres Inhaltes dar. Das nekrotische, von Erythroblasten und anderen Rundzellen umgebene Gewebe (Pfeil!) ist deutlich zu erkennen. Damit ist seine Herkunft aus dem Chorion erwiesen und die Verteilung im Gefäßsystem des Embryo verständlich. Leider besitzen wir das Chorion von Embryo 1367a nicht, so daß wir die Krankheitsherde in den Chorionzotten nicht aufsuchen konnten. Glücklicherweise war dies aber bei zwei anderen Fällen möglich. Allerdings handelte es sich um Embryonen mit *Varicellen* und nicht Rubeolen in der Anamnese. Dessenungeachtet können diese Fälle mit herangezogen werden, um den Infektionsweg aufzuzeigen und den Beweis zu erbringen, daß die Metastasierung des Virus an die hochgradige Empfindlichkeit der Gefäßendothelien gebunden ist.

Das Varicellen-Virus gehört in die Gruppe des Herpes-Virus und wird heute als *Varicellen-Zoster-Virus* bezeichnet, da es beide Krankheiten, Varicellen und Herpes zoster, verursacht.

Angaben über die Folgen von Varicellen in graviditate beim Menschen sind noch sehr spärlich. HILL, DOLL, GALLOWAY und HUGHES (1958)

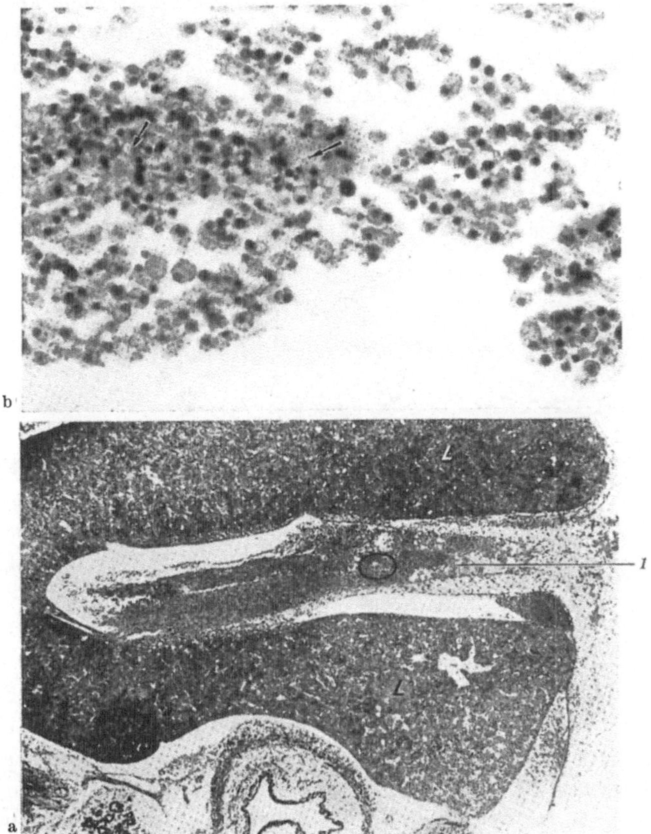

Abb. 101 a u. b. Dasselbe. a Schnitt durch den Ductus venosus Arantii (*1*). *L* Leber. Eingekreist: Stelle, die in b bei starker Vergrößerung zu sehen ist. Pfeil weist auf die gleichen nekrotischen Massen, wie sie in den Hirnarterien gefunden wurden

publizierten eine Statistik über 119 Fälle von Viruserkrankungen in graviditate, darunter 30 Fälle von Varicellen. 28 Kinder waren bei der Geburt normal, 24 lebten noch im Alter von 3 Jahren. Ein Fetus wurde vorzeitig und maceriert ausgestoßen, eine weitere Totgeburt stammte von einer Mutter, die einen Herpes zoster durchgemacht hatte. Etwas anders lauten die Angaben von KAYE, ROSNER und STEIN (1953).

Ich selber verfüge über zwei Beobachtungen, die derart aufschlußreich sind, daß sie hier in extenso beschrieben werden müssen.

Im ersten Fall handelt es sich um einen Embryo von 22 mm SSL **(Embryo 1395)**, dessen Mutter 45 Tage post menstruationem an Varicellen akut erkrankte. Die Interruptio wurde 10 Tage nach Ausbruch des Exanthems vorgenommen, und ich konnte den Keimling zusammen mit dem Chorion lebensfrisch in Bouin einlegen.

Die Untersuchung der *Chorionzotten* hat Veränderungen an den Gefäßendothelien zutage gefördert, die an Capillaren und an Ästen der V. umbilicalis, *nie* aber an solchen der Aa. umbilicales gefunden wurden.

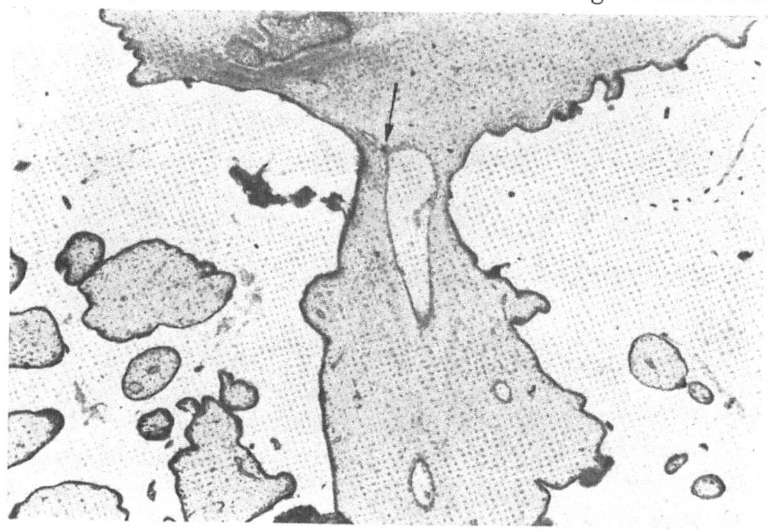

Abb. 102. Ausschnitt aus dem Chorion von Embryo 1395. Stammzotte mit Venenast, der von links her einmündet

In Abb. 102 ist eine Hauptzotte mit einem Venenast zu sehen, der einen kleinen Seitenast aufnimmt. An der Einmündungsstelle liegt ein embolusartiger Pfropf, der mit der Gefäßwand verklebt ist und zahlreiche pyknotische Zellkerntrümmer enthält. Stark vergrößert untersucht (Abb. 103), ist der Prozeß an der Gefäßwand deutlich zu erkennen. Der Nekrose geht eine Anschwellung der Endothelzellkerne voraus; an vielen Stellen fehlen die Endothelzellen, so daß die Venenwand nur von Bindegewebsfasern gebildet wird (Abb. 104). Auch das Epithel der Chorionzotten ist stellenweise verändert, die Zellen des noch vorhandenen Cytotrophoblasten enthalten Vacuolen und sind deutlich geschwollen, während im Syncytiotrophoblasten hyperchromatische, geschrumpfte Zellkerne zu finden sind (Abb. 103). Diese Veränderungen sind lokalisiert, weisen aber ohne Zweifel darauf hin, daß das Chorionepithel die Eintrittspforte des Virus darstellt.

Die Metastasierung des eosinophilen nekrotischen und in das Blut abgestoßenen Gewebes in den embryonalen Körper konnten wir schritt-

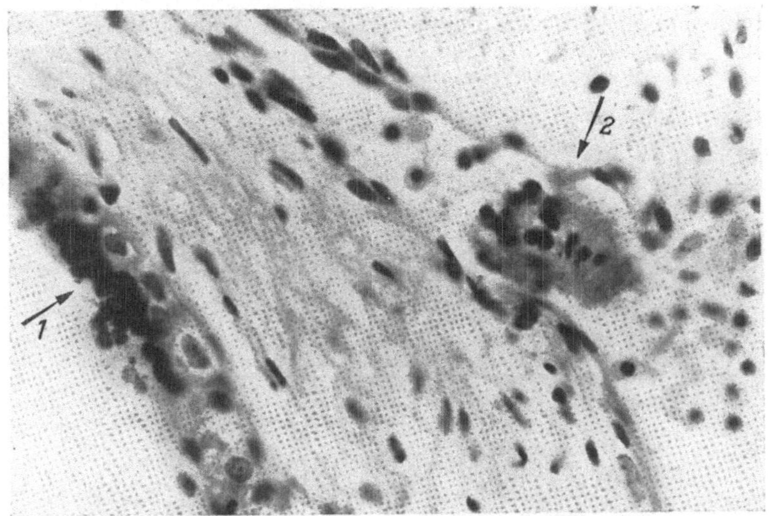

Abb. 103. Kleiner Venenast der Abb. 102, stark vergrößert. In der Venenlichtung ist ein granulierter Detritus mit eingelagerten, pyknotischen Zellkernen zu sehen (Pfeil 2). Dieser ist stielförmig mit der Gefäßwand verbunden, welche selbst verändert erscheint. Chorionepithel ist noch zweischichtig. Die Zellen der Langerhansschen Schicht sind vacuolär verändert, die Zellkerne des Syncytium pyknotisch geschrumpft (Pfeil 1)

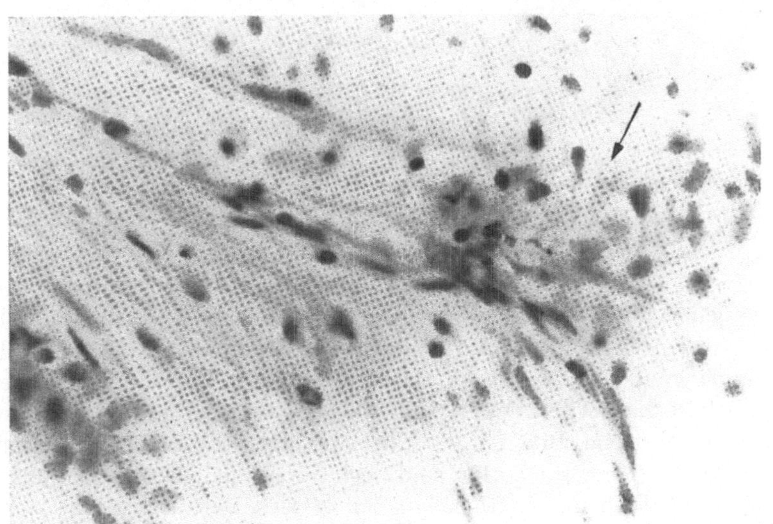

Abb. 104. Dasselbe wie in Abb. 103. Beachte die Zerstörung der Venenwand mit Übertritt von pyknotischen Endothelzellen in das Blut (Pfeil). Beachte den Detritus im Venenlumen

weise verfolgen, und zwar aus den Zottenästen in die V. umbilicalis und von hier in den Ductus venosus Arantii und in das Herz. Abb. 105 zeigt einen Schnitt durch einen größeren Ast der V. umbilicalis mit in

Verschleppung begriffenem Detritus. Da der Keimling frühzeitig fixiert wurde, haben wir das Stadium der eben eingeleiteten Metastasierung vor uns *ohne* nachweisbare Schädigungen embryonaler Organe.

Beim zweiten Fall **(Embryo 1170)** handelt es sich um einen älteren Keimling mit folgender Anamnese:

Letzte Menses: 23. 9. 58. Erkrankung: 25. 11. 58, d.h. 63 Tage post menstruationem. Interruptio: 19. 12. 58, d.h. 24 Tage nach Ausbruch der Varicellen.

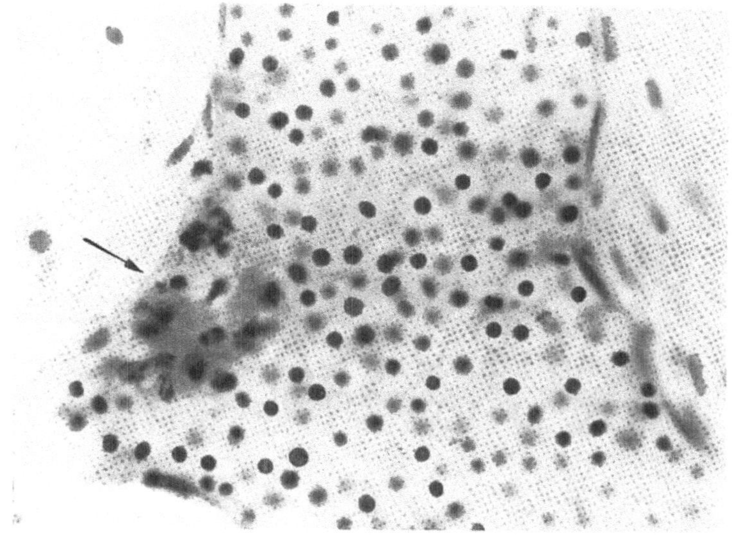

Abb. 105. Schnitt durch einen größeren, prall gefüllten Venenast einer andern Zotte des Chorions von Embryo 1395. Links normales, rechts fehlendes Endothel; gleicher Detritus wie in den Abb. 103 und 104 unterlagert die endothelfreie Venenpartie (Pfeil)

Unsere Befunde an den Chorionzotten von Embryo 1170 bestätigen und ergänzen die Beobachtungen an den Zottenvenen des Embryos 1395: Das Virus gelangt in der Virämiephase in die Implantationsstelle des Eies, dringt in das Syncytium, das die kindlichen Zotten überzieht, ein und befällt die Zottengefäße. Abb. 106 zeigt einen Ausschnitt aus dem Chorion; oben im Bild ist die Chorionplatte, unten die mütterliche Decidua zu sehen. Die Zotten sind noch plump und besitzen fast durchgehend ein doppeltes Epithel. In der basalen Decidua ist eine starke Fibrinoidbildung zu erkennen; die angeschnittenen Gefäße erscheinen als ausgestanzte Löcher im lockeren Bindegewebslager der Zotten; von einem Endothel ist bei der schwachen Vergrößerung nichts zu sehen. Abb. 107 zeigt ein solches Gefäß bei stärkerer Vergrößerung: Das Endothel fehlt bis auf eine Zelle ganz, das noch sehr zarte Stroma ist um die Gefäßlichtung leicht verdichtet. Im Lumen sind 4 rundkernige Zellen eingeschlossen, deren Cytoplasma ziemlich grobe eosinophile Granula enthält. Es handelt sich um die gleichen Zellen, wie wir sie bei Embryo 1367a

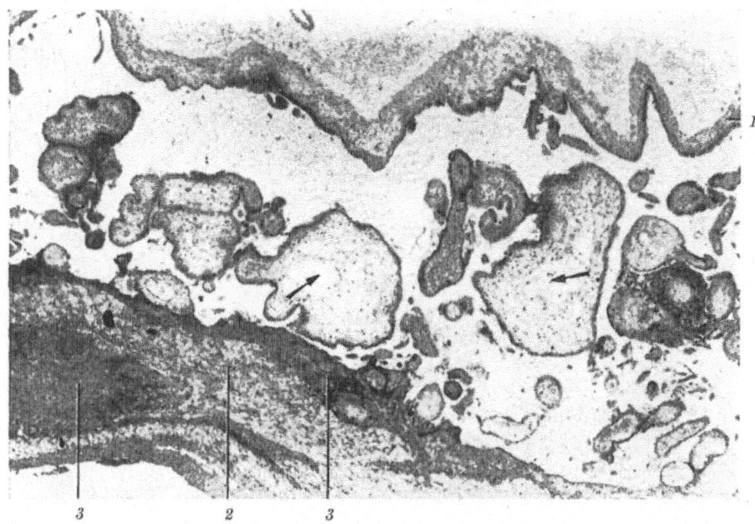

Abb. 106. Embryo 1170. Chorion, Übersicht. *1* Chorionplatte; *2* mütterliche Decidua, dazwischen Zotten. Beachte Zottengefäße: Endothel fehlt (→). Fibrinoidstreifen in Decidua basalis (*3*)

gefunden und in Abb. 100 reproduziert haben. Am zweischichtigen Chorionepithel fällt in Abb. 107 nichts Besonderes auf, während dasselbe

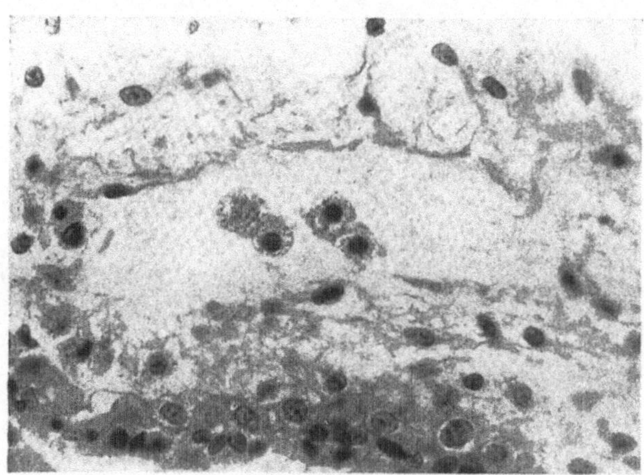

Abb. 107. Zottengefäß ohne Endothel mit 4 Rundzellen mit eosinophilen Granula im Cytoplasma. Zweischichtiges Chorionepithel mit pyknotischen Zellkernen

an andern Stellen (Abb. 108) aufgelockert ist oder auch intensiven Kernzerfall zeigt (Abb. 109). Von Interesse ist auch die Durchdringungszone der mütterlichen Decidua. Zwischen den großen Deciduazellen oder innerhalb einer dicken Fibrinoidschicht sind zahlreiche Leukocyten eingelagert, so daß das Bild einer in Ablauf begriffenen Entzündung entsteht

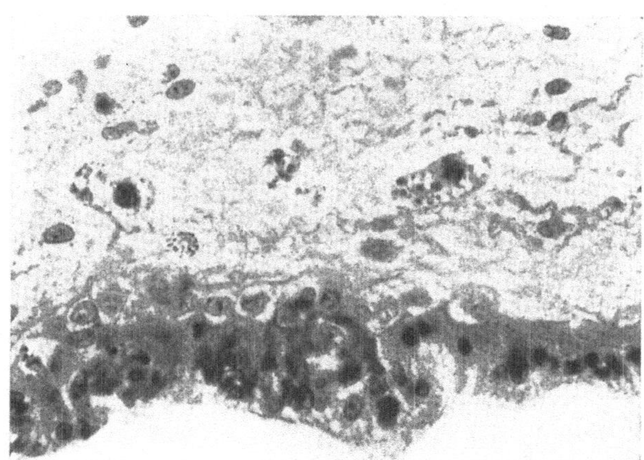

Abb. 108. Zottenausschnitt. Pyknotische Veränderungen des Syncytiums. Im Stroma und in endothelfreien Gefäßen große Zellen mit groben, eosinophilen Körnchen

(Abb. 110), mit Aufbau eines Abwehrwalles an der Durchdringungsstelle des Trophoblasten von seiten der Mutter.

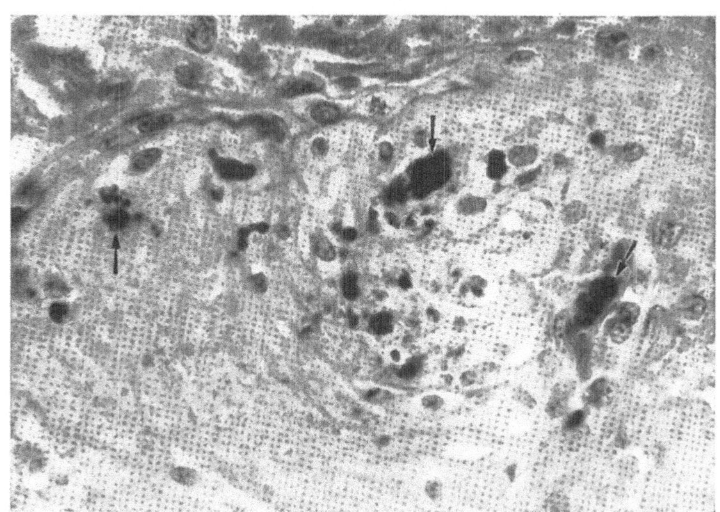

Abb. 109. Zotte mit vielen in Auflösung begriffenen Zellen (Pfeile)

Diese Befunde an den Choriongefäßen der beiden Fälle (Embryo 1395 und 1170) bestätigen die Beobachtungen von K. Anderson an Hühnchenkeimlingen und unsere eigenen Vermutungen. Wie K. Anderson nachweisen konnte, vermehrt sich das Virus bei Inoculation der Chorio-Allantoismembran zuerst an der Inoculationsstelle. Für seine Verschleppung in den fetalen Kreislauf ist die Empfindlichkeit der

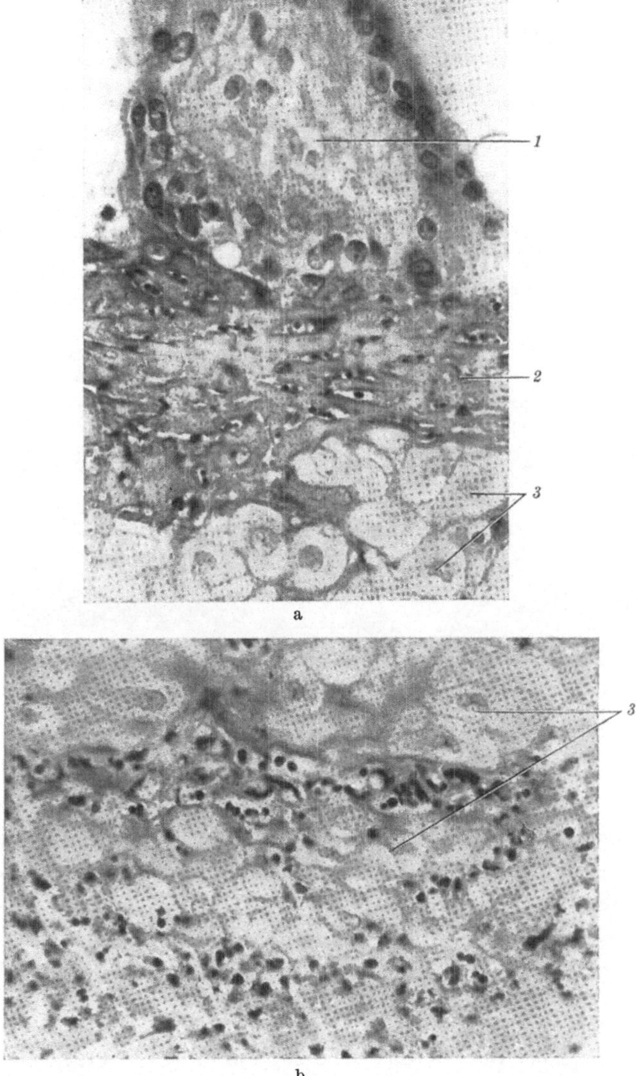

Abb. 110. a Haftzotte (*1*), Fibrinoid (*2*) mit vielen Leukocyten, Deciduazellen (*3*). b Deciduazellen (*3*), dazwischen Leukocyten

Endothelzellen der Chorio-Allantoiscapillaren ausschlaggebend; diese runden sich ab, vergrößern sich, werden desquamiert oder zerfallen. Die zerfallenden Endothelzellen geben das Virus, das sich in ihnen intensiv vermehrte, frei. Von der Chorio-Allantois aus gelangen die Viren zuerst in die Leber, dann in das Herz und von dort in die großen Schlagadern. Dieser Ausbreitungsweg erklärt die rasche Propagation der Erkrankung in den genannten Organen.

Aus diesem Grunde sind die Ergebnisse der histologischen Untersuchung anderer Organe von Embryo 1170 besonders interessant.

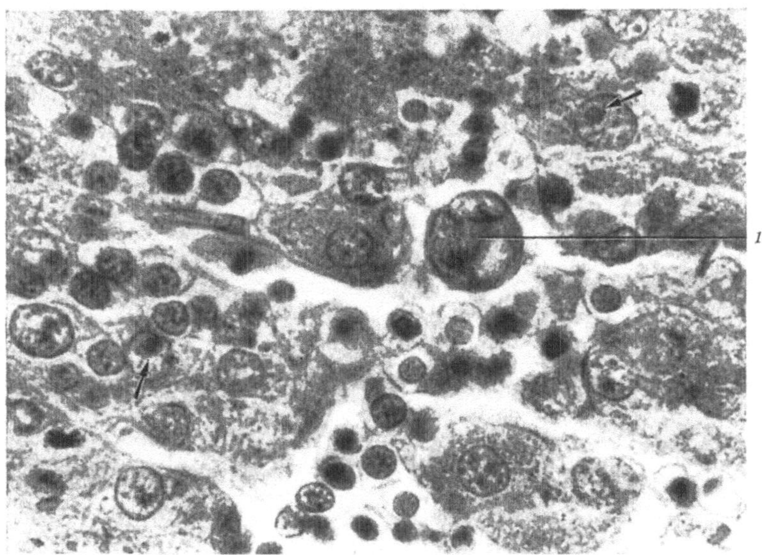

Abb. 111. Ausschnitt aus der Leber. Riesenzelle mit 2 Kernen und Vacuole (1). Zellkern mit Einschlußkörperchen (→)

Die *Leber* besitzt eine dem Alter entsprechende, normale Struktur. Auffallend sind die zahlreichen Zellen, besonders in Nachbarschaft von Venensinus, die dicht mit gelben Pigmentkörnchen beladen sind. An solchen Stellen fehlen häufig die Gefäßendothelien. Viele Riesenzellen sind in den Sinusoiden zu erkennen. In Abb. 111 ist eine solche Zelle zu sehen. Sie ist zweikernig, enthält eine große Vacuole und besitzt einen Bürstensaum. Zahlreiche Leberzellkerne enthalten die charakteristischen, auch bei Embryo 1367a gefundenen Einschlußkörperchen (Abb. 99b, Pfeil).

Herzbefunde. Bereits das Übersichtsbild (Abb. 112) zeigt das Bestehen ausgedehnter Myokardnekrosen im Bereiche der Vorhofswand mit Prädilektion des linken Vorhofes und des Septumareals. Die Nekrosen liegen als dunkles Band subendokardial und zeigen das gleiche Bild wie bei Keimlingen mit Rubeolen in der Schwangerschaftsanamnese (Abb. 78 und 82—88), d.h. die Zellkerne sind stark geschrumpft und hyperchromatisch, das Plasma erscheint kompakt, eosinophil und strukturlos (Abb. 113). An vielen Stellen fehlt das Endokard; die nekro-

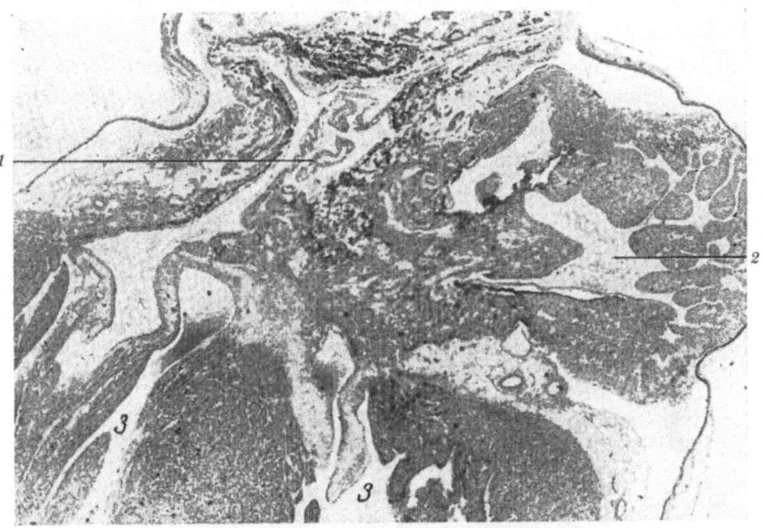

Abb. 112. Übersicht über das Herz von Embryo 1170 (87 Tage post menstr.). Subendokardiale Nekrosen (dunkles Band) besonders in der Wand des linken Vorhofes mit Vv. pulmonales (*1*), Ventrikel (*3*), rechter Vorhof (*2*)

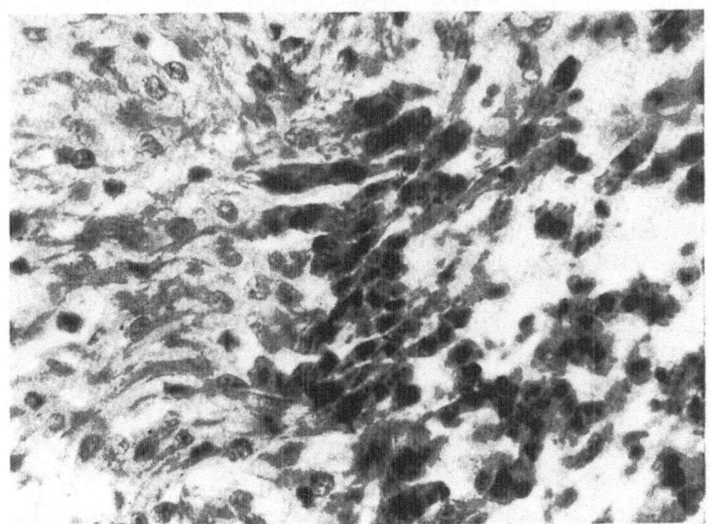

Abb. 113. Normales (links) — nekrotisches Myokard. Ausschnitt (Embryo 1170)

tischen Partien befanden sich im Moment der Fixation in Ablösung, an anderen Stellen ist das Endokard von der Unterlage abgehoben; ein eosinophiles, zart granuliertes, interstitielles Ödem trennt es vom Myokard (Abb. 114). Besonders in Buchten zwischen Myokardbalken und anderswo fällt dieselbe Reaktion auf, wie sie bereits S. 134 beschrieben wurde: Die Zellkerne runden sich ab, Zellgrenzen verschwinden; im Cytoplasma werden häufig große Vacuolen sichtbar. Teilstücke derart veränderten Endokards stoßen sich ab und gelangen in die Blutbahn. Gleichartige Veränderungen sind auch an den Endothelien der Aorta und des Truncus pulmonalis zu finden.

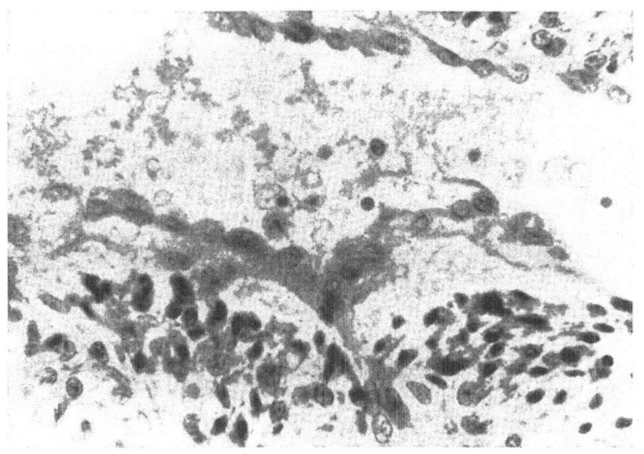

Abb. 114. Endokardreaktion bei Varicellen. Abrundung der Zellkerne, Schwund der Zellgrenzen, Abheben von nekrotischer Unterlage

Die geschilderten Myokardnekrosen sind nicht die einzigen Schädigungen der Muskulatur des Keimlings 1170. Auch *glatte Muskeln* verschiedener Organe und *Skeletmuskelfasern* zeigen Veränderungen, die weitgehend mit denjenigen des Myokards übereinstimmen. Das Sarcoplasma bildet zusammen mit den nicht mehr sichtbaren Myofibrillen eine kompakte eosinophile Masse, die an ihrer Streifung den ursprünglichen Bau noch erkennen läßt. Die Zellkerne sind nach Geldrollenart übereinandergeschichtet, teils pyknotisch geschrumpft, teils noch von zartem Bau (vgl. Abb. 95a—c).

Leider konnten andere Organe nicht untersucht werden, da nur Teilstücke des durch Curettage gewonnenen Keimlings der mikroskopischen Analyse zugänglich waren. Die Anhäufung von freiem Pigment in den Lebersinus und von phagocytiertem Pigment in Endothel- und Leberzellen läßt das Vorhandensein von Blutungen vermuten, so wie wir sie bei Keimlingen mit anderer Krankheitsanamnese gefunden haben. Die starke Mitbeteiligung des Herzens an den Krankheitsprozessen erklärt sich wiederum aus dem Propagationsweg des Virus: Der Großteil des aus dem Chorion stammenden Blutes wird über den Ductus venosus

Arantii direkt dem Herzen zugeführt. Die erste engere Kontaktnahme des Virus mit dem Endokard erfolgt im linken Vorhof; hier fanden wir auch die weitaus schwersten Endokard- und Myokardschädigungen (Abb. 112).

In der Literatur haben wir einen Bericht von WIELENGA, FERGUSON, VAN TONGEREN und VAN RIJSSEL (1961) gefunden, welche Befunde an einer Frühgeburt beschreiben, die sie auf eine pränatale Infektion mit Vaccinia-Virus zurückführen. Der Befund ist für das Verständnis des Infektionsweges einer fetalen Viruserkrankung so wichtig, daß er hier etwas ausführlicher behandelt werden muß.

Es handelte sich um die 2. Schwangerschaft einer 19jährigen Frau mit folgender Anamnese:

Letzte Menses am 24. 12. 58. Am 29. 4. 59 wurde das erste, damals 11 Monate alte Kind gegen Pocken geimpft. Es zeigte nach einer Woche eine deutliche Reaktion mit Bläschenbildung; die Bläschen brachen am 14. 5. auf, am 24. 5. war nur noch eine Kruste zu sehen. 15 Tage nach der Impfung ihres Kindes erkrankte die Mutter an einer fieberhaften Halsentzündung und mußte 10 Tage das Bett hüten. Am 6. 7. Geburt eines Mädchens (V.), das nach 10 min starb.

Die Untersuchung der 815 g schweren Frühgeburt (Alter 194 Tage post menstruationem) ergab das Bestehen ausgedehnter *Hautläsionen* am Abdomen (speziell Nabelgegend), am Nacken, an den Streckseiten der Extremitäten, und zwar handelte es sich um grauweiße, oft zusammenfließende Herde von etwa 0,5 cm Durchmesser, etwas erhabenen Rändern und eingesunkenen, rotbraunen Zentren (Abb. 115). Auf histologischen Schnitten waren Veränderungen an der Epidermis und am Corium zu finden: Am Rand der Läsionen war eine deutliche Acanthose zu sehen, Stratum granulosum und Stratum spinosum waren verdickt; es bestand ein intercelluläres Ödem, zentral intraepitheliale Bläschenbildung. Das Stratum spinosum zeigte stellenweise eine sog. reticuläre Degeneration mit Bildung eines Netzwerkes von protoplasmatischen Fasern. — Das Corium war ödematös, von vielen Capillaren, eosinophilen Granulocyten und Plasmazellen durchsetzt. Diese Läsionen und ihre Verteilung stimmen mit derjenigen beim geborenen Menschen überein, bei welchem sie sich im Anschluß an die Virämie bilden.

Auch die inneren Organe wiesen Krankheitsherde auf, die schon makroskopisch an oberflächlich gelegenen grauweißen Flecken zu erkennen waren. Wir erwähnen Nekroseherde mit Kalkeinlagerungen in der Leber, supleural im Bereiche des Oberlappens der rechten Lunge und in den Nieren. Diese Herde waren von einem feinfaserigen, reichlich capillarisierten Gewebe umlagert. Immer fanden sich Plasmazellen und wenige Granulocyten, in der Leber extensive Blutbildungsherde.

Die *Placenta* zeigte an ihrer Oberfläche diffus verteilte, stecknadelkopfgroße, etwas vorragende, grau-weiße Knötchen. Mikroskopisch waren Herde verschiedener Größe mit nekrotischen Zotten zu sehen. Der Trophoblast fehlte, das Zottenstroma war nekrotisch und enthielt viele geschwollene oder zerfallene Zellkerne. Zwischen den Zotten war Fibrinoid abgelagert worden, häufig durchsetzt von zerfallenden neutro-

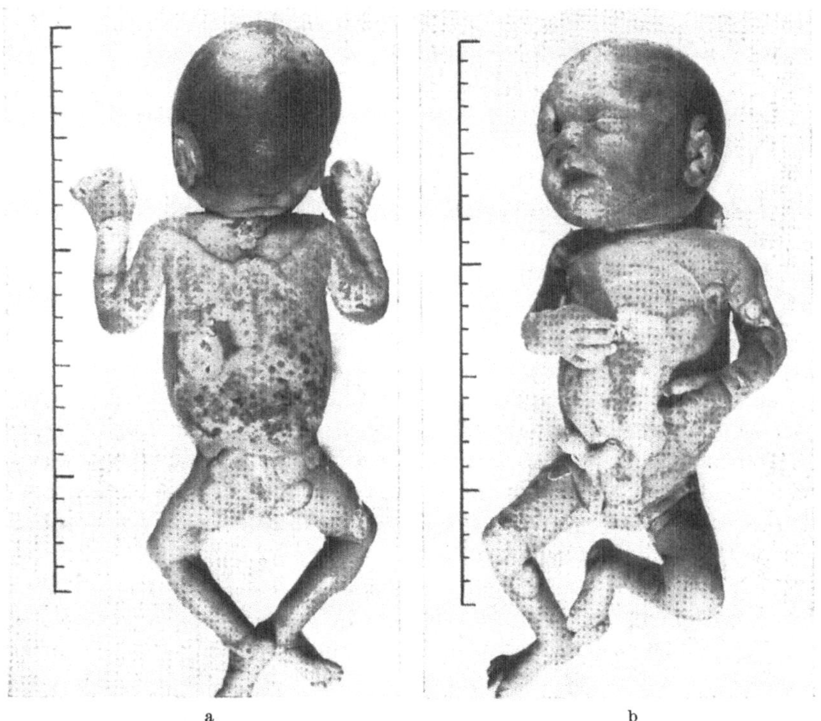

Abb. 115a u. b. Ansicht des Kindes V. von vorn und hinten. Beachte die Lokalisation der Hautläsionen. Vgl. Text. (Aus WIELENGA, FERGUSON, VAN TONGEREN und VAN RIJSSEL 1961)

philen und von eosinophilen Granulocyten (Abb. 116). Nach den histologischen Befunden zu schließen, muß die Placenta zuerst befallen worden sein; sie wies die meisten Läsionen auf. Von der Placenta aus kam es zur Virämie beim Fetus und zum Befall seiner Organe.

Zum Nachweis des Virus wurden 12 Tage alte Hühnchen mit Haut- und Placentapartikelchen inoculiert. Nach 72 Std waren typische Läsionen zu sehen. Wenn man hinzufügt, daß die Mutter 8 Tage nach der Geburt einen hohen Antikörpertiter zeigte, so kann man sagen, daß der Beweis erbracht wurde, daß es sich um eine pränatale Vaccine-Infektion handelte.

Die aufgeführten Befunde scheinen eindeutig zu beweisen, daß das Chorion die Eintrittspforte des Virus darstellt; die Metastasierung in den embryonalen Körper beruht auf der Empfindlichkeit der Gefäßendothelzellen. Diese Annahme wird noch durch weitere Befunde gestützt, die im folgenden Kapitel über andere Virusembryopathien beschrieben werden.

Der von WIELENGA et al. publizierte Fall wirft auch die Frage auf: Ist Schwangerschaft eine Gegenanzeige der Pockenimpfung oder -wiederimpfung? Darüber hat kürzlich LYON (1961) geschrieben, und

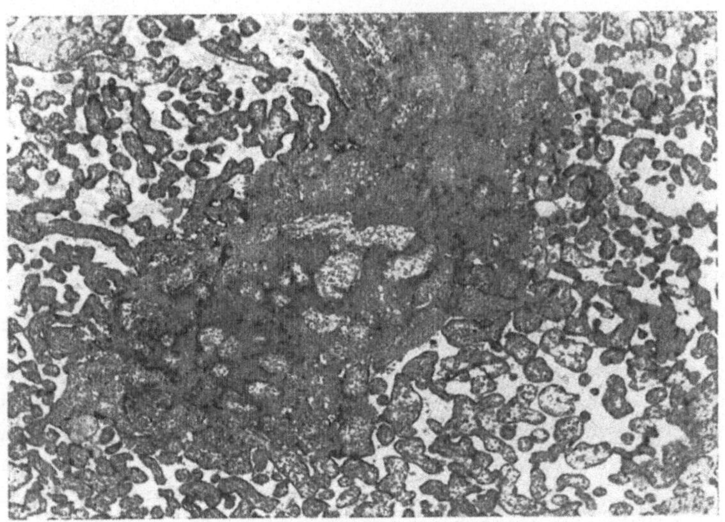

Abb. 116. Ausschnitt aus der Placenta des Kindes V. Beachte das Fibrinoid im Zentrum des Bildes mit eingelagerten, epithelfreien Zotten. (Aus WIELENGA et al. 1961)

wir entnehmen seinen Darlegungen folgendes: Über virale Fruchtschädigungen nach Pockenimpfung der Mutter haben bereits früher verschiedene Autoren berichtet; meistens handelte es sich um Einzelfälle. McARTHUR (1953) stellte auf Grund eigener Untersuchungen eine erhöhte embryonale vaccinebedingte Sterblichkeit der Frucht bei 67 Schwangeren fest, die während des 1. Trimesters der Schwangerschaft geimpft worden waren. Bei 47% der während der 4.—12. Schwangerschaftswoche vaccinierten Frauen war die Gravidität gestört. Wird das ganze Trimester berücksichtigt, verbleiben noch 24% gestörter Schwangerschaften. McARTHUR (1952), ZELLWEGER (1957), LYON (1958) finden es nicht ratsam, im 1. Trimester, insbesondere im 2. und 3. Monat, zu impfen.

Über die Schäden für das werdende Kind, die durch maternale Pockenimpfung während der Schwangerschaft hervorgerufen werden können, besteht noch eine große Unsicherheit. Die Statistiken sind ungenügend, aber auch die Entstehungsbedingungen noch unbekannt. Unter dem Eindruck der Beobachtung von WIELENGA et al. muß man LYON beipflichten, wenn er feststellt: Bei Verzicht auf eine nicht genügend indizierte Pockenschutzimpfung der Mutter wird die intrauterine Entwicklung der Frucht einer Störungsmöglichkeit weniger ausgesetzt und eine spezifische immunologische Reaktionslosigkeit des Kindes vermieden. Das gilt auch für andere Impfungen mit lebenden Viren. Wenn keine dringende Indikation dazu gegeben ist, soll darauf verzichtet werden.

III. Andere Virusembryopathien

Die Beweise für die schädigende Wirkung des Rubeolenerregers auf menschliche Embryonen sind derart schlagend, daß es nicht überrascht, viele Arbeiten zu finden, die sich mit der Frage nach der Wirkung anderer Viren auf den menschlichen Keimling befassen. Schon seit langem weiß man, daß eine Virusinfektion der Mutter in der Frühschwangerschaft Ursache eines Abortes sein kann, während das Neugeborene bei Infektionen in der Spätschwangerschaft typische klinische Krankheitssymptome zeigen kann. Die Zusammenhänge, Virusinfektion der Mutter — Schädigung des Keimlings, hat man auf verschiedenem Wege zu eruieren versucht. Nur in ganz wenigen Fällen anderer Viruserkrankungen war eine solche Infektion in der Frühschwangerschaft mit den für eine Embryopathia rubeolica charakteristischen Symptomen verbunden. Die meisten Berichte befassen sich leider mit Einzelbeobachtungen; viele Berichte zeichnen sich durch eine erstaunliche Naivität und eine vollständige Unkenntnis der embryologischen Grundgesetze aus. Aus diesem Grunde werden Virusinfektionen für Mißbildungen (Genu valgum, Talipes equinovarus, Pylorusstenose, Mongolismus, Naevi u. a.) verantwortlich gemacht, die eine ganz andere Genese haben. Die Kenntnis der Embryogenese und der Reaktionsweise und -möglichkeiten der primitiven Organanlagen allein schützt vor Fehlschlüssen, die um so penibler sind, als sie kaum mehr aus dem Schrifttum eliminiert werden können. Wir verweisen in diesem Zusammenhang nochmals auf die allgemeinen Ausführungen zur pränatalen Pathologie (vgl. S. 1—15). In unserem Bericht werden nur solche Fälle berücksichtigt, die wir nach allen Richtungen, vor allem auch mikroskopisch analysieren konnten.

Wir beginnen unsere Darstellung mit der Beschreibung der Befunde bei Keimlingen, deren Mütter während der Schwangerschaft an einer Infektion durch ein Virus der Myxogruppe erkrankten. Zu dieser Gruppe werden heute 5 verschiedene Viren gerechnet. Eines ist der Erreger des Mumps, die vier anderen gehören zu den Influenzaerregern.

1. Mumps in der Schwangerschaft

HAMBURGER und HABEL haben die Wirkung des Mumps-Virus auf 48stündige Hühnerkeimlinge untersucht und gefunden, daß das Virus die Embryonen innerhalb von 5 Tagen tötete, ohne charakteristische Störungen zu verursachen. WILLIAMSON, BLATTNER und SIMONSEN inoculierten ebenfalls 48 Std alte Keimscheiben mit dem Virus (vgl. S. 11). 60 von 104 Keimlingen lebten 3 Tage und länger; von diesen zeigten 48 Linsentrübungen, welche auf eine extensive Vacuolisierung und Nekrose der Linsenfasern zurückzuführen waren. Sie konnten den Nachweis erbringen, daß die Zahl der Keimlinge mit Linsentrübungen mit der Viruskonzentration zunahm. Das Fehlen einer spezifischen Wirkung des Virus in den Versuchen von HAMBURGER und HABEL erklären die Autoren mit vielleicht vorhandenen Verschiedenheiten der verwendeten Virusstämme.

In der Literatur fanden wir nur vereinzelte Berichte über Mißbildungen bei Kindern nach Mumps während der Schwangerschaft vor.

HOLLOWACH, THURSTON und BECKER (1957) haben eine eigene Beobachtung beschrieben, und zwar einen Fall von Chorioretinitis, welche sie u. E. irrtümlicherweise dem Mumps der Mutter (121 Tage post menstruationem ausgebrochen) zur Last legen. Gleichzeitig bringen sie in ihrer Arbeit eine Übersicht über die diesbezügliche Literatur, gruppiert nach der Frequenz der beobachteten Aborte, Totgeburten und Mißbildungen, welche als Folge von Mumps in graviditate angesehen wurden. Leider fehlen zusammenfassende Zahlen und Berichte über eventuelle Befunde an Feten. Betrachtet man die Liste der dem Mumpsvirus zur Last gelegten Mißbildungen, dann finden sich darin Störungen aufgeführt, die bei genauerem Zusehen unmöglich mit der mütterlichen Erkrankung in kausalen Zusammenhang gebracht werden können, wie Anus imperforatus, Capillarnaevus am Oberlid, Hypospadie oder gar Herzfehler nach Mumps im 8. Monat!

Die Finnen YLINEN und JÄRVINEN (1953) haben eine Statistik von über 91 Beobachtungen von Mumps in graviditate publiziert. 69 Kinder wurden normal geboren, 7 Keimlinge wurden abortiert, im weiteren werden eine Früh- und eine Totgeburt gemeldet. 13 Kinder zeigten Mißbildungen. Aus Tabelle 19 geht die Verteilung nach Trimestern der Schwangerschaft hervor, wobei, wie zu erwarten war, das 1. Trimester besonders gefährdet ist.

Allgemein wird hervorgehoben, daß die Keimschädigung nach Mumps in graviditate im Vergleich zu ihrem Vorkommen bei Röteln überaus niedrig ist. Die Häufigkeit von Embryopathien wird bei Erkrankungen der Mütter im 1. Trimester mit 16—22% angegeben. Allerdings handelt es sich hier um retrospektive Untersuchungen an einem zahlenmäßig

Tabelle 19. *Parotitis in graviditate.* (Nach YLINEN und JÄRVINEN 1953)

Alter der Schwangerschaft	Zahl der erkrankten Mütter	Ausgang der Gravidität				
		normales Kind	Abort	Frühgeburt	Totgeburt	Mißbildung
1. Trimester	31	19	5	0	0	7 (22,6%)
2. und 3. Trimester . . .	60	50	2	1	1	6 (10%)
Total	91	69	7	1	1	13

kleinen Material. Daß das Mumpsvirus auch beim Menschen den Keimling schädigen kann, zeigen unsere Untersuchungsergebnisse an 2 Embryonen, die 28 bzw. 40 Tage nach Ausbruch der Erkrankung bei der Mutter lebensfrisch fixiert wurden.

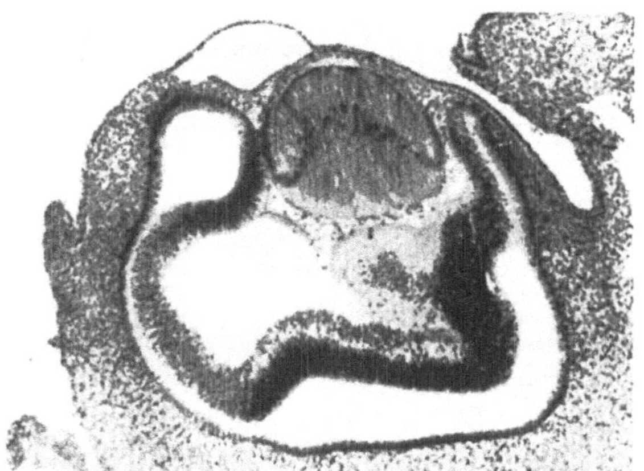

Abb. 117. Auge des Embryos 1120 (41 Tage). Cornea auf der einen Seite (links im Bild) blasenartig abgehoben, rechts mit Tunica vascularis lentis verschmolzen. Retina in groben Falten vom Pigmentepithel abstehend

Bei unserem 1. Fall handelt es sich um einen etwa 41 Tage alten Embryo **(Embryo 1120)**, dessen Mutter im Verlaufe der 4. Schwangerschaftswoche an Mumps erkrankte. Die Interruptio (Curette) wurde 4 Wochen nach Ausbruch des Mumps vorgenommen. Leider waren nur kleinere Partikel des Embryos, unter anderem das linke Auge, analysierbar. Die Übersichtsaufnahme weist auf das Bestehen einer komplexeren Störung hin, die den Augenbecher, die Linse und die Cornea betrifft (Abb. 117). Die Retina ist in groben Falten vom Pigmentepithel abgehoben, der Glaskörperraum rechts bis auf eine enge Spalte reduziert. Die Anlage der noch rein epithelialen zweischichtigen Cornea ist auf der linken Seite vorgewölbt, während sie sich rechts direkt an eine Zellreihe anschließt, die spindelförmige, dunkle Zellkerne enthält und die Verbindung mit dem Linsenepithel herstellt (Abb. 118). Dieses zarte

Mesenchymlager, in welchem verschiedene Pyknosen zu erkennen sind, gehört zur Tunica vasculosa lentis. Das Linsenepithel ist unregelmäßig und im Bereiche des vorderen Linsenpols sicher krankhaft verändert (Abbildung 119). Die Zellkerne haben abnorme Form und Lage, das Cytoplasma vieler Zellen ist aufgelockert, blasig oder granuliert. Die Linsenfasern erreichen vorne die Rückfläche des Epithels nicht, sind z.T. granuliert, während die Kerne der zentralen Fasern nach vorne oder hinten verlagert sind. Auflösungsprozesse fehlen.

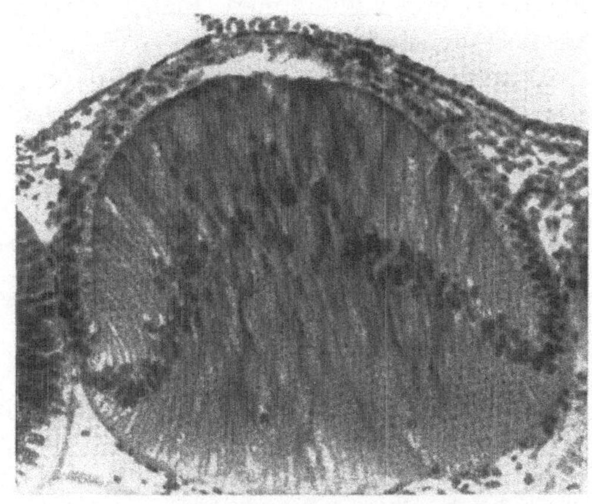

Abb. 118. Linse desselben Auges. Zentrale Fasern erreichen das Linsenepithel nicht, das Unregelmäßigkeiten im Bau zeigt

Leider konnten andere Organe dieses Embryos wegen groben mechanischen Verletzungen nicht untersucht werden. Die gefundenen

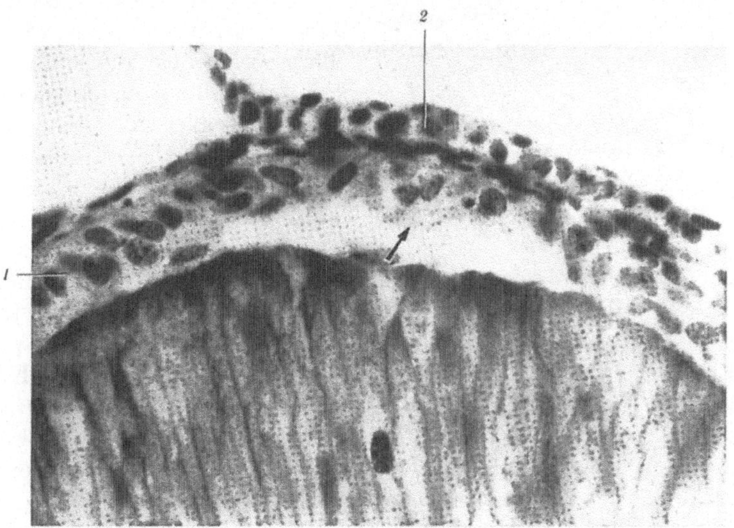

Abb. 119. Vordere Linsenfront mit Epithel (*1*); dieses ist sehr unregelmäßig gebaut; die Zellkerne haben abnorme Form und Lage und sind z.T. pyknotisch (→). *2* Cornea

Veränderungen am Auge müssen aber sicher als pathologisch angesehen werden.

Der 2. Keimling **(Embryo 292)** mit Parotitis in der Anamnese der Mutter wurde auch durch Interruptio gewonnen, konnte aber fast unverletzt und vollkommen lebensfrisch fixiert werden. Die anamnestischen Daten sind folgende:

Letzte Menses: 6. 1. 52. Parotitis epidemica: 15. 3. 52, d.h. 68 Tage post menstruationem (Konzeptionsalter 54 Tage). Interruptio: 26.4.52, d.h. 40 Tage nach Ausbruch des Mumps.

Der Kopf des Keimlings wurde in eine lückenlose Frontalschnitt-, der Rumpf in eine Querschnittserie zerlegt. Grobe Entwicklungsstörungen sind nicht nachzuweisen, hingegen bestehen Abweichungen des Feinbaues verschiedener Organe, die auf in Ablauf begriffene krankhafte Prozesse schließen lassen. Wir beginnen mit der Beschreibung der Augenbefunde.

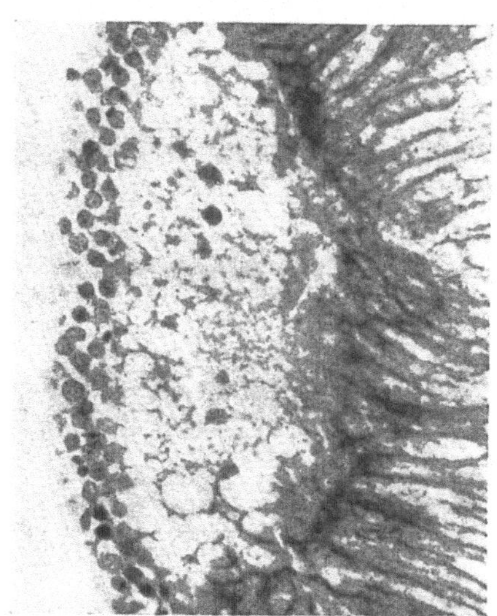

Abb. 120. Ausschnitt der vorderen Teile der Linse des Keimlings 292 (68 Tage post menstr.). Linsenepithel tangential getroffen, darunter Hohlraum erfüllt von feingeronnener Masse, mit eingelagerten einzelnen hyalinen Kugeln

Das *rechte Auge* ist bis auf die Linse und diffus verteilte Pyknosen im bindegewebigen Mantel normal. Auf vorderen Schnitten ist direkt unter dem Linsenepithel eine feingeronnene Masse zu sehen, die zusammen mit vielen hyalinen Kugeln aus den Linsenfasern heraustropft (Abb. 120). Die Linsenfasern selbst sind nicht grob verändert (Abb. 121). Im Linsenepithel sind einzelne pyknotische Zellkerne zu sehen. Auf den folgenden Schnitten wird die vordere Linsennaht sichtbar; in ihrem Bereich haben die Linsenfasern sehr ungleiches Kaliber, ihre Konturen sind verwischt oder fehlen, so daß man stellenweise den Eindruck erhält, es handle sich um einen großen verflüssigten Kern.

Schwerer und komplizierter sind die Veränderungen des *linken Auges*, das außer einer Schädigung der Linse eine schwere Mißbildung der Retina und des Pigmentepithels aufweist. In Abb. 122 ist ein Frontalschnitt durch das Auge mit den hinteren Teilen der Linse zu sehen. Am auffälligsten sind die Retinafalten, die sich überall vom Pigmentepithel abgehoben haben. Dieses ist halskrausenartig gefältelt und z.T. von der darunter liegenden Chorioidea abgelöst. Eine zweite pigmentführende Epithelschicht begleitet die eine dünne Retinafalte eine Strecke weit. Die Retinafalten sind verschieden gebaut, erscheinen z. T. normal in Dicke und Differenzierung. An solchen Stellen sind außer der mitosereichen Matrix eine Mantelzone und ein Randschleier zu erkennen. Auch

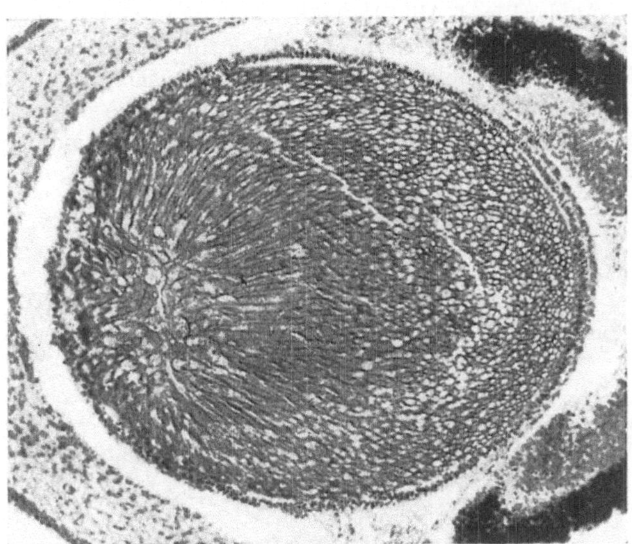

Abb. 121. Frontalschnitt durch die ganze Linse des rechten Auges von Embryo 292. Beachte die unregelmäßige Faserstruktur im Bereiche des vorderen Poles: Konturverlust, Blähung, Loslösung von der vorderen Naht

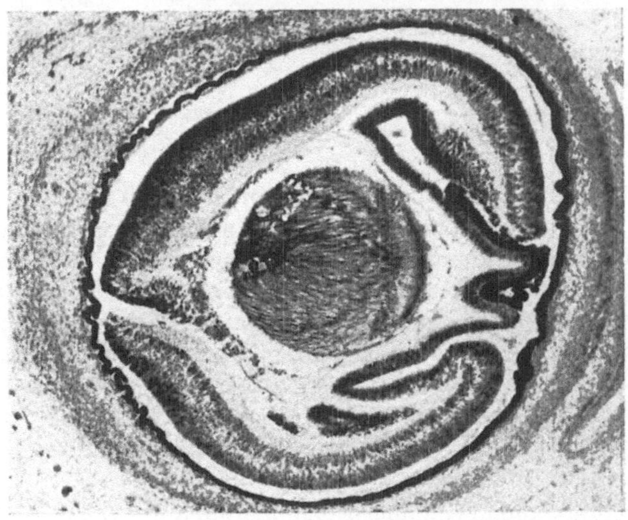

Abb. 122. Frontalschnitt durch das linke Auge von Embryo 292. Beachte die komplizierten Retinafalten, das z.T. halskrausenartig gefältelte Pigmentepithel und die geschädigte Linse

sind Zellen im Moment der Fixation im Begriffe, die Ganglienzellschicht aufzubauen. Andere Teile der Retina sind schmal, enthalten keine

Mitosen, wohl aber pyknotische Zellkerne. Die Tunica vasculosa lentis hat sich fast durchwegs von der Linsenkapsel abgehoben und ist sehr gefäßreich. An der Linse (Abb. 123) fällt die Zerstörung von Linsenfasern im unteren rechten Quadranten auf. Hier findet man eine von verschieden kalibrigen Vacuolen durchsetzte, intensiv gefärbte, strukturlose Masse, die da und dort hyaline Kugeln enthält. Wie die starke Vergrößerung zeigt, handelt es sich dabei um Faserrudimente und ausgeflossenen Faserinhalt.

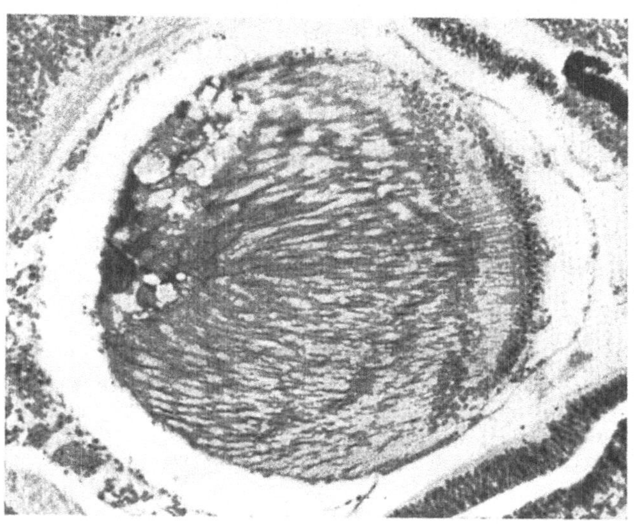

Abb. 123. Linse bei stärkerer Vergrößerung. Schädigung der sekundären Fasern viel ausgesprochener als links. Zerfall im unteren rechten Quadranten

Bei Durchsicht der Schnittserie finden sich auch an andern Stellen abnorme Linsenfasern. Infolge Blähung und Konturverlust kommt es zur Bildung großer granulierter Plasmakonglomerate. Auch fällt eine ganz unregelmäßige Verteilung der Faserkerne auf; die sonst so regelmäßige Kernschleife in der Nähe des Äquators fehlt vollständig. Diese Veränderungen betreffen die sekundären, aus dem Äquator stammenden Fasern, während die primären Fasern unberührt zu sein scheinen, eine Beobachtung, die durchaus mit der Anamnese vereinbar ist. Bei einem Keimling von 54 Tagen sind die primären Fasern bereits ausgewachsen und kaum mehr alterierbar.

Abb. 124a stammt von einem Schnitt durch die vorderen Teile des Auges. Der Augenbecher ist geplatzt. Eine breite, klaffende Lücke trennt Sklera und Aderhaut in einen oberen und einen unteren Teil. In den Spalträndern sind pyknotische Zellkerne eingeschlossen. Die unteren Teile der Retina sind zusammen mit dem Pigmentepithel in einen von Bindegewebe begrenzten Hohlraum verlagert worden und in verschiedene Teilstücke zerbrochen, die ihren epithelialen Bau aber noch ziemlich unverändert beibehalten haben. Das umgrenzende Bindegewebe enthält viele pyknotische

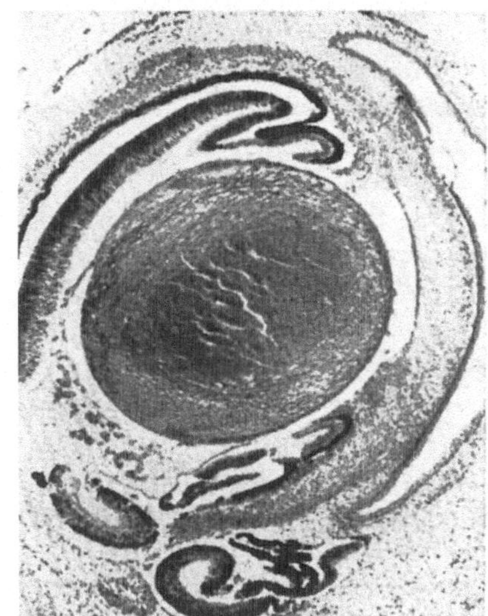

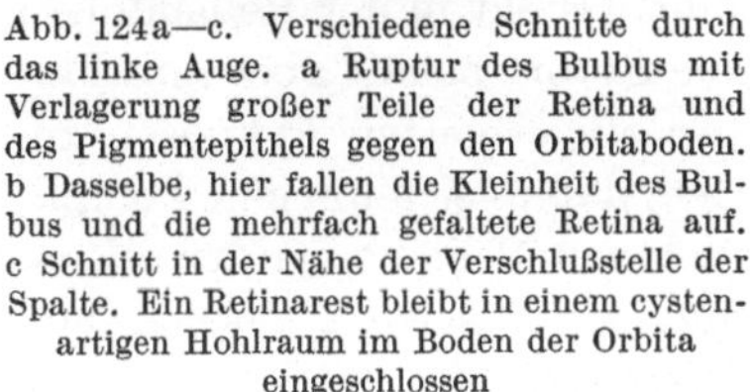

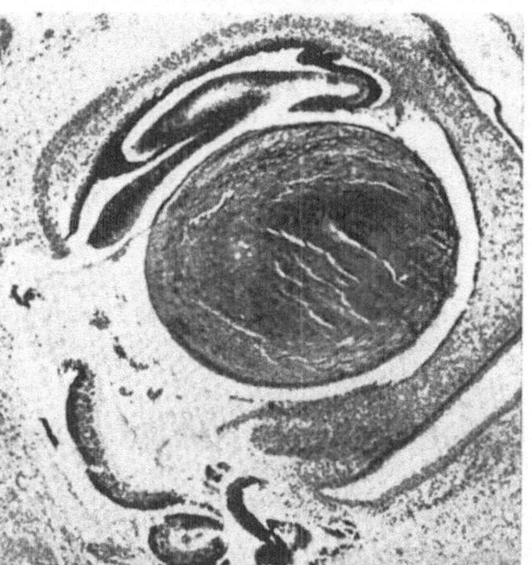

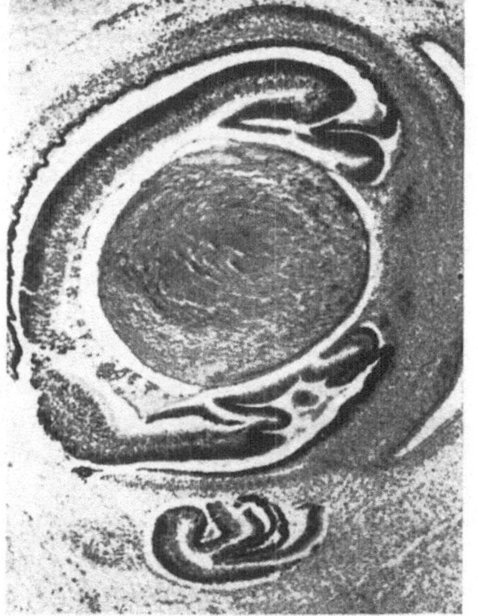

Abb. 124a—c. Verschiedene Schnitte durch das linke Auge. a Ruptur des Bulbus mit Verlagerung großer Teile der Retina und des Pigmentepithels gegen den Orbitaboden. b Dasselbe, hier fallen die Kleinheit des Bulbus und die mehrfach gefaltete Retina auf. c Schnitt in der Nähe der Verschlußstelle der Spalte. Ein Retinarest bleibt in einem cystenartigen Hohlraum im Boden der Orbita eingeschlossen

Zellkerne, die sich aber, z.T. gehäuft, auch an andern Stellen finden. Die Reste der Retina im oberen Teil des Augenbechers sind gefaltet; die Anlage der Iris mit dem Übergang des Pigmentepithels in die Pars iridica retinae bildet eine Doppelfalte, die nach innen gerichtet ist. Außer dieser schweren Mißbildung des Augenbechers, die wir auf den beiden folgenden Bildern weiter verfolgen wollen, zeigt auch das Corneaendothel Strukturstörungen. Es ist stellenweise verdickt, stellenweise fehlt es überhaupt. Das Epithel der Conjunctiva bulbi enthält zahlreiche pyknotische Zellkerne.

In Abb. 124b ist noch deutlicher als in Abb. 124a zu erkennen, daß es sich bei der beschriebenen Spaltbildung nicht um ein typisches Colobom handeln kann. Unter einem typischen Colobom verstehen wir eine primäre Spalte, die auf die Persistenz der embryonalen Augenbecherspalte zurückzuführen ist. Im vorliegenden Fall muß die klaffende Spalte sekundär entstanden sein. Darauf weisen verschiedene Merkmale hin: Die verlagerten Teile des geplatzten Augenbechers sind in mehrere Teilstücke zerfallen, deren epithelialer Zellzusammenhang in Auflösung begriffen ist. Auch das Pigmentepithel ist in den Auflösungsvorgang einbezogen worden; Bruchstücke liegen zusammen mit Retinabestandteilen basal vom Augenbecher. Die unteren Teile des Auges sind stärker geschädigt als diejenigen oberhalb der Spalte. Auffallend ist auch in diesem Bilde die halskrausenartige Fältelung des Pigmentepithels und die Häufung von Pyknosen im peribulbären Bindegewebe. In Abb. 124c endlich ist das Verhalten der Augenhäute nur wenige Schnitte vor dem Defektverschluß zu sehen. Die von der übrigen Retina abgerissenen und verlagerten Teile liegen in einer geschlossenen Blase am Boden der Orbita, während die in der Spalte fehlenden Sklera und Aderhaut noch weit auseinanderklaffen und in Spaltnähe viele pyknotische Zellkerne enthalten; die nicht verlagerten Retinateile bilden vielfache Falten. In den folgenden Schnitten schließt sich der Defekt in der Reihenfolge: Pigmentepithel, Aderhaut und Sklera. Die Retina behält aber ihre Faltung bei, gleichzeitig nimmt die Zahl der eingelagerten Pyknosen zu.

Zusammenfassend muß bemerkt werden, daß es sich um eine komplizierte Mißbildung des linken Auges handelt mit Schädigung der sekundären Linsenfasern und Platzen des Bulbus in seinem nasalen und unteren Bereich. Die Frage des Zusammenhanges mit der Virusinfektion der Mutter wird weiter unten zu diskutieren sein.

Hirnbefunde. An der Anlage der beiden Großhirnhemisphären fällt schon bei Untersuchung von bloßem Auge eine Ungleichheit ihres Kalibers und eine komplizierte Faltung ihrer Wand auf. Dabei erweist sich die linke Hemisphäre als hyperplastisch. Sie verdrängt die Anlage der Falx cerebri nach rechts und bewirkt eine tiefe Delle in der medialen Wand der rechten Großhirnhemisphäre. Über weite Strecken hat sich die von vielen prallen Gefäßen durchsetzte Leptomeninx von der Hemisphärenwand abgehoben, wodurch ausgedehnte, submeningeale Blasen entstanden sind. Die mikroskopische Untersuchung förderte abnorme Verhältnisse im Bereiche der ependymalen Auskleidung der Seitenventrikel, an der primitiven Großhirnrinde und am Plexus chorioideus zutage.

Normalerweise werden die Hirnventrikel von einem geschlossenen Ependymzellverband ausgekleidet, bei Keimlingen der Altersstufe von Embryo 292 ist dies aber noch nicht durchwegs der Fall. Viele Zellen zeigen noch lebhafte Teilungen und gehören somit zur Matrixzone der Hirnwand, an welche sich eine breite Mantelzone anschließt. Die das Ventrikellumen umsäumenden Zellen enthalten einen spindelförmigen Zellkern und zahlreiche RNS-haltige Granula, die einen zusammenhängenden, intensiv gefärbten Saum bilden. Dieser ist bei Embryo 292 in unregelmäßigen Abständen immer wieder unterbrochen (Abb. 125). An solchen Stellen sind die Zellen häufig hyperchromatisch und im Begriffe, sich aus dem Zellverband zu lösen und in den Ventrikel überzutreten.

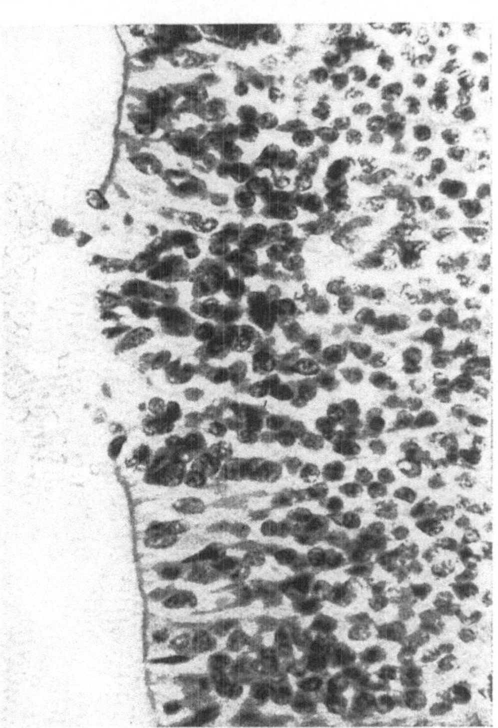

Abb. 125. Ausschnitt aus der Matrix der linken Hemisphärenanlage. Beachte den Unterbruch der Membrana limitans (mitten im Bilde), das Austreten von Zellen in die Ventrikellichtung und die Einlagerung von pyknotischen Zellkernen

Verfolgen wir den Wandbau der Hemisphärenanlage nach außen, dann finden wir im Anschluß an die zellkernreiche Mantelzone eine Schwärmschicht, die lokkerer gebaut ist als die Mantelzone und Zellen beherbergt, die im Moment der Fixation im Begriffe standen, in die primitive Rinde einzuwandern. Diese wird nach innen durch die zellkernarme Intermediärschicht, nach außen durch die zellkernfreie Lamina zonalis abgeschlossen, ist dorsal und medial auffallend schmal, lateral bedeutend breiter und von vielen pyknotischen Zellkernen durchsetzt. Die meisten Pyknosen findet man in den inneren Zellschichten der Rinde. Dieses Bild (Abb. 126) wiederholt sich auf allen Schnitten der lückenlosen Schnittserie.

Beide Befunde — die Auflösung der Matrix mit Ausstoßen von Zellen in die Ventrikellichtung und die Einlagerung von Pyknosen in der primitiven Rinde — zeigen das Vorhandensein eines Prozesses an, der, das weitere Leben des Keimlings vorausgesetzt, zu einer ausgiebigen Reduktion des Zellmaterials hätte führen müssen, was die Entwicklung einer hochgradigen Mikrocephalie zur Folge gehabt hätte.

Schließlich müssen noch die Veränderungen an den *Plexus chorioidei* erwähnt werden. Diese bauen sich in diesem Entwicklungsstadium aus

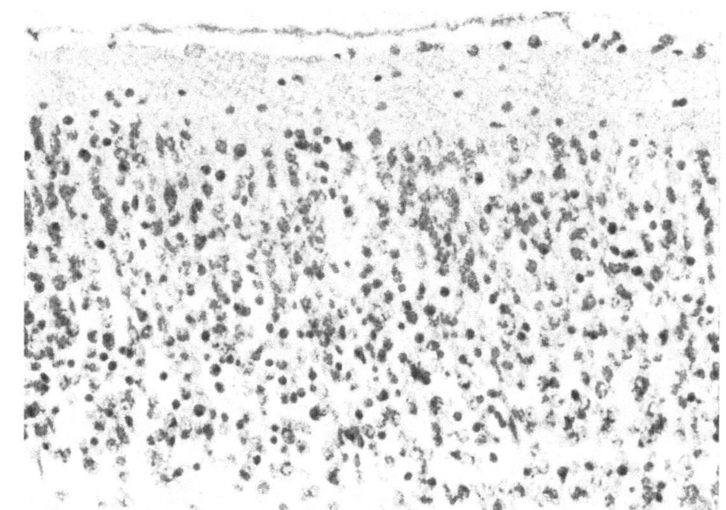

Abb. 126. Ausschnitt aus dem primitiven Cortex, in welchem viele pyknotische Zellkerne zu erkennen sind

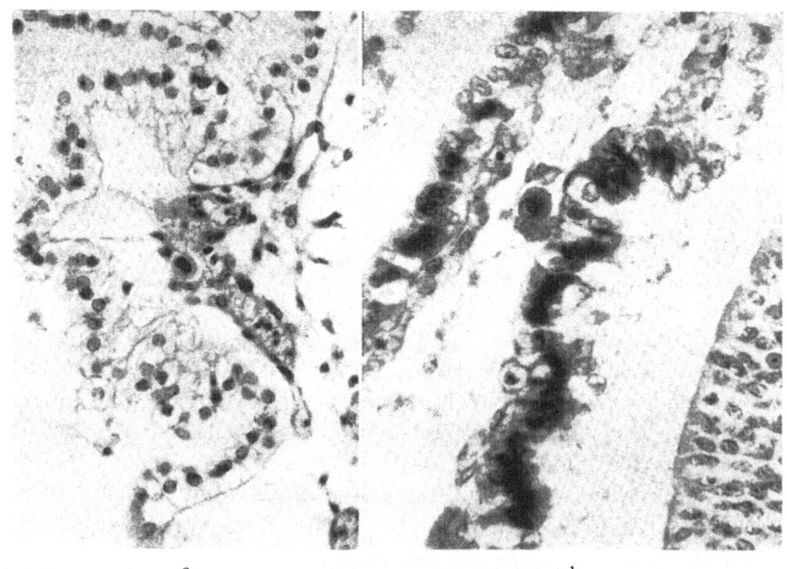

a b

Abb. 127a u. b. Plexus chorioideus ventriculi lateralis. a Vacuoläre Veränderung der Zellen der Lamina chorioidea epithelialis mit Verlagerung der Kerne in apikaler Richtung. Im Stroma kleine Arterie mit Riesenzelle. b Neben vacuolär veränderten, hyperchromatische Zellen mit dichten Zellkernen. Riesenzelle einem zarten, flüssigkeitsreichen Stroma mit eingelagerten Blutgefäßen auf und besitzen an ihrer Oberfläche ein einschichtiges, kubisches Epithel mit basalständigen Zellkernen. Im vorliegenden Falle fällt außer einer starken Füllung aller Blutgefäße und unregelmäßig verstreuten kleinen Blutungen eine Änderung des Epithels auf, das stellenweise einen blasigen Charakter angenommen hat und apicale Zellkerne einschließt (Abb. 127 a), stellenweise neben hellen Zellen mit basalständigen Kernen hyperchromatische, schmale Zellen mit länglichen pyknotischen Kernen aufweist (Abb. 127 b). Das das Epithel unterlagernde Stroma ist ödematös, die Bindegewebszellen sind nesterweise pyknotisch. Viele Blutgefäße enthalten Riesenzellen (Abb. 127 b), die ihre ganze Lichtung ausfüllen. Auffallend ist die starke Quellung der die Gefäßwand bildenden Zellen, und zwar nicht nur im Bereiche des Plexus chorioideus, sondern auch in andern Organen, besonders ausgesprochen in den Überresten des Glaskörpers des linken Auges.

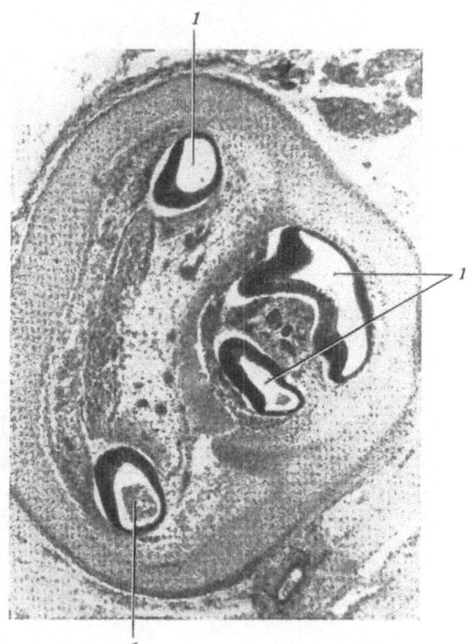

Abb. 128. Radiärschnitt durch die rechte Cochlea von Embryo 292. Normale, verknorpelte Kapsel, Epithel des Ductus cochlearis (*1*) stellenweise von der Basalmembran abgehoben, starke Blutfüllung

Im Gegensatz zum Plexus chorioideus ventriculi lateralis ist der Plexus chorioideus ventriculi quarti normal gebaut: Die Epithelzellen haben kubische Form, besitzen mehr basalständige Kerne und ein intensiv färbbares Cytoplasma mit vielen Einschlüssen. Das Ödem im Stroma fehlt, während die Gefäße auch hier prall mit Blut gefüllt sind.

Innenohr. Die grobe Formentwicklung des Innenohrs ist normal; das Differenzierungsstadium entspricht dem Alter des Keimlings. Auffallend sind eine starke Füllung aller Blutgefäße und Auflösungsprozesse am Epithel des Ductus cochlearis. Im Bereiche des geschädigten Epithels ist dieses vom Mesenchym abgehoben. In Abb. 128 ist ein Schnitt durch die linke Cochlea wiedergegeben: Die Kapsel ist verknorpelt, der Ductus cochlearis bildet $2^1/_2$ Windungen, von den perilymphatischen Räumen ist noch keine Spur zu erkennen. Das interstitielle Bindegewebe ist sehr gefäßreich; die Blutgefäße selbst sind prall gefüllt. Auf den angeschnittenen Windungen des Ductus cochlearis ist das basale Epithel

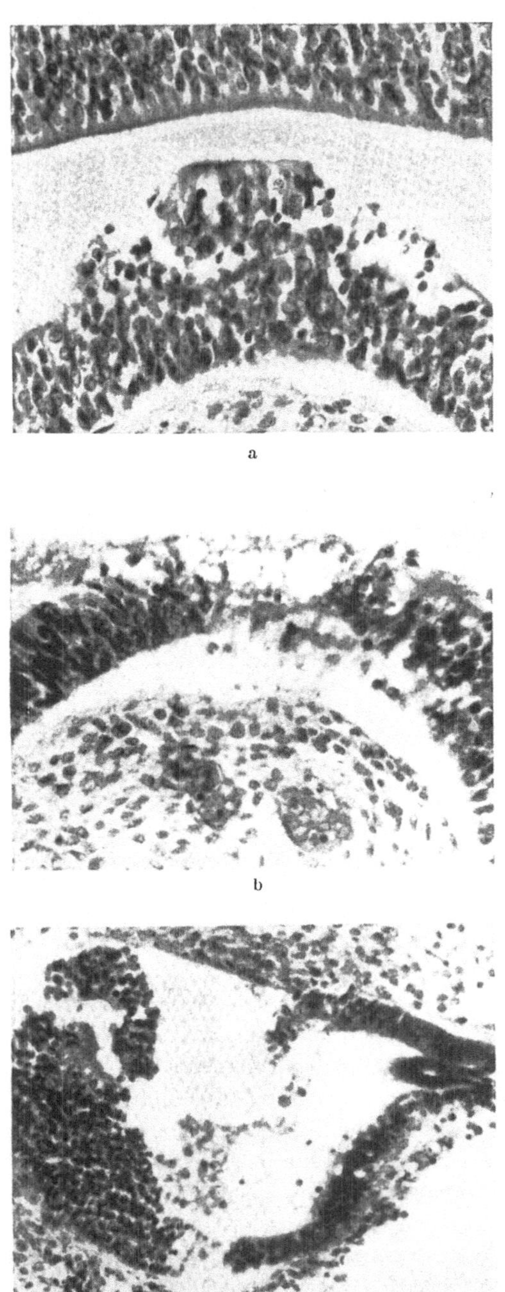

a

b

c

zu sehen, das in der Basalwindung die erste Differenzierung des großen Wulstes erkennen läßt; im Bereiche der späteren Stria vascularis ist das Epithel schmal und enthält nur zwei Kernreihen, eine weitere Differenzierung fehlt in diesem Entwicklungsstadium noch vollständig (vgl. S. 103). Dies gilt auch für das Gebiet der späteren Reissnerschen Membran, dem Dachbereich des Schneckenganges. Bei stärkerer Vergrößerung untersucht, findet man in allen Abschnitten des Epithels pyknotische Zellkerne, daneben aber auch Mitosen. Der Auflösung des Epithels geht ein Verlust der normalerweise überall sehr deutlich sichtbaren Innenkontur voraus. Alle Grade der Desintegration sind zu finden von einer einfachen Auflockerung des Epithels bis zu seiner vollkommenen Auflösung. Einzelheiten sind auf den Abb. 129a—d zu sehen. Besonders weitgehend ist

Abb. 129 a—d. Verschiedene Ausschnitte aus dem Epithel des Ductus cochlearis mit verschiedengradigen Auflösungsvorgängen. Auftreten von Zellpyknosen, Auflösen des Epithelverbandes und Ausstoßen der pyknotischen Zellen (a, b); fortschreitende Auflösung des Kanalsystems (c, d) von der Grund- gegen die Spitzenwindung; diskontinuierlicher Prozeß: neben weitgehend zerstörten Abschnitten normal gebliebene Teile

die Zerstörung des Epithels der Grundwindung der linken Cochlea; sie hat zum Kontinuitätsunterbruch des Kanals geführt, in welchem zahlreiche Pyknosen enthalten sind (Abb. 129c und d). Auch hier ist das häufige Auftreten von Riesenzellen besonders erwähnenswert (Abb. 130).

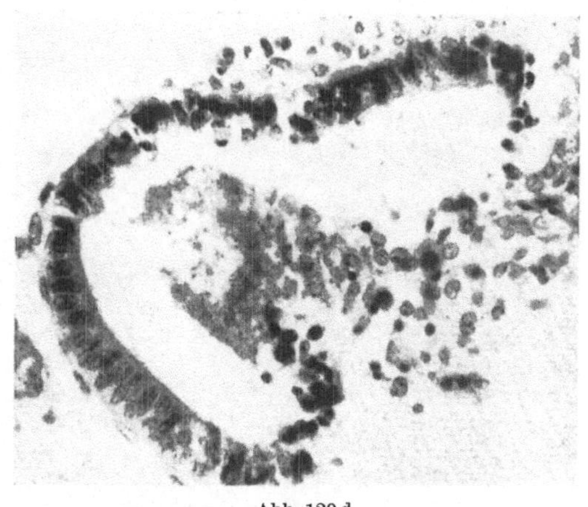

Abb. 129 d

Zahnanlagen. Sämtliche Zahnanlagen sind abnorm. Die Veränderungen betreffen in erster Linie die epithelialen Schmelzanlagen. In Abb. 131a ist eine Übersicht über die Anlage des 1. r. unteren Milchmolaren zu sehen. Das Schmelzorgan zeigt die erste Andeutung seiner Differenzierung in die beiden Epithellagen und die Schmelzpulpa. Besonders auffallend ist ein mittelständiger Knoten, der aus vielen kleinen Zellen besteht, die einen dunklen, hyperchromatischen Zellkern und im Gegensatz zur weiteren Umgebung keinen klaren epithelialen Zusammenhang besitzen. In ihrem Bereiche ist die Zahnpulpa, die sonst überall dicht anliegt, abgehoben. In der entstandenen Spalte sind hyaline Tropfen zu sehen. Noch deutlicher ist die beschriebene Veränderung auf der linken Seite (Abb. 131b). In allen Anlagen sind pyknotische Zellkerne zu finden, in den Blutgefäßen des Zahnsäckchens Riesenzellen.

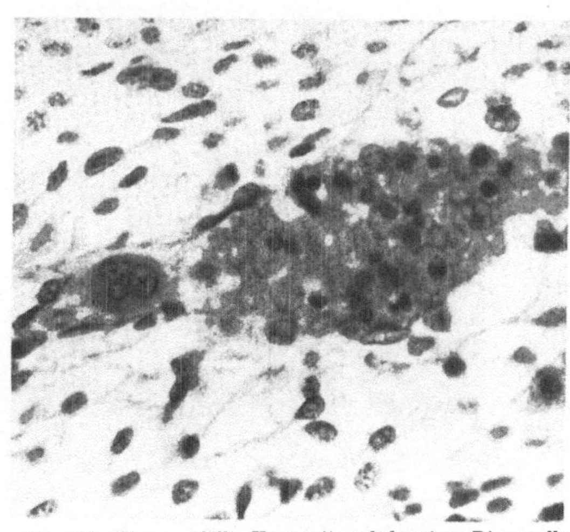

Abb. 130. Kleine gefüllte Vene mit mehrkerniger Riesenzelle in Nähe des Krankheitsherdes

Schließlich müssen noch Pyknosen in der Zahnleiste, in der Zahnpulpa, in der Zungenfascie und an andern Stellen erwähnt werden. Es handelt sich somit um einen weit verbreiteten Prozeß, der sich in Zellen abspielt und diese tötet. Einzige Reaktion ist das Auftreten von *Riesen-*

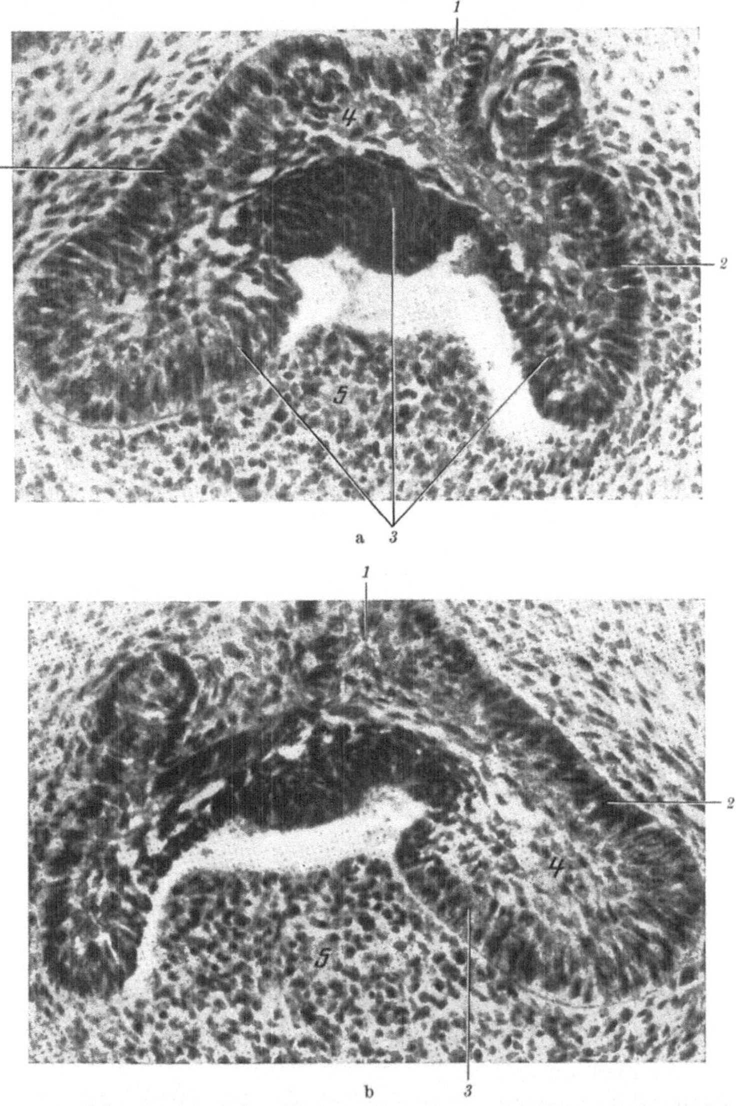

Abb. 131a—c. Zahnanlagen im frühen Glockenstadium. Beachte die Ablösung des inneren Schmelzepithels von der Zahnpulpa und die Bildung von verschieden großen Spalträumen mit fein geronnenem Inhalt. Zahlreiche Kernpyknosen in beiden Schmelzepithelien und in Zahnpulpa. *1* Zahnleiste; *2* äußeres, *3* inneres Schmelzepithel; *4* in Bildung begriffene Schmelzpulpa; *5* Zahnpulpa

zellen. Überall dort, wo sich Epithelschädigungen oder Nekrosen im Bindegewebe finden, sind solche meist intra-, häufig auch extravasculär anzutreffen. Die Riesenzellen sind immer mehrkernig und lassen nicht selten einen deutlichen Bürstensaum erkennen. Vielerorts haben wir

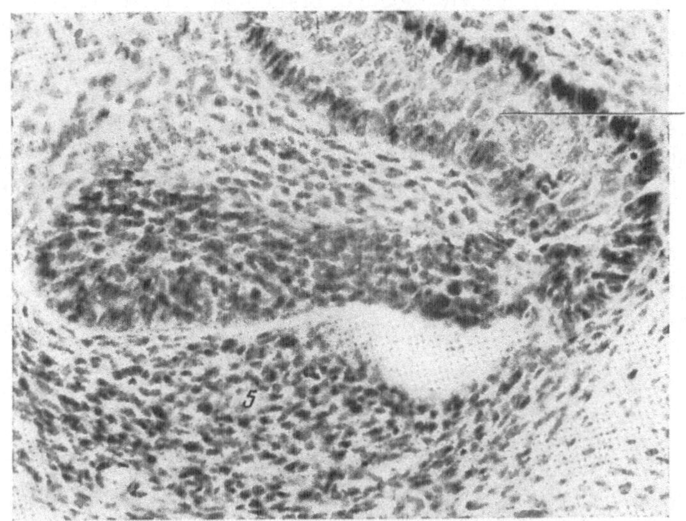

Abb. 131 c

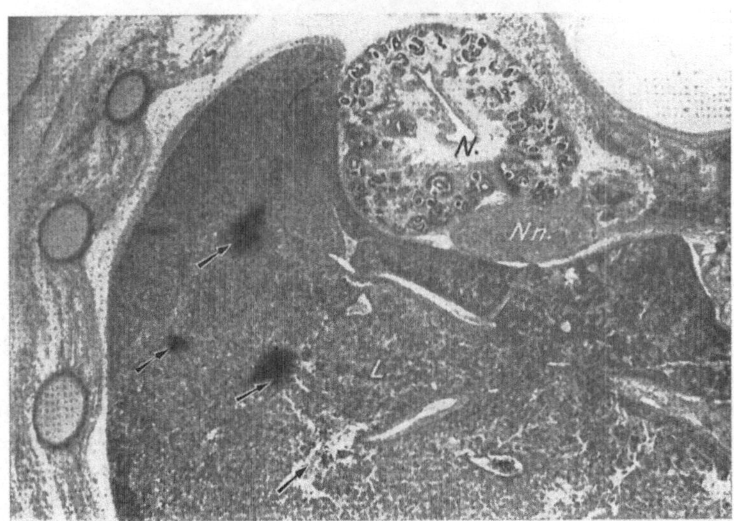

Abb. 132. Ausschnitt der retroperitonealen Organe. Niere (*N*), Nebenniere und Leber (*L*). In der Niere sind schon bei dieser Vergrößerung geschrumpfte Kanälchen zu erkennen, in der Leber z.T. stark gefüllte Venen, Blutungen und kleinere Zerstörungsherde (Pfeile)

außer der starken Blutfüllung der Gefäße Blutungen in die Gewebe gefunden; diese Feststellung leitet zur Beschreibung der sehr interessanten Befunde an inneren Organen über.

Leber. Infolge maximaler Füllung aller Sinusoide und Venen, besonders aber wegen ausgedehnter Blutungen in das Leberparenchym war es stellenweise fast nicht möglich, brauchbare Präparate zu erhalten. Das Übersichtsbild (Abb. 132) zeigt, daß der allgemeine Situs durchaus normal ist. Mikroskopisch fallen außer Blutungsherden stark gefüllte Venenäste auf, die (Abb. 133) z.T. noch kernhaltige rote Blutkörperchen, außerdem große, runde, mit gelblich-grünen Pigmentkörnchen dicht beladene Zellen und freies Pigment enthalten. Es handelt sich um Zellelemente, denen wir auch bei grippe- und poliomyelitisgeschädigten

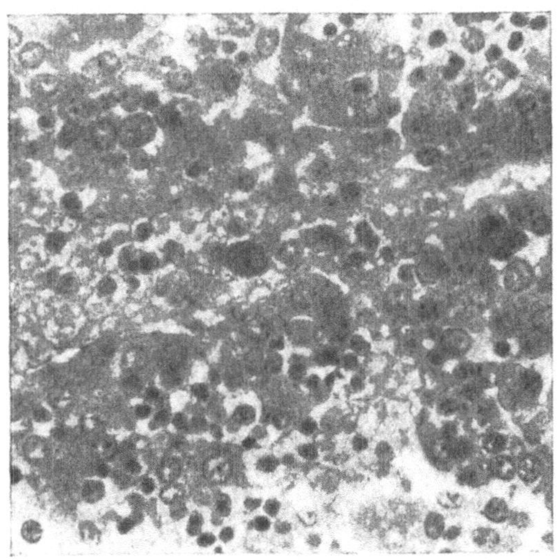

Abb. 133. Leber mit Sinusoid und kleinen pyknotischen Herden, die, diffus verteilt, überall vorkommen. Im Blut pigmentbeladene Rundzellen

Feten begegnen werden (vgl. S. 188, 199, 247 und Abb. 193). Zahlreiche Pigmentkörnchen liegen diffus verstreut im Blutplasma, andere wurden von den Gefäßendothelien phagocytiert und säumen die etwas gequollene Gefäßwand. Auch in der Leber sind zahlreiche Riesenzellen zu finden. Soweit diese in Blutbildungsherden liegen, handelt es sich um Megakaryocyten. Eine Auszählung ergab aber, daß weitaus die meisten Riesenzellen frei in den Sinusoiden enthalten sind. Sie besitzen ein eosinophiles Cytoplasma und sind mehrkernig, haben also die gleichen Eigenschaften wie die in andern Organen angetroffenen Riesenzellen (vgl. Abb. 130). Leider war uns die Entscheidung, wo die Bildungsstätte dieser Zellen ist, nicht möglich.

Nieren. Die Nieren haben sich normal entwickelt und die dem Alter entsprechende Differenzierung erreicht, sind aber ebenfalls geschädigt, was sich aus dem Verhalten der Epithelien der Hauptstücke erkennen läßt (Abb. 134). Diese haben sich an vielen Stellen von der Basalmembran abgehoben. Die abgehobenen Epithelien enthalten viele geschrumpfte

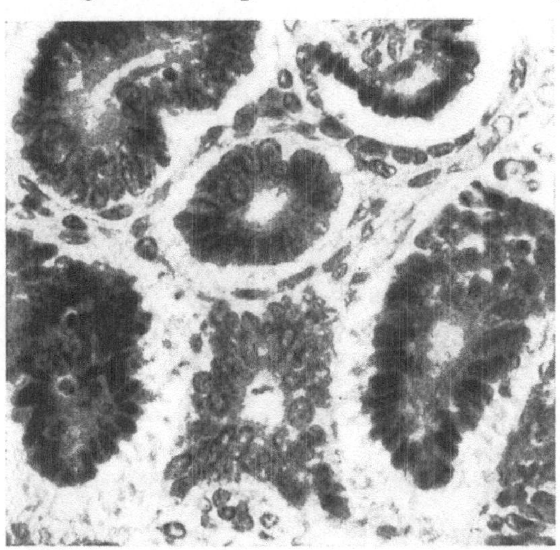

Abb. 134. Ausschnitt aus der Nierenanlage von Embryo 292. Beachte die gehäuften Zellpyknosen im Bereiche der noch in Ausbildung begriffenen Nephronkanälchen. Das Epithel hat sich an solchen Stellen von der Basalmembran abgelöst unter Bildung eines von fein geronnener Flüssigkeit erfüllten Spaltraumes

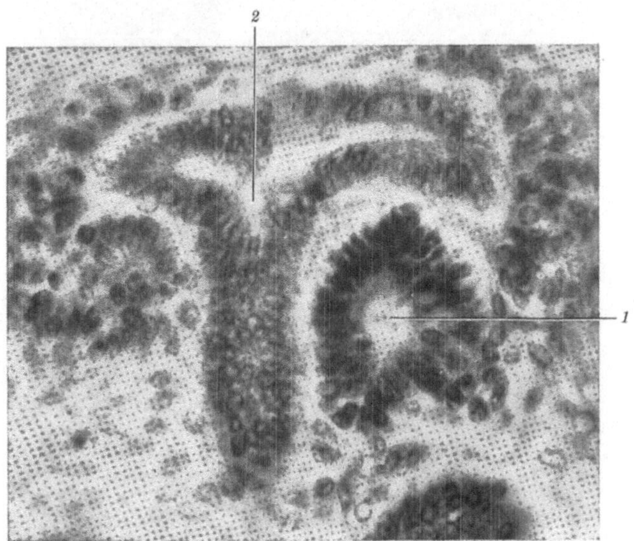

Abb. 135. Dieser Ausschnitt zeigt, daß Pyknosen immer nur Nephronkanälchen (*1*), nie die Anlage der Sammelrohre (*2*) betreffen

hyperchromatische Zellkerne. Daß es sich bei diesen Veränderungen um intravitale Prozesse handelt und nicht um leichtere Macerationsgrade, beweisen die Stellen mit gut anliegendem Epithel; hier ist das Epithel ganz normal und läßt sogar einen Bürstensaum erkennen. Die Kanälchen des Sammelrohrsystems (Abb. 135) sind nicht geschädigt, hingegen

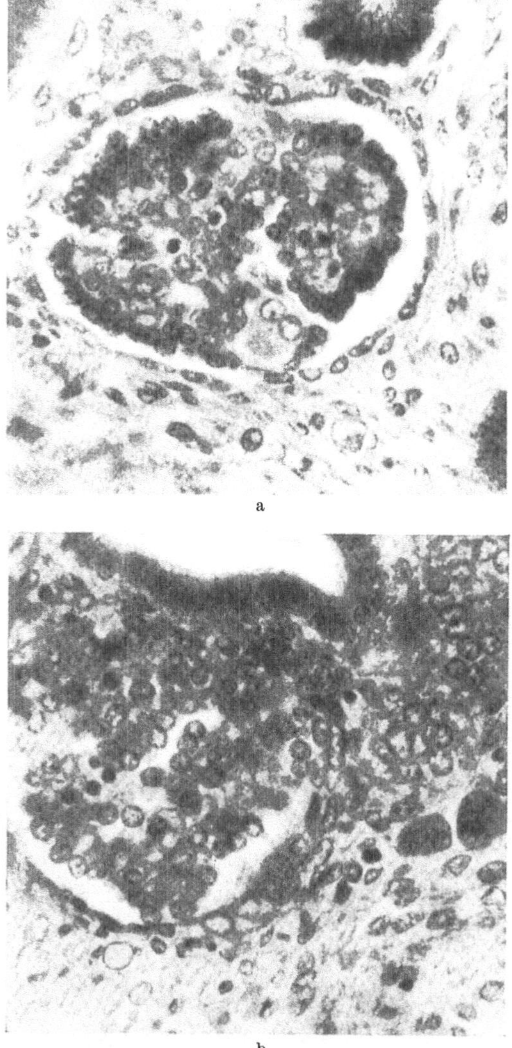

a

b

Abb. 136. a Anlage eines Nierenkörperchens mit 2 Riesenzellen in der Nähe. b Riesenzelle in Glomerulumcapillare, pyknotische Zellkerne

zeigt der epitheliale Überzug der Glomerulumschlingen Pyknosen (Abb. 136). Auch in den Nieren haben wir Riesenzellen gefunden; in der Abb. 136a und b sind zwei Beispiele dafür reproduziert.

Lungen-, Herz- und Gefäßbefunde. Die *Lungen* sind dem Alter entsprechend differenziert. Im Bronchialepithel und diffus verstreut im

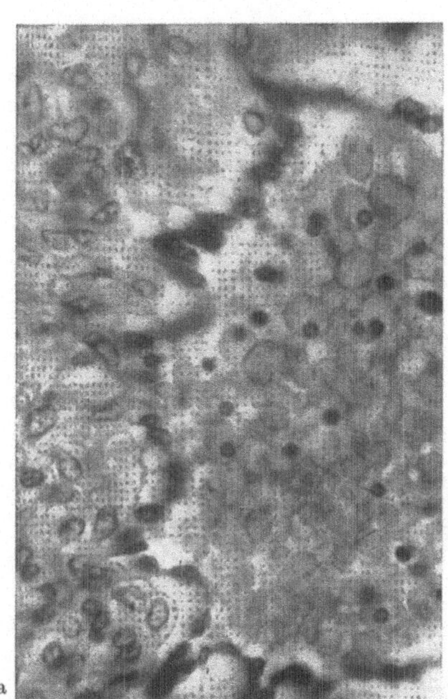

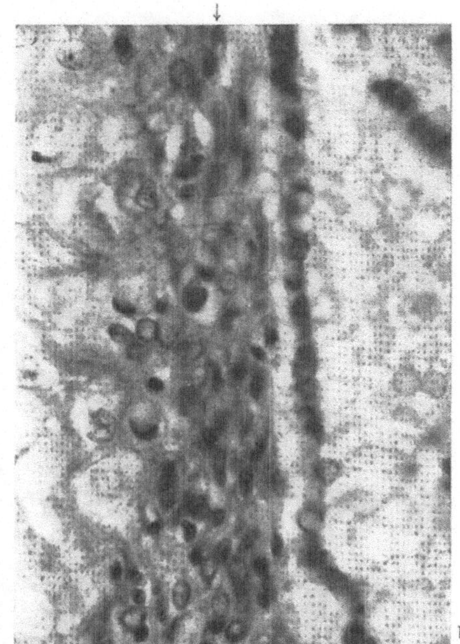

Abb. 137a—e. Endothelreaktion im Herzen und in den großen Herzgefäßen. Abrundung der Zellkerne, Verlust der Zellgrenzen, Abheben von der Unterlage mit Bildung eines subendothelialen Ödems. a Ablösungsvorgang in vollem Gang. b Vorgang abgeschlossen. Häufig ist die Unterlagerung pyknotisch → (c), auch das Endothel kleiner Arterien zeigt diese Veränderungen (e). Beachte Endothelzellreaktion in d

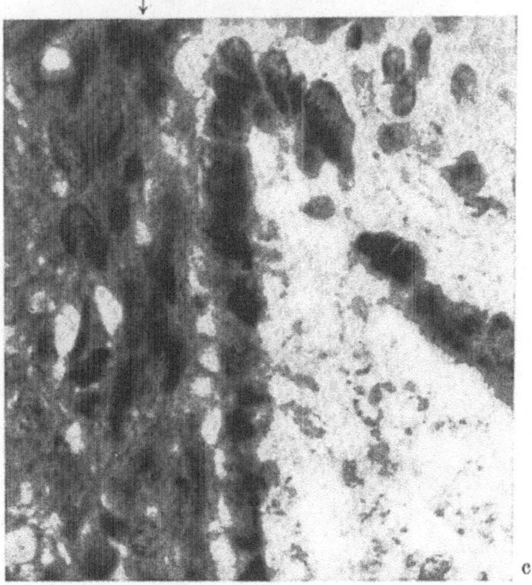

Mesenchym findet man Pyknosen. Im übrigen sind kleinere Blutungen und ein ausgedehntes Ödem auffallend. Von besonderem Interesse sind die *Herz-* und *Gefäßbefunde.* Das Endothel der Aorta ist geschwollen und erinnert an Bilder, die wir schon auf S. 134 erwähnt haben: Die Zellkerne haben sich abgerundet, Zellgrenzen sind verschwunden (Abb. 137). Das Endothel ist ganz oder teilweise von der Unterlage abgehoben; eine feinwabige Substanz trennt es von den folgenden Lagen der Tunica interna (Abb. 137b). Gleichartig sind die Befunde im Truncus pulmonalis. Abb. 137a zeigt mit aller wünschbaren Deutlichkeit den Ablösungsvorgang, der mit dem Auftreten des erwähnten Exsudates einhergeht. Die Umwandlung des Endothels zu einem Syncytium ist in Abb. 137d sehr deutlich zu sehen. Die subendothelialen Gefäßwandschichten sind stellenweise hyperchromatisch und besitzen geschrumpfte Zellkerne, eine Besonderheit, die auch am Myokard festzustellen ist (Abb. 137b und c). Nach unseren Erfahrungen an den Herzen der rötelngeschädigten Keimlinge handelt es sich dabei um einen leichten Grad von Myokardschädigung. Abb. 137b zeigt einen Ausschnitt aus der Ventrikelwand des Herzens. Die Endokardzellen sind z.T. bläschenförmig verändert und enthalten eine große Vacuole, die den Kern ganz an die Wand pressen kann. Subendokardial ist wie subendothelial eine feingeronnene Masse zu erkennen; darunter folgen Myokardfasern mit pyknotischen Zellkernen und intensiv gefärbtem Cytoplasma. Der ganze Fibrillengehalt scheint an den Rand verlagert zu sein. In Abb. 137e ist der Querschnitt durch eine kleine Arterie zu sehen, welche die gleichen Veränderungen zeigt wie die Aorta, nämlich gequollenes, abgehobenes Endothel ohne Zellgrenzen.

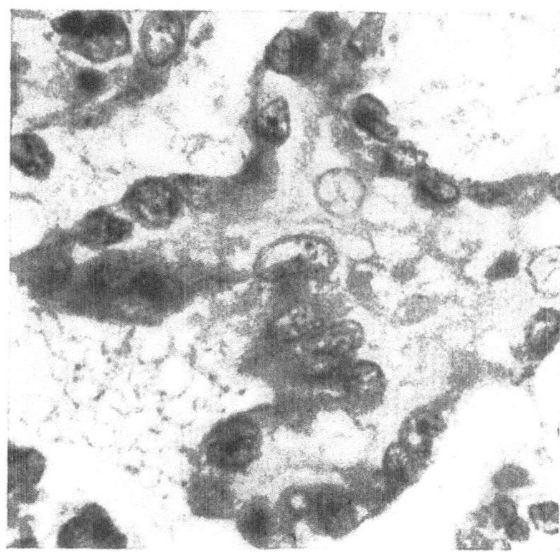

Abb. 137d

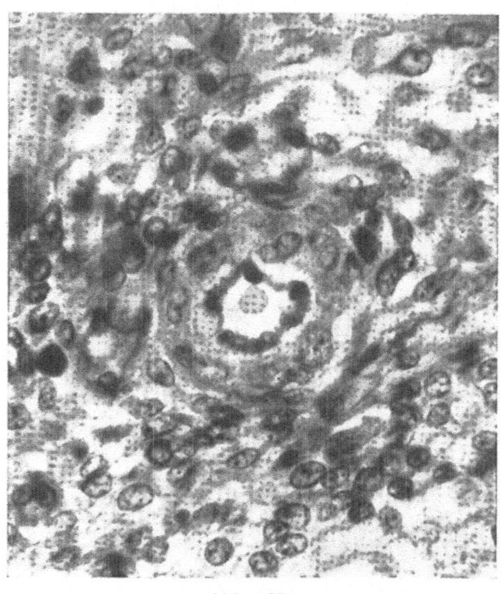

Abb. 137e

Abb. 138 stellt einen Schnitt durch die *Rückenmuskulatur* dar; schon bei schwacher Vergrößerung sind schwere Veränderungen zu erkennen. Dunkle Faserquerschnitte liegen unregelmäßig verstreut zwischen hellen Partien. Die starke Vergrößerung zeigt, daß normale Fasern im Querschnitt randständige Fibrillen enthalten. In den veränderten Fasern ist der ganze Inhalt zu einem breiten, intensiv angefärbten, gefalteten Band vereinigt; dieser umgibt wie ein Wurm den mittelständigen Zellkern, der häufig pyknotisch verändert ist. Diese Veränderungen haben wir ohne Ausnahme im Bereiche aller Rumpf- und Kopfmuskeln gefunden.

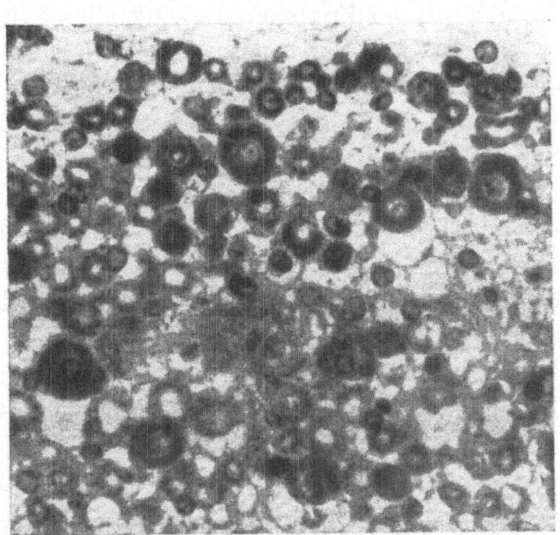

Abb. 138. Muskelveränderung. Querschnitt: dunkle, dicke Faserquerschnitte mit zentralem pyknotischem Kern und kompaktem Mantel liegen zwischen kleinen Querschnitten von noch normalen Fasern

Zusammenfassung. Drei Merkmale kennzeichnen die Befunde an den Organen des Keimlings, Embryo 292, nämlich Blutungen, Zellpyknosen und das Auftreten von Riesenzellen, verbunden mit einer mehr oder weniger ausgedehnten Strukturauflösung der geschädigten Organe. Den höchsten Schädigungsgrad zeigt das linke Auge, bei welchem es sekundär zu Auflösungsvorgängen an den mesenchymalen Augenhäutchen mit nachfolgender Ruptur des Augenbechers und Verlagerung von Teilen der Retina und des Pigmentepithels in die Orbita kam.

Für das Verständnis der diffusen Verteilung der Schädigungen über den ganzen Körper sind auch in diesem Fall die befallenen Endothelien entscheidend. Sie zeigen die hämatogene Aussaat des Erregers an und erklären das Befallensein der verschiedensten Organe, ganz unabhängig von ihrer genetischen Herkunft (vgl. S. 267).

2. Befunde an Keimlingen, deren Mütter in verschiedenen Stadien der Schwangerschaft an Influenza erkrankten[1]

Es ist selbstverständlich, daß man sich anläßlich der Grippeepidemie von 1957/58 fragte, ob auch das Influenzavirus die Placenta passieren

[1] Erweiterte Fassung der Publikation: J. Rickenbacher und G. Töndury: Erkrankt der Fetus bei Grippe in graviditate? Biol. Neonat, **3**, 120—148 (1961).

und zu einer Krankheit des sich entwickelnden Kindes führen könne. Das Grippevirus kommt in den verschiedensten Formen vor; wegen seiner großen Variabilität verfügen große Bevölkerungsgruppen über eine nur ungenügende oder gar keine Immunität. Aus diesem Grunde kommt es auch immer wieder zu Seuchezügen, welche die ganze Welt umspannen können. Während einer Grippeepidemie erkranken deshalb auch weit mehr schwangere Frauen als sonst an einer anderen Viruskrankheit.

In der neuen Literatur haben wir eine Reihe von Berichten gefunden, die sich mit der Frage einer eventuellen Schädigung des Kindes durch das Influenza-Virus befassen. Es handelt sich dabei im allgemeinen um statistische Untersuchungen, die im Gegensatz zu früheren ähnlichen Erhebungen auf der direkten Beobachtung der Frauen während der Schwangerschaft beruhen. Diese sog. prospektive (vgl. S. 26ff.) hat gegenüber der früheren retrospektiven Methode, welche vom kranken oder mißbildeten Kind ausging, viele Vorteile, indem sie natürlich viel besser in der Lage ist abzuklären, mit welcher Wahrscheinlichkeit ein Kind in utero erkrankt. Voraussetzung dafür ist allerdings, daß alle in die Untersuchung einbezogenen Frauen bis zum Ende der Schwangerschaft kontrolliert werden. Sehr häufig entziehen sich aber gerade diejenigen Frauen, welche in der Frühschwangerschaft abortieren, dieser Kontrolle, so daß ein falsches Bild entstehen muß.

Von den Statistiken, die uns bisher zur Kenntnis gelangt sind, kommt die Mehrzahl zum Schluß, daß eine Grippeerkrankung der Mutter für den Fetus kein erhöhtes Risiko des Absterbens oder einer Mißbildung mit sich bringt (Franchini und Conca 1959, Wilson, Heins und Imagawa 1959, Walker und McKeen 1959, Abramowitz 1958, Campbell 1953). Alle diese Autoren beobachteten zwar ein leichtes Ansteigen der Zahl der Totgeburten oder der angeborenen Defektbildungen gegenüber der Kontrollgruppe. Sie betrachteten aber die Zunahme nicht als signifikant, um daraus eine Einwirkung des Grippevirus auf das Kind ableiten zu können. Demgegenüber fanden Coffey und Jessop (1959) mehr als doppelt soviel mißgebildete Kinder bei Frauen, welche in der Schwangerschaft Grippe durchgemacht hatten, als in einer gleich großen Kontrollgruppe. Statistiken über die Pandemie nach dem 1. Weltkrieg berichten, daß bis zu mehr als der Hälfte der erkrankten Schwangeren abortierten (Harris 1919, Bland 1919). Daneben besteht eine ganze Reihe von Einzel- und Gruppenbeobachtungen, deren Autoren eine Schädigung des Keimlings durch das Grippevirus annehmen zu müssen glauben (Townsend 1891, Abt 1919, Swan et al. 1943, 1946, Gregg 1944, Ellet 1945, Committee of the Director-General of Public Health of New South Wales 1945, Hopkins 1946, Dogramaci und Green 1947, Landtman 1948, Lefèbre et Merlen 1948, Schachter 1950, 1956, Thalhammer 1953, D'Antona 1958).

Saxen, Hjelt, Sjöstedt, J. Hakosalo und H. Hakosalo (1960) haben vom 15. 1. bis 31. 10. 58 alle in der Frauenklinik in Helsinki geborenen Kinder auf das Vorkommen von Mißbildungen untersucht, welche auf eine im Herbst 1957 durchgemachte asiatische Grippe der Mütter hätten zurückgeführt werden können; 950 Kinder wurden auch ophthalmologisch geprüft. 146 Kinder zeigten Anomalien (2,37%), 45 Kinder letale Mißbildungen (0,73%). Frauen, die im 1. Trimester eine Grippe durchgemacht hatten, hatten etwas häufiger Kinder mit Anomalien (2,92%) als solche, die erst im 2. oder 3. Trimester erkrankten (1,48%). Auf der andern Seite zeigten Kinder, deren Mütter in der 3. bis 9. Woche erkrankt waren, eine größere Zahl von Mißbildungen als solche, deren Mütter in einer früheren oder späteren Phase erkrankten (3,30% gegenüber 2,07% bzw. 2,04%). Es wurden keine spezifischen Mißbildungen gefunden. Daraus wird geschlossen, daß die asiatische Grippe nicht als teratogenes Agens in Frage komme. Für die Zunahme der Anomalien werden sekundäre Faktoren, wie hohes Fieber, Komplikationen, Medikamente, eventuell toxische Stoffwechselprodukte verantwortlich gemacht.

Leider wurden abortierte Feten nicht untersucht. Die Autoren äußern sich darüber wie folgt: "Abortions occuring while the foetus is still less than 600 g in weight are cared for in the gynaecological wards and they are disregarded here, as we considered it doubtful to attempt to clarify the causes of abortion (Saxen et al. 1960, S. 116)."

Alle vorliegenden Statistiken und Berichte sind jedoch unserer Meinung nach nicht in der Lage, über die Erkrankungsmöglichkeit und den Grad der Erkrankungswahrscheinlichkeit des Fetus an Grippe Auskunft zu geben. Der größte Teil der Autoren ging nämlich wie Saxen et al. von der Voraussetzung aus, daß eine allfällige fetale Grippeerkrankung in jedem Fall zu einer groben Mißbildung führen müsse. Sie suchten denn auch bei lebend oder tot geborenen Kindern einfach nach solchen Mißbildungen, um darnach die Fälle negativ oder positiv zu bewerten. Diese Voraussetzung ist jedoch falsch. Eine fetale Viruserkrankung befällt in den allermeisten Fällen normal angelegte Gewebe und Organe mit normaler Entwicklungstendenz. Der Verlauf der fetalen Erkrankung kann wie wir schon in der Einleitung bemerkt haben, schwer oder leicht sein. Dies hängt von den Eigenschaften des Virus, der Infektionsdosis, der Reaktionsweise der befallenen Gewebe und diese wiederum von ihrem Differenzierungsgrad ab. Für das Endresultat bestehen, wie für die Erkrankungen des geborenen Menschen, 3 Möglichkeiten, nämlich 1. Heilung ohne Defekt, 2. Heilung mit Defekt, 3. Tod. Daraus ergibt sich, daß man die Gefahr einer Krankheit für den Keimling nur dann richtig ermessen kann, wenn man jede abgestorbene Frucht sorgfältig untersucht. Diese Untersuchung darf sich nicht auf eine äußere Inspektion beschränken, sondern muß eine Sektion mit eingehender histologischer Befundung aller Organe umfassen. Kleinere Keimlinge (bis 4 cm SSL) werden mit Vorteil in komplette Schnittserien zerlegt.

Tabelle 20. *Zusammenstellung des Untersuchungsmaterials*

Bezeichnung des Fetus	SSL	Art des Abortes bzw. der Geburt	Zeitpunkt der Erkrankung der Mutter	Erhaltungszustand
1090	75 mm	spontan	? Tage vor Abort	sehr gut
1091	102 mm	spontan	14 Tage vor Abort	sehr gut
1099	77 mm	spontan	14 Tage vor Abort	mäßig
1276	17 mm	spontan	23 Tage vor Abort	schlecht
Kind Bo.	52 cm	Sectio	19 Tage vor Tod des Kindes	mäßig
Kind Me.	52 cm	spontan	3—4 Wochen vor Geburt	sehr gut

Wir wollen im folgenden die Befunde darlegen, die wir auf diese Weise an 6 Feten erhoben haben, deren Mütter an Grippe erkrankt waren. Unsere 6 Fälle lassen sich in 2 Gruppen gliedern: 4 Keimlinge stammen aus dem 1. Drittel der Schwangerschaft. In 2 Fällen handelt es sich um ausgetragene Kinder am Ende der Schwangerschaft.

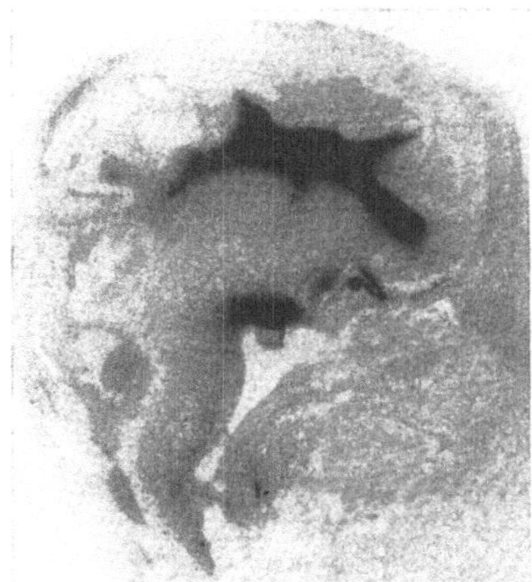

Abb. 139. Sagittalschnitt durch den Kopf des Fetus 1099. Beachte die Blutung und ihre Lokalisation im Bereiche des Hypothalamus, der Unterfläche des Frontallappens und zwischen Hirnstamm und Anschnitt der Hemisphäre. (Aus TÖNDURY 1960)

Bei keinem dieser 6 Fälle haben wir äußerlich irgendwelche Veränderungen wahrgenommen. Der Keimling 1276 wurde in eine vollständige Serie von 8 μ dicken Schnitten zerlegt und HE-gefärbt. In den Fällen 1090, 1091 und 1099 wurde der Kopf sagittal halbiert und von der einen Hälfte eine Serie von 10 μ dicken Schnitten angefertigt. Außerdem wurden die inneren Organe in Schnittserien zerlegt. Bei den ausgetragenen Kindern wurden den inneren Organen Stücke entnommen und davon Schnittserien angefertigt.

Befunde. Die Keimlinge 1090, 1091 und 1099, die, nach dem Verhalten ihrer Organe zu schließen, ungefähr gleich alt waren, zeigen ein einheitliches histopathologisches Bild. Sie sollen daher gemeinsam beschrieben werden. Bei allen dreien fällt zunächst schon von bloßem Auge auf dem Sagittalschnitt eine Blutung in der Schädelhöhle auf. In Abb. 139 ist die Ansammlung von Blut zwischen Hemisphäre und Hirnstamm, aber auch in der Umgebung der Sella turcica, besonders an der Unterfläche des Diencephalon und des Stirnlappens zu sehen. Wie die mikroskopische Untersuchung ergab, handelt es sich um submeningeale Blutungen. Aber auch die Seitenventrikel enthalten größere Blutmengen, während in der Hirnsubstanz mit Ausnahme der Regio hypothalamica nur kleinere Blutungsherde gefunden wurden. Da, wo das Blut mit der Hirnwand in Kontakt kommt, besteht immer ein Defekt des Ependyms bzw. der Matrix (Abb. 140). Die meisten Mitosen auch

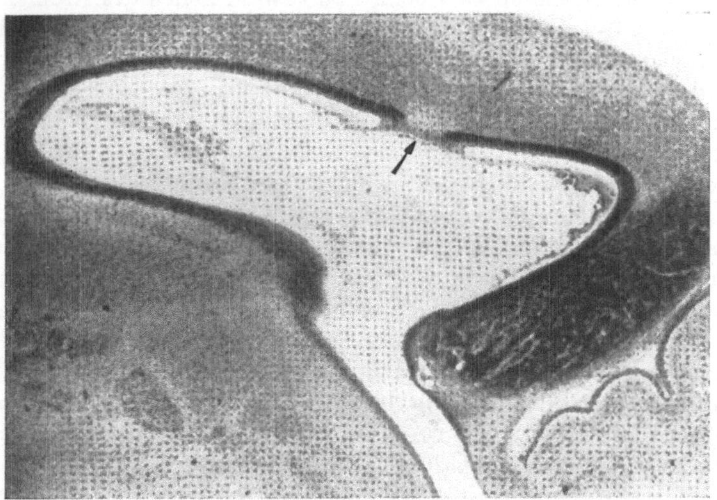

Abb. 140. Ausschnitt des Mesencephalons des Fetus 1091. Blutung in das Ventrikelsystem. Beachte den Unterbruch des Ependyms (→) mit Übertritt von Hirnwandzellen in den noch sehr weiten Aquaeductus Sylvii

der sehr gut erhaltenen Keimlinge sind in diesen Bezirken pyknotisch. Oberhalb des Chiasma und im Bereiche des Infundibulum sieht die Ventrikelwand wie infarziert aus. Besonders auffällig ist das Verhalten des Plexus chorioideus ventriculi lateralis, der wie gequollen aussieht. Das weitmaschige subepitheliale Bindegewebe ist infolge Flüssigkeitsaustritt aus den Gefäßen ödematös, der Plexus chorioideus ventriculi quarti hingegen normal. Daneben finden sich auch kleinere Blutungsherde im mesenchymalen Teil der Kopfhaut und im Periost der sich entwickelnden Schädelknochen. Beim Keimling 1099 ist außerdem das Bindegewebsstroma der Speicheldrüsen und vereinzelter Muskeln mit Blut durchtränkt.

Neben diesen Veränderungen im Kopfgebiet können bei allen 3 Keimlingen z.T. recht massive Befunde an der Leber, der Milz, den Nieren und Nebennieren, sowie an verschiedenen Abschnitten des Kreislaufsystems erhoben werden.

Die *Leber* entspricht in ihrer Struktur durchaus dem Entwicklungsalter der Keimlinge. Bei allen finden sich aber pigmentierte Leberzellen, die sich bei den Keimlingen 1090 und 1091 um größere Gefäße gruppieren. Beim Fetus 1099 sind sie besonders zahlreich und diffus über die ganze Leber verteilt. Das Pigment besteht aus feinen bis mittelgroben Körnern, z.T. auch aus groben Schollen von gelbbrauner bis dunkelbrauner Farbe. Das gleiche Pigment beobachtet man auch in der Wand der Blutgefäße, und zwar in Endothel- und Bindegewebszellen, in einzelnen Kupfferschen Sternzellen und speziell beim Fall 1090 in Zellen des strömenden Blutes und in freier Form im Blutplasma. Zudem sind zahlreiche Leberzellen vacuolisiert, vor allem an der Peripherie der Läppchen.

In der *Milz* sind noch keine Lymphknötchen zur Entwicklung gekommen. Während in den Fällen 1090 und 1091 eine starke Pigmentablagerung in Endothel- und Bindegewebszellen festzustellen ist, kann eine solche beim Keimling 1099 nicht nachgewiesen werden.

Die *Nieren* sind in Form und Größe normal. Der Norm entsprechend zeigen sie an der Oberfläche eine Schicht von undifferenziertem metanephrogenem Gewebe, während die tieferen Schichten von bereits funktionierendem Nierengewebe gebildet werden. In dieser differenzierten Innenzone sind die Epithelien in vielen Hauptstücken geschwollen, wobei man stellenweise ein Abstoßen von Cytoplasmaklumpen in die Lichtung beobachten kann (Abb. 141 a). Ganz vereinzelt sind auch total nekrotische Hauptstücke anzutreffen (Abb. 141 b). Zahlreiche, z.T. stark erweiterte Kanälchen enthalten hyaline Zylinder (Abb. 141 c). Bei einigen Nierenkörperchen ist die Bowmansche Kapsel erweitert und weist einen geronnenen Inhalt auf. Bei anderen ist das Epithel der Kapsel in der Umgebung des Harnpoles derart aufgequollen, daß es kubische bis sogar zylindrische Form annimmt. Diese Zellen unterscheiden sich dank ihrer helleren Färbung deutlich von denjenigen des anschließenden Hauptstückes (Abb. 141 b). In vereinzelten Nephronen befindet sich Blut, vor allem in solchen, die noch nicht ganz ausdifferenziert sind. Ebenso hat es ins interstitielle Bindegewebe und in die Nierenkapsel geblutet (Abb. 142 a—c). Im Gebiet solcher Blutungsherde liegen viele pyknotische Bindegewebszellen. In zahlreichen Nierenkörperchen kann man in den Capillarschlingen mehrkernige Riesenzellen mit stark eosinophilem Cytoplasma finden (Abb. 141 d). Vereinzelt treten solche auch im Bindegewebe auf, vor allem in der Nähe kleiner Blutungsherde (Abb. 142 b). Im Nierenbecken sind die Zellen der oberflächlichen Epithelschicht teilweise nekrotisch. Dieser Befund ist besonders ausgeprägt beim Fall 1090, wo die Nekrose große Flächen und stellenweise die ganze Dicke des Epithels umfaßt (Abb. 142 d).

Dem Entwicklungsalter entsprechend besitzen die *Nebennieren* einen zweischichtigen Aufbau, nämlich eine schmale Außenzone mit

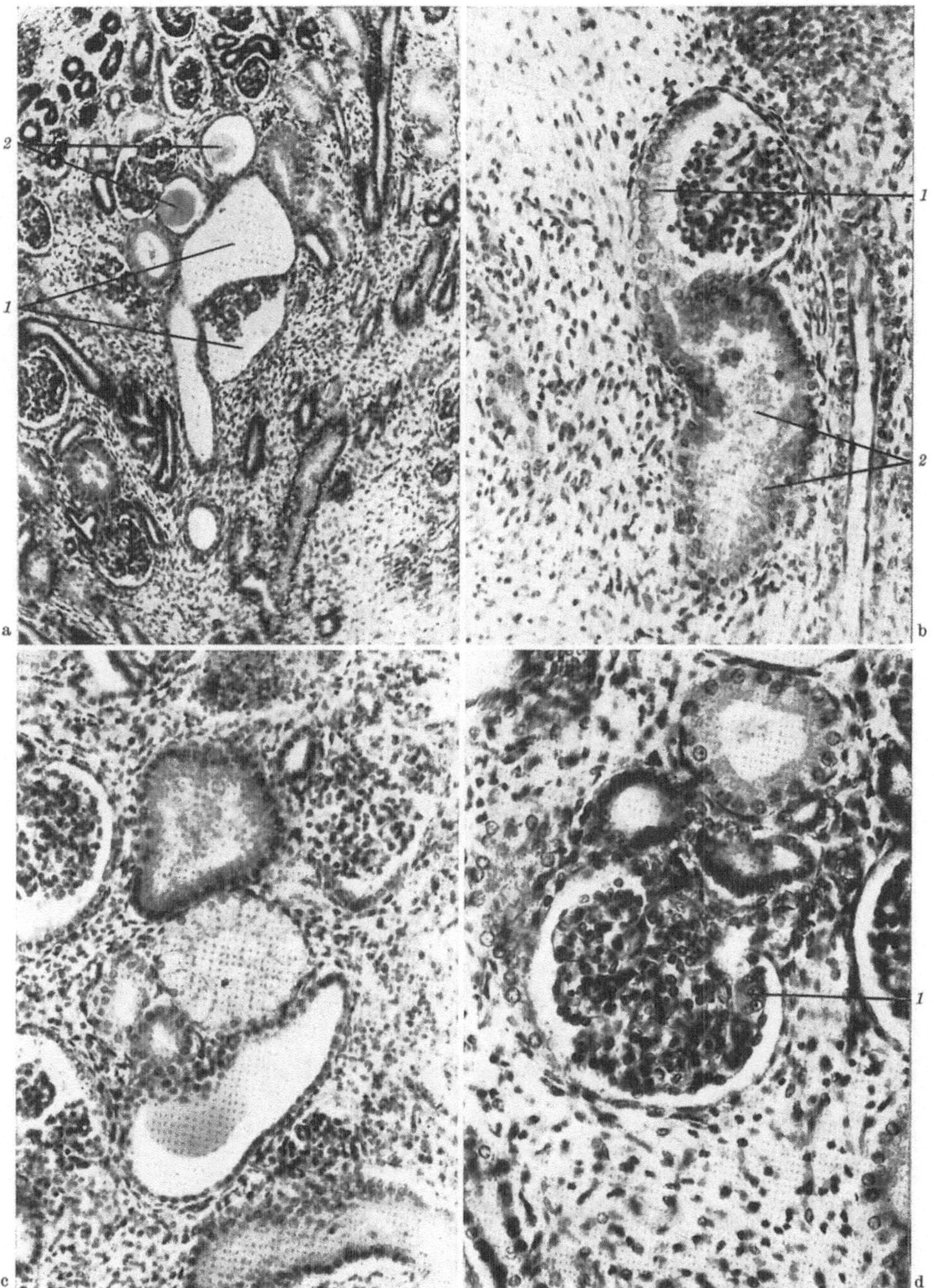

Abb. 141a—d. Embryo 1099, Niere. a Cystenbildung (*1*) und Kanälchen mit hyalinen Zylindern (*2*). b Verdickung des Epithels der Bowmanschen Kapsel (*1*). Zerfall des Cytoplasmas der Zellen des anschließenden Hauptstückes (*2*). c Von oben nach unten: abgestoßene Plasmaklumpen in Hauptstück, nekrotisches Nierenkanälchen, erweitertes Kanälchen mit Zylinder. d Riesenzelle (*1*) in Capillarschlinge eines Nierenkörperchens

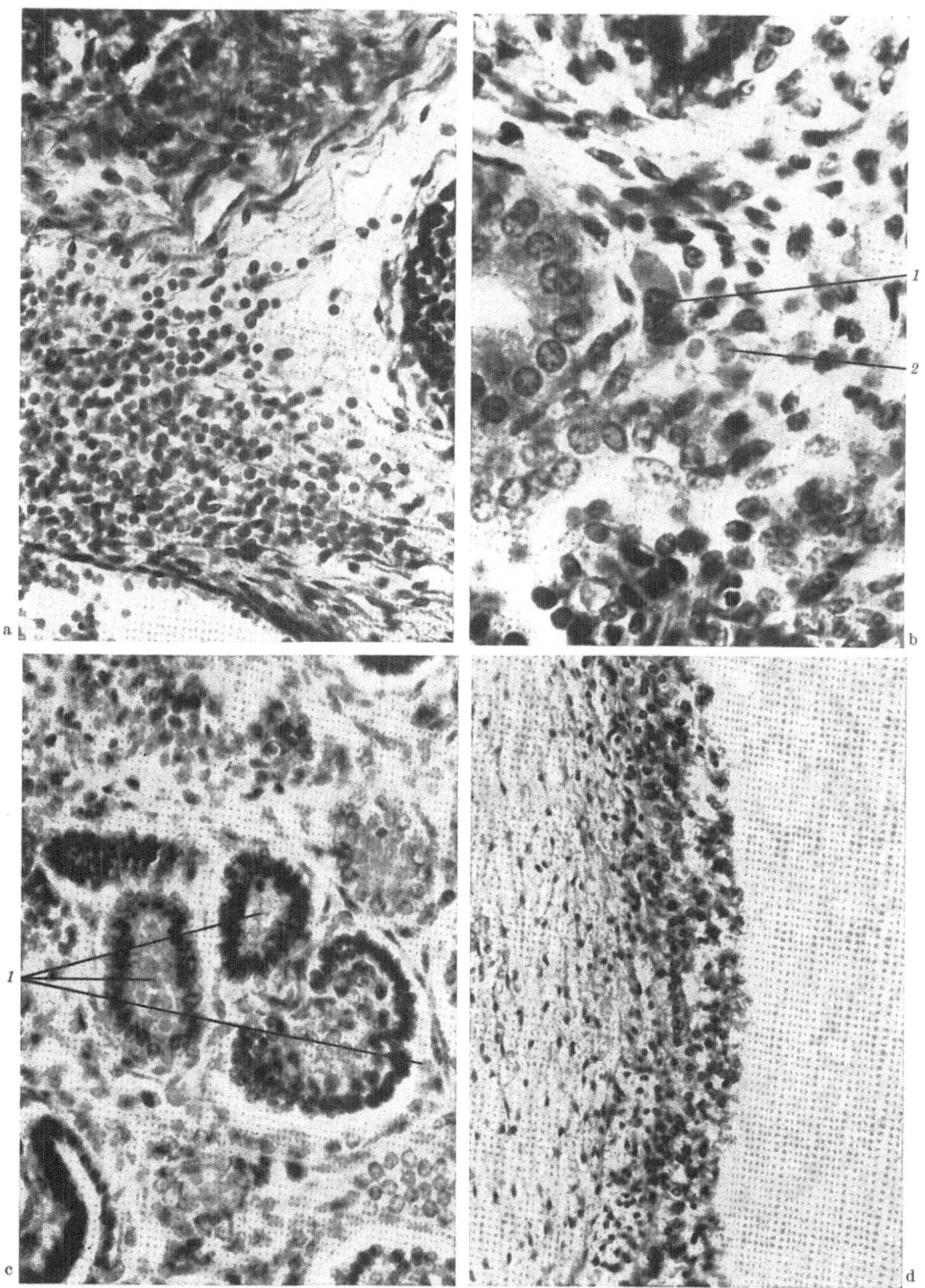

Abb. 142. a Embryo 1099, Blutung in die Nierenkapsel. b Embryo 1099, Blutung ins interstitielle Bindegewebe der Niere. Riesenzelle (*1*) neben ausgetretenen Erythrocyten (*2*). c Embryo 1099, Blut im Kapselraum eines Nierenkörperchens und in Anschnitten durch das zugehörige Kanälchen (*1*). d Embryo 1090, Nierenbeckenepithel. Nekrose der Oberfläche

kleinen, mehr basophilen, kompaktkernigen Zellen und eine breite Innenzone, aufgebaut aus großen eosinophilen Zellen mit locker strukturiertem Kern. Die Zellen des Nebennierenmarkes liegen als noch undifferenzierte Haufen innerhalb dieser Zone. In der Außenzone des Fetus 1091 findet man vereinzelte Gefäße, die von einem schmalen Saum geronnener Flüssigkeit umgeben sind (Abb. 143a), in dessen Nachbarschaft Rindenzellen zugrunde gehen. Auf diese Weise entstehen kleine Cysten in der Rinde, die z.T. mit einer sekretähnlichen Masse, seltener von Blut gefüllt sind. An ihrem Rand sieht man gelegentlich phagocytierende Zellen (Abb. 143a und b). Diese Veränderungen fanden wir nur in der Außenzone, und zwar waren sie bei Fetus 1091 am stärksten ausgeprägt.

Viele Zellen der zentralen Partie der Innenzone der Nebennierenrinde des Keimlings 1090 sind mit grobkörnigem dunkelbraunem Pigment beladen. Auch die Endothelzellen der Sinusoide enthalten feinkörniges Pigment. Beim Keimling 1091 haben wir in den Sinusoiden vereinzelte mehrkernige Riesenzellen (Abb. 143d) gefunden.

Das *Herz* des Fetus 1091 ist normal, hingegen zeigt das Myokard des Falles 1090 eine starke Pigmentierung der Muskelfasern besonders in Vorhöfen und Septen. Die stärksten Veränderungen sind bei Fetus 1099 zu beobachten: Fleckenweise hat sich seröse Flüssigkeit, z.T. auch Blut unter dem Endothel angesammelt. Dieses kann an andern Stellen auch vollkommen fehlen. Im strömenden Blut finden sich zahlreiche Riesenzellen, die jedoch nie eine direkte Beziehung zur Herzwand aufweisen (Abb. 144a—d).

Bei allen Keimlingen fanden wir in den Gefäßendothelien der verschiedensten Organe mehr oder weniger Pigment.

Die histologischen Schnitte des Keimlings 1276 waren leider wegen Macerationserscheinungen schwierig zu beurteilen. Immerhin läßt sich feststellen, daß er einen Entwicklungsrückstand von mindestens 10 Tagen aufweist. Die im Gegensatz zum Gehirn noch recht gut erhaltene Meninx primitiva ist stellenweise dick aufgequollen. Schon bei schwacher Vergrößerung fallen darin zahlreiche Zellen mit rosettenartig angeordneten Chromatintröpfchen auf (Abb. 145b), die sich bei genauerem Zusehen als zugrunde gehende Endothelzellen kleiner, aber auch größerer Gefäße erweisen. Ähnliche Endothelzellpyknosen finden sich auch in der Kopfhaut. Neben pyknotischen sind aber auch Zellen mit stark aufgequollenen Kernen vorhanden (Abb. 145a). In den meningealen Gefäßen kommen zudem Zellen vor, die ein tropfiges, goldgelbes Pigment enthalten. In der Umgebung der Gefäße lassen sich auch einzelne Riesenzellen feststellen.

Blutungen konnten wir im ganzen Kopfbereich keine beobachten. Hingegen fanden wir stellenweise Blut im Zentralkanal des Rückenmarkes.

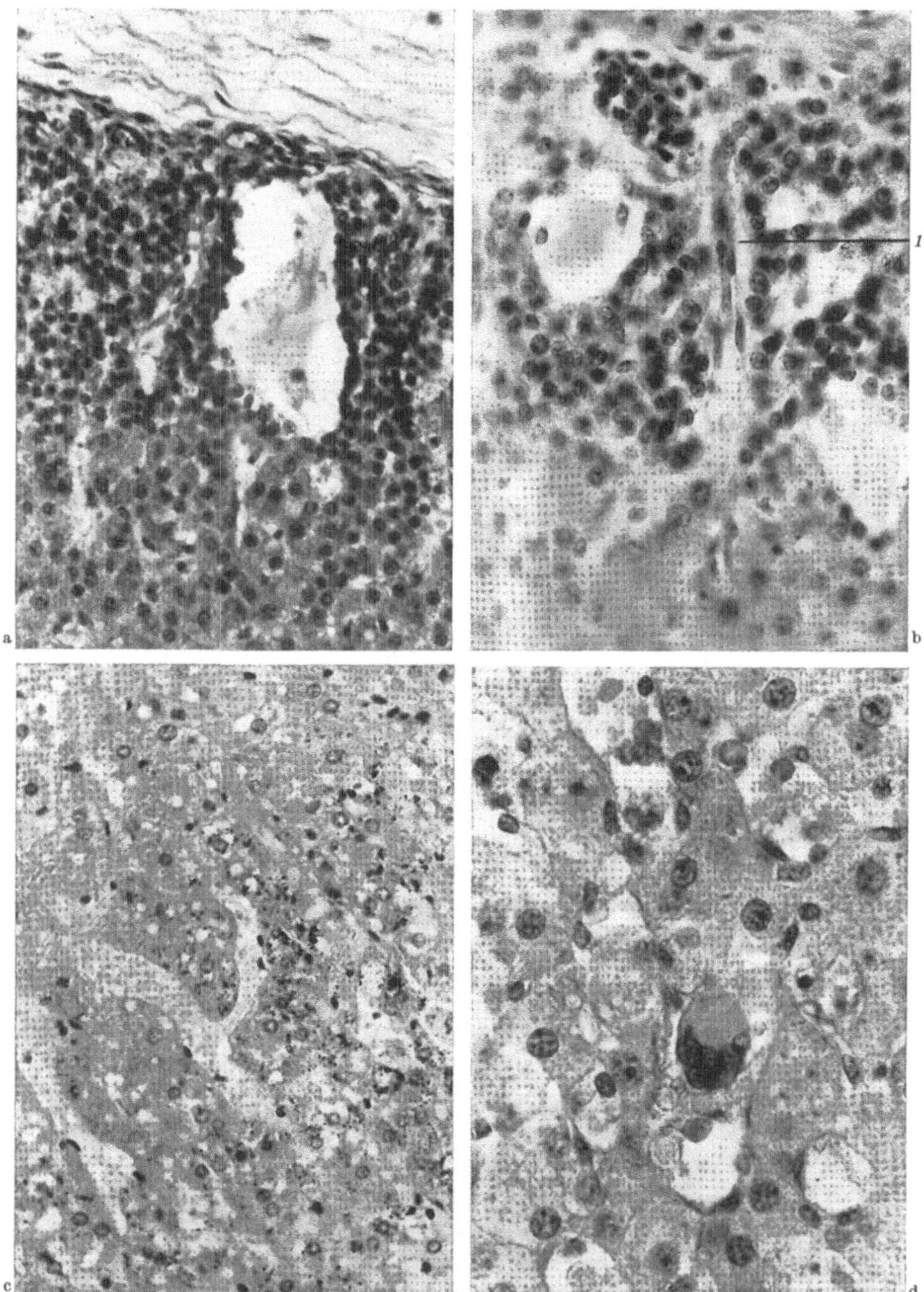

Abb. 143a—d. Nebenniere. a Embryo 1091, große Cyste in der Außenzone der Rinde. b Embryo 1091, Capillare mit umgebendem Ödem (*1*) in der äußeren Rinde. In der Nachbarschaft im Entstehen begriffene Cysten. c Kind Me., Pigmentablagerung in der Zona reticularis. d Embryo 1091, Riesenzelle in einem Sinus der Nebennierenrinde

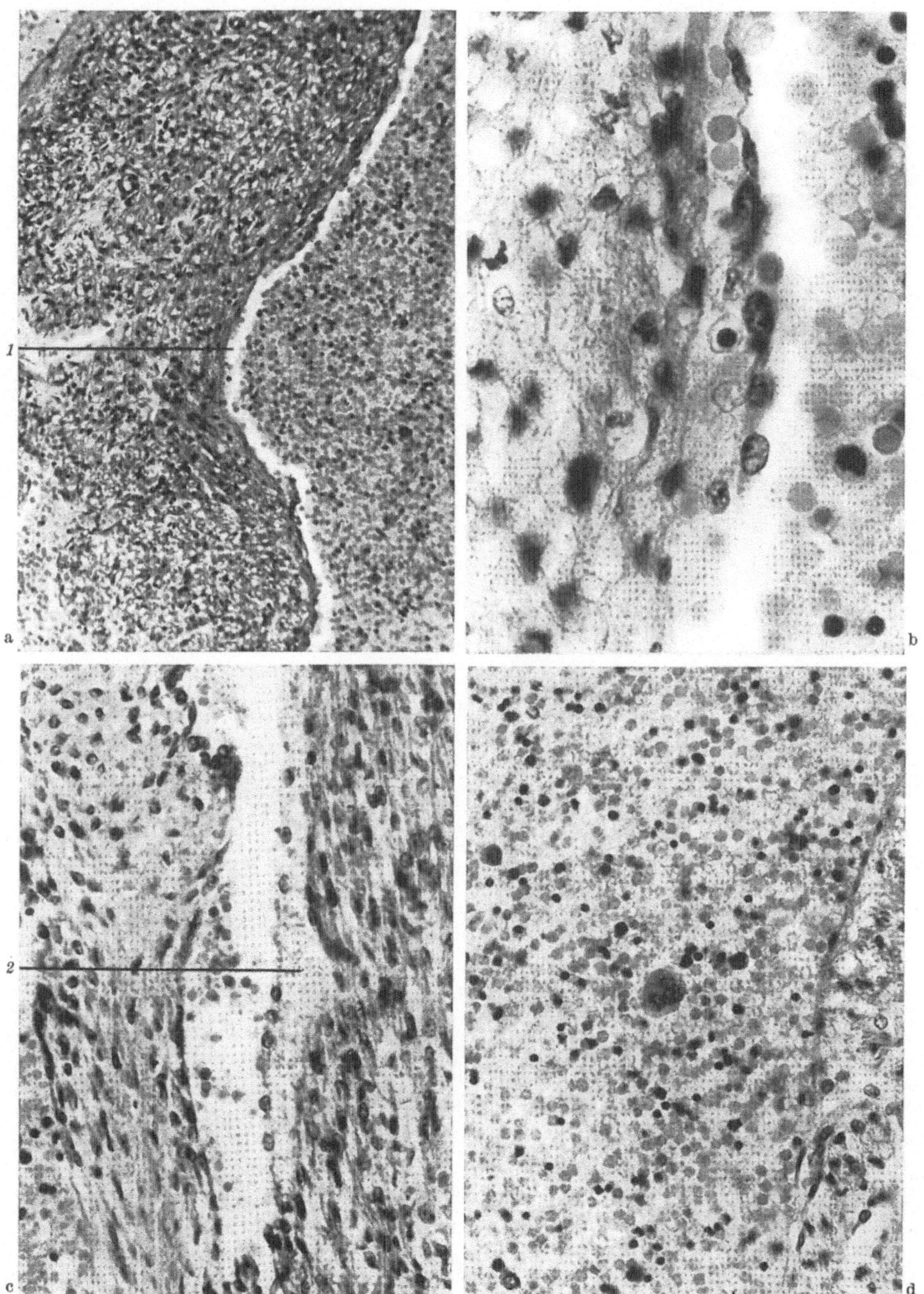

Abb. 144a—d. Embryo 1099, Herz. a Defekt (*1*) im Endokard. b Randpartie des gleichen Endokarddefektes bei stärkerer Vergrößerung. Blut unter dem Endothel, Schwellung der Endothelzellkerne. c Geronnene Flüssigkeit (*2*) unter dem Endothel, Endothelzellkerne kugelig geschwollen. d Riesenzelle im strömenden Blut

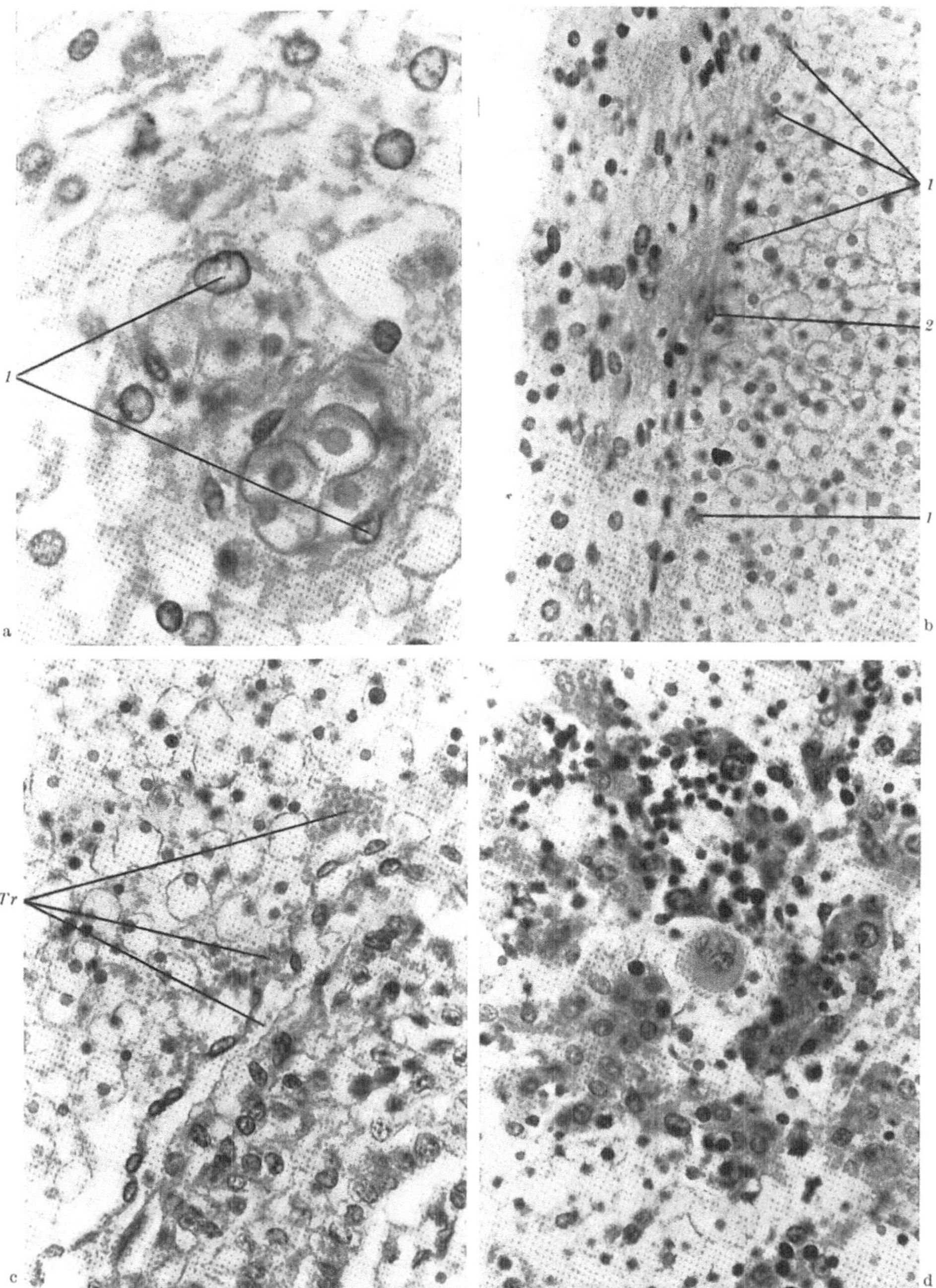

Abb. 145a—d. Embryo 1276. a Gequollene Endothelzellkerne (*1*) in kleinen Gefäßen der Meninx primitiva. b Zahlreiche pyknotische Endothelzellen (*1*) neben wenigen normalen (*2*) in einem größeren Gefäß der Meninx primitiva. c Hyaline Tropfen (*Tr*) in der Nachbarschaft des Endokards. Möglicherweise handelt es sich dabei um eine postmortale Erscheinung. d Riesenzelle mit Bürstensaum in einem Lebersinus

Im Herzen ist das Endothel besonders im Bereich der Vorhöfe stellenweise durch stark eosinophile, optisch homogene Tropfen von der Wand abgelöst. Gleiche Tropfen findet man auch in großer Zahl in der Vorhoflichtung, auch hier immer in Nachbarschaft des Endothels (Abb. 145c).

In der Leber sind zahlreiche Blutbildungsherde zu finden. In den stark gefüllten weiten Sinusoiden liegen viele Riesenzellen mit mehreren teils lockeren, teils kompakten Kernen. Bei einzelnen läßt sich an der Oberfläche ein Bürstensaum erkennen (Abb. 145d). Im Serum und vereinzelt in Zellen am Ufer der Blutbahn findet man feinkörniges, gelbbraunes Pigment.

In der noch völlig undifferenzierten Nachniere konnten wir keine Veränderungen pathologischer Natur finden, hingegen ließen sich in den erweiterten Kanälchen der Urniere hyaline Einschlüsse und vereinzelte Riesenzellen feststellen.

An den Nebennieren ist die Zweischichtung der Rindenanlage erst angedeutet, die Markzellen sind im Einwandern begriffen, sie liegen z.T. noch außerhalb der Organanlage. In der Außenschicht der Rinde lassen sich Auflösungserscheinungen am Cytoplasma der Zellen erkennen, die sehr wahrscheinlich auf den ungenügenden Erhaltungszustand zurückzuführen sind. Cystenbildungen wie in den 3 vorhergehenden Fällen fehlen.

Zusammenfassend können die Befunde bei Fetus 1276 folgendermaßen beurteilt werden: Die Riesenzellen und das von Endothelzellen phagocytierte Pigment sind sicher vitale Reaktionen, ebenso die vorgefundenen Endothelzellnekrosen und die eigenartig geblähten Endothelzellkerne. Alle andern Veränderungen sind wahrscheinlich macerationsbedingt.

Die Luftwege und die Lungen aller 4 Keimlinge aus dem 1. Schwangerschaftsdrittel zeigen erst ein sehr primitives Entwicklungsstadium. Veränderungen wie Blutungen, Zerstörung von Epithelien oder Pigmentablagerungen konnten nicht gefunden werden.

Prinzipiell die gleichen Veränderungen, teilweise jedoch mit anderer Lokalisation fanden wir bei den 2 Kindern, deren Mütter im letzten Schwangerschaftsmonat an Grippe erkrankt waren.

Kind Bo. (MK 392). Bei einem errechneten Geburtstermin am 27. 10./1. 11. 57 erkrankte die Mutter, eine Diabetikerin, am 6. 10. 57 an Grippe. Am 25. 10. stellte der Arzt den Tod des Kindes fest. Auf dringendes Verlangen der Mutter wurde das abgestorbene Kind am 28. 10. 57 durch Kaiserschnitt zur Welt gebracht.

Bei der Sektion des äußerlich normalen Kindes fanden wir, außer etwas livide verfärbten Lungen, pathologische Veränderungen lediglich im Bauchraum. Die Leber war bei normaler Größe von matschiger

Konsistenz. Wo man sie anfaßte, riß der Serosaüberzug sofort ein. Wir betrachteten dies zunächst als Macerationserscheinung, welche auch die übrigen Organe in größerem oder kleinerem Ausmaß aufwiesen.

Die Gallenblase war etwas klein, mit einem schmutzig-braunen Inhalt gefüllt. Sonst waren die extrahepatischen Gallenwege normal angelegt, und, soweit man dies makroskopisch beurteilen konnte, durch-

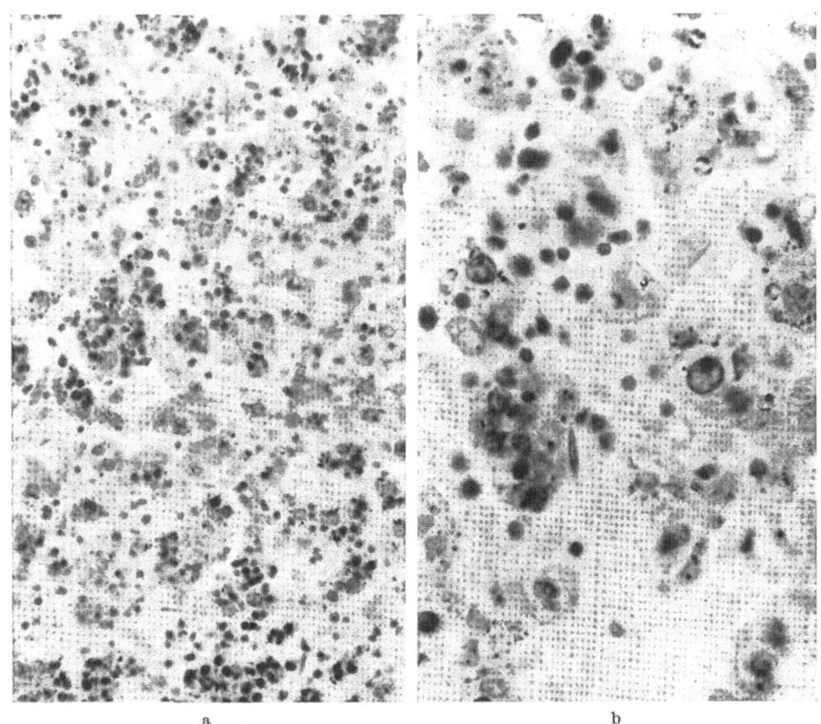

a b

Abb. 146a u. b. Kind Bo., Leber. Normale Läppchenstruktur zerstört. Die mit Pigmentkörnern beladenen Leberzellen bilden größere oder kleinere isolierte Komplexe. Die intensiv gefärbten Zellkerne gehören zu Blutbildungsherden. b Stärkere Vergrößerung

gängig. Wir vermißten aber Galle im Duodenum. Der Inhalt des ganzen Dünndarmes bestand aus einem weißlichen Schleim. Erst in der letzten Ileumschlinge zeigte er eine grüne Verfärbung. Der Inhalt des Dickdarmes war normal gefärbt.

Mikroskopisch zeigten sich Veränderungen an Lunge, Leber, Milz, Pankreas und beiden Nieren.

In der *Lunge* finden sich ausgedehnte Blutungen ins Interstitium, besonders in die Adventitia größerer Gefäße, sowie in einzelne Alveolen und Bronchen. In vielen Lungenbläschen liegen zahlreiche abgelöste, mit einem grobkörnigen, dunkelbraunen Pigment beladene Alveolarepithelzellen. Das Epithel der Bronchen ist an vielen Stellen aufgelöst bei sonst noch überraschend gutem Erhaltungszustand des Lungengewebes.

Auch die *Milz* zeigt eine abnorm starke Pigmentierung der Reticulumzellen. Sonst ist sie mikroskopisch normal.

Wegen fortgeschrittener Maceration konnten wir die Schnitte durch das Pankreas nicht beurteilen. Hingegen ließen sich grobe Veränderungen an der *Leber* nachweisen, die sicher als intravitale Reaktionen zu interpretieren sind (Abb. 146). Die allgemeine Struktur ist infolge Zerfalls der Leberzellbalken in einzelne kleinere Zellkomplexe weitgehend verwischt. Zahlreiche Blutbildungsherde und größere Ansammlungen von Rundzellen im interstitiellen Bindegewebe gehören zum abnormen Bild dieser Leber. Bei den Rundzellen, die einen Wall gegen das Leberparenchym bilden, handelt es sich vorwiegend um Plasmazellen; daneben sind vereinzelte Lymphocyten und zahlreiche Histiocyten, die z.T. mit grobkörnigem Pigment beladen sind, zu sehen. Die Leberzellen selbst sind teilweise verfettet; sie umschließen in großer Zahl Vacuolen, welche an ihrer Peripherie ein feinkörniges, grünes Pigment, z.T. auch in Form von kristallinen Nadeln enthalten (Abb. 146b). Ohne Zweifel handelt es sich dabei um Gallevacuolen. Die intrahepatischen Gallenwege sind normal, Gallethromben nirgends zu sehen.

Beide *Nieren* sind hochgradig geschädigt. Die oberflächlichen, noch nicht völlig ausdifferenzierten Rindenbezirke sind auffallend gut erhalten, während die ganze funktionierende Rinde nekrotisch ist. Die Markkanälchen, insbesondere die Sammelrohre und Ductus papillares zeigen im Gegensatz zum Verhalten in einfach macerierten Nieren einen guten Erhaltungszustand (Abb. 147a und b). Rinden- und Markgefäße sind prall mit Blut gefüllt. Stellenweise finden sich größere und kleinere Blutaustritte ins Interstitium. Ebenso findet man Erythrocyten in verschiedenen Nierenkanälchen, und, neben armophem Gerinnsel, im Kapselraum einiger Nierenkörperchen. Auffallend ist auch eine starke Pigmentablagerung in den Glomerulumschlingen, den Epithelien der Bowmanschen Kapsel und der Nierenkanälchen. Diese sind übersät mit feinen bis groben hell- bis dunkelbraunen Körnern. In den oberflächlichen Rindenteilen sind nur vereinzelte Pigmentkörner zu finden. In der Wand der größeren Blutgefäße, in Zellen des strömenden Blutes und im interstitiellen Bindegewebe haben wir auch scholliges, teils körniges Pigment gefunden.

Die pathologischen Befunde des Falles MK 392 können also wie folgt zusammengefaßt werden: Blutungen in Lungen und Nieren, Nekrose der Nierenrinde, Liegenbleiben der Galle in den z.T. verfetteten Leberzellen, Wiederauftreten von Blutbildungsherden in der Leber und abnorme Pigmentablagerungen in Lunge, Milz, Leber und Nieren.

Kind Me. (MK 520). Dieses Kind wurde am 15. 3. 60, 10 Tage vor dem errechneten Termin spontan geboren. Dem die Geburt leitenden Arzt fiel auf, daß die Frequenz der kindlichen Herztöne während der Wehen stark abfiel. Da sie sich in den Wehenpausen aber immer wieder erholte, sah er sich nicht zu einem aktiven Eingreifen veranlaßt. Die Geburt ging denn auch ohne weitere Komplikation normal zu Ende. Das Kind starb aber unmittelbar nach der Geburt, nach wenigen

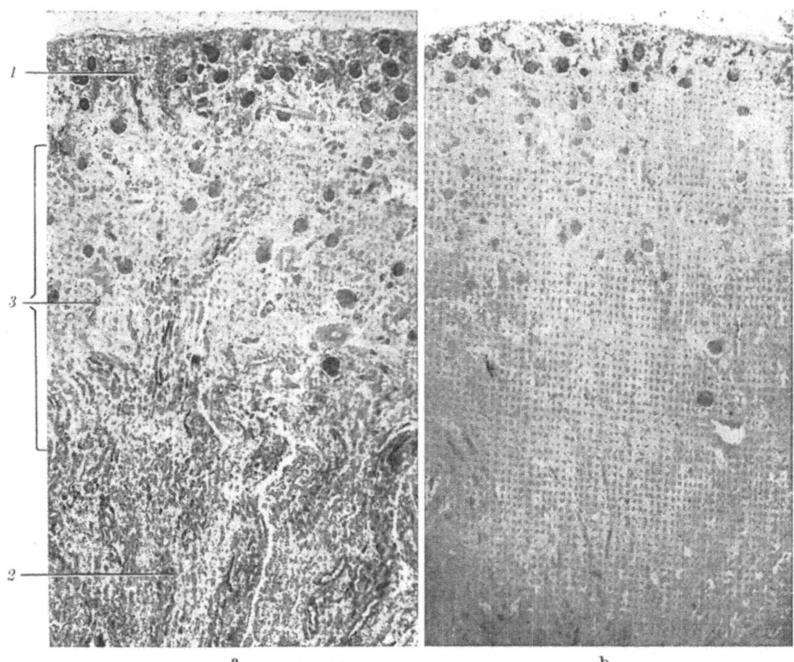

Abb. 147a u. b. Kind Bo., Niere. a Die undifferenzierte Rinde (*1*) und das Mark (*2*) sind relativ gut erhalten. Dagegen ist die differenzierte und funktionierende Rindenpartie (*3*) völlig nekrotisch. b Macerierte Niere eines Neugeborenen. Im Gegensatz zu a ist hier auch das Mark zerstört

schnappenden Atemzügen aus äußerlich völlig unersichtlichen Gründen. Auf Befragen gab die Mutter an, 3—4 Wochen vor der Geburt während einigen Tagen an Kopfweh, Müdigkeit und Fieber gelitten zu haben. Sie habe wahrscheinlich eine leichte Grippe durchgemacht. Wir veranlaßten eine Antikörperbestimmung im Blut der Mutter, welche etwa 2 Monate nach der fraglichen Erkrankung im Hygiene-Institut Bern durchgeführt wurde. Die Werte der Komplementbindungsreaktion betrugen für Influenza A: 32, Influenza B: 0, Adeno-Virus: 0.

Bei der Sektion des äußerlich normalen Kindes stießen wir fast in allen Einzelheiten auf die gleichen Befunde wie beim Kind Bo. Der Erhaltungszustand war jedoch wesentlich besser, da wir die Sektion schon wenige Stunden nach dem Tod des Kindes durchführen konnten. Wir fanden eine starke Gefäßfüllung an der Konvexität des Gehirns und vermehrte seröse Flüssigkeit im Bauchraum. Es fehlte Galle im Dünndarm bei normalen äußeren Gallenwegen. Alle übrigen makroskopischen Erhebungen waren unauffällig. Mikroskopisch hingegen ergaben sich eindeutige Befunde.

Die Capillaren der schlecht entfalteten *Lungen* sind prall gefüllt und teilweise stark erweitert. Die Alveolen selbst enthalten reichlich geronnene, z.T. von einem feinkörnigen Pigment durchsetzte Flüssigkeit oder Blut. Sehr viele Alveolarepithelzellen sind mit einem grobkörnigen, dunkelbraunen Pigment beladen. Blutungen finden wir auch in den meisten Bronchialästen, wobei der reichliche Gehalt an neutrophilen Granulocyten besonders auffällt (Abb. 148). An vielen Stellen ist das Epithel der Bronchen, trotz ausgezeichnetem Erhaltungszustand aller Gewebe, durch Flüssigkeit von der übrigen Wand abgelöst. Das interstitielle Bindegewebe, insbesondere die Adventitia der mittleren und größeren Gefäße ist aufgequollen und teilweise ebenfalls von Pigment durchsetzt (Abb. 148b).

Größere Blutungsherde finden sich in den breiten Bindegewebsstraßen um größere Gefäßäste (Abb. 148c). Durch das ausgetretene Blut werden die Bindegewebsfasern auseinandergedrängt, Pigmentkörner haben sich an ihrer Oberfläche niedergeschlagen. Vom Rande her dringen Zellen in den Blutungsherd vor und phagocytieren den Blutfarbstoff und seine Abbauprodukte (Abb. 148d). Diese Veränderungen beschränken sich auf den Lungenkern, während der Lungenmantel ein normales Aussehen zeigt. Dies erklärt, warum bei der Sektion an der Oberfläche der Lungen keine Veränderungen wahrgenommen werden konnten.

Die *Leber* ist normal gebaut, enthält jedoch zahlreiche Blutbildungsherde. Viele Leberzellen der Läppchenperipherie sind hochgradig vacuolisiert, so daß ihr Cytoplasma völlig leer erscheint. Andere Zellen enthalten größere oder kleinere hyaline Tropfen (Abb. 149). Auch in vielen Zellkernen haben wir z.T. recht große Vacuolen gesehen. Zahlreiche andere Kerne weisen deutliche Zeichen der Pyknose auf. Die v. Kupfferschen Sternzellen sind fast durchwegs stark aufgequollen und ragen weit in die Lichtung der Lebercapillaren hinein. Sie enthalten häufig phagocytierte Zellen und ein fein- bis grobkörniges Pigment (Abb. 149b). Auch die den Gefäßen benachbarten Leberzellen speichern dieses Pigment z.T. in Form von groben Klumpen, die um Vacuolen gelagert sind. Das interstitielle Bindegewebe ist stellenweise von rundkernigen Zellen durchsetzt, nur vereinzelt sind auch neutrophile Granulocyten zu sehen (Abb. 149c).

Die *Milz*präparate zeigen außer einer intensiven Pigmentierung der Reticulumzellen keine Besonderheiten.

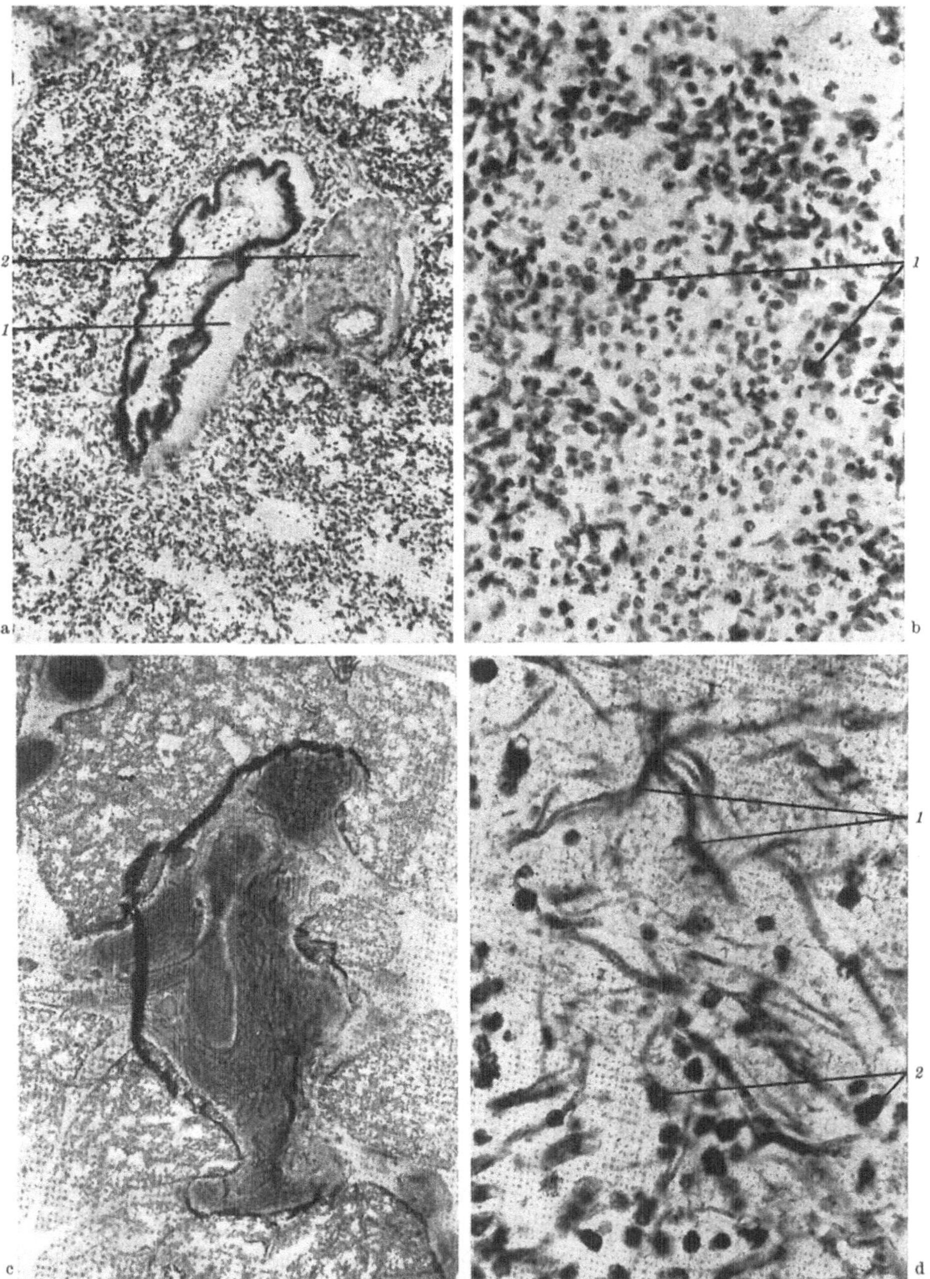

Abb. 148a—d. Kind Me., Lunge. a Bronchiolus mit begleitender Arterie. Das Bronchialepithel ist durch Flüssigkeit (*1*) von der Unterlage abgehoben. In der Lichtung befinden sich zahlreiche Leukocyten. Die Adventitia (*2*) des Gefäßes ist stark aufgequollen. b Massenhaft Leukocyten in einer Alveole neben einzelnen, pigmentbeladenen Alveolarepithelzellen (*1*). c Größerer Blutungsherd im Bindegewebe. Infolge schlechter Schneidbarkeit weist der Herd in der ganzen Schnittserie am Rand eine Stauchungsfalte auf. d Blutungsherd im Lungenbindegewebe. Die Bindegewebsfasern (*1*) sind durch Blut auseinandergedrängt. Auf ihrer Oberfläche hat sich Pigment niedergeschlagen. Vom Rand her dringen Zellen in den Herd vor, welche das Pigment phagocytieren (*2*)

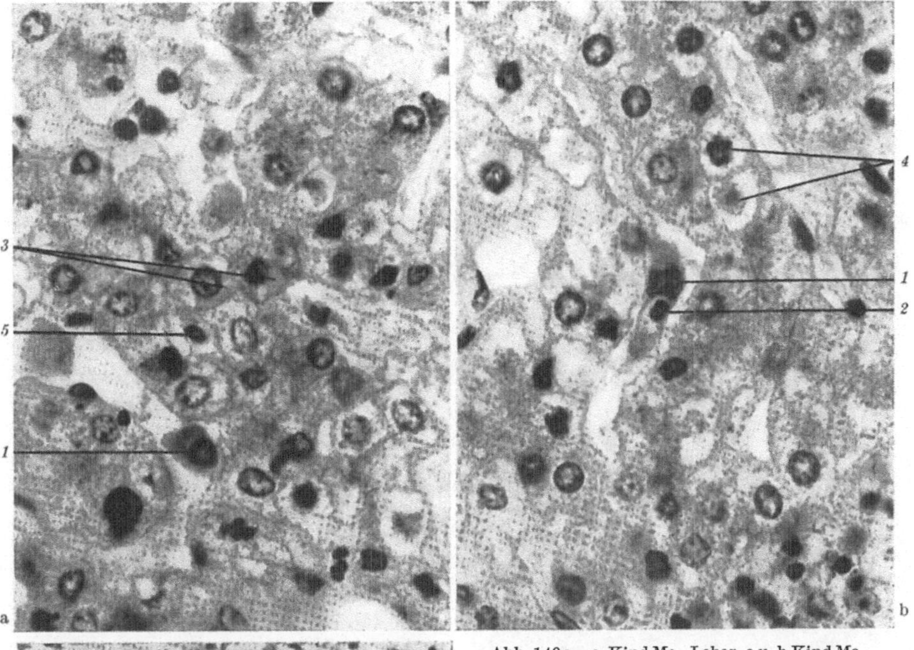

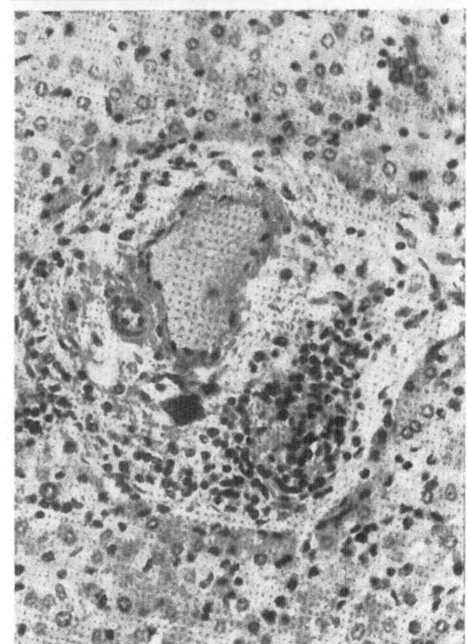

Abb. 149a—c. Kind Me., Leber. a u. b Kind Me. Geschwollene Kupffersche Sternzellen (*1*), z. T. mit phagocytierten Einschlüssen (*2*). Leberzellen mit homogenen (*3*) und vacuolären (*4*) Einschlüssen. Zahlreiche pyknotische Leberzellen (*5*). c Kind Me. Rundzelleninfiltrat im interlobulären Bindegewebe

Die *Nieren* sind strotzend mit Blut gefüllt, grobkörnige, z.T. vacuoläre Einschlüsse sind in den Zellen der Hauptstücke zu sehen. Auch die Epithelien vieler Ductus papillares sind so stark aufgequollen, daß sie die Lichtung fast völlig verlegen. Sie enthalten außerdem einzelne Pigmentkörner (Abb. 150a und b).

Auffällig ist auch das Bild der *Nebennieren*: Zahlreiche Zellen der Innenzone der Rinde enthalten große Vacuolen und ein grobkörniges Pigment. Auch die Endothelzellen der inneren Abschnitte dieses Organs sind mit Pigment vollgestopft (Abb. 143c).

Zusammenfassung. Allen besprochenen Keimlingen ist eine Gefäßwandschädigung gemeinsam, welche zu mehr oder weniger massiven Blutungen geführt hat. Der Abbau des Hämoglobins hat zu Pigmentablagerungen in den Zellen des reticulo-endothelialen Systems und in anderen Geweben geführt; daneben besteht eine Schädigung der Leber, der Nieren und der Nebennieren.

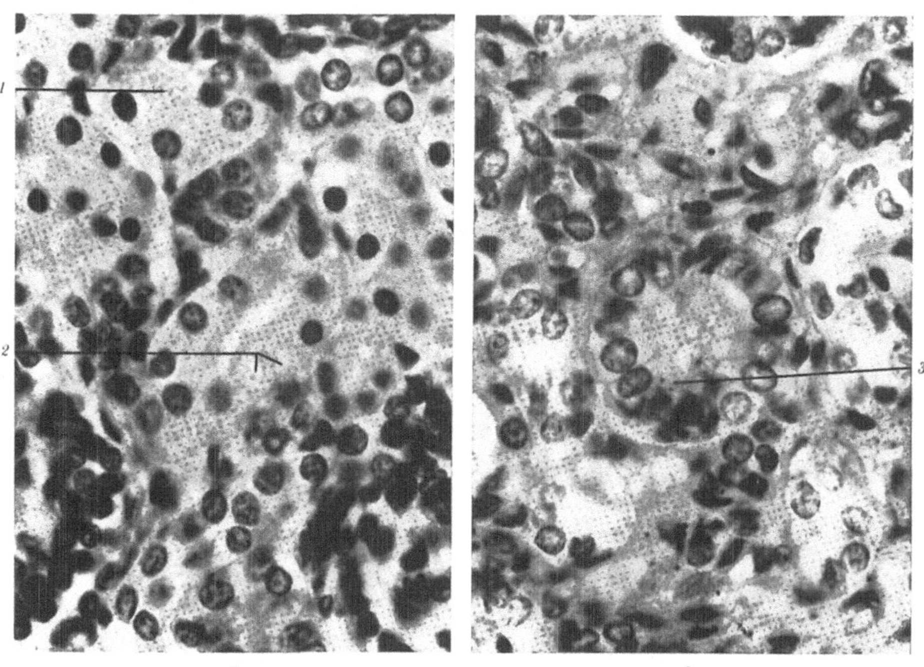

Abb. 150a u. b. Kind Me., Niere. a Grobkörnige (*1*) und vacuoläre (*2*) Einschlüsse in Zellen von Hauptstücken. b Gequollene Epithelzellen eines Ductus papillaris, welche die Lichtung fast völlig verschließen. Vereinzelte Pigmentkörner im Plasma (*3*)

Die ersten Zeichen einer Gefäßschädigung zeigt u.E. der Keimling 1276, bei welchem wir genau an den Orten, an welchen die anderen Keimlinge der gleichen Gruppe die Blutungen aufweisen, Endothelzellnekrosen fanden. Diese Endothelzellnekrosen kommen vermutlich durch einen direkten Befall der Zellen durch das Grippevirus zustande. Da die Wand der kleinen Gefäße in dieser Entwicklungsphase nur aus dem Endothel besteht, müssen infolge solcher Endotheldefekte Blutungen entstehen.

Die Pigmentablagerungen in den verschiedensten Geweben sind eine Folge der Blutungen. Wir haben versucht, die Natur des Pigmentes, bei dem es sich um Abbaustufen des Hämoglobins aus den Blutungsherden handeln muß, genauer abzuklären und haben eine Reihe von

Reaktionen angestellt. Tabelle 21 gibt über die Resultate Auskunft. Lediglich beim Keimling 1091 liegt ein einheitliches Pigment vor, welches nach seinen Reaktionen als Hämosiderin anzusprechen ist. In

Tabelle 21

	1090	1091	1099	MK 392, Niere
Morphologisches Aussehen des Pigmentes	1. große Tropfen, dunkelbraun 2. mittelgroße Körner, dunkelbraun 3. diffus verteilt, gelbbraun	1. große Tropfen oder Schollen, gelb 2. feine bis mittelgroße Körner, gelb	1. grobe Schollen, dunkelbraun 2. mittelgroße bis feine Körner, dunkel- bis hellbraun	1. grobe Schollen, dunkelbraun 2. feine bis mittelgroße Körner, dunkelbraun 3. feine bis grobe Körner, gelbbraun
Lokalisation	zur Hauptsache in Leberzellen, in der Umgebung größerer Gefäße, in Zellen des strömenden Blutes, im Blutserum, in der Gefäßwand (Endothel- und Bindegewebszellen)	zur Hauptsache in Leberzellen, in der Umgebung größerer Gefäße; nur wenig in Bindegewebszellen in Gefäßnähe	in Leberzellen diffus über ganze Leber mit Ausnahme der Leberoberfläche	1. und 2. in den Epithelien der Markkanälchen, 3. in den Glomerula und den Kanälchen der Rinde
Menge	sehr viel	wenig	viel	viel
H_2SO_4 conc.	1. rotbraun verfärbt 2. rotbraun verfärbt 3. unverändert	gelöst	rotbraun verfärbt	1. rotbraun verfärbt 2. rotbraun verfärbt 3. unverändert
NaOH 5%	1. gelöst 2. gelöst 3. unverändert	unverändert	gelöst	gelöst
H_2O_2	gebleicht	unverändert	gebleicht	gebleicht
Berliner Blau	—	1. + 2. (+)	—	—
Nilblausulfat	—		1. — 2. +	—

den andern Fällen haben wir wenigstens zwei verschiedene Abbaustufen des Blutfarbstoffes vor uns, die aber weder mit Hämosiderin, noch mit Hämatoidin identisch sind. Sie sind bereits eisenfrei, aber noch nicht bis zum Bilirubin abgebaut. Im Fall 1099 ist dem Leberpigment noch Abnützungspigment beigemischt, wie aus der positiven Färbung mit Nilblausulfat hervorgeht. Das Pigment des Keimlings 1276 konnte nicht untersucht werden, da keine Schnitte aus der Serie zu diesem Zweck herangezogen wurden. Nach seinem morphologischen Verhalten scheint es sich aber einheitlich um Hämosiderin zu handeln. Die Lokalisation des Pigmentes in Zellen des reticulo-endothelialen Systems, in Leberzellen, Alveolarepithelzellen, Bindegewebszellen und Zellen des strömenden Blutes ist nicht überraschend. Etwas ungewohnt erscheint uns die Ablagerung in den Zellen der Innenzone der Nebennierenrinde, wie wir sie beim Keimling 1090 und beim Kind Me. beobachteten. Die gleiche Erscheinung haben wir aber auch bei Keimlingen, die an einer fetalen Poliomyelitis zugrunde gegangen waren, festgestellt. Dort kommt es ebenfalls zu Blutungen, im Bereich des Gehirns, was zu einem starken Pigmentanfall führt (Töndury 1960, vgl. auch S. 233 und Abb. 176ff.).

Als eine Folge der grippalen Infektion und der Blutungen betrachten wir das Vorhandensein zahlreicher Blutbildungsherde in der Leber der beiden ausgetragenen Neugeborenen. Wir haben diesen Befund verschiedentlich bei Neugeborenen erhoben, die vor ihrem Tode irgendeine Blutung erlitten hatten. Die Leber älterer Feten scheint sehr rasch auf das Verschwinden von Blut aus dem Kreislauf oder auf den Antransport von Hämoglobinabbauprodukten mit Blutneubildung zu reagieren.

Schließlich beobachteten wir eine Schädigung der Nieren (Verdickung der Bowmanschen Kapsel in Nierenkörperchen, teilweise oder vollständige Zerstörung von Nierenkanälchen) und in einem Teil der Fälle auch der Nebennieren, von der wir nicht mit Sicherheit sagen können, ob sie auf eine Gefäßläsion zurückzuführen ist, oder ob sie eine direkte Beeinträchtigung der spezifischen Parenchymzellen durch das Grippe-Virus darstellt. Für die Leberzellen der beiden Neugeborenen müssen wir eine solche direkte Schädigung annehmen. Das Fehlen von Galle im Dünndarm bei intakten Gallenwegen spricht dafür, daß entweder die Produktion von Galle unterbrochen wurde, oder daß die Galle nicht mehr in Richtung Gallenwege aus den Leberzellen ausgeschleust wurde. Wir haben beim Kind Bo. zahlreiche, beim Kind Me. nur wenige Gallevacuolen in den Leberzellen gefunden. In beiden Fällen liegt sicher eine grobe Funktionsstörung der Leber vor, die sich aber kaum durch den großen Anfall von Hämoglobin aus den Blutungsherden erklären läßt. Auch Leberzellen ohne Pigmenteinlagerung weisen Zeichen schwerster Schädigung wie Vacuolisierung, hyaline Einlagerungen, Kernpyknose auf.

Um zu beweisen, daß es sich bei dem beschriebenen Krankheitsbild tatsächlich um Folgeerscheinungen einer pränatalen Grippe handelt, müßte der Virusnachweis erbracht werden. Dies war leider in unseren Fällen aus äußeren Gründen nicht möglich. Wir befinden uns damit in einer ähnlichen Lage wie der Kliniker oder praktische Arzt, der aus den Symptomen, dem Krankheitsverlauf und der epidemiologischen Situation die Diagnose „Grippe“ auch ohne Virusnachweis stellt.

Das gleiche pathologisch-anatomische Bild bei gleicher Anamnese erlaubt uns zumindest den Schluß, daß die beschriebenen 6 Feten der gleichen Noxe zum Opfer gefallen sind. Das beschriebene Schädigungsbild erinnert, soweit es sich um die Befunde bei den Keimlingen handelt, an die bei Embryo 292 gefundenen Schädigungen an Endothelien und inneren Organen. Nach unseren bisherigen Erfahrungen glauben wir, daß als Ursache derselben keine unspezifische Noxe, wie Fieber oder Sauerstoffmangel usw., in Betracht kommen kann. In allen Fällen erkrankten die Mütter kurz vor dem Abort bzw. der Geburt an Grippe, so daß eine fetale Infektion mit dem Influenza-Virus als spezifische Noxe am ehesten in Frage kommt.

Diese Auffassung wird durch verschiedene Indizien gestützt. Auch beim geborenen Menschen ist das pathologisch-anatomische Hauptmerkmal der Grippe die Blutung. Für das Vorliegen einer spezifischen, und zwar einer infektiösen Schädlichkeit spricht auch die Reaktionsweise der Keimlinge. Bei den Kindern Bo. und Me., welche kurz vor der Geburt erkrankten, fanden wir in den Lungen eine leukocytäre Reaktion (Abb. 148b). Bei den Keimlingen aus dem 1. Schwangerschaftsdrittel ist eine solche nicht möglich, da der entsprechende Mechanismus noch gar nicht ausdifferenziert ist. Bei ihnen fanden wir mehrkernige Riesenzellen. Riesenzellen können sich als Folge von verschiedensten Einwirkungen bilden. In wenig differenzierten Geweben treten sie bei Anwesenheit von Viren mit großer Regelmäßigkeit auf, wie Untersuchungen an virusinfizierten Gewebekulturen gezeigt haben (Lepine 1959). Bei menschlichen Keimlingen haben wir derartige Riesenzellen in so großer Zahl und in der oben beschriebenen Lokalisation bisher nur bei der Embryopathia rubeolica und bei Schädigung durch das Mumpsvirus gefunden. Wir verweisen auf S. 136 und Abb. 89, aus welchen hervorgeht, daß die Riesenzellen sehr wahrscheinlich aus Zellen des Endokards, des Endothels verschiedener Kreislaufabschnitte und möglicherweise auch in der Leber entstehen. Dies ist offenbar die erste und einzige Reaktionsmöglichkeit auf äußere Einwirkungen, über welche der junge Keimling verfügt, eine Reaktionsmöglichkeit, auf welche übrigens auch der Organismus des geborenen Menschen wieder zurückgreift, wenn seine hochdifferenzierten Abwehreinrichtungen im Verlaufe einer chronischen Infektionskrankheit (z.B. Tuberkulose) lokal oder allgemein erschöpft sind und versagen.

In diesem Zusammenhang sei auf eine russische Arbeit von Maksimovich und Kornyshenko (1960) hingewiesen, die sich mit der pränatalen Influenza-Infektion befaßt. Es handelt sich um Untersuchungsbefunde an Totgeburten und Neugeborenen, die mit Symptomen einer Pneumonie geboren wurden und im Verlaufe der ersten 2 Tage nach der Geburt starben. Die Diagnose wurde gesichert durch den positiven

CFT mit Influenza A_2-Virus und Isolation des Virus aus dem Lungengewebe. Damit ist wohl zum ersten Mal der Beweis der intrauterinen Übertragungsmöglichkeit der Influenza von der erkrankten Mutter auf den Fetus erbracht worden. Die gleichen Autoren berichten von der erfolgreichen Inoculation gravider Mäuse wenige Tage vor der Geburt mit Übertritt des Virus auf die Keimlinge.

Schließlich verweisen wir auf die bereits weiter oben (vgl. S. 9ff.) erwähnten Experimente an Hühnchenkeimlingen, welche die Wirksamkeit des Influenza A-Virus auf den sich entwickelnden Keim unter Beweis stellen. Darüber hinaus fanden ADAMS u. Mitarb. (1956) bei mit Influenza-Virus infizierten Mäusen mehr als doppelt soviel abgestorbene und in ihrer Entwicklung gestörte Feten als in den Kontrollgruppen. Die gleichen Autoren beobachteten 1955 beim Hühnchen nach Infektion mit Influenza A-Virus abnorme Krümmungen des Rumpfes und Mikrocephalie. In den geschädigten Keimen konnte das Virus regelmäßig nachgewiesen werden, auch gelang es durch Zugabe von Antiserum alle Embryonen sowohl vor dem Tod als auch vor Fehlbildungen zu schützen.

Für die Interpretation unserer Fälle sind die Befunde von KUNG (1948) und BURNET (1940) von besonderer Bedeutung (vgl. auch S. 14). Die beiden Autoren zeigten beim Hühnchen, daß das Influenza A-Virus in frühen Entwicklungsstadien (Infektion am 3.—4. Tag) die verschiedensten Organanlagen befällt, was zu Mikrocephalie, Störungen des Amnion- und des allgemeinen Wachstums führt. Bei Infektion am 12. bis 15. Tag kommt es aber zu einer spezifischen Lokalisation der Schädigungen im Epithel der Luftwege. Dies beweist, daß die Viruswirkung wesentlich vom Differenzierungsgrad der Gewebe abhängig ist. Damit stimmen auch unsere Beobachtungen beim menschlichen Keimling überein: Die jungen Keimlinge (1090, 1091, 1099, 1276) besitzen völlig intakte, aber noch wenig differenzierte Luftwege, während die ausgetragenen Kinder Bo. und Me. massive Schädigungen in den Lungen erkennen lassen.

Schließlich haben WATSON und COONS (1954) Hühnchenkeimlinge über die Amnionflüssigkeit mit Influenza A-Virus infiziert. Mittels fluorescierender Antikörper lokalisierten sie 48 Std später das Virus in den verschiedenen Geweben des Keimes. Die Hauptlokalisation stellten die Zellen des Amnion, der Epidermis und des Pharnyxepithels dar. Wechselnde Viruskonzentrationen fanden sie im Allantoisepithel und wenig auch im Peritonaeum. In keinem anderen Gewebe konnte das Virus nachgewiesen werden, wenn die Infektion zwischen dem 7. und 11. Tag der Bebrütung erfolgte. Bei Infektion am 12. Tag kam es zusätzlich zu einem massiven Befall der Epithelien des Respirationstraktes.

3. Befunde an Keimlingen, deren Mütter während der Schwangerschaft an Hepatitis epidemica erkrankten

Im Bezirkskrankenhaus St. Georg zu Leipzig wurden in der Zeit von 1950—1957 unter 3567 Hepatitis-Patientinnen 60 Gravidae registriert, von welchen 55 weiter verfolgt werden konnten. Über die Untersuchungsergebnisse berichtet DÖRFLER (1957): 10 Frauen erkrankten im 1. Trimester, 3mal wurde der Keimling abortiert; 25 Frauen kamen im Verlaufe des 2. und 20 während des 3. Trimesters in Spitalbehandlung; von diesen hatten 3 bzw. 7 Frühgeburten. *Mißbildungen wurden keine beobachtet*, auch dann nicht, wenn die Hepatitis im 1. Trimester auftrat. Die folgende Zusammenstellung wurde der Arbeit von DÖRFLER entnommen (Tabelle 22). Unter insgesamt 447 Fällen war die Mißbildungshäufigkeit

Tabelle 22. *Zusammenstellung der von verschiedenen Autoren beobachteten Fälle von Hepatitis epidemica in graviditate und ihren Folgen für den Keimling.* (Aus DÖRFLER, 1957)

Autor	Zahl	Abort	Frühgeburt	Totgeburt	Tod kurz nach der Geburt	Mißbildungen
DÖRFLER (1957)	55	3	10	—	—	—
ELLEGAST et al. (1954)	127	—	—	2	4 (Lebensschwäche) 1 (Leberdystrophie 1 (Enterocolitis)	2
v. HARNACK u. MARTINI (1952)	60	3	5	3	—	1 hochgradige Schwerhörigkeit 1 Anencephalie 2 Mikrocephalie
MANSELL (1956)	21	3	—	—	—	5
MARTINI et al. (1953)	57	3	11	—	—	—
MICKAL (1951)	13	—	1 (tot)	—	—	—
ROTH (1953)	16	2	3	—	—	—
SCHUBERT u. PETERS (1954)	26	3	2	—	—	—
THORLING (1955)	72	3	2	—	—	—
Total	447	20 (4,47%)	34 (7,6%)	5	6	11 (2,21%)

2,21%, Aborte wurden in 4,47%, Frühgeburten in 7,6% und Totgeburten bzw. Tod kurz nach der Geburt in 2,46% registriert. Die allgemeine

Mißbildungshäufigkeit des Keimlings bei Hepatitis in graviditate übersteigt nach MARTINI nicht die allgemeine Quote von 0,5—2,4%.

In einer älteren Arbeit berichten KAYE, ROSNER und STEIN (1953) über 340 Fälle von Infektionskrankheiten in graviditate und ihren Effekt auf den Keimling. Darunter befinden sich 31 Patientinnen mit Hepatitis, von welchen 4 einen Abort und 1 ein mißbildetes Kind hatte.

Ich verfüge über 4 Keimlinge, die mir zur Abklärung der Frage einer eventuellen Schädigung übergeben wurden. Allen Keimlingen gemeinsam ist das Fehlen einer äußerlich sichtbaren Störung.

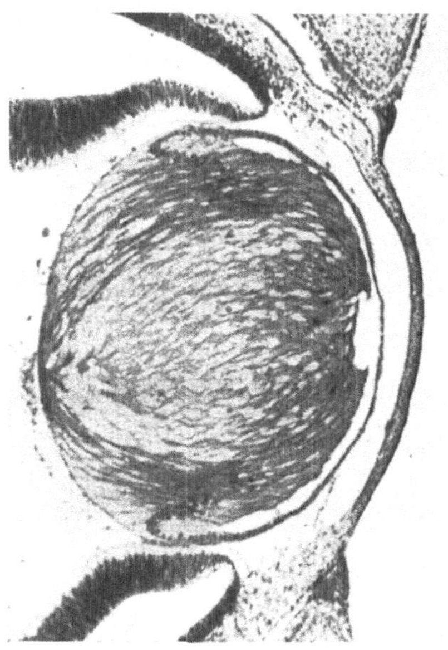

Abb. 151. Linse des rechten Auges von Embryo 400. Übersicht. Beachte Wachstumsrückstand der primären Fasern und unregelmäßige Struktur in der Gegend des hinteren Poles

Embryo 400 stammt von einer Interruptio und war im Moment der Fixation 29 mm lang. Aus der Anamnese ist folgendes von Interesse: Die 1915 geborene Frau hatte 4 normale Geburten und am 9. 3. 52 eine Zwillingsgeburt im 7. Monat. Damals litt sie an einer akuten Hepatitis epidemica. Die beiden Kinder waren nicht lebensfähig, wurden aber leider nicht näher untersucht. Am 20. 11. 52 wurde sie wegen des Bestehen einer neuen Schwangerschaft (letzte Menses 9. 9. 52) erneut in die Frauenklinik eingewiesen mit der Diagnose Hepatitis chronica und der Indikation zur Interruptio. Diese wurde am 22. 11. 52, also 74 Tage post menstruationem, vorgenommen und der Embryo im Hinblick auf eine eventuelle Schädigung mir zur Untersuchung übergeben.

Über die Linsenbefunde habe ich bereits in einer früheren Arbeit berichtet (TÖNDURY 1954). Die *Linsen* besitzen eine gut entwickelte Tunica vasculosa, das Linsenepithel enthält in der Umgebung des Äquators zahlreiche Mitosen, die darauf hinweisen, daß die Linsen im Moment der Interruptio in vollem Wachstum begriffen waren. Die Linsenfasern (Abb. 151) zeigen einen Wachstumsrückstand, sind aufgequollen und besitzen unregelmäßige Konturen, die z.T. überhaupt fehlen, so daß die Fasern zu größeren Komplexen zusammengeflossen sind. Der Faserinhalt ist körnig, an den Enden homogen und intensiv gefärbt. Hier kann man auch sehen, daß Tropfen aus den Fasern austreten und sich unter der Kapsel bzw. dem Epithel ansammeln. Die Zellkerne sind unregelmäßig verteilt, auf einzelnen Schnitten kann man genau verfolgen, wie sie zusammen mit dem Faserinhalt gegen die Faserenden verlagert werden (Abb. 152).

Bei der Untersuchung der Serie des sagittal geschnittenen Keimlings fanden wir zwar keine groben Störungen der dem Entwicklungsalter entsprechend differenzierten Gewebe, wohl aber Anhaltspunkte für in Gang befindliche Prozesse, welche sekundäre, schwerwiegende Schädigungen bewirkt hätten, falls der Entwicklungsvorgang nicht durch die

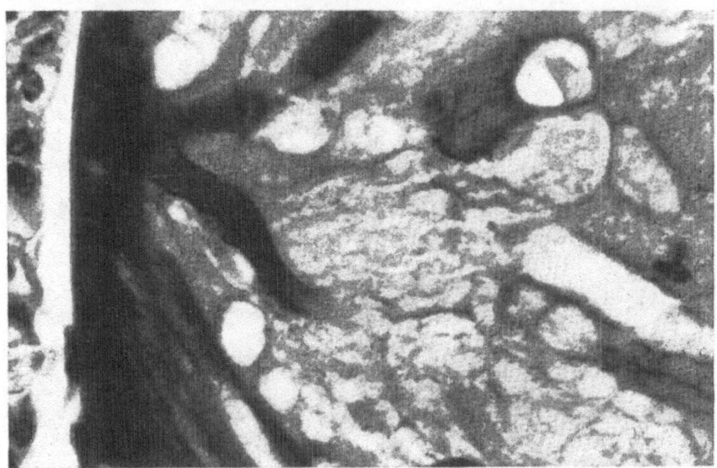

Abb. 152. Gegend des hinteren Linsenpols stark vergrößert. Beachte die Auftreibung der Fasern, den Konturverlust und das Ausfließen des Inhaltes unter die Kapsel

Interruptio vorzeitig unterbrochen worden wäre. In Abb. 153a ist ein Längsschnitt durch eine Arterie der Hirnbasis zu sehen, welche außer Erythrocyten nekrotisches Gewebe enthält: In einer granulierten, eosinophilen Masse sind zahlreiche hyperchromatische Zellkerne verschiedener Größe und Form zu erkennen. Palisadenartig aufgereiht sieht man am Rande dieser Knötchen gequollene, deformierte rote Blutkörperchen, die eine intensiv gefärbte Membran und ein in Zerfall begriffenes Cytoplasma besitzen (Abb. 153b). Auf diese Weise entstehen in Arterienästen kleine Emboli, welche in kleineren Ästen steckenbleiben und die weitere Blutzufuhr abriegeln können. Diese Situation ist in Abb. 154 zu erkennen: der aus nekrotischem Gewebe gebildete Embolus steckt in der Gabelung einer kleinen Mittelhirnarterie. An verschiedenen Stellen haben wir auch Capillaren mit eingeschlossenen Gewebetrümmern gefunden. Auf der Suche nach der Herkunft der Emboli wurden sämtliche Gefäße abgesucht; so ist es uns möglich gewesen, ihre

Herkunft zu finden. In Abb. 155 ist die Teilungsstelle der A. carotis communis abgebildet. In der Arteriengabel sieht man das Glomus caroticum und in der Gefäßlichtung nekrotisches Gewebe, das z.T. aus der Arterienwand selbst stammen dürfte. Der dicht dem Paraganglion

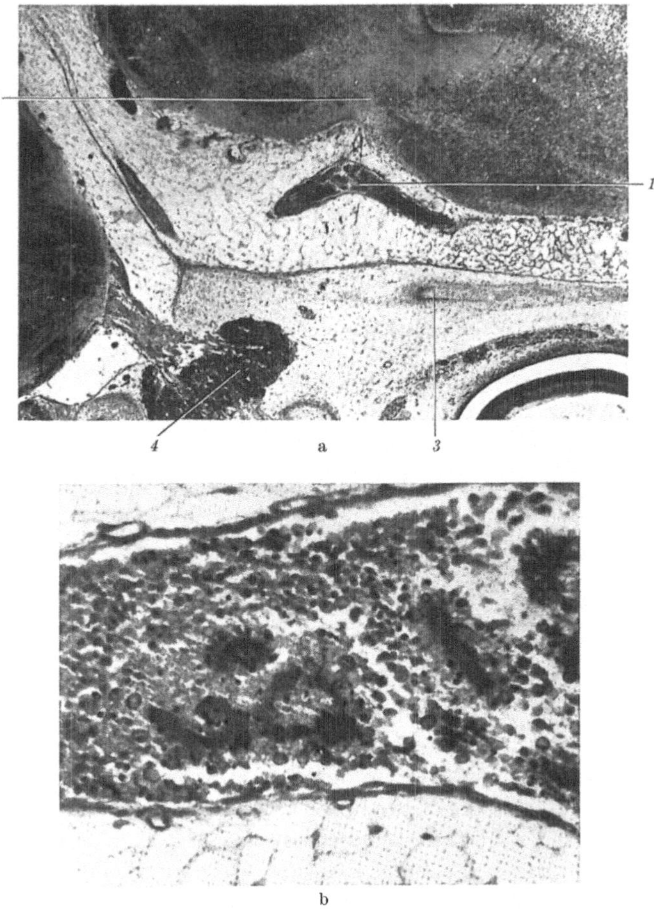

Abb. 153. a Übersichtsbild. Kleine Arterie (*1*) in der Cisterna basalis mit Emboli aus nekrotischem Gewebe. *2* Hirnbasis; *3* Schädelbasis; *4* Ganglion semilunare n. trigemini. b Ausschnitt der Arterie bei starker Vergrößerung. Erklärungen im Text

angelagerten Gefäßwand fehlt das Endothel und auch die Tunica media ist kaum zu identifizieren. Die Endothelzellen der weiteren Nachbarschaft sind verändert, ihre Zellkerne vergrößert, das Cytoplasma sehr intensiv mit Eosin gefärbt. Auch der Zusammenhang des nekrotischen Gewebes mit der lädierten Arterienwand ist deutlich zu erkennen. Die Endothelzellen der gegenüberliegenden Arterienwand sind auch geschädigt, z.T. durch Vacuolenbildung gebläht. An vielen anderen Stellen des arteriellen Systems konnten gleichartige Wandschädigungen gefunden werden.

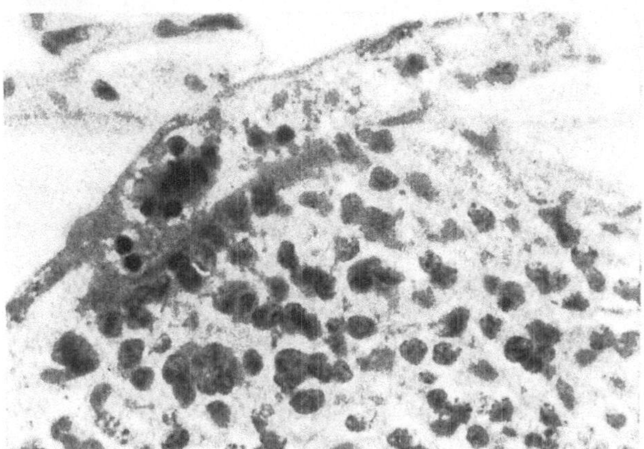

Abb. 154. Kleine Mittelhirnarterie, im Begriffe sich zu verästeln, mit Embolus. Zellen des umgebenden Hirngewebes z.T. mit hyperchromatischen Kernen

Die genaue Untersuchung des *Herzens* hat das Vorliegen von Myokardschädigungen ergeben. Abb. 156 zeigt nekrotisches Gewebe in der rechten Herzkammer, das nach seiner Zusammensetzung identisch ist

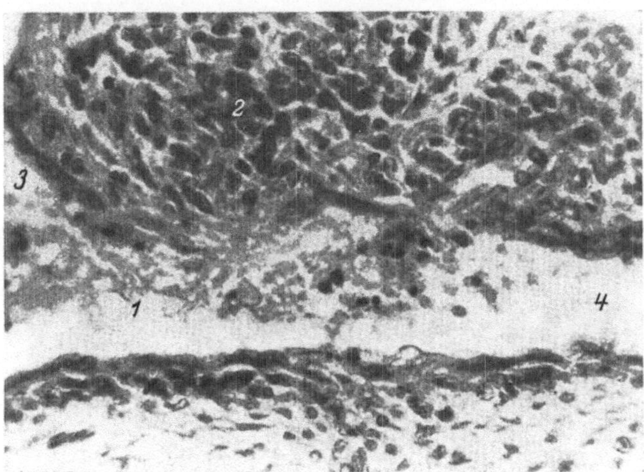

Abb. 155. Teilungswinkel der A. carotis communis dextra (*1*) mit Glomus caroticum (*2*); *3* A. carotis interna; *4* A. carotis externa. Embolusbildung; Zerstörung der Gefäßwand

mit den in den Arterien gefundenen Emboli. Es besteht aus einer körnigen eosinophilen, im übrigen aber strukturlosen Masse, in welcher zahlreiche pyknotische Zellkerne enthalten sind. In Abb. 156 ist der Zusammenhang mit dem Myokard noch deutlich zu sehen. Das Endokard ist an dieser Stelle verschwunden, das Myokard verändert. In Abb. 157 ist

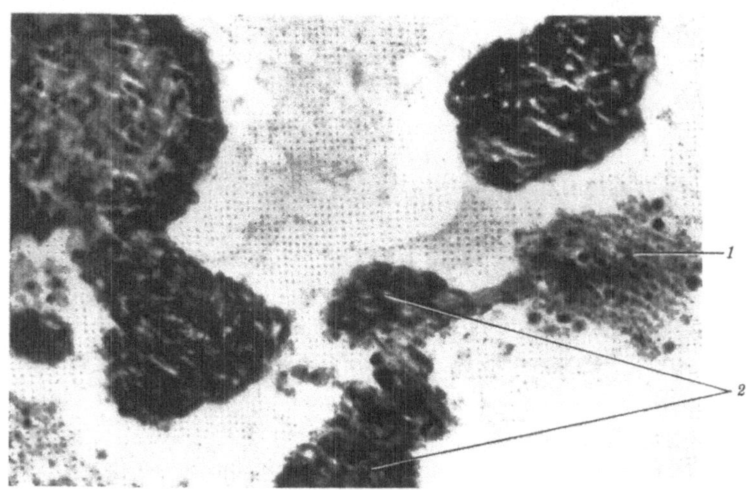

Abb. 156. Embolus (*1*) im linken Ventrikel, in Verbindung mit Myokardbalken (*2*)

eine andere Stelle der Ventrikelwand abgebildet: Rote Blutkörperchen sind in das seines endokardialen Überzugs beraubte Myokard einge-

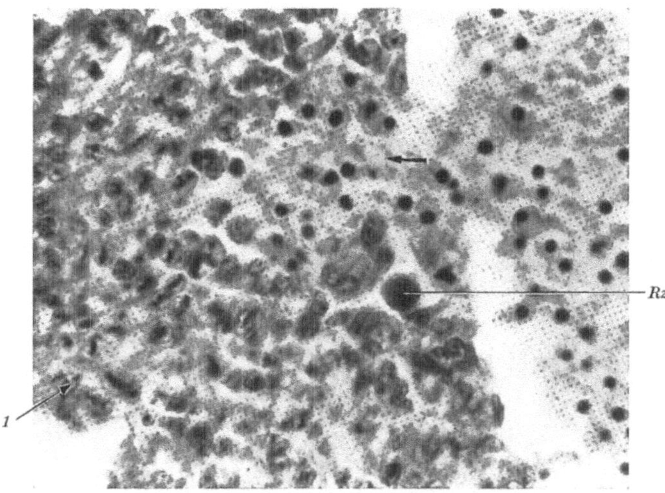

Abb. 157. Einbruch von Blut in das Myokard (→); Riesenzelle (*Rz*); beginnende Zellkernpyknose im benachbarten Myokard (*1*)

brochen und haben die Muskelfasern umspült; diese zeigen z.T. den Beginn einer Zellkernschrumpfung und ein dichtes eosinophiles Cytoplasma. Eine runde mehrkernige Riesenzelle mit deutlichem Bürstensaum sitzt in einer Nische zwischen auseinandergedrängten Muskelfasern. Auch in der weiteren Umgebung der abgebildeten Stelle fehlt das Endokard.

Überall im Gefäßsystem sind *Riesenzellen* anzutreffen, die gelegentlich auch außerhalb der Gefäßwand im interstitiellen Bindegewebe liegen.

Zusammenfassend läßt sich also sagen, daß eine generalisierte Schädigung der Blutgefäß- und Herzendothelien vorliegt mit Mitbeteiligung des

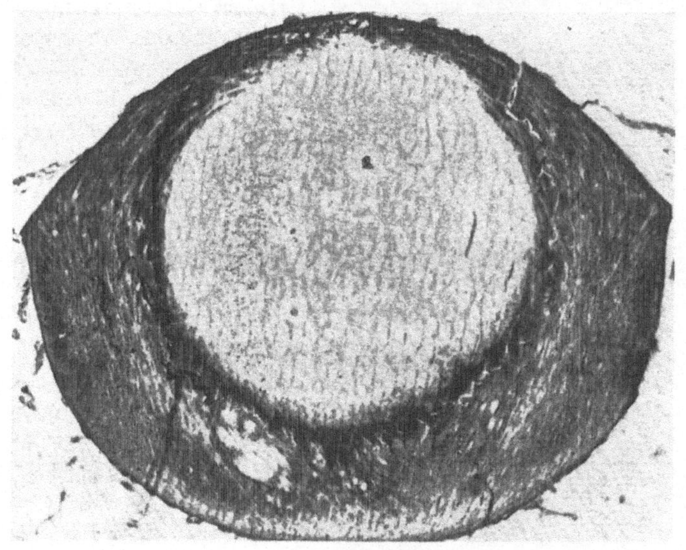

Abb. 158. Schnitt durch die linke Linse von Embryo 715. Zerfallener embryonaler Kern, geschädigte sekundäre Fasern

Myokard und der Tunica media gewisser Arterien (A. carotis externa z. B.). Als Folge einer Gefäßläsion müssen auch Blutungen in das Ventrikelsystem des Gehirns und in die Plexus chorioidei angesehen werden.

Selbstverständlich wurden auch die übrigen Organe untersucht, vor allem die *Leber* als Sitz der Schädigungen bei Hepatitis des Erwachsenen. Außer zahlreichen Blutbildungsherden fielen uns viele mehrkernige Riesenzellen auf, die meistens in Sinusoiden und nicht in Blutbildungsherden zu finden waren. Es war uns aber nicht immer möglich zwischen Riesenzellen und Megakaryocyten zu differenzieren. Die Vielkernigkeit und der häufig nachweisbare Bürstensaum lassen aber daran denken, daß die in den Lebersinusoiden und in anderen Gefäßabschnitten enthaltenen Riesenzellen keine Beziehungen zu Megakaryocyten haben. Viele Sinusoide der Leber besitzen *kein* Endothel, so daß das Blut direkt die Leberzellbalken umspült.

Embryo 715. Hier handelt es sich um das Präparat eines etwa 76 Tage (post menstruationem) alten Keimlings mit folgender Anamnese: Letzte Menses Ende Oktober 1954; primär hochgradige Hyperemesis. Interkurrente Hemiplegie mit spontaner Remission ohne spezifische Therapie. In den letzten Tagen vor der Vornahme der Interruptio kam es zur Ausbildung eines zunehmenden Ikterus, dessen Genese aber nicht sicher eruiert werden konnte, so daß die Frage des Vorliegens einer Hepatitis epidemica mindestens fraglich blieb. Der Internist stellte auf Grund dieses Ikterus die Indikation zur Interruptio, welche am 15.1.55 vorgenommen wurde.

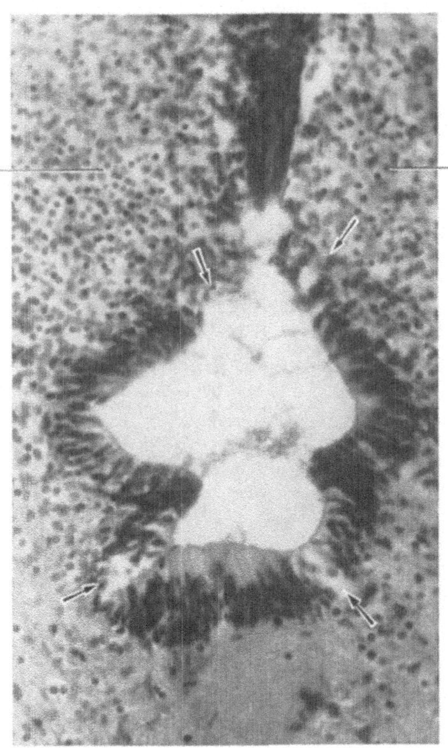

Abb. 159. Zentralkanal mit Ependym von Embryo 715. Beachte die krankhaften Veränderungen des Ependyms (→) und die Ansammlung zahlreicher Pyknosen in der Flügelplatte (*1*)

Makroskopisch fiel die Kleinheit und allgemeine Schrumpfung des Kopfes des sonst normal entwickelten Keimlings auf. In Abb. 158 ist ein mittlerer Schnitt durch die *Linse des linken Auges* reproduziert. Sie besitzt eine gut vascularisierte Gefäßkapsel und einen embryonalen Kern, in dessen Bereich fast jede Struktur fehlt. An das weder mit Azan noch mit HE anfärbbare Zentrum schließt sich eine Zone an, die besonders seitlich und hinten aus stark geblähten Fasern besteht; diese enthalten teils körniges Plasma, teils sind sie leer und haben die Konturen verloren; solche Stellen sehen wie durchlöchert aus. Die äußere Schicht besteht aus normalen Fasern, die von Zeit zu Zeit in Vacuolen eingeschlossene, hyaline, eosinophile Tropfen enthalten. Die rechte Linse konnte leider nicht untersucht werden.

Die Untersuchung des *Gehirns* war infolge der starken Schrumpfung und schlechten Schneidbarkeit nur mit Mühe möglich. Die Hirnwand ist dem Alter entsprechend differenziert, der Plexus chorioideus der Seitenventrikel abnorm stark entwickelt. Er füllt die ganze Lichtung und enthält viele, maximal mit Blut gefüllte Gefäße. Irgendwelche Anzeichen von Nekrose innerhalb der Hirnsubstanz liegen nicht vor. — Am *Rückenmark* fällt das abnorme Verhalten des Ependyms auf (Abb. 159). Normalerweise bildet dieses eine einschichtige hochprismatische Auskleidung des Zentralkanals. In unserem Fall 715 ist es stellenweise unterbrochen, stellenweise vacuolär entartet. An solchen Stellen sind die Zellkerne nach allen Richtungen verlagert, häufig geschrumpft; sie liegen im stark geblähten Cytoplasma. In nächster Nähe des Zentralkanals sind zahlreiche runde pyknotische Zellkerne zu erkennen, deren

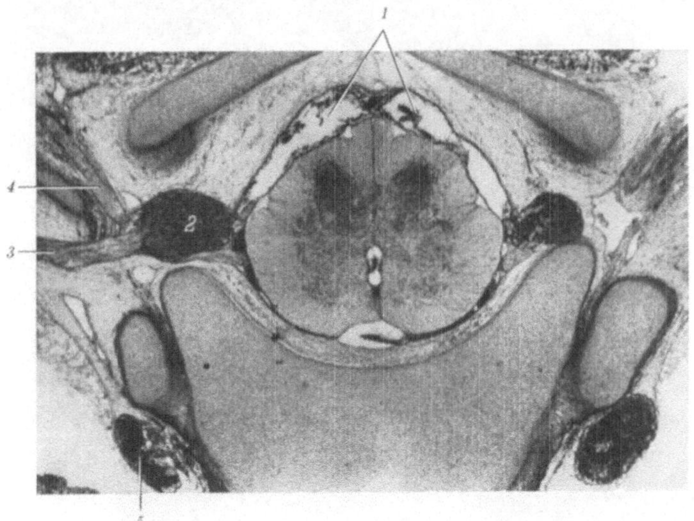

Abb. 160. Übersicht über Rückenmarksitus von Embryo 715. Blutung in Cavum subarachnoideale (*1*). *2* Ganglion spinale; *3* Ramus anterior; *4* Ramus posterior n. spinalis; *5* Ganglion sympathicum

Zugehörigkeit nicht sicher festzustellen war. Das Cavum subarachnoideale ist infolge einer Blutung erweitert, das Rückenmark dorsal stellenweise von der Leptomeninx abgehoben (Abb. 160).

An den *inneren Organen* fanden wir Schädigungen in der Lunge, am Oesophagus und am Herzen. Die Bronchialäste der erst wenig differenzierten *Lunge* sind z.T. mit Blut gefüllt; Blutungen sind auch im interstitiellen Bindegewebe, besonders in der Nähe der Pleura pulmonalis zu finden. Das Bronchialepithel zeigt eine eigenartige Strukturveränderung (Abb. 161): Die Zellkerne wandern gegen die Spitze, während die Zellbasen vacuolig gebläht erscheinen. An vielen Stellen ist diese Kernverlagerung deutlich zu verfolgen. Im subepithelialen Gewebe größerer Bronchialäste sind viele pyknotische Zellkerne zu finden. Dies ist auch besonders auffallend in der *Oesophaguswand* (Abb. 162), die noch von einem mehrreihigen Flimmerepithel ausgekleidet ist. Die Pyknosen nehmen das Gebiet der Lamina propria ein, während die Tunica submucosa unverändert ist. Zwischen Längsmuskulatur und Adventitia sind Erythrocyten in mehr oder weniger großen Mengen eingelagert.

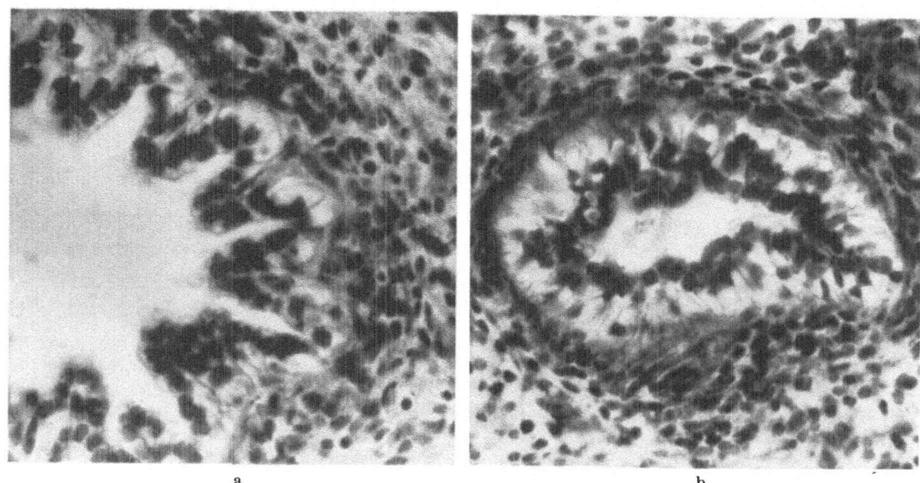

Abb. 161a u. b. Schnitte durch 2 Bronchialäste mit verändertem Epithel. Verlagerung der Zellkerne apikalwärts, Vacuolisierung der Zellbasen unter teilweisem Verlust der Zellgrenzen (b)

An der *Herzwand* fanden wir gleiche Veränderungen wie bei Embryo 400, nämlich stellenweise fehlendes Endokard, stellenweise Endo-

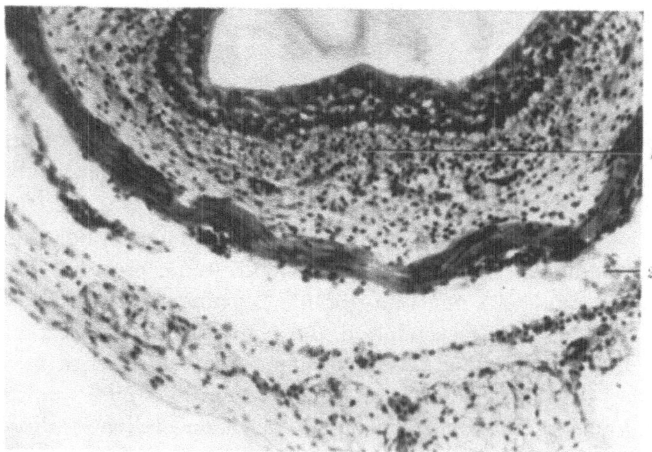

Abb. 162. Ausschnitt aus dem Oesophagus (quer) mit Zellpyknosen in der Lamina propria (*1*) und Blutung in die Adventitia (*2*)

kard von verändertem Aussehen, unterlagert von pyknotischen Muskelzellen, die an der Kernschrumpfung und Eosinophilie des Sarkoplasmas zu erkennen sind (Abb. 163). Auch in diesem Falle konnten wir die bereits beschriebenen Endothelschädigungen in Arterien nachweisen (vgl. S. 210 und Abb. 155).

Der auffallendste Befund ist also in diesem Fall der Zerfall des embryonalen Linsenkerns, verbunden mit einer Schädigung der anschließenden inneren Schicht von sekundären Fasern. Hinzu kommen die Epithelläsionen in den Lungen, die pyknotisch geschrumpften Zellen der Lamina propria in der Wand des Oesophagus und die Endothel- und Myokardschädigungen des Herzens. Letztere erreichen

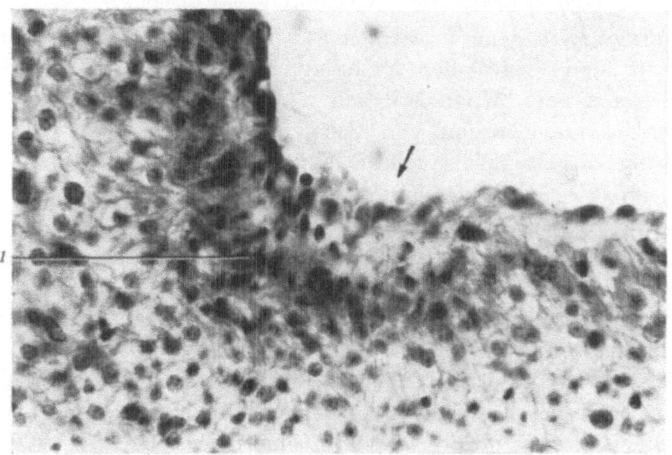

Abb. 163. Ausschnitt aus Herzwand. Verändertes, z.T. fehlendes Endokard (→), darunter Band nekrotischen Myokards (*1*)

keinen so hohen Grad wie bei Embryo 400, sind aber bei starker Vergrößerung ohne Mühe zu sehen.

Embryo 852. Leider war der Erhaltungszustand dieses erst 34 mm langen Embryos nicht einwandfrei. Er stammte zwar von einer Interruptio, wurde uns aber erst längere Zeit nach Vornahme des Eingriffes übergeben. Aus diesem Grunde konnten wir die Präparate nicht auswerten.

Embryo 679. In diesem Falle handelt es sich um einen Fetus von etwa 85 mm SSL, der durch Interruptio gewonnen wurde, nachdem die Mutter 41 Tage post menstruationem akut an Hepatitis epidemica erkrankt war. Der Keimling war in jeder Hinsicht normal, wenn man von einem gewissen Wachstumsrückstand der peripheren und einer Quellung der zentralen Linsenfasern absieht, ein Befund, der aber kaum als pathologisch bezeichnet werden kann.

Von den 4 beschriebenen Keimlingen zeigen 2 Schädigungen der Linsen und Läsionen der Gefäß- und Herzendothelien, begleitet von

Nekrosen des Myokards bzw. der Muskelzellen der Tunica media. Bei Embryo 400 kam es nach Zerstörung des Endothels zur Abstoßung von nekrotischem Myokard, von Teilen der Tunica media der lädierten Arterienwand und Verschleppung in die Hirnarterien. Damit scheint uns auch in diesem Falle der Infektionsweg, den der Erreger nach Eindringen in die kindliche Blutbahn nimmt, gegeben zu sein. Die Empfindlichkeit der Endothelien bildet die Voraussetzung für die Propagation des Virus aus den Chorionzotten in den embryonalen Körper (S. 145ff.). Die Bevorzugung der oberen Körperhälfte ergibt sich aus den besonderen pränatalen Kreislaufverhältnissen.

Die Frage nach dem Zusammenhang zwischen Hepatitis epidemica der Mutter und eventuellen Schädigungen des Kindes wird in der Literatur ganz verschieden beurteilt. Allgemein wird hervorgehoben, daß das Zusammentreffen von Schwangerschaft und Virushepatitis nicht häufig sei. Das zeigt auch die eingangs aufgestellte Statistik. Auf die *Neigung zu Frühgeburten* ist von verschiedenen Autoren hingewiesen worden. Leider sind die Frühgeburten nicht weiter untersucht worden, so daß die Ursache der vorzeitigen Geburt unbekannt blieb. Bei Ausbruch der Hepatitis gegen Ende der Schwangerschaft entsteht beim Fetus eine Hepatitis, die mit einer Lebercirrhose ausheilen kann. Die Kinder wurden in verschiedenen Stadien der Erkrankung bis zur bereits ausgebildeten Cirrhose geboren. Histologisch werden Leberzellnekrosen und -regenerate beschrieben; auch das Vorkommen vieler mehrkerniger Riesenzellen wird erwähnt, welche oft mit Eisenpigment vollgestopft sind. Auch das weist darauf hin, daß das Virus die Placentaschranke durchbrechen und in die kindliche Blutbahn eindringen kann.

4. Poliomyelitis in graviditate

a) Zur Statistik

In diesem Abschnitt wollen wir auf Grund von Beobachtungen an 10 Feten verschiedenen Alters die Frage „Erkrankt der Fetus bei Poliomyelitis in graviditate?“ zu beantworten versuchen. Diese Frage ist naturgemäß noch schwieriger zu klären als diejenige nach der Wirkung des Rubeolenerregers. Stand bereits da ein relativ kleines Material zur Verfügung, so ist das Untersuchungsgut von Feten mit einer Poliomyelitis der Mutter in der Anamnese noch viel bescheidener.

Nach unseren Untersuchungen über die Wirkungsweise des Rubeolenvirus mußten wir mit der Möglichkeit einer Schädigung des Keimlings durch die Poliomyelitiserreger rechnen trotz der meistens negativen Beurteilung dieser Frage in der Literatur. E. L. Potter, die als ausgezeichnete Kennerin der Pathologie des Fetus gelten muß, schreibt z.B. in ihrem Buche „Pathology of the fetus and newborn“ 1952 folgendes: "It had been generally thought that the fetus and newborn were immune to anterior poliomyelitis, but recent reports show this not to be the case. Although the fetus is not affected and has no abnormalities at birth if the mother had had the disease during the first few months of pregnancy, it may contract the disease shortly before or after delivery if the mother is in an acute stage of the disease at that time. BASKINE et al. reported two cases with death on the seventh and fourteenth day of life." (S. 108/109.)

Einer Statistik von G. W. ANDERSON u. Mitarb. (1952) entnehmen wir, daß von 75 graviden Frauen, die an Poliomyelitis erkrankten, 6 starben, ohne das Kind geboren zu haben. In einem Fall wurde eine Interruptio vorgenommen, 2 Frauen zeigten die ersten Krankheitszeichen erst unmittelbar nach der Geburt. Von den übrigen 66 Frauen beendeten 19 ihre Gravidität innerhalb eines Monats nach Krankheitsausbruch, 7 von diesen befanden sich aber zur Zeit des Krankheitsbeginnes bereits im 8. oder 9. Monat. Es bleiben also 12 Fehlgeburten. Bei 4 Frauen trat der Abort mehr als einen Monat nach Krankheitsausbruch ein. Von den 66 Frauen hatten also 16 einen Abort, in 12 Fällen trat dieser im Verlaufe des akuten Stadiums der Krankheit ein. Leider wird über die abortierten Feten nichts berichtet; diese wurden offenbar nicht untersucht.

SCHELLENBERG (1942) berichtet über 29 Fälle von Poliomyelitis in graviditate; die Schwangerschaften waren $1^1/_2$—9 Monate alt. Bei einer einzigen Frau kam es 8 Tage nach Beginn der Krankheit zum Abort, bei einer weiteren Frau wurde die Gravidität unterbrochen. Unter den 27 geborenen Kindern befanden sich 2 Frühgeburten, von denen die eine unter der Geburt, die andere 48 Std nach der Geburt starb. Lähmungserscheinungen oder andere Zeichen, die auf das Überstehen einer intrauterinen Poliomyelitis hingewiesen hätten, wurden nicht beobachtet. Diese Situation wurde darauf zurückgeführt, daß das Poliomyelitisvirus als neutrotropes Virus in der nervenlosen Placenta keine adäquaten Wachstumsbedingungen vorfindet.

In neuesten Arbeiten über die Ätiologie der Poliomyelitis wird darauf hingewiesen, daß es nicht richtig ist, von *einem* Poliomyelitisvirus zu sprechen. Es handelt sich genauer um verschiedene Viren, unter welchen sich 3 Standardstämme aus dem Stuhl, dem Rückenmark und dem Blut erkrankter Menschen oder Affen isolieren und auf menschlichem Gewebe in vitro züchten lassen. Diese Viren gedeihen in vitro nicht nur auf Nerven-, sondern auch auf Nichtnervengewebe, wie Darm und Muskulatur, ja es gelingt sogar, sie zusammen mit Fibrocyten zu züchten. Daraus muß geschlossen werden, daß es sich nicht um ausschließlich neurotrope, sondern um pantrope Viren handelt.

Die Isolierung von Poliomyelitisviren aus dem Blute erkrankter Menschen ist kurze Zeit vor und noch wenige Stunden nach Ausbruch der Krankheitssymptome möglich, d.h. die Viren zirkulieren nur während der Inkubation und in den allerersten Phasen der Erkrankung im Blute des Kranken. Es ist nicht ausgeschlossen, daß sie bei Vorliegen einer Schwangerschaft das Chorionepithel passieren und in die kindliche Blutbahn eindringen.

Nach den soeben geschilderten Verhältnissen kann die Möglichkeit einer Infektion des Keimlings durch den Poliomyelitiserreger nicht a priori ausgeschlossen werden. Eine genaue histologische Untersuchung aller abortierter Feten und Totgeburten drängte sich auf. Nach unseren Erfahrungen mit anderen Viruserkrankungen der Mutter in der Frühschwangerschaft schien uns eine Infektion des Keimlings während des Virämiestadiums der mütterlichen Infektion am wahrscheinlichsten zu sein. Jedenfalls gelang die Isolierung des Virus, Typus I, aus der Placenta und dem homogenisierten fetalen Gewebe eines Fetus, der 9 Tage nach Manifestwerden der Krankheitssymptome bei der Mutter abortiert wurde. Die meisten Todesfälle unter den Feten folgten der Infektion der Mutter im 1. Trimester der Schwangerschaft, also in einer Phase, in welcher noch keine ausgebildete Placenta, sondern erst ein Chorion frondosum diffusum existiert. Bei Infektion der Mutter im 2. und 3. Trimester erfolgte meistens die Geburt eines lebenden Kindes. Gesamthaft variiert die Sterblichkeit unter den Feten von 20 zu 35% der mütterlichen Infektionen. Es liegen hingegen keine Anzeichen vor für die Zunahme von kongenitalen Mißbildungen. In neuester Zeit wurde beobachtet, daß das Kind unter der Geburt infiziert werden kann; in diesem Falle weist es 5—10 Tage nach der Geburt die typischen Krankheitszeichen auf.

Besonders wichtig war für uns die Studie von SIEGEL und GREENBERG (1956), eine prospektive Untersuchung, die an der Bevölkerung von New York City von 1949—1953 einschließlich durchgeführt wurde. Sie erfaßt 87 Fälle, und zwar 64 paralytische und 23 nichtparalytische. Die erste Untersuchung der Frauen wurde innerhalb einer Woche nach Ausbruch der Poliomyelitis vorgenommen, die zweite 1—2 Monate später, um den Schwangerschaftsstatus zu prüfen, und die dritte 1 Jahr nach der Geburt zur Untersuchung des Kindes.

Bezogen auf alle 87 Fälle und unabhängig von der Schwangerschaftsdauer wurden 69 Lebendgeburten (78,4%) und 19 Totgeburten registriert. Diese Zahl von 21,6% war mehr als doppelt so hoch wie die erwartete Zahl, fußend auf der New Yorker Geburtsstatistik (9,7%). Unter den Lebendgeborenen zeigten 3 Kinder Lähmungen. Alle drei waren innerhalb von 24—48 Std nach Anfang der neurologischen Zeichen bei den Müttern geboren worden. Die Lähmungen wurden 5—10 Tage nach der Geburt manifest; die Infektion dieser Kinder erfolgte jedenfalls nicht in utero, sondern erst unter der Geburt.

Siegel und Greenberg haben ihr Material nach verschiedenen Gesichtspunkten analysiert (vgl. Tabellen 23—26). Nach dem klinischen Typus der Erkrankung der Mutter zusammengestellt, fällt auf, daß die Zahl der Todesfälle unter den Feten bei Frauen ohne Lähmungen größer war als bei solchen mit Lähmungen (34,8:16,9%), während sich

Tabelle 23. *Zusammenstellung der beobachteten Fälle von Poliomyelitis in graviditate in New York City 1949—1953.* (Aus Siegel und Greenberg 1956)

Ausgang der Gravidität	Beobachtete Resultate		Erwartete Resultate	
	Zahl	Prozent	Zahl	Prozent
Tod des Fetus[1]	19	21,6	8,6	9,7
Lebendgeburten . . .	69	78,4	79,4	90,3
kongenitale Defekte	1	1,1	0,7	0,8
Frühgeburten . . .	11	12,5	6,4	7,3
normal	57	64,8	72,3	82,2
Total	88	100,0	88,0	100,0

[1] Bezieht sich auf alle abgestorbenen Feten ohne Rücksicht auf Schwangerschaftsdauer.

Tabelle 24. *Ausgang der Schwangerschaft, zusammengestellt nach dem klinischen Typus der Poliomyelitis.* (Aus Siegel und Greenberg 1956)

Ausgang der Gravidität	Klinischer Typ der Poliomyelitis			
	mit Lähmungen		ohne Lähmungen	
	Zahl	Prozent	Zahl	Prozent
Tod des Fetus	11	16,9	8	34,8
Lebendgeburten . . .	54	83,1	15	65,2
kongenitale Defekte	1	1,5	0	0,0
Frühgeburten . . .	10	15,4	1	4,3
normal	43	66,2	14	60,9
Total	65	100,0	23	100,0

die Zahlen der Geburten noch unreifer Kinder genau umgekehrt verhielten, d.h. 15,4% bei paralytischen und nur 4,3% bei nichtparalytischen Fällen. Da die Zahlen sehr bescheiden sind, kann aber dieser Unterschied statistisch kaum als signifikant angesehen werden.

Von größerem Interesse ist die Zusammenstellung nach Trimestern der Schwangerschaft, in welchen die Poliomyelitis manifest wurde. Es ergeben sich die gleichen Verhältnisse wie bei Rubeolen. Im 1. Trimester starben von 30 Feten 14 ab (46,7%); bei Erkrankung der Mutter im 2. Trimester betrug diese Zahl noch 11,4% und im 3. Trimester nur noch 4,3%. Das Intervall zwischen Ausbruch der Poliomyelitis und Abort

Tabelle 25. *Ausgang der Gravidität, zusammengestellt nach dem Zeitpunkt des Krankheitsbeginnes.* (SIEGEL und GREENBERG 1956)

Ausgang der Gravidität	Stand der Gravidität bei Ausbruch der Poliomyelitis					
	1. Trimester		2. Trimester		3. Trimester	
	Zahl	Prozent	Zahl	Prozent	Zahl	Prozent
	Alle klinischen Fälle					
Tod des Fetus . . .	14	46,7	4	11,4	1	4,3
Lebendgeburten . .	16	53,3	31	88,6	22	95,7
kongenitale Defekte	0	0,0	1	2,9	0	0,0
Frühgeburten . .	3	10,0	6	17,1	2	8,7
normal	14	43,3	24	68,6	20	87,0
Total	30	100,0	35	100,0	23	100,0
	Fälle mit Lähmungen allein					
Tod des Fetus . . .	7	35,0	3	12,0	1	5,0
Lebendgeburten . .	13	65,0	22	88,0	19	95,0
kongenitale Defekte	0	0,0	1	4,0	0	0,0
Frühgeburten . .	3	15,0	5	20,0	2	10,0
normal	10	50,0	16	64,0	17	85,0
Total	20	100,0	25	100,0	20	100,0

Tabelle 26. *Zusammenstellung der Todesfälle unter den Keimlingen, nach Trimester der Gravidität geordnet.* (Aus SIEGEL und GREENBERG 1956)

Phase der Gravidität bei Ausbruch der Poliomyelitis	Tod des Fetus	Intervall zwischen Ausbruch der Poliomyelitis und Geburt		
		weniger als 2 Wochen	2—4 Wochen	1 oder mehr Monate
1. Trimester . .	14	9	1	4
2. Trimester . .	4	1	0	3
3. Trimester . .	1	0	1	0
Total	19	10	2	7

betrug im 1. Trimester in 9 Fällen weniger als 2, in 1 Fall 2—4 Wochen und in 4 Fällen einen oder mehrere Monate. Diese Aborte scheinen direkt mit der Poliomyelitis der Mutter zusammenzuhängen. Unter den 69 Lebendgeborenen fanden sich 11 Kinder, die untergewichtig waren; bei 9 lag die Infektion der Mütter um mehrere Monate zurück, so daß man sich vorstellen kann, daß die Hypotrophie der Ausdruck einer allgemeinen Schädigung der Keimlinge ist, d.h. der Schädigungsgrad war nicht genügend, um den Fetus zu töten, hat aber das Wachstum verzögert.

MCCORD, ALCOOK und HILDES (1955) kommen auf ähnliche Zahlen wie SIEGEL und GREENBERG. Unter 1158 akut an Poliomyelitis erkrankten Patienten fanden sich 511 Frauen. 199 hatten ein Alter von 15 bis 44 Jahren; von diesen waren 153 verheiratet, darunter 51 gravid, und zwar 14 im 1., 20 im 2. und 17 im 3. Trimester der Schwangerschaft.

Im ganzen wurden 7 Aborte registriert, also rund 18%; 6 Aborte ereigneten sich bei Erkrankungen im 1. Trimester während der akuten Phase der Krankheit. Diese Zahl entspricht einem Prozentsatz von 42,8.

GOULON, LISSAC, RAPIER, LEPAGE und COL (1960) beobachteten vom 1. 1. 55 bis zum 31. 12. 59 21 Fälle von Poliomyelitis in graviditate, und zwar handelte es sich ausnahmslos um paralytische Formen. Sie registrierten 3 Aborte, 6 spontane, 3 provozierte Frühgeburten und 8 normale Geburten; ein Fetus war kurz vor der Geburt abgestorben. 12 Kinder sind schließlich am Leben geblieben, darunter 5 Frühgeburten und 7 termingeborene Kinder.

Die Zahl der Aborte ist, wie die Tabelle 27 zeigt, variabel. Sie schwankt zwischen 6 und 50%; der spontane Abort in der akuten Krankheitsphase scheint um so häufiger zu sein, je früher die Krankheit ausbricht.

Tabelle 27. *Zusammenstellung der Abortfrequenz bei Poliomyelitis in graviditate*

Autor	Zahl der Graviditäten	Aborte	
		Zahl	Prozent
HUNTER u. MILLIKAN (1954)	49	8	16,3
GIFFORD u. HULLINGHORST (1948)	170	13	7,7
P. HORN (1955)	200	43	21,5
MCCORD (1955)	47	7	14,9
FOX (1950)	33	7	21,2
GROSSIORD (1953)	16	1	6,0
LEROY u. TOULOUSE (1956)	6	3	50,0
GOULON et al. (1960)	21	3	14,3
SIEGEL u. GREENBERG (1956)	87	19	21,6
COULON et al. (1960)	21	9	42,8

BASKIN (1950), SHELEKOV und WEINSTEIN (1951) und ELLIOTT und MCALLISTER (1956) haben gezeigt, daß die Poliomyelitisviren die Placentarbarriere durchstoßen können; Poliomyelitis in der Neugeborenenperiode hingegen ist immer die Folge einer Kontaktinfektion. Unter den geborenen Kindern fanden sie keine Mißbildungen, wohl aber Untergewichtigkeit. Die Kinder wogen nur 2500 g oder weniger.

Leider umfassen diese Statistiken erst eine kleine Zahl von Beobachtungen; verteilt auf die einzelnen Schwangerschaftswochen wird sie noch bescheidener, so daß endgültige Aussagen hinsichtlich der Gefährdung des Kindes noch nicht möglich sind. Ein weiterer großer Nachteil aller bisherigen Untersuchungen liegt darin, daß das Vorliegen von „Mißbildungen" auch im Fall „Poliomyelitis" lediglich auf Grund makroskopischer Feststellungen diagnostiziert wurde. Auch wurden Totgeburten oder ausgestoßene Feten nicht untersucht. Über die „therapeutischen Aborte" schweigt sich die Statistik aus. Unserer Ansicht nach muß aber jeder einzelne Fall sorgfältig sowohl makroskopisch als auch mikroskopisch genau analysiert werden.

Wir selber verfügen heute über Untersuchungen an 11 Keimlingen, deren Mütter im Verlaufe der Schwangerschaft an Poliomyelitis erkrankt waren (Tabelle 28). Zwei dieser Feten fallen für unsere Darstellung außer Betracht, da die Poliomyelitis nur wenige Tage vor der zu erwartenden Geburt manifest wurde. Zwei Feten wurden in bereits fortgeschrittener Maceration ex mortua entnommen, so daß eine sichere Beurteilung nicht mehr möglich war. Von den bleibenden sieben Keimlingen wurden 2 operativ gewonnen und in lebensfrischem Zustand fixiert. Fünf zeigten weitgehend übereinstimmende Befunde, so daß wir uns berechtigt glauben, diese auf die Wirkung derselben Schädlichkeit zurückführen zu können. In Tabelle 28 sind die wichtigsten Daten zusammengestellt.

Tabelle 28. *Feten mit einer Poliomyelitis in der Anamnese*

Fetus	Größe (mm)	Alter post menstruationem (Tage)	Alter bei Ausbruch der Poliomyelitis bei der Mutter (Tage)	Zeit seit Ausbruch der Poliomyelitis (Tage)	Befunde
1081	33	93	54	39	Gehirn, Rückenmark
801	99	90	72	28	Gehirn, Rückenmark
1079	120	124	89	35	Gehirn, Rückenmark
203	140	117	109	8	Gehirn, Linsen
1155	54	99	64	35	Gehirn
Ho.	?	152	107	45	maceriert
Ko.	?	180	128	53	maceriert
307	?	267	80	187	Augen, Gehirn
553	380 (1300 g)	? (24 Tage vor Termin, 28.12.60)	?	?	Gehirn, Nebennieren

Wegen der großen theoretischen und wohl auch praktischen Bedeutung, welche die Klärung der Frage nach der Schädigungsmöglichkeit des Fetus durch den Poliomyelitiserreger besitzt, möchte ich auch diese Beobachtungen in extenso schildern und beginne mit der Beschreibung der Befunde an den beiden ganz einwandfrei fixierten Feten 801 und 1079.

b) Untersuchungsbefunde an Feten

1. Embryo 801. 9,9 cm SSL, Alter 100 (86) Tage.

Anamnestische Daten. Letzte Menses der Mutter: 23. 5. 55. Ausbruch der Krankheit bei der Mutter: 3. 8. 55, d.h. 72 Tage post menstruationem. Interruptio: 31. 8. 55, d. h. 28 Tage nach Ausbruch der Poliomyelitis.

Aus der Anamnese entnehmen wir folgende klinische Einzelheiten: Die Patientin erkrankte akut am Abend des 2. 8. 55 mit hohem Fieber und Kopfschmerzen. Am 3. 8. wurde ein Arzt zugezogen, der Penicillin verabreichte. Am 6. und 7. 8. 55 verspürte die Patientin erstmals surrende Schmerzen in beiden Beinen. Das rechte Bein war damals schon ganz, das linke partiell gelähmt. Am 8. 8. 55 kam eine Bauchdeckenlähmung hinzu. Bei der Einweisung in die Klinik bestand eine etwa 12 Wochen alte Schwangerschaft. Wegen des relativ großen Schadens der Mutter und der möglichen Schädigungen des Kindes bei

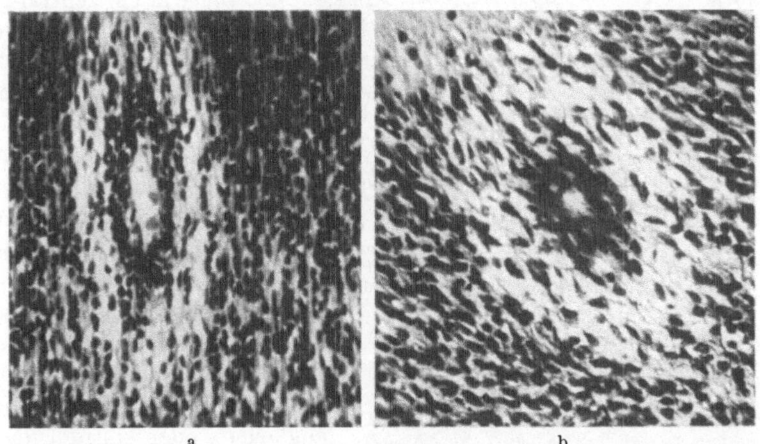

a b

Abb. 164 a u. b. Fetus 801. Aufhellungszonen in primitiver Rinde mit zentraler Arterie und dichtem Zellkernmantel, stark vergrößert. Zellen stammen aus der aufgelockerten Nachbarschaft

einer Viruserkrankung der Mutter im 1. Trimester der Gravidität entschloß man sich zur Interruptio, die am 31. 8. 55 ausgeführt wurde. Der lebensfrisch fixierte Fetus war 9,9 cm lang und zeigte äußerlich keine Besonderheiten. Fixiert wurde mit Bouin, danach wurde der Kopf in eine lückenlose Schnittserie zerlegt, auch wurden Präparate von inneren Organen und von Rückenmark angefertigt.

Auf Sagittalschnitten durch den Kopf sind keine groben Abweichungen von der Norm zu erkennen. Das Gehirn ist ziemlich stark geschrumpft, und es sind unregelmäßig verstreute Aufhellungen verschiedener Form und Ausdehnung zu sehen, welche sich mit Vorliebe in der Intermediärschicht ausbreiten. Im Bereiche des vorderen Poles unterbrechen verschiedene kleine rundliche Cysten die normal gebaute, primitive Rinde. Die übrigen Kopforgane zeigen eine dem Alter entsprechende Differenzierung.

Die folgenden Abbildungen vermitteln einen Einblick in die Struktur der diffus verstreuten Herde in Rinde und Intermediärschicht. Die primitive Rinde besitzt an ihrer Oberfläche eine zellkernfreie Lamina zonalis, ist aber im übrigen noch ganz unreif und baut sich aus gleichartigen, sehr dicht gelagerten Zellen auf. Die darin gelegenen Knötchen haben rundliche bis längliche Form und besitzen einen charakteristischen, immer wiederkehrenden Bau (Abb. 164a und b): Um ein zentral gelegenes Blutgefäß haben sich viele Zellkerne, gelegentlich auch rote Blutkörperchen und Hämosiderinkörnchen angesammelt. An diese kerndichte schließt sich eine aufgelockerte, ausgesprochen kernarme Zone an, in welcher die morphologischen Eigentümlichkeiten der einzelnen Zellen besser zu erkennen sind als im Zentrum. Viele dieser Zellen besitzen einen länglichen oder birnförmigen Kern und entsprechen Zellen, die weiter unten näher beschrieben sind (S. 238 und Abb. 185).

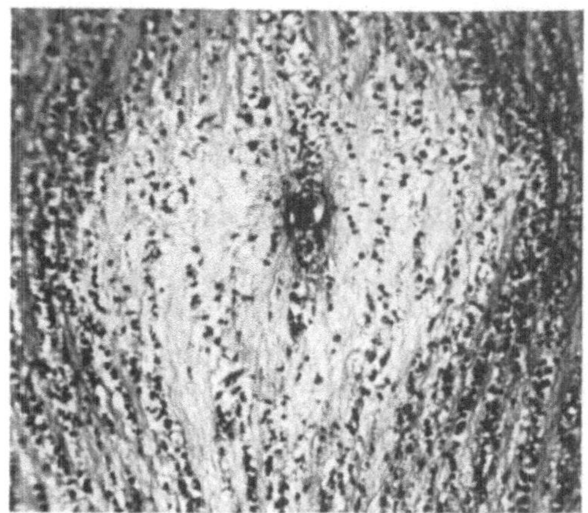

Abb. 165. Embryo 801. Herd am Übergang in die Intermediärzone. Auch hier zentrale Arterie. Ödematöse Schwellung der sehr zellarmen Umgebung; Fasern unterbrochen, am Rand bauchig nach außen verdrängt

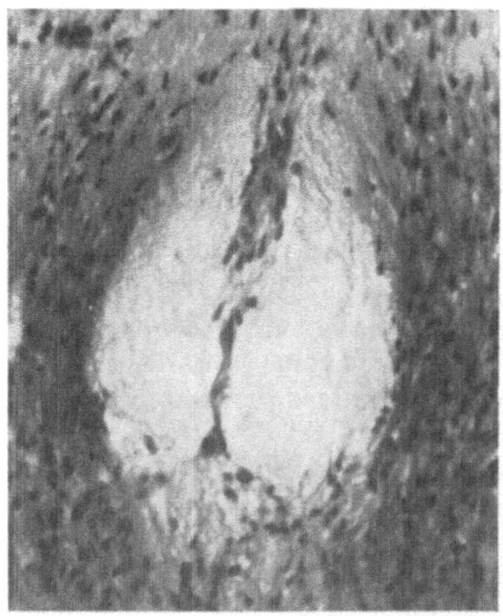

Abb. 166. Dasselbe bei stärkerer Vergrößerung. Beachte den eigentümlich veränderten Bau der zentralen Arterie, direkte Umgebung vollkommen zellkern- und faserfrei

Auch in der Intermediärschicht sind zahlreiche aufgelockerte und ödematöse Knötchen eingestreut, die bis in die Rinde und tief in die Mantelzone hineingreifen können. Das in Abb. 165 reproduzierte Knötchen enthält eine kleine zentrale Arterie; es fehlt aber der Zellkernmantel, der die Knötchen in der Rinde kennzeichnet. Die z.T. pyknotischen Zellen sind vielmehr durch kleine Flüssigkeitspfützen auseinandergedrängt, die faserige Struktur ist fast vollständig verschwunden. Man kann mühelos erkennen, daß die radiär in die Rinde einstrahlenden Fasern innerhalb der Knötchen aufgelöst sind, am Knötchenrand sind sie bauchig vorgewölbt und zusammengeschoben, so daß daraus eine Verdichtung der Randzone resultiert. In Abb. 166 ist ein weiteres Stadium dieser Knötchenbildung und der darin sich abspielenden Auflösungsvorgänge zu sehen. Das zentral durchlaufende Blutgefäß, das sich durch die primitive Rinde bis in die Meninx primitiva verfolgen läßt, ist maximal kontrahiert, der anschließende bauchige Mantel strukturlos. Zellen und Fasern sind daraus verschwunden. Der Zusammenhang der beschriebenen Knötchenbildungen mit dem arteriellen System des Gehirns kommt in Abb. 167 besonders klar zum Ausdruck: Im Bereiche der primitiven Rinde fällt die schon erwähnte Zellverdichtung, in der Intermediär- und Ausschwärmzone die ödematöse Auflockerung der Hirnwand auf. Bei starker Vergrößerung untersucht, findet man, noch in der Rinde gelegen, einen dichten Erythrocytenmantel um die kleine Arterie (Abb. 168).

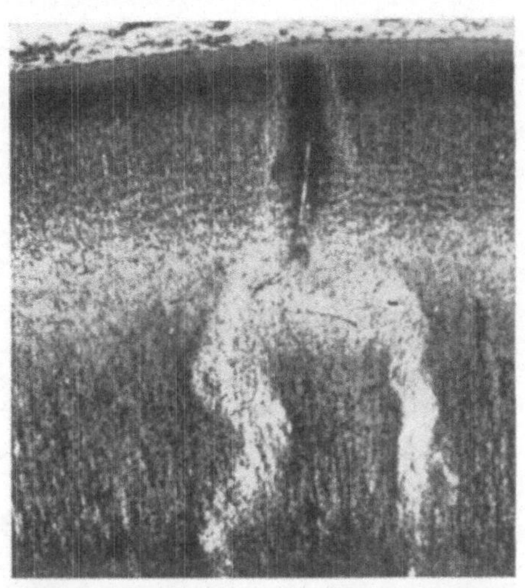

Abb. 167. Embryo 801. Kleine, aus der Pia eingedrungene Arterie mit Gabelung am Übergang der primitiven Rinde in die Intermediärzone. In der Rinde dichter Zellkernmantel, in der Intermediär- und Mantelzone Zellkernschwund

Das Endprodukt der beschriebenen multiplen, über das ganze Gebiet der Hemisphärenanlagen wahllos verstreuten, aber immer an das Arteriensystem gebundenen Knötchenbildung ist auf Abb. 169 reproduziert. Infolge der progressiven Auflösung der Hirnsubstanz kommt es zur Bildung kleiner Cysten, die sich über die Intermediärschicht in die primitive Rinde ausbreiten und schließlich, an der Oberfläche angelangt, durchbrechen können. Wie Abb. 169a zeigt, ist die

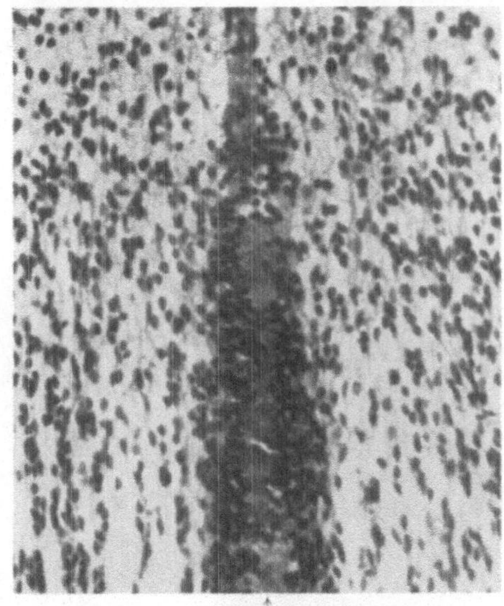

Abb. 168. Dieselbe Arterie (↑), stärker vergrößert; periarterieller Erythrocytenmantel

a

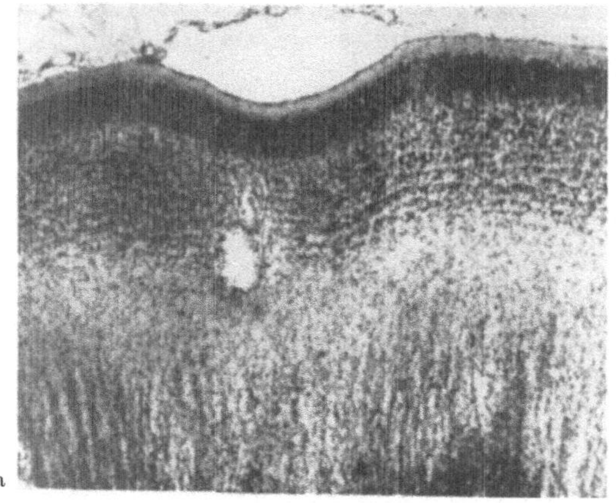

b

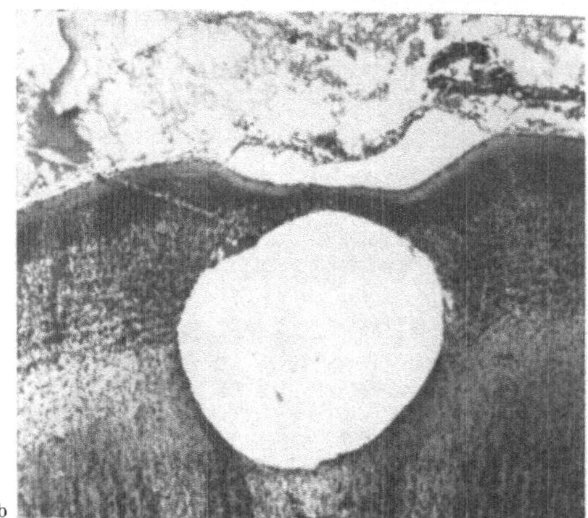

c

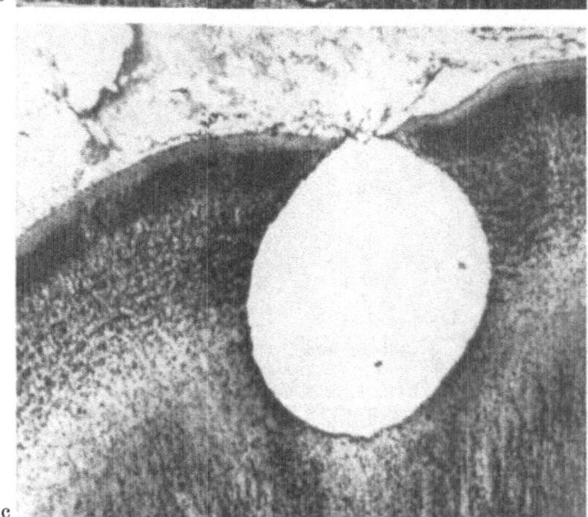

Abb. 169a—c. Embryo 801. Serienschnitte aus kleiner Cyste, entstanden auf Grund eines in Abb. 166 und 167 wiedergegebenen Herdes. Die Cyste greift in die primitive Rinde ein und bricht nach außen durch; in ihrem Bereich ist die Pia abgehoben. Beachte die Ablenkung der Schwärmschicht

Meninx über der Cyste abgehoben. In der Cystenwand sind rote Blutkörperchen und Hämosiderinkörnchen eingelagert. Besonders hervorzuheben ist das vollständige Fehlen einer Reaktion des umgebenden Gewebes. Das Hirngewebe wird also rasch und reaktionslos aufgelöst; es sind keine Anhaltspunkte für eine eingeleitete Narbenbildung zu finden.

Erwähnenswert sind schließlich Blutungen in die Seitenventrikel, besonders im Gebiete des Occipitalpoles. Dabei fällt die abnorme Struktur der Matrix und ihre ganz unscharfe Abgrenzung gegenüber der Ventrikellichtung auf. In Abb. 170 sind diese Verhältnisse zu sehen, d. h. dicht gebaute Matrix und sehr scharf ausgeprägte Membrana limitans interna, während die innere Begrenzung über der Blutung ganz unregelmäßig ist; zahlreiche Zellkerne sind pyknotisch, und man erhält den Eindruck, daß andere Zellen im Moment der Fixation im Begriffe standen, sich aus dem Gewebezusammenhang herauszulösen und in die Ventrikellichtung überzutreten (Abb. 171).

Über die Befunde am Rückenmark werde ich im Zusammenhang mit denjenigen bei Embryo 1079 berichten, so daß nur noch die *Veränderungen am inneren Schmelzepithel der Milchzahnanlagen* zu erwähnen

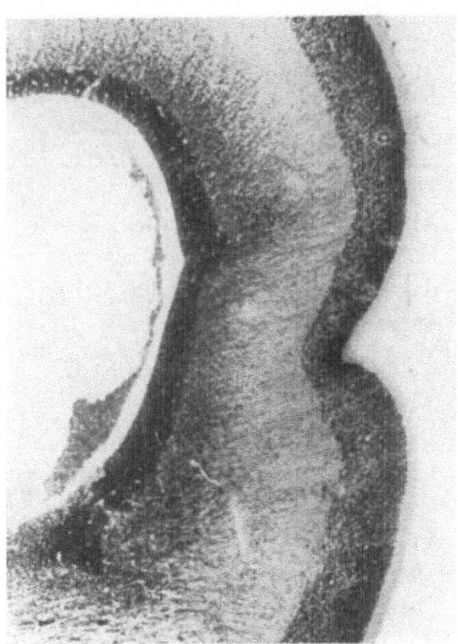

Abb. 170

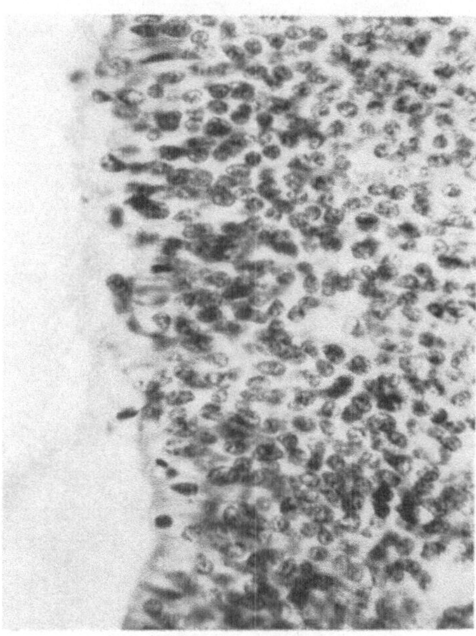

Abb. 171

Abb. 170. Ausschnitt aus dem Gebiete des Occipitalpoles der rechten Hemisphärenanlage von Embryo 801. Blutung in den Ventrikel, unregelmäßige Mantelzone, an der Einziehungsstelle verschmälerte Rindenanlage

Abb. 171. Matrix und Mantelzone bei stärkerer Vergrößerung gesehen. Unterbruch der Membrana limitans interna; pyknotische Zellkerne z. T. im Begriff, sich aus dem Zusammenhang herauszulösen und in die Ventrikellichtung überzutreten

bleiben. Wie wir bereits im Zusammenhang mit der Beschreibung der Organschädigungen bei Embryopathiarubeolica bemerkten, ist das innere Schmelzepithel normalerweise sehr regelmäßig gebaut. Es besteht aus einer einschichtigen Lage hoher prismatischer Zellen, an die nach außen eine mehrzellige Zwischenschicht anschließt, während die Grenze zur Zahnpulpa durch eine Membrana praeformativa gebildet wird und wie mit Bleistift gezogen aussieht. Bei Embryo 801 sind die Kuppen der Schmelzorgane unregelmäßig, das Epithel ist ungeordnet und weder gegen Schmelz- noch Zahnpulpa abgegrenzt. Stellenweise ist es blasenartig von der mesenchymalen Unterlage abgehoben. Aus dem in Abb. 172

wiedergegebenen Schnitt entsteht außerdem der Eindruck, daß Zellen aus der Zwischenschicht im Begriffe sind, in das Schmelzepithel einzudringen.

Die Linsen sind normal; einzig die jüngsten äquatorialen Fasern zeigen einen gewissen Wachstumsrückstand, weshalb auf seitlichen Schnitten ein Spaltraum zwischen Linsenepithel und Linsenfasern zu sehen ist.

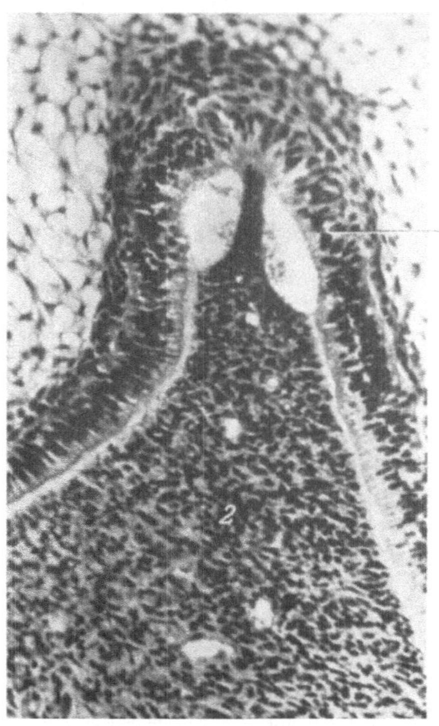

Abb. 172. Zahnanlage bei Embryo 801. Beachte den unregelmäßigen Bau des inneren Schmelzepithels (*1*). Die Membrana praeformativa ist stellenweise unterbrochen, der sonst sehr regelmäßige Bau des Epithels zerstört, auch die Grenze zur Zwischenschicht ist verwischt. *2* Zahnpulpa, im Bereiche der Spitze von der Basalmembran retrahiert

Der wichtigste Befund bei Embryo 801 sind die Veränderungen an der Hemisphärenwand des Großhirns. Diese stellen nach unserer Ansicht eine Vorstufe der krankhaften Prozesse dar, die das Großhirn bei Embryo 1079 aufwies.

2. Embryo 1079. 12 cm SSL, Alter 124 (110) Tage.

Anamnestische Angaben. Letzte Menses bei der Mutter: 7. 4. 57. Ausbruch der Poliomyelitis: 5. 7. 57, d. h. 89 Tage post menstruationem. Interruptio: 9. 8. 57, d. h. 35 Tage nach Krankheitsbeginn.

Aus der Krankengeschichte entnehmen wir folgende Einzelheiten: Patientin verspürte bereits vor ihrer Einweisung in die Klinik Rückenschmerzen und eine auffallende Müdigkeit in den Beinen. Bei der Aufnahme zeigte sie eine ausgesprochene Nackensteifigkeit, die grobe Kraft der oberen Extremitäten war herabgesetzt, die Bauchdeckenreflexe fehlten. Das rechte Bein konnte nicht gehoben werden, während im linken Bein die grobe Kraft vermindert war; Bewegungen waren möglich. Die Zehen beider Füße waren gelähmt. Achillessehnenreflexe rechts eben auslösbar, links lebhaft. Keine Pyramidenzeichen und Sensibilitätsstörungen. Im klaren Liquor war die Zellzahl vermehrt auf 606/3 bei wenig erhöhtem Gesamteiweiß.

Im Verlaufe einer Woche trat Entfieberung ein. Die Armparesen verschwanden, ebenso die Lähmung der Gesäßmuskeln, während das rechte Bein noch nicht aktiv betätigt werden konnte.

Die Interruptio (Kaiserschnitt) wurde 35 Tage nach Krankheitsbeginn vorgenommen.

Äußerlich haben wir auch in diesem Fall keinerlei verdächtige Zeichen feststellen können. Der Fetus wurde durch Injektion von Bouin fixiert und später in 80%igen Alkohol übertragen. Nach erfolgter Fixation

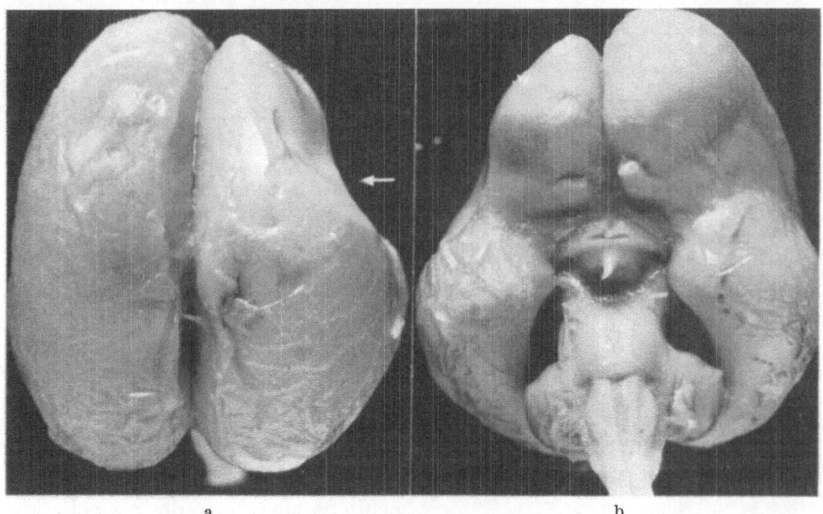

a b

Abb. 173a u. b. Ansicht des Gehirns von Embryo 1079. a Von oben gesehen. Beachte den Wachstumsrückstand der rechten Hemisphäre mit Abplattung des Frontallappens und Durchbruchstelle einer Cyste. b Basalansicht. Größenunterschied zwischen den beiden Hemisphären noch eindrücklicher, Hirnstamm ohne Besonderheiten

wurde das Gehirn aus der Schädelhöhle entnommen; von den wichtigsten Abschnitten wurden Schnittserien angefertigt und nach verschiedenen Methoden gefärbt.

Abb. 173a stellt eine Aufsicht auf die beiden Großhirnhemisphären dar. Die rechte Hemisphäre ist im Wachstum zurückgeblieben, besonders im Bereiche des späteren Frontallappens, der abgeflacht und kürzer ist als der linke. Eine Eindellung deutet schon makroskopisch auf das Bestehen einer Cyste hin, die nach außen durchgebrochen ist. Auch die Ansicht von unten (Abb. 173b) zeigt den starken Wachstumsrückstand des rechten Frontal- und Temporallappens. Hirnstamm und Kleinhirn hingegen scheinen normal zu sein.

Die Schnittuntersuchung deckte das Bestehen zahlreicher Cysten in beiden Hemisphären auf und gestattete auch die Rekonstruktion ihrer Entstehungsweise. Abb. 174 stammt aus dem Gebiet des eingesunkenen

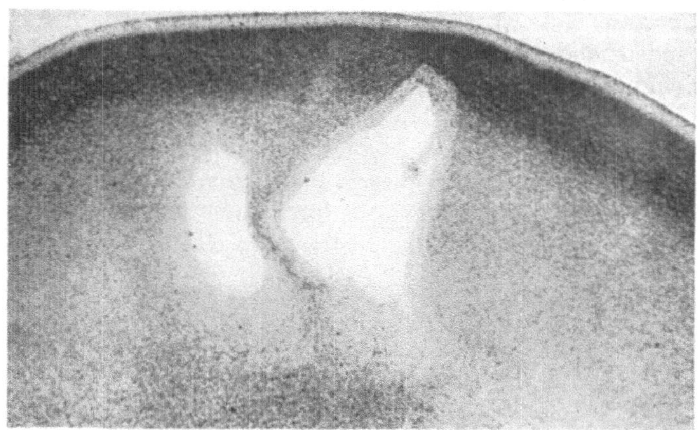

Abb. 174. Schnitt durch den rechten Frontallappen (Embryo 1079), auf welchem zwei kleine Cysten in der Intermediärschicht zu erkennen sind. Diese sind von einer aufgelockerten, in Auflösung begriffenen Zone umgeben. Beachte besonders das Fehlen jeglicher Reaktion der Umgebung

Frontallappens. Man erkennt an der Oberfläche die durchgehende Anlage der Lamina zonalis, darunter die primitive, in diesem Stadium noch ganz unreife Rinde. In der Intermediärschicht sind zwei Löcher zu sehen, die optisch leer erscheinen und von einer zellarmen, aufgelockerten und in Auflösung begriffenen, schmalen Zone umgeben sind. An diese schließt sich normales Gewebe an. Jede Reaktion von seiten der Nachbarschaft fehlt wie beim jüngeren Fetus 801 vollkommen. Das Gewebe der subcorticalen Schicht ist offenbar sehr rasch aufgelöst worden. Es schmilzt unter der Wirkung der Schädlichkeit wie Butter an der Sonne. Die Verfolgung der Serie zeigt, daß die beiden Löcher Ausschnitte aus einer teilweise zweikammerigen Cyste sind. Die Zwischenwand verschwindet, die Cyste dringt in die primitive Rinde vor und bricht schließlich durch (Abb. 175), so wie dies bereits in Abb. 168 zu sehen ist.

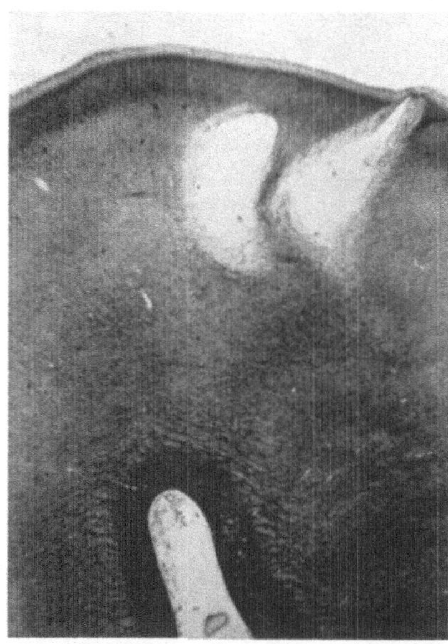

Abb. 175. Dasselbe wie in Abb. 174. Die rechts im Bilde sichtbare Cyste ist in die primitive Rinde eingedrungen und steht im Begriffe, nach außen durchzubrechen

Uns interessierte die Genese dieser Cysten, von welchen mehrere in beiden Hemisphären zu finden waren. Einen Anhaltspunkt liefert

Abb. 176. Der Schnitt stammt aus der medialen Fläche der rechten Hemisphäre. Auf dem Bilde ist links ein Teil der primitiven Rinde zu sehen, die an dieser Stelle von einer kleinen Arterie durchsetzt wird.

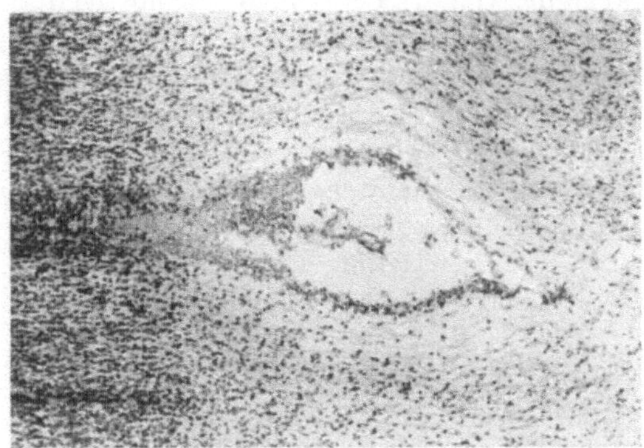

Abb. 176. Kleine Cyste aus dem Bereiche der medialen Hemisphärenwand mit zentraler kleiner Arterie und vielen wandständigen roten Blutkörperchen; das umgebende Gewebe der Intermediärschicht ist zellarm, aufgelockert, zeigt keinerlei Reaktion

Um das Gefäß ist, ähnlich wie bei Fetus 801, eine Verdichtung der Zellkerne nach Art eines Mantels zu erkennen. Die kleine Arterie dringt in die Intermediärschicht ein und verliert sich in einer kleinen Cyste;

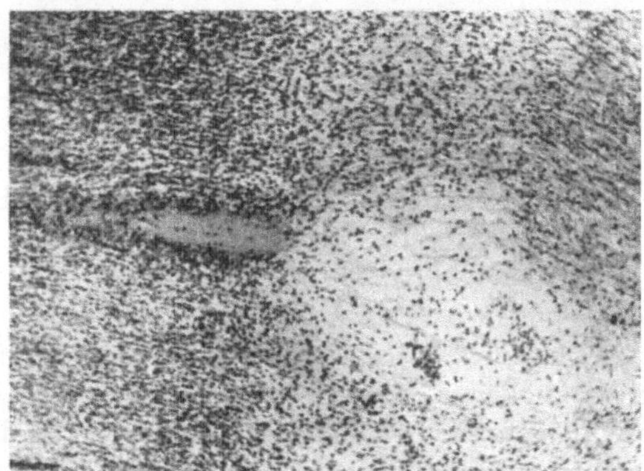

Abb. 177. Tangentialschnitt durch die Wand der in Abb. 176 dargestellten Cyste. Beachte die Auflockerung des Gewebes und die teils sichtbare kleine Arterie, die aus der primitiven Rinde kommend in die Cyste eindringt und von einem dichten Erythrocytenmantel umgeben ist

sie ist prall gefüllt. Erythrocyten haben sich im Cystenhals angereichert und liegen außerhalb der Arterie der Cystenwand an. Die folgenden Gewebeschichten sind aufgelockert oder waren im Moment der Fixation in Auflösung begriffen. Auch an dieser Stelle fehlt jede Reaktion der Nachbarschaft. Abb. 177 stammt von einem Tangentialschnitt durch die Cyste: Links im Bilde ist das prall gefüllte Gefäß, in der Intermediärschicht die aufgelockerte Wand der Cyste zu sehen. Schließlich verweise ich noch auf Abb. 178, die eine Cyste mit unregelmäßig begrenzter Wand darstellt. Zentral ist das Gefäß zu erkennen, das mitten durch den Hohlraum zieht wie eine Arterie durch eine Lungenkaverne. Die Auflösung der subcorticalen Schicht ist noch in vollem Gange, während die in Abb. 179 reproduzierte Cyste glattwandig ist und auf die Intermediärschicht beschränkt blieb. Wie leicht zu erkennen ist, wird das Ausschwärmen der Zellen aus der Mantelzone im Bereich der Cysten gestört, was zu einer abnormen Differenzierung der Rinde über der Cyste führen muß.

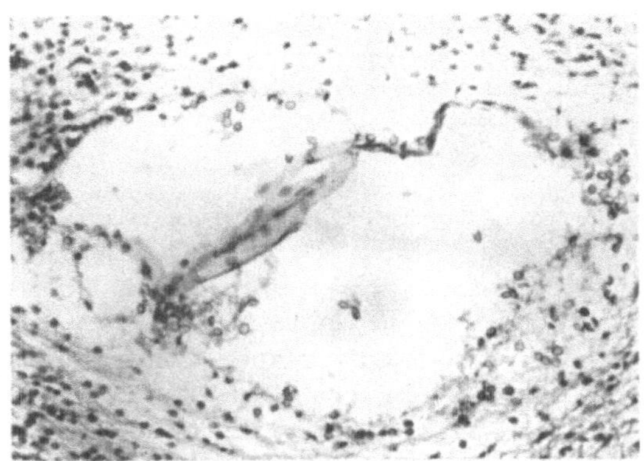

Abb. 178. Cyste mit zentraler Arterie. Auflösung des wandständigen Gewebes noch in vollem Gange

Vergleichen wir die bei Embryo 1079 gefundenen Cysten mit den Beobachtungen in den Großhirnhemisphären bei Embryo 801, dann können wir wohl annehmen, daß die knötchenförmigen Herde in der Intermediärschicht bei Embryo 801 eine Vorstufe der Cysten bei Embryo 1079 darstellen. Es handelt sich hier um einen Prozeß, der an die Gefäßwand gebunden ist. Auf ein Stadium maximaler Kontraktion folgt eine Phase der Erschlaffung der Arterienwand, die mit einer abnormen Durchlässigkeit verbunden ist. Es ist uns nicht gelungen, Kontinuitätstrennungen der Gefäßwand zu finden, wohl aber fanden wir die bereits mehrfach erwähnten und abgebildeten Endothelschädigungen.

Blutungen fanden sich diffus und ohne Regelmäßigkeit in beiden Hemisphären; aber auch in die Anlagen der Zentralganglien und des Thalamus hatte es geblutet. Der andere Charakter der Blutungsherde steht in Zusammenhang mit der andern Reaktionsart des Gewebes in diesen Kernen. Es ist allgemein bekannt, daß das Gewebe der Intermediärschicht der Hemisphären ganz besonders empfindlich ist und rasch aufgelöst wird, während dasjenige der primitiven Rinde und der zentralen

Kerne viel widerstandsfähiger ist. In Abb. 180 ist ein Längsschnitt durch eine kleine Arterie zu sehen mit periarteriellem Erythrocytenmantel, der rechts unten im Bilde besonders deutlich ist. Die Arterie ist erschlafft, ihre Wand an verschiedenen Stellen unterbrochen. Die

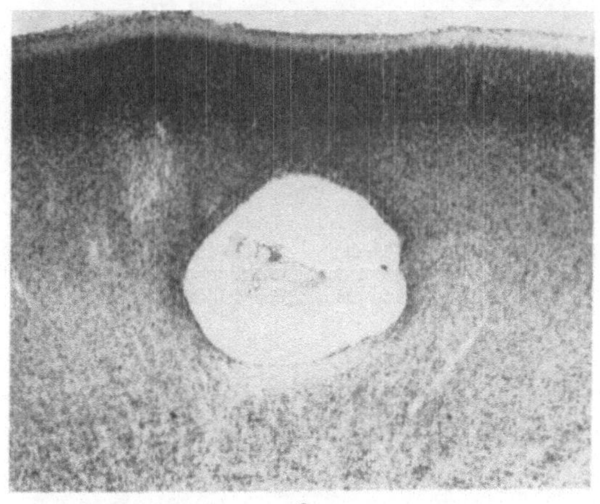

a

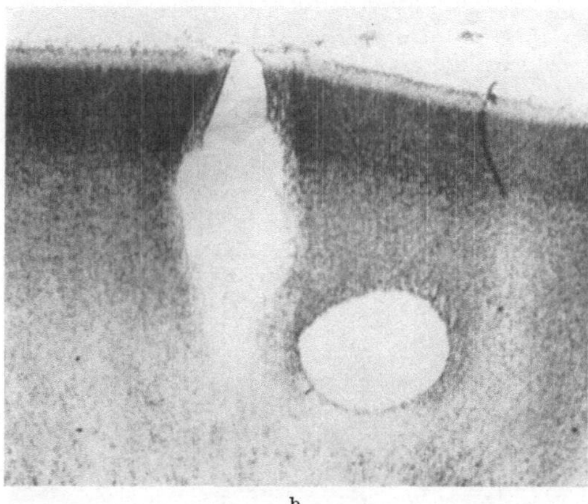

b

Abb. 179. a Glattwandige, auf die Intermediärzone beschränkte Cyste mit eingelagerten Gefäßdurchschnitten. Beachte die Veränderungen der Rinde. b Zweiteilige Cyste aus der linken Hemisphäre von Embryo 1079 mit Perforation nach außen

unmittelbare Nachbarschaft ist ödematös und enthält viele pyknotische Zellkerne. Abb. 181 zeigt einen kleinen Blutungsherd im Nucleus caudatus. Um eine kleine Arterie sind zahlreiche rote Blutkörperchen gruppiert. Viele Zellkerne im umgebenden Gewebe sind pyknotisch geschrumpft, aber auch hier fehlt jede Reaktion der Umgebung. Gleichzeitig werden an Hand dieser Abbildung die größere Widerstandskraft und

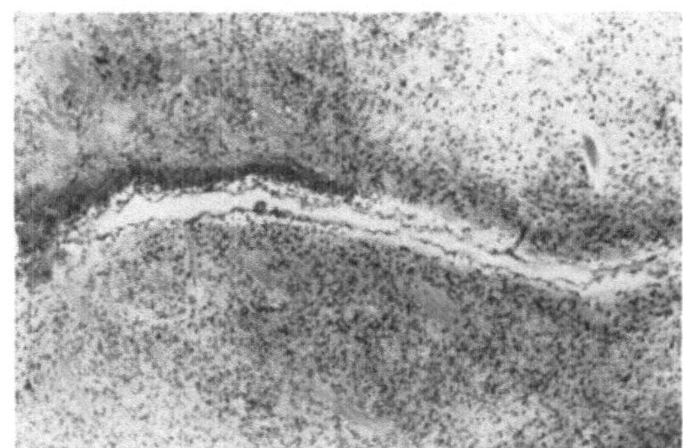

Abb. 180. Schnitt durch die Anlage des Thalamus opticus mit kleiner Arterie mit perivasculärem Ödem und partiellem Erythrocytenmantel; stellenweise fehlendes Endothel. In der weiteren Umgebung pyknotische Zellkerne

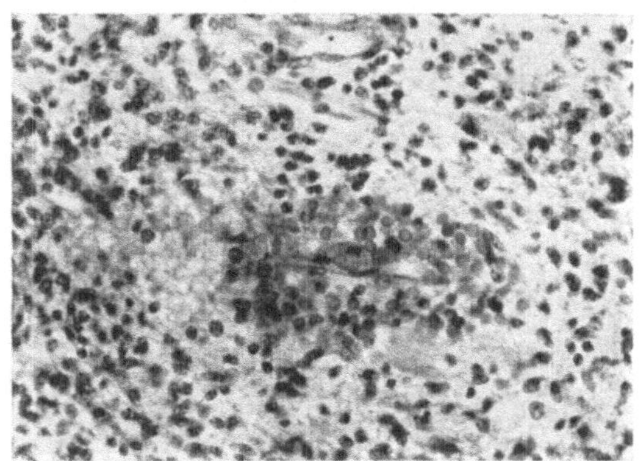

Abb. 181. Embryo 1079. Schnitt aus der Anlage des Nucleus caudatus. Kleine Blutung in der Umgebung einer Capillare. Kernpyknosen

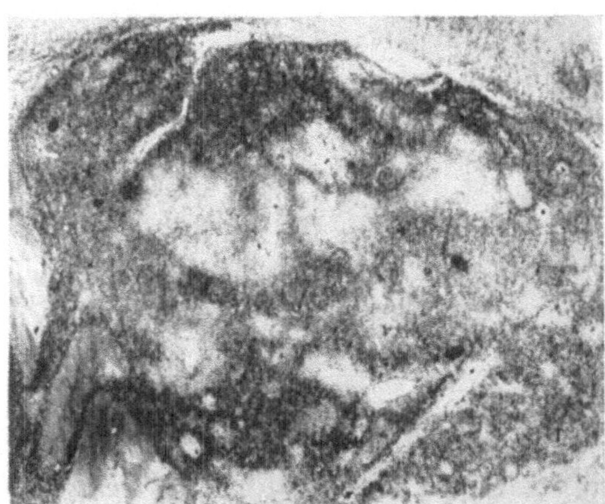

Abb. 182. Embryo 1079. Fleckige Aufhellung des Nucleus caudatus infolge Zellverlust

die andere Reaktionsweise der basalen Hemisphärenteile illustriert. In Abb. 182 sind viele zellkernarme Bezirke zu sehen, die den Nucleus caudatus unregelmäßig durchsetzen und sehr wahrscheinlich als Folge der mit den Blutungen verbundenen nekrobiotischen Prozesse entstanden sind.

In Blutungsherden mitten in den Zentralganglien fanden wir zahlreiche Zellen, die gelbes Pigment phagocytiert und gespeichert haben. Es handelt sich dabei um noch eisenhaltiges Pigment, das wir wohl mit Hämosiderin identifizieren müssen. Diese Blutungsbereitschaft und Befähigung zum Blutabbau und zur Phagocytose kommt im Gehirn des Fetus 203 noch besser zum Ausdruck.

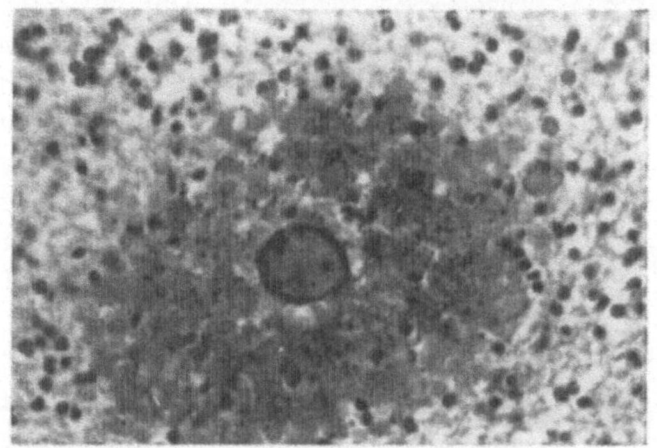

Abb. 183. Embryo 203. Kleine Arterie von breitem Erythrocytenmantel umgeben. Endothelzellen speichern Hämosiderin

3. Embryo 203. 14 cm SSL, Alter 117 Tage post menstruationem.

Anamnestische Daten. Letzte Menses der Mutter: 5. 6. 51. Ausbruch der Poliomyelitis: 22. 9. 51, d.h. 109 Tage post menstruationem. Spontaner Abort: 30. 9. 51, d. h. 8 Tage nach Krankheitsausbruch.

Die Patientin wurde wegen Meningitisverdacht am 22. 9. 51 in das Kantonsspital Zürich eingewiesen. Am 27. 9. zeigte sie bei freiem Sensorium, normalen Schluck- und Augenbewegungen Nackensteifigkeit, schlaffe Lähmung der unteren Extremitäten und ausgedehnte, schlaffe Parese der Rumpf- und Bauchmuskulatur.

Die Anlagen der Großhirnhemisphären sind normal und dem Alter entsprechend differenziert. Es hat sich eine breite, wenn auch noch vollkommen unreife Rinde entwickelt; die Mantelzone ist bereits stark aufgelockert und die Schwärmschicht fast erloschen. An die dichte Rindenschicht schließt sich die vollkommen zellfreie Lamina zonalis an. Die Intermediärschicht ist als breites Band entwickelt. Die Blutgefäße, die in diesem Stadium die ersten Anzeichen der beginnenden Differenzierung der akzessorischen Wandbestandteile zeigen, sind stark gefüllt und häufig von einem Erythrocytenwall umgeben. Die Gefäßwand ist intakt, die Endothelzellen sind mit Hämosiderinkörnchen beladen (Abb. 183). Zwischen den Blutkörperchen sind viele Zellen eingelagert, deren Herkunft nicht sicher angegeben werden kann. Ihre Kerne haben verschiedenste Formen angenommen. Im weiteren Umkreis der Blutungsherde findet man außerdem rundkernige Zellen, die Hämosiderinkörnchen speichern (Abb. 184).

Einzelne Blutungsherde sind bereits von bloßem Auge zu sehen (Abb. 185). Sie bestehen aus einem dicken Erythrocytenmantel, der eine oder mehrere kleinere, aufgehellte, zellarme Zonen umschließt, die viele pyknotisch verklumpte oder in voller Auflösung begriffene Zellkerne enthalten (Abb. 185b). Die an solche in Zerfall begriffenen Nekroseherde anschließenden Zellen sind radiär gegen das Zentrum gestellt und besitzen birn-, komma- oder stäbchenförmige Zellkerne. Es handelt sich bei diesen histologisch noch nicht ausdifferenzierten Elementen sehr wahrscheinlich um Zellen, die zur Mikroglia gehören, bei entzündlichen Vorgängen in der Hirnrinde des geborenen Menschen regelmäßig vorkommen und als Stäbchenzellen bezeichnet werden. Peters (1952) vergleicht die Funktion der Stäbchenzellen mit derjenigen der Histiocyten des Mesenchyms. Ihre Kerne sind größer als unter normalen Bedingungen, langgestreckt, manchmal auch geknickt, V- oder S-förmig. Die Stäbchenzellen kommen dort vor, wo auch der mesenchymale Entzündungsprozeß ausgeprägt ist. Im Gegensatz zu den Vorgängen, die sich bei Virusencephalitiden der Geborenen abspielen, fehlt aber auch in der Rinde des Keimlings 203 jegliche akute entzündliche Reaktion, wie Granulocytose, perivasculäre Lymphocyten- und Plasmazellumscheidung. Aus diesem Grunde darf hier der Begriff „Encephalitis" nicht verwendet werden. Erst in der Zeit zwischen dem 7. Fetalmonat und der Geburt kann von fetaler Entzündung gesprochen werden. Feten dieser Altersgruppe haben die Fähigkeit erlangt, in den Organismus eingedrungene Fremdkörper belebter und unbelebter Natur örtlich zu binden und unschädlich zu machen. Der Organismus kann mit entzündlichen Reaktionen antworten, während dies bei jüngeren Keimlingen nicht der Fall ist.

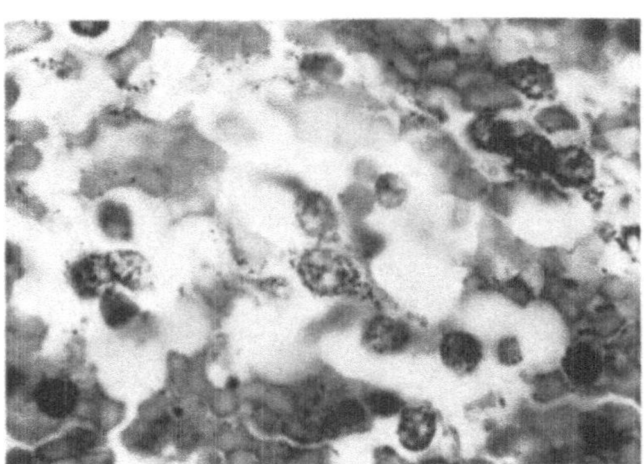

Abb. 184. Dasselbe. Randpartie bei stärkerer Vergrößerung. Beachte die pigmentkörnchenspeichernden Zellen

Fetale Entzündung ist aber nicht gleichbedeutend mit fetaler Infektion. Eine frühembryonale Virusinfektion kann ohne Folgen bleiben oder zum Zelltod führen; indem das Virus in die Zellen eindringt und sich darin vermehrt, kommt es zur Entartung der Zellorganisation, zum Zelltod und zur folgenden Auflösung der Zelle. Dies zeigen die Untersuchungen von Feten mit Embryopathia rubeolica und die auf S. 9ff. angeführten Experimente am Hühnchenkeimling: Bei 4 Tage alten Keimlingen z. B. sind alle Gewebe für das Influenza A-Virus empfänglich, erst bei 12—15 Tage alten Feten besteht eine spezifische Empfänglichkeit des respiratorischen Epithels; auf dieser Entwicklungsstufe wird die Virusinfektion mit allen entzündlichen Begleiterscheinungen beantwortet.

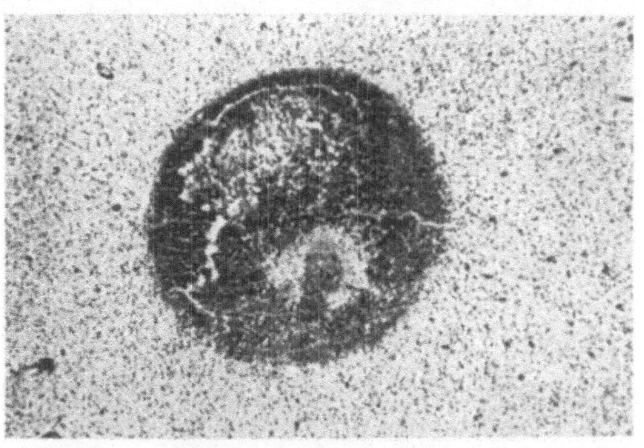

a

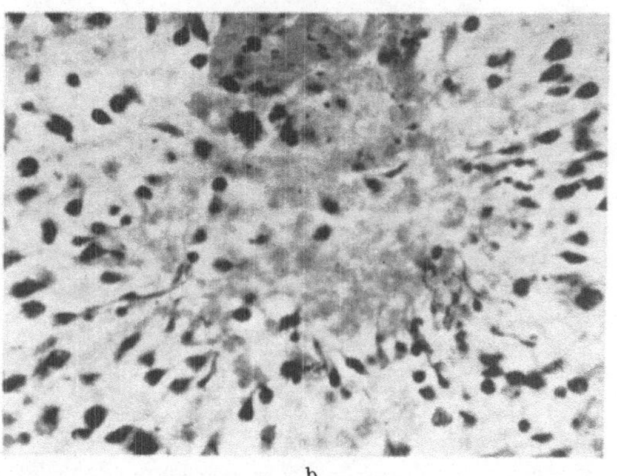

b

Abb. 185. a Größerer Blutungsherd in der Intermediärschicht des Gehirns von Embryo 203. Im Innern sind zwei aufgehellte, zellarme Zonen zu erkennen, in deren Bereiche das Hirngewebe nekrotisch ist (b); für Weiteres vgl. Text

Betrachten wir die bisher beschriebenen Befunde an Feten, die möglicherweise durch den Poliomyelitiserreger geschädigt wurden, von diesem letzten Gesichtspunkt aus, dann müssen wir feststellen, daß das eingedrungene Virus Embryo 203 getötet hat und bei Embryo 801 und 1079 Anlaß zu Blutungen in die Großhirnhemisphären gab, die von der blanden Auflösung der Teile gefolgt waren, in welche es geblutet hatte. Bei allen 3 Keimlingen war das Großhirn noch unreif.

Es stellt sich für uns noch die Frage nach der Reaktion weitgehend ausgereiften Nervengewebes. Feten von 10—12 cm SSL bewegen sich spontan und reagieren auf taktile Reize mit Reflexbewegungen. Diese motorische Reaktionsfähigkeit setzt einen gewissen Reifegrad der Reflexzentren im Nervenrohr voraus. In Abb. 186

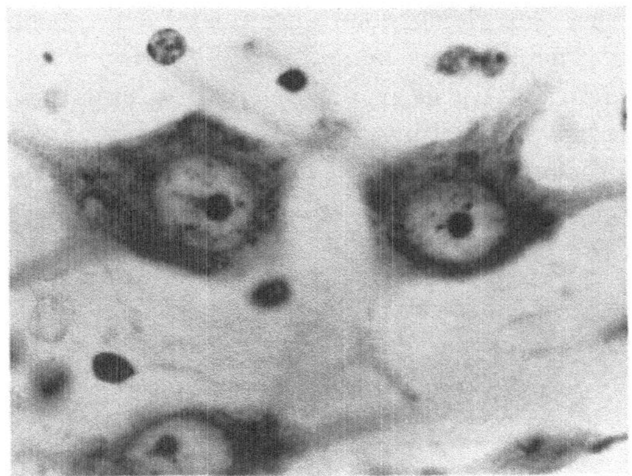

Abb. 186. Normale motorische Nervenzellen aus dem Hypoglossuskern eines normalen Fetus von etwa 14 cm SSL; vgl. Text

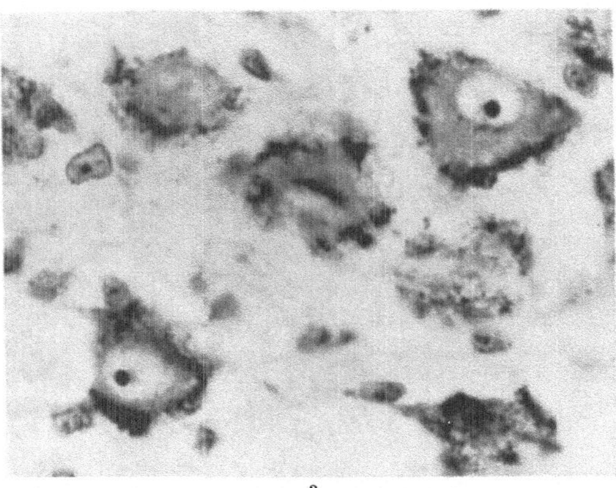

a

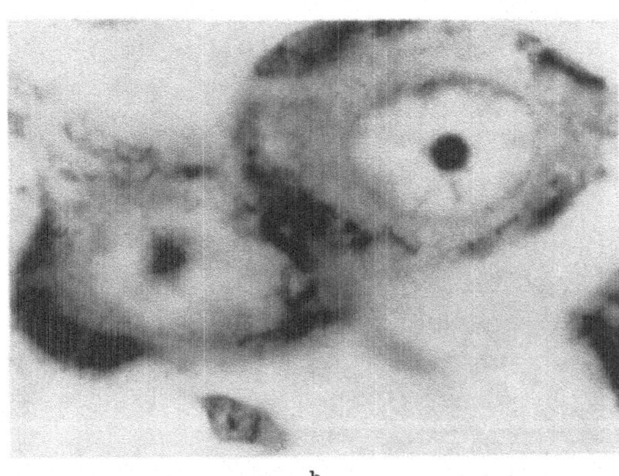

b

Abb. 187a u. b. Motorische Vorderhornzellen aus dem Rückenmark von Embryo 1079. Beachte die Blähung der Zellkerne und die an den Rand verlagerte, z.T. verklumpte Nissl-Substanz

sind drei normale motorische Nervenzellen aus dem Hypoglossuskern zu sehen. Sie sind multipolar, besitzen einen rundlichen, chromatinarmen Kern, in welchem immer ein großer Nucleolus zu sehen ist. Die Nissl-Substanz im Cytoplasma ist grobkörnig und ziemlich gleichmäßig verteilt, verglichen mit Zellen des Erwachsenen aber noch feinkörniger. Gleiche Verhältnisse zeigen die motorischen Vorderhornzellen des Rückenmarkes. Im Gegensatz dazu sind die Vorderhornzellen des Rückenmarkes des Fetus 1079 krankhaft verändert (Abb. 187). Die Zellkerne sind gebläht und an die Peripherie der Zelle verlagert, die Chromatinstruktur ist noch spärlicher, der Nucleolus hingegen sehr intensiv gefärbt. Die Nissl-Substanz ist an den Rand der Zelle gerückt und z.T. zu groben Klumpen verbacken. Die Zellen besitzen ein helles Zentrum. In vielen Zellen haben wir vacuoläre Einschlüsse gefunden, andere Zellen haben die Kontur verloren. Häufig findet man auch Veränderungen der Zellkerne. Die in Abb. 188 dargestellten Zellen besitzen Kerne, die außer dem Nucleolus ein eosinophiles Einschlußkörperchen enthalten; andere Zellkerne schließen große Vacuolen ein, sind ballonartig aufgetrieben und auf vielen Schnitten kaum mehr zu erkennen (Abb. 189). Diese stark alterierten Zellkerne verstärken noch den Eindruck, daß man schwer geschädigte Zellen vor sich hat.

Abb. 188. Dasselbe. Zellkerne mit Nucleolus und eosinophilen Einschlußkörperchen

Von pathologisch-anatomischen Untersuchungen her wissen wir, daß Nervenzellen sehr leicht verletzbar sind und z. B. vom Poliomyelitisvirus selektiv geschädigt werden. Einer Darstellung von Bodian (1949) entnehmen wir, daß die motorischen Vorderhornzellen sehr rasch auf den Virusbefall reagieren und schon in der präparalytischen Phase zerstört sein können. Die erste sichtbare Veränderung ist eine generelle Chromatolyse, d.h. die Auflösung der Nissl-Substanz. Sie wird mit einer diffusen Abnahme der Größe der Nissl-

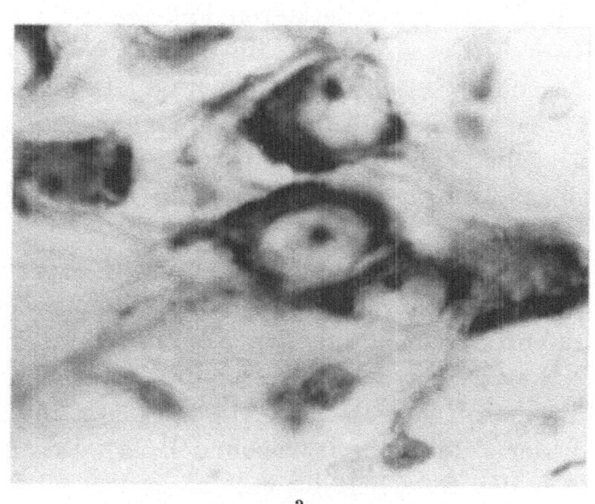

a

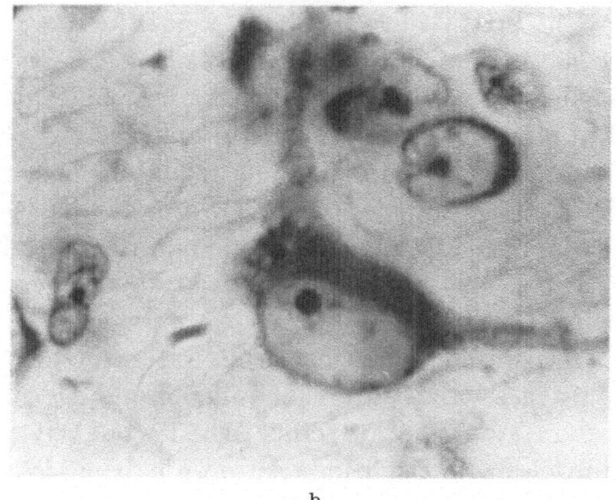

b

Abb. 189a u. b. Dasselbe. Zellkernveränderungen. Blähung, Vacuolen, periphere Verlagerung (Fischaugenkerne)

Schollen eingeleitet, die bis zu ihrem völligen Schwund fortschreiten kann. Die Zellkerne enthalten häufig neben dem intakten Nucleolus ein eosinophiles Einschlußkörperchen. Unterschiedliche Befunde gehen nach BODIAN auf unterschiedliche Schwere der Schädigung der nervösen Zentren zurück; sie können aber auch durch Differenzen im Verhalten des Virusstammes erklärt werden.

Diese degenerative Phase, die mit der Vermehrung des Virus in der Zelle einhergeht, dauert nur wenige Tage. Sie kann mit einer milden Entzündung einhergehen; in den frühesten Stadien fehlen nicht selten Entzündungszeichen ganz. Daraus kann geschlossen werden, daß diese nicht durch die degenerativen Zellveränderungen, sondern durch direkte Viruswirkung ausgelöst werden. Der Ausgang der beschriebenen Prozesse ist der Zelltod oder die vollständige Erholung der geschädigten Zellen. In diesem letzteren Falle zeigen viele Zellen nach dem akuten Krankheitsstadium ein Muster der Nissl-Substanz, das von dem der Chromatolyse sehr verschieden ist. Die Nissl-Substanz sammelt sich in großen Mengen in Nähe der Zellmembran an; es bleibt ein helles Zentrum, d.h., die zentrale Chromatolyse ist für die Erholungsphase der Nervenzellen charakteristisch; sie kann mit der vollständigen Erholung der Zellen enden.

Stimmen unsere Befunde mit den experimentellen Erfahrungen von BODIAN überein? BODIAN arbeitete mit adulten Affen, unser Material stammt von menschlichen Keimlingen zu Beginn des 4. oder Ende des 3. Monates der Schwangerschaft. Wir haben ausschließlich eine zentrale Chromatolyse beobachtet, die mit einer Ansammlung der Nissl-Substanz an der Zellperipherie verbunden ist. Der Zustand der Zellkerne, aber auch das Aussehen der z.T. zu groben Klumpen verschmolzenen Nissl-Substanz bestärkte uns in der Annahme, daß es sich um hochgradig geschädigte Zellen handelt. Leider besitzen wir kein älteres Material, so daß wir nichts über den Ausgang der Nervenzellveränderungen aussagen können. Ein Vergleich unserer Präparate mit den Bildern von BODIAN zeigt einen großen Unterschied zwischen beiden Beobachtungen. Während alle von uns untersuchten Zellen außer der beschriebenen Konzentrierung der z.T. verklumpten Nissl-Substanz geblähte Kerne besaßen, die häufig eine große oder mehrere kleine Vacuolen enthielten, scheinen die Zellkerne in den Abbildungen von BODIAN normal zu sein.

Da unseres Wissens in der Literatur keine Vergleichsfälle publiziert wurden — alle Untersuchungen stammen vom Adulten —, möchte ich an dieser Stelle auf eine Arbeit von LOVE und ROCA-GARCIA (1955) hinweisen. Diese beiden Autoren haben das Poliomyelitisvirus, und zwar Typ II (LANSING), auf 7 Tage alte Hühnchenkeimlinge überimpft und schreiben über ihre Befunde folgendes: Neurale Läsionen traten während der ersten 4 Tage nach der Inoculation nur bei einem einzigen Fetus in Erscheinung, in den folgenden Tagen wurden sie aber bei allen Keimlingen nachweisbar. Die akute Phase der Erkrankung mit den stärksten und am weitesten verbreiteten pathologischen Veränderungen spielte sich zwischen dem 12. und 16. Tag der Bebrütung, also 5—9 Tage nach der Inoculation des Virus ab. Die Schädigungen waren weit verbreitet und bestanden in einer raschen Destruktion der Neurone, und zwar wurden schon nach kurzer Dauer alle Degenerationsgrade vorgefunden einschließlich kompletter Cytolysis. Wie bei Säugern war eine Verkleinerung und schlechtere Färbbarkeit der Nissl-Schollen mit zentraler Chromatolyse das erste Zeichen der Schädigung. Mit Fortschreiten der Chromatolysis beobachteten Love und Roca-Garcia eine Schwellung der Zelle. An Vorderhornzellen kam es schließlich zum totalen Schwund der Nissl-Substanz und zur Caryolysis ohne vorhergehende Strukturänderung. Häufiger war der Vorgang langsamer. Der Kern wurde nach der Seite verlagert und nahm gelegentlich Halbmondform an. Darauf folgten Kernschrumpfung und Verlagerung der Nissl-Substanz an die Peripherie. Der Nucleolus war häufig fragmentiert und verlagert. In vielen Zellkernen war ein eosinophiles Einschlußkörperchen zu sehen. Eine entzündliche Reaktion fehlte. Im ganzen gesehen, stimmen diese Beobachtungen recht gut mit unseren Erfahrungen überein. Es gelang den beiden Autoren auch der direkte Nachweis des Virus im befallenen Zentralnervensystem.

Die Hauptschädigungen wurden im Hirnstamm und im Rückenmark, und zwar besonders an den Zellen der motorischen Hirnnervenkerne und der Vorderhörner gefunden, seltener waren die peripheren Ganglien befallen. Love und Roca-Garcia sprechen mit Recht von spezifischen Läsionen.

Die infizierten Keimlinge zeigten außerdem Abnormitäten, die auch bei Kontrollen, wenn auch nicht so häufig und weniger ausgesprochen, vorkamen. Dazu rechnen sie Leberzellnekrosen, Blutungen in die Meningen, Hirnblutungen, verbunden mit Phagocytose von degenerierten Blutkörperchen und Hämosiderin, gelegentliche Nekrose von Glia- und Nervenzellen und Degenerationen in peripheren Ganglien mit zentraler oder peripherer Chromatolysis verschiedener Grade, kombiniert mit Caryolysis, Schrumpfung und Auflösung der Zellen. Zur Vermeidung von Täuschungen muß darauf hingewiesen werden, daß die Nissl-Substanz der meisten Spinal- und Hirnganglienzellen des Hühnchens während des ganzen fetalen Lebens an der Zellperipherie liegt; erst bei 18—20 Tage alten Feten füllt sie das Cytoplasma diffus, d.h. also: Eine periphere Ansammlung der Nissl-Substanz in Zellen der peripheren Ganglien des Hühnchens allein ohne andere Begleiterscheinungen ist kein Degenerationszeichen.

Auch unter unseren Befunden an menschlichen Feten, die möglicherweise durch das Poliomyelitisvirus geschädigt wurden, müssen wir spezifische und nicht spezifische krankhafte Prozesse unterscheiden. Hirnblutungen z.B. fanden wir auch bei Keimlingen mit einer Grippeanamnese (vgl. S.186), aber auch nichtinfektiöse Faktoren können solche verursachen. Als Beispiel erwähne ich einen Fall, der 1948 von Nötzel publiziert wurde. Es handelt sich um einen Fetus von 23 cm SSL, dessen Mutter wegen einer Lues drei Salvarsankuren durchgemacht hatte, nach welchen die Wassermannsche Reaktion fraglich negativ war. Im 3. Monat der normalen Schwangerschaft wurde aus Sicherheitsgründen eine 4. Kur durchgeführt. Patientin erhielt innerhalb von 14 Tagen 3mal 0,6 g Neosalvarsan und vor dem Antritt einer längeren Reise eine 4. Spritze. 3 Tage später erkrankte sie akut, zeigte Bewußtseinsverlust und Krampfanfälle, an welche sich eine tetraspastische Lähmung anschloß. Plötzlicher Tod infolge Atemstillstand. Im Gehirn des Fetus fanden sich außer einer prallen Füllung der dilatierten Gefäßäste Blutaustritt in Rinde und Mark von Groß- und Kleinhirn, in der Matrix und im Pons. Diese Blutungen waren nicht auf den Virchow-Robinschen Raum beschränkt, sondern drangen über die Membrana limitans gliae in das Mark vor. Um die Blutungen konnte eine leichte Auflockerung des Grundgewebes festgestellt werden, doch ließ sich ein Ödem färberisch nicht nachweisen. Eine Reaktion des Hirngewebes auf die Blutungen wurde vermißt, nur vereinzelt fand sich im Zentrum der Ringblutung eine Nekrose. Auch das Gehirn der Mutter zeigte Ringblutungen; diese bevorzugten aber die ventrikelnahe Markzone, während sie beim Fetus verstreut über das ganze Gehirn vorkamen. Abb. 2 und 3 in der Arbeit von Nötzel stimmen weitgehend mit unseren Befunden überein (Abb. 176).

Der Fall zeigt also, daß eine toxische Schädigung der Mutter über die Placenta eine Schädigung des Fetus herbeiführen kann, wobei die Veränderungen denjenigen nach Virusinfektionen sehr ähnlich sind: Das noch unreife Gehirn beantwortet die Blutungen mit einer raschen und reaktionslosen Auflösung des Gewebes, in welches es hineingeblutet hat; dabei erweist sich das primitive Mark als ganz besonders empfindlich. Es entstehen Cysten, welche den Differenzierungsprozeß zu beeinträchtigen vermögen, ohne die Lebensfähigkeit des Fetus in Frage zu stellen. Daraus resultieren aber irreparable Schäden, welche erst nach der Geburt zu voller Auswirkung kommen und von großer praktischer Bedeutung sind.

Die enorme Empfindlichkeit des unreifen Hirngewebes auf schädliche Faktoren ist uns ganz besonders gut bekannt aus den Folgen von Röntgenbestrahlungen embryonaler und fetaler Nervenrohre. Beim Keimling der Maus genügt eine einmalige Dosis von 40 r, um die jungen Neuroblasten in der Mantelzone in wenigen Stunden zu töten, während weit ausdifferenzierte Neuroblasten erst durch 200—400 r und reife Nervenzellen durch mehrere tausend r getötet werden. Der verschiedene Reifegrad des Großhirngewebes und der Vorderhornzellen des Rückenmarkes im Moment der Einwirkung der Schädlichkeit, in unserem Falle also sehr wahrscheinlich des Poliomyelitisvirus, muß die verschiedenartige Reaktionsbereitschaft determiniert haben: Blutungen mit rascher Auflösung des Gewebes im Großhirn, spezifische Reaktion der funktionierenden Vorderhornzellen im Rückenmark.

Als Illustration möchte ich den **Fall 1155** anführen. Es handelt sich um den Fetus einer 23jährigen Frau, die am 4. 8. 58 an einer paralytischen Poliomyelitis (Virustypus I) mit Paresen der Unterschenkel erkrankte. Der Keimling wurde am 14. 9. 58 spontan ausgestoßen. Er war äußerlich normal, zeigte aber einen Wachstumsrückstand von mehreren Wochen (54 mm SSL). (Letzte Menses am 15. 5. 58, Ausbruch der Poliomyelitis 80 Tage post menstruationem. Abort 43 Tage nach Beginn der Poliomyelitis.) — Die Schnittuntersuchung des leider nicht ganz einwandfrei erhaltenen, in seiner Entwicklung retardierten Keimlings ergab das Bestehen zahlreicher, diffus über das ganze Großhirn verteilter, z. T. bizarr gestalteter Löcher, welche meist in zentraler oder exzentrischer Lage ein Blutgefäß enthielten und in deren Wand Hämosiderinkörnchen nachzuweisen waren (Abb. 190). Das noch unreife Rückenmark des Embryos 1081 (33 mm SSL) zeigte die gleichen Veränderungen (Abb. 191). Mit diesen Befunden sehen wir unsere Ansicht, daß die Reaktionsweise des fetalen Gewebes auf die Einwirkung eines lädierenden Faktors, hier des Poliomyelitisvirus, vom Reifegrad desselben abhängt, bestätigt. Im noch unreifen Nervenrohr kommt es infolge Gefäßwandläsionen zu Blutungen in die Nervensubstanz, die rasch und reaktionslos eingeschmolzen wird. Wie die Beobachtungen von Nötzel zeigen, handelt es sich dabei um ein unspezifisches Phänomen. Im Gegensatz dazu reagieren darauf weitgehend ausgereifte und funktionierende Nervenzellen mit spezifischen Veränderungen ihrer Struktur, die den Zelltod herbeiführen können. Wir verweisen in diesem Zusammenhang nochmals auf die Beobachtungen von Kung und Burnet (S. 14): 4 Tage alte Hühnchenembryonen zeigen eine allgemeine Anfälligkeit aller Organanlagen auf die Infektion mit Influenza A-Virus, während bei 12—15 Tage alten Keimlingen eine spezifische Reaktion des respiratorischen Epithels nachweisbar wird. Es ist überflüssig zu sagen, daß die Mortalität unter den jüngsten Embryonen beträchtlich ist. Dies erklärt auch die statistischen Angaben über die Absterbefrequenz menschlicher Keimlinge mit Virusinfektion: Am meisten gefährdet sind die ersten 7 Wochen der Schwangerschaft; mehr als 50% der infizierten Embryonen sterben ab und werden spontan ausgestoßen. Von Ende des 2. Monats an nimmt die Kurve rapid ab und sinkt bis auf einige wenige Prozent im 3. Trimester.

Soweit wie möglich haben wir außer dem Nervenrohr auch andere empfindliche Organe auf eventuell vorhandene Schäden untersucht und wir möchten auf Veränderungen der Linsen, solche in der Leber und in der primitiven Nebennierenrinde hinweisen.

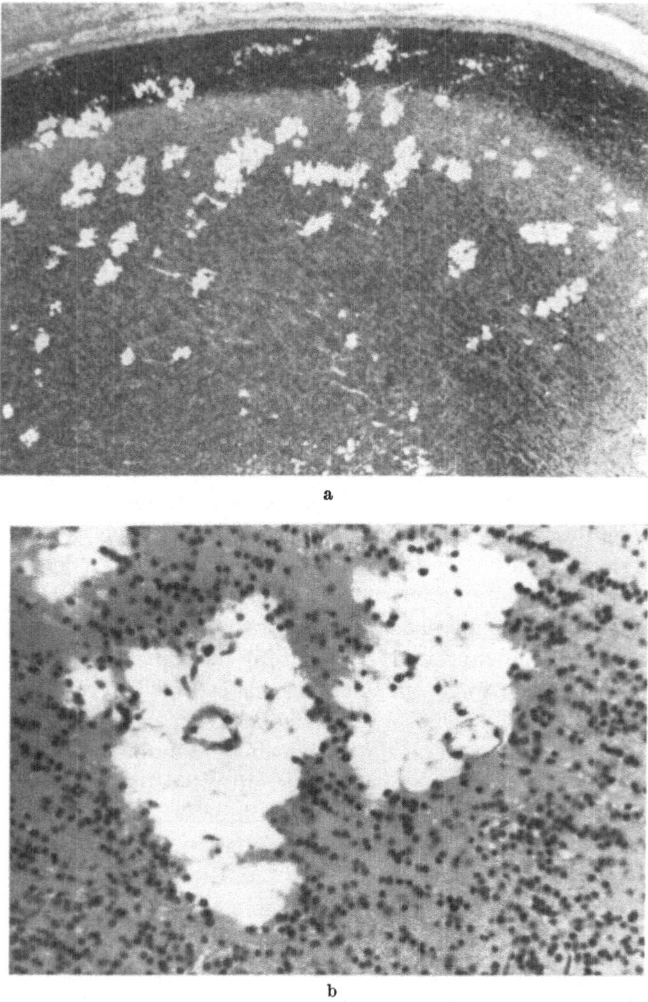

a

b

Abb. 190 a u. b. Ausschnitt aus der rechten Hemisphärenanlage von Embryo 1155. Beachte die diffus verteilten, bizarr gestalteten Löcher, die zentral oder exzentrisch gelegene kleine Arterien enthalten (*b*)

Die *Augen* des Fetus 203 waren normal entwickelt, nur an den Linsen fanden wir starke Zerstörungen. Das Linsenepithel war unregelmäßig; der Zwischenraum Kapsel—Linsenfasern enthielt verschieden kalibrige hyaline Kugeln, die z.T. zu einer homogenen Masse verschmolzen waren. Der Linsenkern war unverändert, während die dem Äquator entstammenden sekundären Fasern verschiedene Störungen

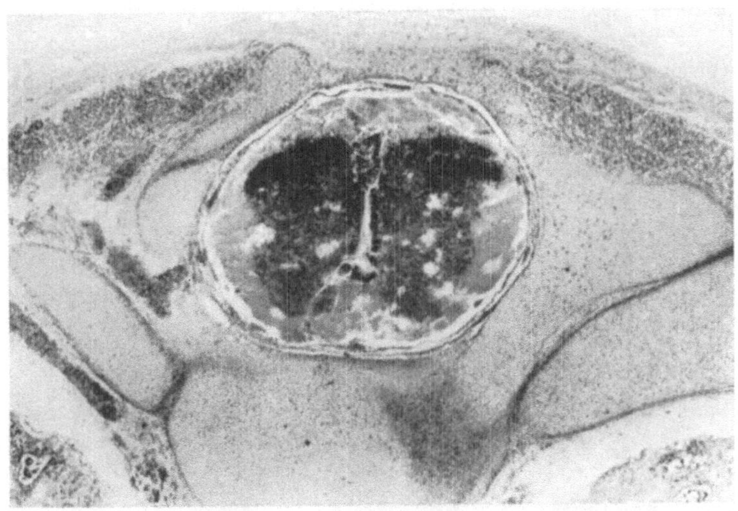

Abb. 191. Schnitt durch die Anlage des Rückenmarkes des Embryos 1081, mit den gleichen Veränderungen wie in der Hirnanlage von Embryo 1155

zeigten: Sie waren gebläht, teils gekörnt, teils erschienen sie als leere Schläuche, in welchen in Abständen die gleichen hyalinen Kugeln zu sehen waren, die unter der Kapsel lagen. An einzelnen Stellen konnte das Heraustropfen dieser Kugeln direkt beobachtet werden (Abb. 192). — Die Linsen der anderen Keimlinge (801, 1079, 1081) waren normal.

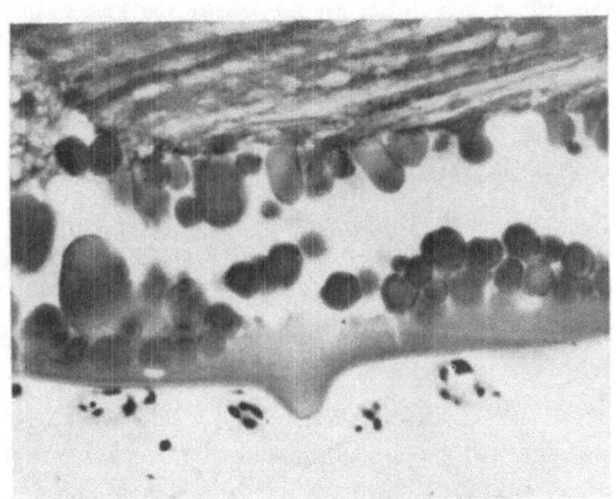

Abb. 192. Ausschnitt aus den hinteren Abschnitten der Linse von Embryo 203. Beachte die aus den Linsenfasern heraustropfenden hyalinen Kugeln, die sich unter der Kapsel ansammeln

Abb. 193 vermittelt einen Einblick in die *Leber* (Embryo 1079), an welcher die starke Blutfüllung aller Gefäße auffällt. Die allgemeine Struktur entspricht dem Entwicklungsalter. Die Leberzellen bilden anastomosierende Balken; zahlreiche Blutbildungsherde sind zu sehen. Die Endothelzellen der Sinusoide, aber auch größerer Gefäße und die den Blutgefäßen benachbarten Zellen enthalten z.T. in großer Menge Pigmentkörner, die ihrem färberischen Verhalten nach als Derivate des Hämoglobins anzusehen sind; wir konnten ein eisenhaltiges und ein eisenfreies Pigment nachweisen. Viele Leberzellen enthalten Vacuolen und weisen Zeichen degenerativer Veränderungen auf; dazu gehört die Einlagerung verschieden kalibriger Fetttropfen.

Auch die Zellen der *primitiven Nebennierenrinde* haben Pigment gespeichert, welches in den einen Zellen als feinkörniger, gelber, in andern als grobkörniger dunkler Inhalt erscheint. Für alles weitere verweise

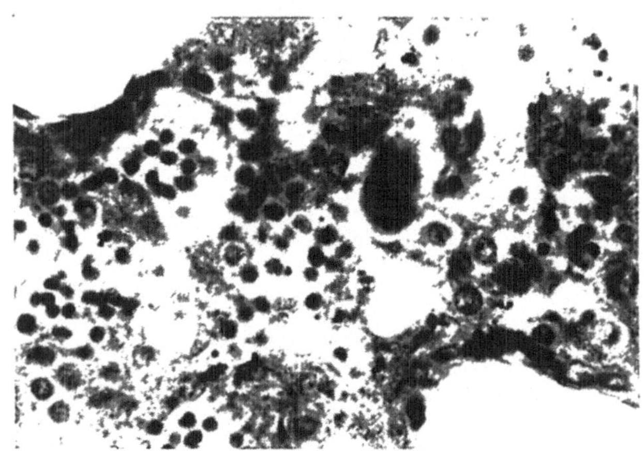

Abb. 193. Ausschnitt aus der Leberanlage von Embryo 1079. Beachte die pigmentspeichernden Zellen, die Blutbildungsherde und die zweikernige Riesenzelle

ich auf den Abschnitt Influenza (S. 186) und Abb. 143c. Auch in andern Organen, wie Herz, Nieren, Lungen, konnten wir Zellen mit phagocytiertem Pigment finden.

Was sagt die Literatur über den Einfluß der Poliomyelitisinfektion bei Gravidae auf den Fetus? FLAMM hat in seiner Monographie eine tabellarische Zusammenstellung über die bis 1958 publizierten Beobachtungen gegeben und alles Wesentliche besprochen. Aus diesem Grunde erübrigt sich die Aufzählung aller Fälle, und wir beschränken uns auf die Erwähnung der sicheren Fälle.

Eigentliche histologische Untersuchungen an Keimlingen sind mir nicht bekannt. Der Nachweis des Virus in Homogenisaten von Fetus und Placenta gelang SCHAEFFER, FOX und LI (1954). Es handelte sich um Typus I; leider wurden die fetalen Organe nicht untersucht. In einem andern Fall berichtet SCHAEFFER (1958) über einen seit 9 Std toten Fetus, der sofort nach dem Tod der Mutter per sectionem entbunden wurde. Das Poliomyelitis-Virus Typus I wurde aus Darminhalt, nicht aber aus Fetalorganen isoliert. Die Mutter erkrankte 11 Tage vor der Sectio in mortua, die Gravidität befand sich im 8. Monat. Auch Barsky und Beal (1957) gelang die Isolierung des Erregers aus dem Meconium, während Shelokov und Habel (1956) das Virus aus den Placentazotten und der Rectalspülflüssigkeit eines gesunden Kindes in der Gewebekultur züchteten. Kibrick (1957) isolierte das Virus aus dem Zentralnervensystem und dem Herzblut, nicht aber aus dem Darminhalt. In allen Fällen handelte es sich um Typus I. Diese Untersuchungen sind insofern von großer Bedeutung, als sie den Beweis erbringen, daß das Virus tatsächlich aus dem mütterlichen Blute in den kindlichen Körper einzudringen vermag.

Übereinstimmend kommen die verschiedenen Autoren zum Rückschluß, daß der Poliomyelitiserreger für die Entstehung von Mißbildungen *keine* Rolle spielt. Dies können wir auch bestätigen, sofern man unter Mißbildungen makroskopisch sichtbare Veränderungen des Körpers oder grobe Störungen an inneren Organen versteht. Sobald dieser Begriff weiter gefaßt wird, müssen wir die bisherigen Angaben unter Hinweis auf unsere Untersuchungsergebnisse revidieren. Die bisherigen Beobachtungen sind zu spärlich, um irgendwelche Anhaltspunkte über die Häufigkeit der zu erwartenden Schädigungen bei Poliomyelitis in graviditate zu erhalten. Wie aus der Statistik von Siegel und Greenberg (S. 220) hervorgeht, sterben etwa 50% der Feten bei Ausbruch der Krankheit im 1. Trimester der Schwangerschaft ab. Nach unseren Erfahrungen muß der Satz von Flamm: „Es muß hier betont werden, daß das Absterben des Fetus oder seine vorzeitige Ausstoßung nur in den seltensten Fällen Folgen einer Infektion des Fetus selbst sind, sondern vielmehr auf die Veränderungen der schwangeren Frauen zurückgehen“ (Flamm 1959, S. 34) revidiert werden. Solange abortierte Feten histologisch nicht näher untersucht wurden, muß man sich eines solchen Urteils enthalten. Außerdem sprechen unsere Beobachtungen an den motorischen Vorderhornzellen des Rückenmarkes zugunsten einer spezifischen Schädigungsmöglichkeit des Keimlings durch den Poliomyelitiserreger.

c) Über Spätfolgen der im Verlaufe des 3.—4. Monates aufgetretenen Schädigungen menschlicher Feten

Welches sind die Spätfolgen der im Verlaufe des 3.—4. Monates beobachteten Schädigungen menschlicher Feten durch den Poliomyelitiserreger? Ich verfüge über 2 Beobachtungen, die in dieser Beziehung von Interesse sind.

Kind 307. Hier handelt es sich um einen Fetus von 35 cm, der 3 Wochen vor Termin tot geboren wurde. Die Mutter erkrankte 80 Tage nach Beginn der letzten Menstruation an Poliomyelitis mit Lähmungen an beiden Beinen, und zwar im Verlaufe der gleichen Epidemie wie die

Mutter des bereits beschriebenen Keimlings 203 (September 1951); möglicherweise war der gleiche Virusstamm im Spiele. Der Fetus zeigte äußerlich keine groben Störungen, war aber hochgradig untergewichtig (1680 g) und sicher mikrocephal. Das Gehirn konnte leider nicht untersucht werden. Hingegen erhielt ich beide Augen zur mikroskopischen Analyse. Es bestanden beidseitig eine Mikrophthalmie und Linsenveränderungen, außerdem war die Cornea auf das Dreifache des normalen Maßes verdickt.

Die Untergewichtigkeit, der Mikrophthalmus und die Mikrocephalie müssen als Folge einer hochgradigen Schädigung des Kindes aufgefaßt werden, während wir heute die Befunde an den Linsen eher als macerationsbedingt ansehen.

Kind 553. In sehr gutem Erhaltungszustand befand sich das Kind 553, das uns mit folgender Krankengeschichte zur Sektion übergeben wurde:

Es handelt sich um eine Frühgeburt (24 Tage vor errechnetem Termin) von 38 cm Länge und 1300 g Gewicht. Die Mutter erkrankte Ende des 3. Schwangerschaftsmonates an Poliomyelitis und war bis auf die Atemmuskulatur vollkommen gelähmt. In den folgenden Wochen erholte sie sich erstaunlich gut und konnte bei der Entlassung aus dem Spital bereits wieder etwas gehen. Bis zum 6. Monat „sei dann die Schwangerschaft wie stillgestanden und habe erst in den letzten Wochen wieder zugenommen". Die Geburt erfolgte rasch und komplikationslos; das Kind schrie sofort laut, war vital und hatte eine gute Farbe. Es bewegte sich lebhaft. Puls und Atmung waren kräftig, die Atmung allerdings nicht ganz regelmäßig. 3—4 Std nach der Geburt traten vorübergehend Cyanoseanfälle auf, ohne daß die Atmung dabei aussetzte und mit sehr gutem Ansprechen auf Stimulantien. 24 Std nach der Geburt wurde das Kind aus scheinbar vollem Wohlbefinden heraus plötzlich grau, die Atmung setzte aus, Stimulantien hatten keine Wirkung mehr. Nach 20 min starb es.

Die Sektion ergab das Bestehen eines vollkommen normalen Situs. Das Herz war mäßig vergrößert und quergestellt. Rechter Vorhof und Ventrikel waren prall mit Blut gefüllt, was einer ziemlich hochgradigen Stauung im kleinen Kreislauf entsprach. Die großen Gefäße hatten sich normal entwickelt. Der Aortenbogen war an der Abgangsstelle des weit offenen Ductus Botalli etwas stenosiert, die Herzsepten normal bei noch offenem Foramen ovale (für eine Sonde durchgängig).

Von den inneren Organen und vom Gehirn wurden Schnitte für die histologische Untersuchung angefertigt.

Die nicht vergrößerte, schwarzbraun verfärbte *Leber* zeigt eine pralle Blutfüllung sämtlicher Venen und viel Pigment, das frei im Blutplasma enthalten oder von Gefäßendothelien und Leberzellen phagocytiert worden war. Infolge der starken Erweiterung der Capillaren sind die Leberzellbalken zusammengepreßt. Zahlreiche Blutbildungsherde ergänzen das Bild, das weitgehend mit den Befunden übereinstimmt, die wir bei den beiden auf S. 195, 199 beschriebenen Kindern nach Grippeerkrankung der Mutter vorgefunden haben.

Die *Milz* zeigt ebenfalls starke Blutfüllung und zahlreiche Pigmentablagerungen. Die *Lungenalveolen* sind z. T. stark erweitert, viele enthalten reichlich geronnene Flüssigkeit oder Blut. Viele Alveolarepithelzellen sind mit einem grobkörnigen, dunkelbraunen Pigment beladen. Blutungen finden sich auch in vielen Bronchialästen.

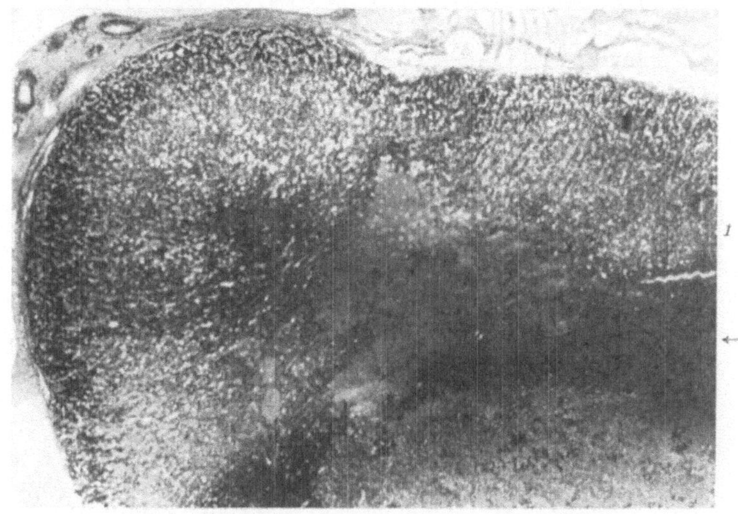

Abb. 194. Nebenniere des Kindes 553. Beachte die hochgradige hämorrhagische Infarcierung (←) mit teilweiser Zerstörung der Innenzone der fetalen Rinde (*1*)

Die *Nebennieren* besitzen eine ödematös verdickte Kapsel. Die Rinde ist zweischichtig und umschließt einen großen Blutungsherd (Abb. 194), der das ganze Mark durchsetzt, das zum großen Teil nekrotisch ist. Aber auch die Rinde ist stellenweise durch einen hämorrhagischen Infarkt zerstört. Es handelt sich um das Bild der sog. *Nebennierenapoplexie.* Diese hat eine akute Nebenniereninsuffizienz zur Folge. Die Infarcierung geht einerseits auf die hämorrhagische Diathese des Neugeborenen und eine toxisch erhöhte Gefäßpermeabilität, anderseits auf eine akute übermäßige Beanspruchung der Nebennieren durch eine Infektion zurück. Im vorliegenden Fall erklären die Nebennierenbefunde den plötzlich eingetretenen Schockzustand mit tödlichem Ausgang.

Mit besonderem Interesse haben wir das *Gehirn* untersucht, das makroskopisch kaum verändert war, mikroskopisch aber eine Reihe von Läsionen aufweist. Ganz allgemein fällt die enorme Füllung sämtlicher

Blutgefäße auf, die wie in andern Organen rote Blutkörperchen, viel freies gelbes Pigment und pigmentbeladene Rundzellen enthalten; auch die Endothelzellen haben viel Pigment gespeichert. An verschiedenen

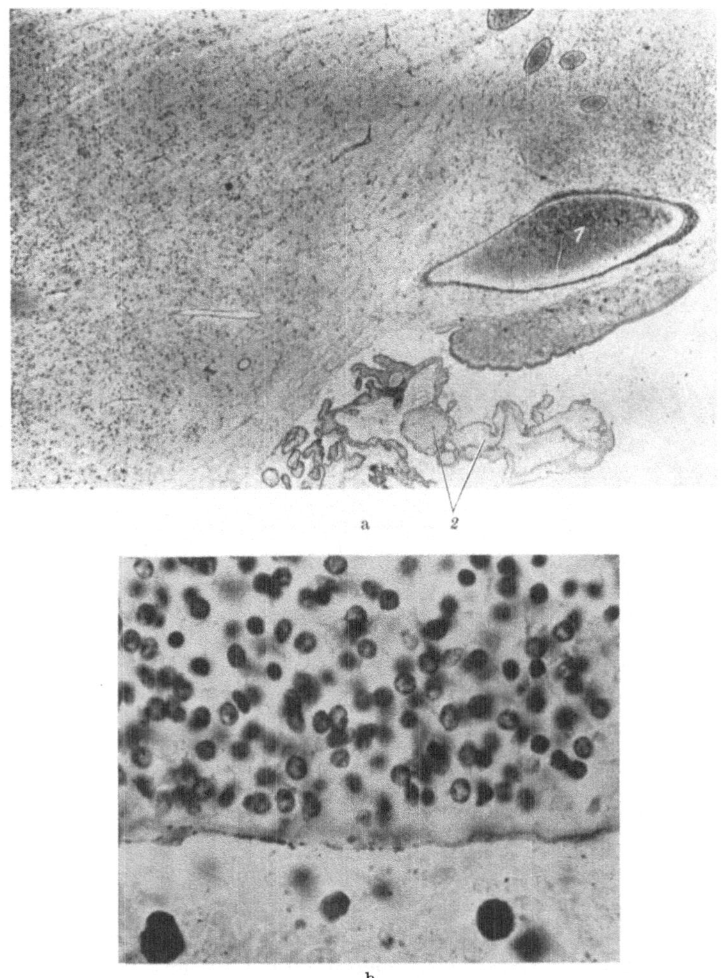

Abb. 195a u. b. Schnitt durch das Gebiet des Seitenventrikels (Kind 553). Vena terminalis (*1*), Plexus chorioideus (*2*). Beachte den schmalen Rundzellenmantel um die Vene, der in b deutlicher zum Vorschein kommt

Stellen fanden wir erweiterte, z.T. mit Blut und Pigment gefüllte perivasculäre Spalten. Auch in die nervöse Substanz hinein hat es geblutet. Darauf weisen Ansammlungen von Pigment hin. Viele Blutgefäße besitzen einen Mantel von Rundzellen. In Abb. 195a, b ist ein Schnitt durch die V. terminalis reproduziert, die allseitig von Rundzellen umfaßt wird.

Rundzelleninfiltrate fanden wir auch im Plexus chorioideus (Abb. 196) und im Bereiche der Ventrikelwand. In Abb. 197 ist ein Ausschnitt aus

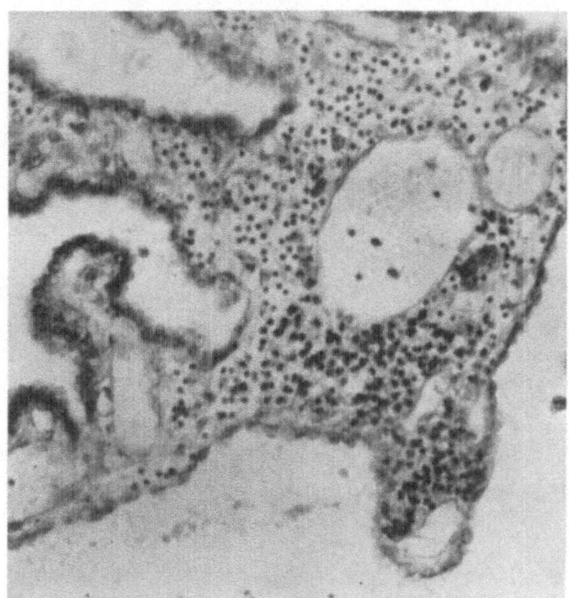

Abb. 196. Plexus chorioideus ventriculi lateralis. Beachte die Rundzelleninfiltrate

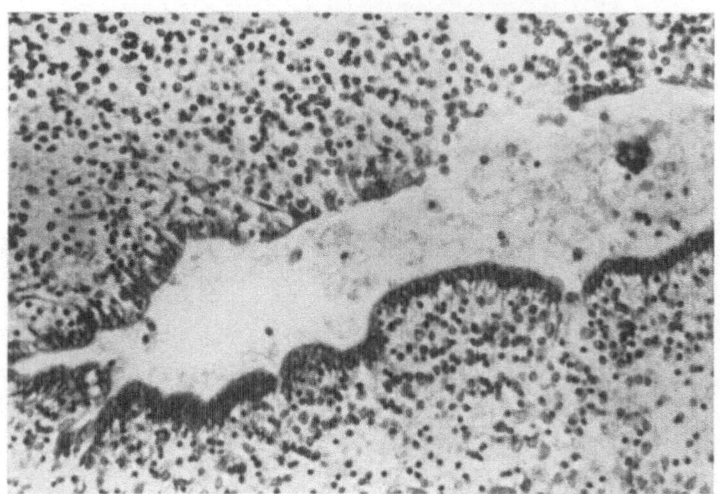

Abb. 197. Ausschnitt aus der Ventrikelwand. Beachte den unregelmäßigen Bau des Ependyms und den streckenweise fehlenden Epithelüberzug mit Übertritt von Hirnwandzellen in die Ventrikellichtung

dem Gebiete des Vorderhorns des Seitenventrikels zu sehen. Die Infiltrationsherde reichen stellenweise bis an das Ependym heran, dessen

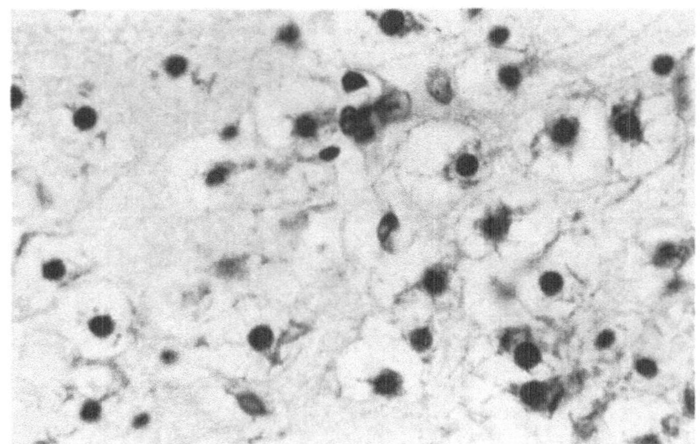

Abb. 198. Veränderungen der Nervenzellen in der Großhirnrinde mit Schrumpfung, Vacuolenbildung und Zellkernpyknose

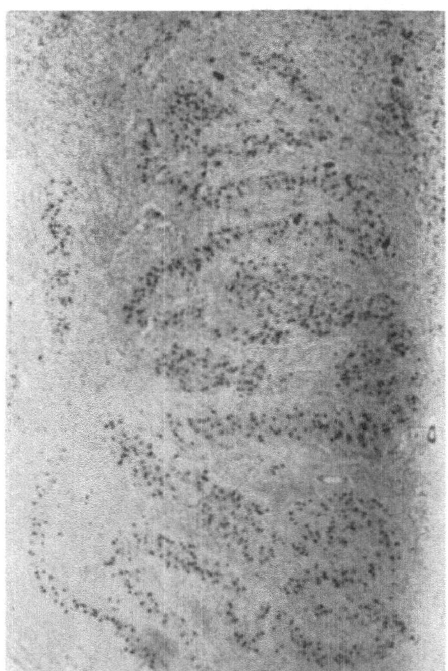

Abb. 199. Olivenkern. Übersicht. Rarifikation der Zellen besonders im unteren Teil

Zellkerne z. T. pyknotisch sind; an vielen Stellen fehlt die epitheliale Ventrikelauskleidung.

Neben normal gebauten Rindenpartien fanden wir schwer veränderte Areale mit kaum mehr sichtbarer Schichtung und oft hochgradig degenerierten Nervenzellen. Die hyperchromatischen kompakten runden Zellkerne sind von wenig körnigem Cytoplasma umgeben. Andere Zellen enthalten eine große oder mehrere kleine Vacuolen; so entsteht das Bild des allmählichen Auslöschens der Nervenzellen (Abb. 198).

Die Nervenzellveränderungen sind im Bereiche des Hirnstammes besonders eindrücklich. Wir beschreiben zuerst das Verhalten des Olivenkernes (Abb. 199): Dieser bildet normalerweise ein gefaltetes Band grauer Substanz, in welchem die Nervenzellen in 3—4 Lagen übereinandergeschichtet liegen. Das Übersichtsbild zeigt eine deutliche

Rarifikation der Zellen, besonders im basalen Teil; stellenweise sind sie überhaupt verschwunden. Normale Zellen des Olivenkernes sind groß, multipolar, besitzen eine ziemlich grobe Nissl-Substanz und einen großen

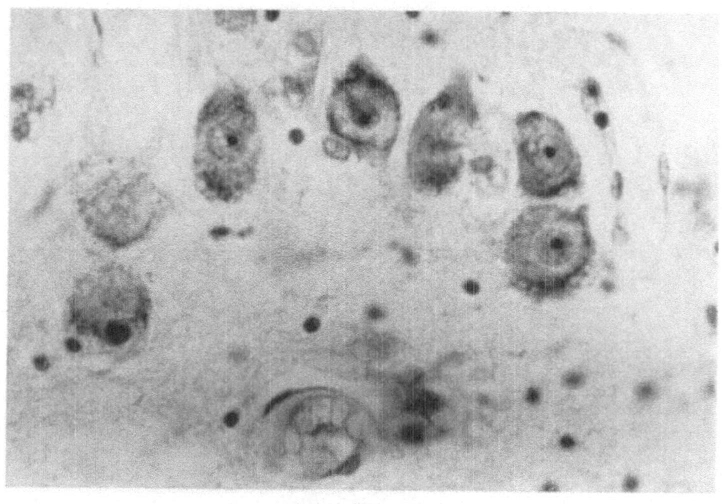

a

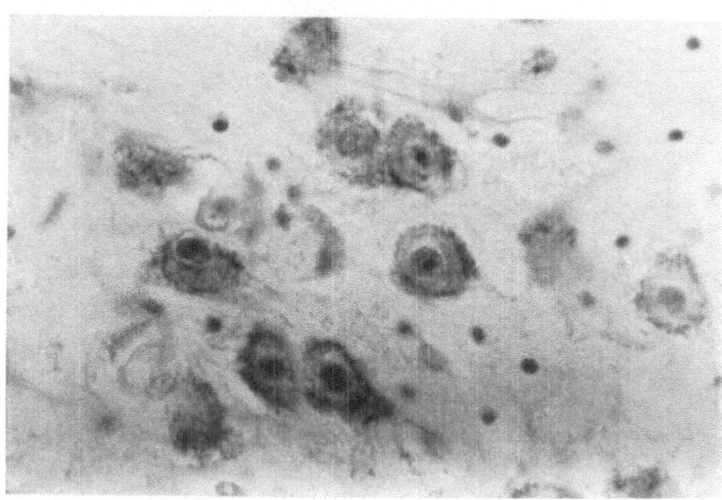

b

Abb. 200. a Nervenzellen aus dem Olivenkern mit zentraler Chromatolyse und beginnenden Kernveränderungen. b Nervenzellen mit kompakten Zellkernen

bläschenförmigen Zellkern. Im untersuchten Fall 553 finden sich neben beinahe normalen Zellen solche aller Degenerationsstufen (Abb. 200). Die Veränderungen beginnen mit einer Verdichtung der Kernstruktur und einer zentralen Chromatolyse (Abb. 200a). In einem weiter fortgeschrittenen Degenerationsstadium enthält der Zellkern einen intensiv gefärbten Nucleolus und ist im übrigen homogen violett gefärbt

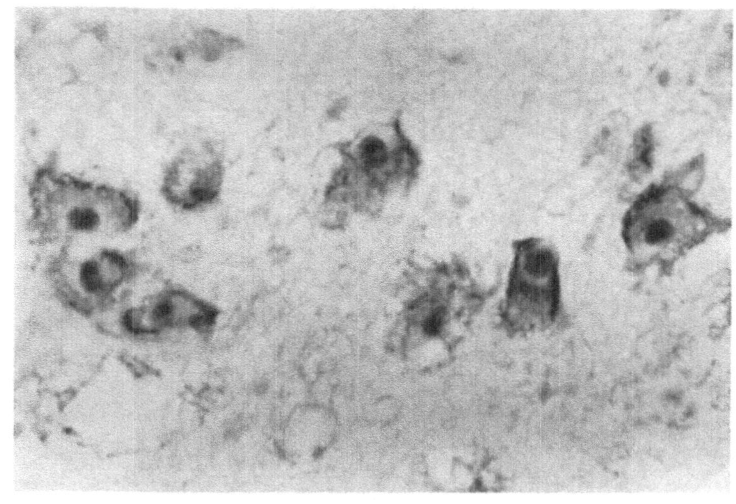

c

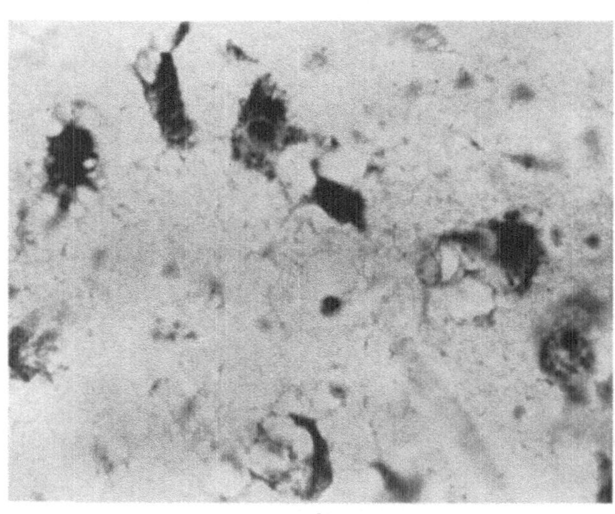

d

Abb. 200. c Nervenzellen mit Verklumpung der Nissl-Substanz, Vacuolenbildung und Kernschrumpfung. d Nervenzellen vor der vollständigen Auflösung

(Abb. 200b). Infolge der Auflösung der Nissl-Substanz liegt er in einem optisch leeren Hof. Die an die Peripherie gerückte Nissl-Substanz ist z.T. verklumpt. Es treten Vacuolen auf (Abb. 200c). Mit zunehmender

Degeneration werden die Zellgrenzen unscharf. Schließlich verschwinden die Zellen vollkommen und hinterlassen eine optisch leere, runde Lücke (Abb. 200d). Diese Auflösungsprozesse spielen sich ohne jede Reaktion der Umgebung ab.

Weniger ausgesprochen waren Veränderungen an den Zellen des Hypoglossuskernes. Leider konnte das Rückenmark nicht untersucht werden.

Schwere Schädigungen zeigte auch das *Kleinhirn*. Als Zeichen einer bestehenden Meningitis muß das zwischen den Fasern der Pia mater eingelagerte, bei Nissl-Färbung violette Exsudat angesehen werden, in welchem vereinzelte Leukocyten und große Rundzellen mit violetten Granula enthalten sind. Das Exsudat hat sich z. T. unter die Pia geschoben und diese von der Kleinhirnoberfläche abgelöst. Die Zellen der primitiven Körnerschicht haben sich streckenweise kaum färben lassen. Purkinje-Zellen und Zellen des Nucleus dentatus zeigen die gleichen Veränderungen wie die Zellen des Olivenkernes (Abb. 201).

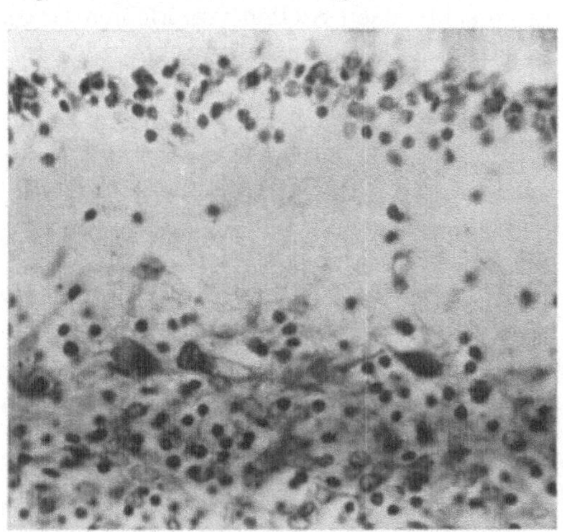

Abb. 201. Veränderte Purkinje-Zellen in der Kleinhirnrinde, Pyknosen im Stratum granulosum

Zusammengefaßt handelt es sich um eine schwere, diffuse Schädigung des Gehirns, die von einer milden Encephalitis begleitet ist. Überall findet man größere und kleinere Venen mit einem kleinzelligen Infiltrat in der Adventitia. Blutungen in die *Virchow-Robinschen* Räume oder in die nervöse Substanz selbst haben wir nur im Bereiche von Arterienästen angetroffen. Reaktionslose Auflösung von Nervenzellen in der Großhirnrinde und besonders im Hirnstamm (Olivenkerne) und im Kleinhirn, Einbrüche des Ependyms und Zeichen einer Meningitis ergänzen das Schädigungsmuster im zentralen Nervensystem. In den andern Organen, besonders in den Lungen und Nebennieren, beherrschen massive Blutungen das Bild. Es ist kaum daran zu zweifeln, daß diese Schädigungen die Folge einer in der frühfetalen Entwicklung durchgemachten Infektion mit dem Poliomyelitiserreger sind; diese waren im Moment der Geburt aber noch keineswegs abgeklungen. Leider haben wir in der Literatur *keine* Vergleichsfälle gefunden.

Eicke (1959) berichtet über Befunde an den Gehirnen von zwei Zwillingspaaren, die wir, trotz der andern Anamnese, vielleicht mit unseren Beobachtungen am Gehirn von Kind 553 vergleichen können. Die Differenzierung der Gehirne entsprach dem Entwicklungsalter. Beim ersten Zwillingspaar (eineiige Zwillinge von 850 bzw. 870 g) fand Eicke diffuse, über das ganze Gehirn verteilte perivasculäre Infiltrationsherde, die aus Lymphocyten und länglichen, etwas größeren und hellen Zellen bestanden, deren Herkunft kaum mit Sicherheit nachzuweisen war. Ein kleiner Nekroseherd war durch die gleichen Zellen mantelartig abgekapselt. Die Endothelzellen waren etwas geschwollen, das Ependym an verschiedenen Stellen von kleinen Granulationen durchbrochen. Die Meningen zeigten einige lymphocytäre Infiltrate. — Bei den Gehirnen des zweiten Zwillingspaares (zweieiige Zwillinge von 550 bzw. 660 g) handelte es sich um eine schon von bloßem Auge sichtbare Meningitis purulenta. Das eitrige Exsudat war, wie in unserer Beobachtung, im Nissl-Präparat violett und hatte z.T. die Pia von der Unterlage abgehoben. Zeichen einer Miterkrankung des Hirnparenchyms traten in den Hintergrund.

In beiden Fällen handelt es sich um entzündliche Prozesse mit Überwiegen der Encephalitis und Ependymitis im ersten, der Meningitis im zweiten Fall. Ätiologisch spielen sehr wahrscheinlich Erkrankungen der Mutter eine Rolle. Die Mutter des ersten Zwillingspaares machte während der Schwangerschaft einige leichte Anfälle von Angina durch, war aber sonst bis zum Tag der Frühgeburt bei guter Gesundheit. Im zweiten Fall handelte es sich um die 6. Schwangerschaft einer Frau mit fünf gesunden Kindern. Im Verlaufe des 4. Monates erkrankte die Mutter an einer fieberhaften Affektion, von welcher sie sich nicht recht erholen konnte. Ende des 5. Monates erneuter Fieberanstieg, etwa 12 Std später wurden die Zwillinge geboren. Nach der Geburt hat sich die Mutter rasch und vollständig erholt.

Nach den anamnestischen Daten zu schließen, besteht ohne Zweifel ein Zusammenhang zwischen der Erkrankung der Mütter und den Schädigungen bei den Feten. Als Ursache der fetalen Encephalitis bzw. Meningitis kommen Mikroben oder Toxine in Frage, welche die Placentaschranke durchbrochen haben. Fast alle Mikroben können von der Mutter auf den Fetus übertreten und, wie wir im Verlaufe unserer Darstellung zeigen konnten, mehr oder weniger schwere Organschädigungen hervorrufen. Im übrigen machen wir uns die Ansicht von Frauchiger und Fankhauser (1957) zu eigen, wonach von der Morphologie nur Hinweise, höchst selten Beweise für eine bestimmte Ätiologie zu erhalten sind. Einzig das Vorliegen perivasculärer Infiltrate kann als Hinweis auf eine Infektion gedeutet werden.

H. Kalm (1955) macht in einem Vortrag auf Probleme der pathologischen Anatomie virusbedingter Erkrankungen des Nervensystems aufmerksam. Nach seinen Ausführungen sind die Möglichkeiten des Hirngewebes, auf eine Virusinvasion zu antworten, eng begrenzt. Aus diesem Grunde ist es nicht ohne weiteres möglich, auf Grund vorgefundener Veränderungen auf das Bestehen einer bestimmten Viruserkrankung zu schließen. Dies ist bei Feten noch viel schwieriger als beim geborenen Menschen. Als Zeichen eines Virusbefalles von Zellen wird das Vorkommen von cytoplasmatischen oder intranucleären *Einschlußkörperchen* angesehen. Dabei handelt es sich um Reaktionsprodukte von Zellen, die nicht regelmäßig Elementarkörperchen enthalten. Nach KALM wird aber der diagnostische Wert der Einschlußkörperchen für die pathologische Anatomie durch folgende Beobachtungen eingeschränkt: Einschlußkörperchen werden in Frühstadien des Virusbefalls der Zellen gebildet, in schwer geschädigten Zellen sind sie nicht nachweisbar. Auftreten und Zahl der Einschlußkörperchen scheinen von der Virulenz des Virusstammes und von der Immunitätslage des Wirtes abhängig zu sein. Einschlußkörperchenähnliche Gebilde lassen sich nach KALM durch Vergiftungen, künstliches Fieber, Injektionen von Lösungen organischer und anorganischer Stoffe auslösen. Sie können auch in Nervenzellen von Gehirnen gesunder Menschen und Tiere vorkommen. Daraus muß geschlossen werden, daß Viren nur einen Reiz zur Bildung von Einschlußkörperchen darstellen. Ohne Nachweis anderer Erscheinungen kann ihr Vorhandensein eine virale Infektion nicht erweisen. Andere Formen der Nervenzellerkrankung, wie Auflösung des Nucleolus, oxychromatische Kerndegeneration bis Hyperchromie und Kernschrumpfung mit Zerstörung des Zelleibes, sind gleichfalls unspezifisch und damit bei jeder virusbedingten und anderen akuten Erkrankung zu finden.

In jedem Fall einer unmittelbar virusbedingten Erkrankung des Nervensystems läuft beim geborenen Menschen ein entzündlicher Prozeß ab. Dabei sind folgende drei Erscheinungen wichtig:

1. an Capillaren gebundene dichte oder lockere Zellansammlungen,
2. um kleine Venen gelegene, mehr oder weniger begrenzte Zellvermehrung und
3. mehr oder weniger dichte Zellhaufen mit in Gang befindlicher Neuronophagie.

Einschlußkörperchen fanden wir in den geschädigten Vorderhornzellen der Keimlinge 801 und 1079 (Abb. 188), während solche in den stärker lädierten Zellen des Kindes 553 fehlten. Von den andern Begleiterscheinungen, die auf eine Virusinvasion schließen lassen, waren pericapilläre Zellansammlungen und perivenöse Rundzelleninfiltrate an verschiedenen Stellen des Gehirns des Kindes 553 nachweisbar (Abb. 195 und 197). Die Auflösung von Nervenzellen ging immer ohne Neuronophagie vor sich. Im akuten Stadium erhält das histologische Bild seine individuelle Färbung durch die begleitenden

Zirkulationsstörungen wie: Hyperämie, Blutungen per diapedesin bis zu massiven Hämorrhagien im erkrankten Gewebe (Abb. 168, 176—185).

Fassen wir unsere Beobachtungen am Zentralnervensystem von Feten mit Poliomyelitis der Mutter in der Anamnese zusammen, dann können wir die Befunde wahrscheinlich auf die Wirkung des Erregers (Typus I) zurückführen und müssen zwischen spezifischen und unspezifischen Reaktionen unterscheiden. *Spezifische* Erscheinungen haben wir nur dort gefunden, wo im Moment der Erkrankung bereits ein gewisser Reifegrad des Nervengewebes erreicht war. Dazu gehören die Veränderungen der Vorderhornzellen des Rückenmarkes bei Embryo 801 und Embryo 1079 (Abb. 187—189) und die Auflösungsvorgänge an Zellen der Großhirnrinde (Abb. 198), des Olivenkerns (Abb. 199, 200a—d) und an den Zellen der Kleinhirnrinde (Abb. 201) beim Kinde 553. Die Auflösung der Nervenzellen spielte sich ohne jede Reaktion, wie kleinzellige Infiltrate oder Neuronophagie, ab. Rundzellinfiltrate haben wir nur um Venen und subependymal im Gehirn des Kindes 553 vorgefunden. *Unspezifische* Erscheinungen sind an die Gefäßwand gebunden und bestehen in Ödem (Abb. 165—168) und Blutungen (Abb. 174—181) mit nachfolgender rascher und reaktionsloser Auflösung des Gewebes.

d) Hirnbefunde bei anderen pränatalen Viruserkrankungen

Berichte über anatomische Befunde am Gehirn von Kindern, die mit Zeichen einer Embryopathia rubeolica geboren wurden, sind höchst selten. Bamatter (1949) hat die Pneumoencephalogramme von 4 Kindern beschrieben, die eine allgemeine Erweiterung des Cavum subarachnoideale mit Retraktion der Hirnrinde von der Schädelwand zeigten, also eine Situation, die als Hydrocephalus externus zu bewerten ist. Gehirnautopsien sind bei Kindern sehr selten vorgenommen worden; die dabei erhobenen Befunde sind sehr verschieden. In den einen Fällen fehlte jede Störung, während in andern angeblich Zeichen einer leichten Meningitis oder Encephalitis gefunden wurden. Friedman und Cohen (1947) beschreiben das Gehirn eines 13 Monate alten Kindes mit einer Agenesie sämtlicher Commissurensysteme, einer Aplasie der Rinde und Zeichen einer Leptomeningitis und Encephalitis.

Von klinischer Seite wurde verschiedentlich auf das Bestehen einer Mikrocephalie hingewiesen. Nach australischen Angaben gehört diese zu den pathognomonischen Zeichen einer *Embryopathie und kommt häufiger als Linsen-, Innenohr- und Herzschädigungen vor* (vgl. auch S. 25). J. Ariens Kappers (1959) macht aber darauf aufmerksam, daß diese Diagnose ausschließlich auf Grund des für das Alter der untersuchten Kinder zu kleinen fronto-occipitalen Schädeldurchmessers gestellt wurde bei Fehlen aller andern pathognomonischen Zeichen einer

Mikrocephalia vera. Aus diesem Grunde könne es sich höchstens um eine Mikrocephalia spuria handeln.

Es ist allgemein bekannt, daß *embryonales* Nervengewebe außerordentlich empfindlich ist und sehr leicht geschädigt werden kann. Infolge seiner Unreife geht es rasch und reaktionslos zugrunde. Man trifft keine Entzündungs- und Abräumvorgänge an; zur Resorption des nekrotischen Gewebes genügt der humorale Weg. Infolge des spurlosen Verschwindens der geschädigten Teile werden aber die folgenden Entwicklungsvorgänge gestört.

Einem geschädigten und mißbildeten Gehirn ist die Pathogenese der Störungen nicht mehr ohne weiteres anzusehen. Aus diesem Grunde haben wir die Gehirne der uns zur Verfügung stehenden Keimlinge besonders sorgfältig untersucht in der Hoffnung, doch noch genauere Anhaltspunkte zur Pathogenese der klinisch sicher nachgewiesenen Hirnschädigungen zu erhalten.

Vorausgeschickt sei die Tatsache, daß in keinem einzigen Fall grobe Formstörungen vorlagen; immer handelte es sich um Veränderungen, die nur mikroskopisch aufzufinden waren und meistens enge Beziehungen zum Blutgefäßsystem hatten.

Unter den 37 Keimlingen mit Röteln in der Schwangerschaftsanamnese der Mutter haben wir 8 Fälle mit sicheren oder fraglichen Schädigungen des Hirngewebes. Immer handelte es sich um ganz *unspezifische* Erscheinungen, vor allem um Blutungen in die Meningen, in das Ventrikelsystem oder seltener und, wenn vorhanden, in geringer Ausdehnung in das Nervengewebe selbst.

Ich beginne mit den Befunden an Gehirn und Rückenmark des **Embryos 233** (19 mm SSL). Laut Tabelle 12 wurde dieser Keimling 21 Tage nach Ausbruch der Röteln bei der Mutter fixiert. Die Linsenfasern zeigen das S. 44 beschriebene Schädigungsbild (Abb. 16); das Herz ist normal entwickelt. Gehirn und Rückenmark sind von kleinen, hellen Herden übersät, welche an Befunde erinnern, wie sie bei Embryo 801 (vgl. S. 226) angetroffen und abgebildet wurden (Abb. 165 und 166). Sie haben, wie Abb. 202 zeigt, immer Beziehung zu einem durchlaufenden kleinen Arterienast. In ihrem Bereich ist das Hirngewebe ödematös geschwollen, die Zellkerne sind bis auf einige wenige an den Rand gedrückt und z.T. sicher pyknotisch geschrumpft. Die Arterienwand erscheint verdickt und lumenlos. Nicht selten fanden wir freie Erythrocyten an der Austrittsstelle der kleinen Arterien aus den zellfreien Herden.

Embryo 501 (vgl. Tabelle 12) zeigt außer einem Myokardschaden Linsen- und Innenohrstörungen. Das auffälligste Merkmal des Gehirns ist eine ursprünglich nur als ungewöhnlich starke Schrumpfung angesehene allgemeine Reduktion sämtlicher Maße; ein weiter subarachnoidealer Raum trennt Hirn- und Schädelwand. Der Vergleich mit andern

Keimlingen gleichen Alters und die mikroskopische Schnittuntersuchung zeigen, daß die Schrumpfung nicht fixationsbedingt sein kann. In Abb. 203 ist zu sehen, daß die Großhirnhemisphäre von kleinen, diffus verteilten und dicht liegenden zellkernfreien Herdchen übersät ist. Diese sind nicht so groß wie die in Abb. 202 reproduzierten Herde im Gehirn von E. 233 und lassen auch nicht ohne weiteres Gefäßbeziehungen erkennen. In ihrem Bereiche fehlt aber normal gebautes Nervengewebe; sie sind kern- und strukturlos, aufgelockert oder enthalten noch einige geschrumpfte Zellkerne. Abb. 203 b zeigt eine solche Stelle bei stärkerer

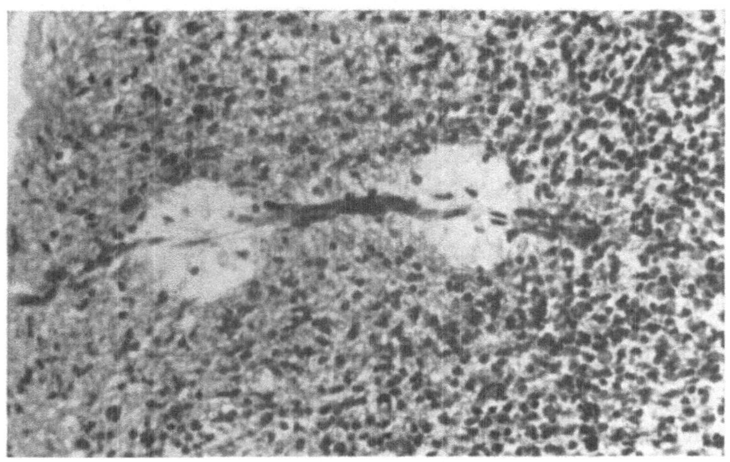

Abb. 202. Ausschnitt aus dem Gehirn von Embryo 233. Beachte die von der Peripherie her eindringende Arterie und die beiden ödematösen Herde, aus welchen fast sämtliche Zellen verschwunden sind. Die Verdrängung des Nachbargewebes ist deutlich zu sehen

Vergrößerung; die faserige Struktur der Intermediärzone ist zerstört, ganz ähnlich, wie dies in Abb. 165 und 166 zu sehen ist. Die Zellkerne der weiteren Umgebung sind hyperchromatisch und die Blutgefäße sehr stark gefüllt. Die ausnehmend starke Schrumpfung der beiden Großhirnhemisphären gewinnt damit eine plausible Erklärung. Vielleicht handelt es sich hier um die Vorstufe der von Bamatter mitgeteilten Beobachtungen, bei welchen die Pneumoencephalographie das Bestehen eines starken Hydrocephalus externus aufdeckte.

Embryo 1051 (34 mm SSL). Auch in diesem Fall handelt es sich um einen sehr gut erhaltenen Keimling mit Defekt des Septum II cordis und beidseitigen Linsenschädigungen. Außerdem ist das Pigmentepithel des linken Auges über eine kurze Strecke unterbrochen. Die Retina quillt an dieser Stelle hernienartig vor und ist mit der Anlage der Sclera verwachsen. Zahlreiche Pyknosen im umgebenden Bindegewebe weisen auf einen Zerstörungsprozeß hin. Die mit dem Bindegewebe der

Sclera verwachsene Retina ist aufgelockert, ihre Zellen sind unregelmäßig geschichtet und enthalten z. T. pyknotische Zellkerne.

Das Auffälligste an der normal gegliederten Gehirnanlage sind Gewebelücken im Corpus striatum und in der Kleinhirnanlage. Abb. 204 zeigt einen Ausschnitt aus dem basalen Teil der linken Großhirnhemisphäre. In der Anlage des Corpus striatum erkennt man drei große, zentral gelegene Löcher und einige kleinere Lücken, die unmittelbar unterhalb der Matrix liegen und Rundzellen unbekannter Herkunft enthalten. Sie sind im übrigen optisch leer und haben keine direkten Beziehungen zu Blutgefäßen. Die Nervensubstanz ist auch in der weiteren Nachbarschaft aufgelockert, zeigt aber keine Zeichen nekrobiotischer Prozesse. In der Kleinhirnanlage haben wir eine diffuse Auflockerung der Mantelschicht gefunden.

Nach einer Arbeit von Grünwald (1945) handelt es sich bei diesen Gebilden um vorübergehende Hohlraumbildungen, die auch normalerweise bei Keimlingen von

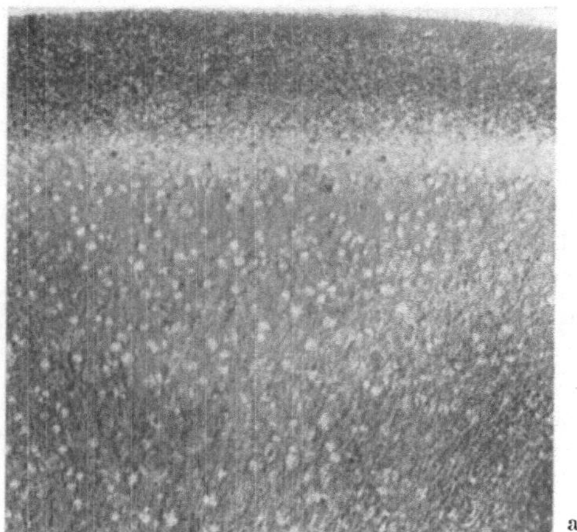
a

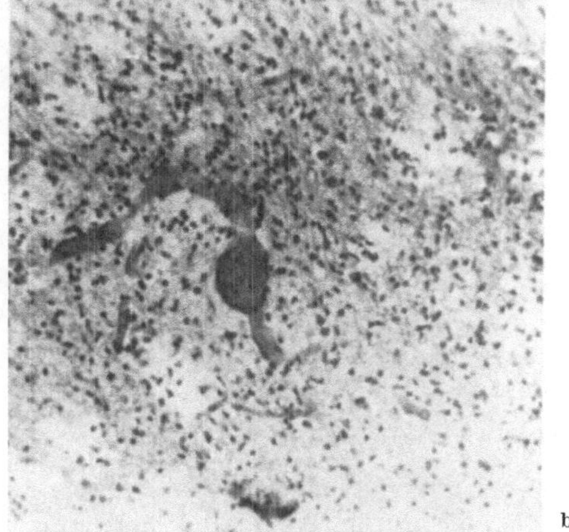
b

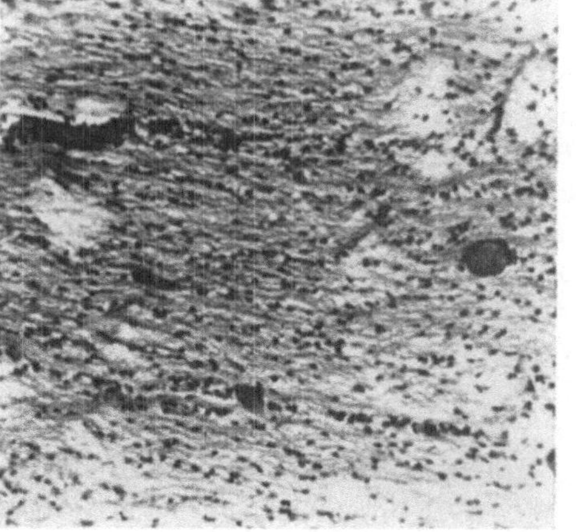
c

Abb. 203a—c. Schnitte aus der Großhirnanlage von Embryo 501. a Übersicht. Beachte die zahlreichen, diffus verteilten Herde, die in b und c stärker vergrößert sind. In ihrem Bereich ist das Nervengewebe aufgelöst; zahlreiche pyknotische Zellkerne sind zu sehen. Vgl. auch Text

15 mm und mehr gefunden werden. Mit ESSICK (1915) unterscheidet er ein Cavum mediale in der dichten Mantelzone des Corpus striatum und ein Cavum laterale, das bis an die Oberfläche reicht. Beide Cysten enthalten Rundzellen, die mit den Hofbauerschen Zellen im Chorion verglichen werden. Nach GRÜNWALD können die Cava medialia noch bei Embryonen von 30—32 mm gefunden werden. — Im Kleinhirn werden breite Teile der Hirnsubstanz in die Cystenbildung aufgenommen. Die Cysten sind von Ependym ausgekleidet, erscheinen im 26 mm-Stadium und verschwinden bei Embryonen von 40—50 mm wieder,

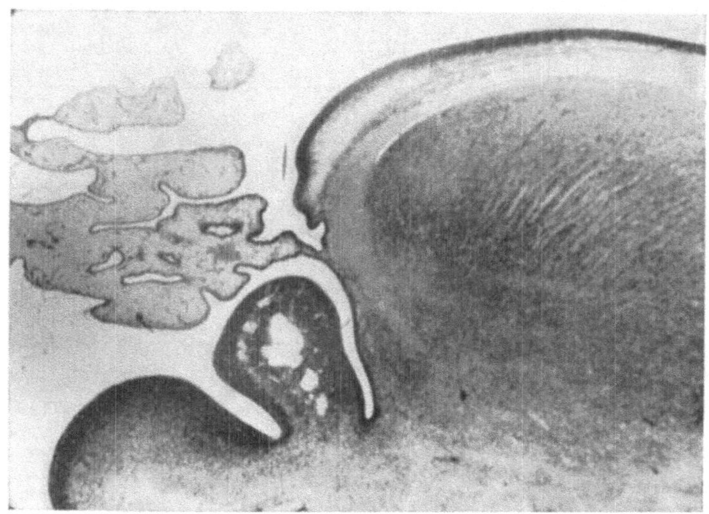

Abb. 204. Ausschnitt aus der Gehirnanlage von Embryo 1051. Beachte die cystenartigen Herde in der Anlage des Corpus striatum

entweder durch Wachstum und Füllen des Hohlraumes oder durch Einriß der ganz dünn gewordenen Cystenwand.

Lokalisation und morphologisches Erscheinungsbild der von GRÜNWALD beschriebenen Cysten stimmen mit unseren Beobachtungen genau überein. Es scheint, daß es sich um ausgedehnte und regelmäßige Bildungen handelt, deren Entstehungsweise aber vorläufig noch vollkommen im Dunkeln bleibt. Die gleichen Cystenbildungen fanden wir in der Anlage des Thalamus bei einem Embryo von 45 mm SSL (Embryo 1019), der sonst ganz normal war (Tabelle 12). Der Thalamus war wie ein „Emmentaler Käse“ durchlöchert; HOCHSTETTER (1928) spricht von der „Zona spongiosa“ in der lateralen Wand des 3. Ventrikels. Diese soll durch übermäßige Desintegration entstehen und bei Embryonen von 13—50 mm SSL zu finden sein.

Ohne endgültig entscheiden zu können, ob die von uns beobachteten Cysten bei Keimlingen mit einer Rubeolenanamnese den normalerweise entstehenden entsprechen oder vielleicht doch krankhafte Bildungen sind, möchten wir noch eine weitere Beobachtung von GRÜNWALD anführen. GRÜNWALD beschreibt einen 8—9 Tage alten Hühnchenfetus mit Augenmißbildungen und einem extremen Grad der Desintegration im Diencephalon und in den Hemisphären bei normaler äußerer Konfiguration des Hirnrohres. Große Teile des Corpus stratium bestanden nur aus dünnem Ependym und weiten Gewebemaschen. Auch im Rückenmark und in den Spinal- und Kopfganglien kamen Spalten und Cysten vor, die z.T. die Form großer Löcher hatten und in diesem Ausmaß sicher nicht zum normalen Bestand gerechnet werden können. Es braucht weitere Beobachtungen, um entscheiden zu können, wo das „Normale" endet und das Pathologische beginnt.

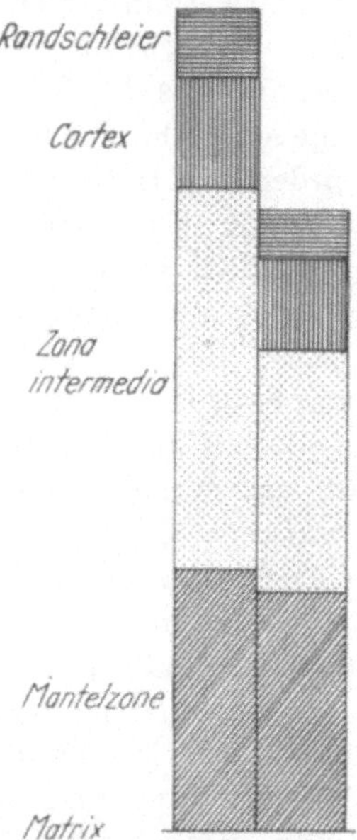

Abb. 205. Graphische Darstellung der verschiedenen Hirnwandschichten bei normalen Keimlingen und bei Keimlingen mit Zeichen einer Embryopathia rubeolica (rechts)

Wie aus den bisherigen Ausführungen ersichtlich ist, sind die Befunde an den Gehirnen von Embryonen, die andere Zeichen einer Embryopathie aufwiesen, nicht sehr aufschlußreich gewesen. Um vielleicht doch noch Anhaltspunkte zur Erklärung der so häufig beobachteten Mikrocephalie zu gewinnen, hat mein Mitarbeiter ST. KUBIK Messungen der verschiedenen Schichten der Hemisphärenwand vorgenommen und die Ergebnisse mit normalen Befunden verglichen. Es standen dafür 10 Schnittserien durch die Großhirnhemisphären von Keimlingen mit Zeichen einer Embryopathie und fünf normale Serien zur Verfügung (gemessen wurden immer entsprechende Stellen). Die Mittelwerte sind in Abb. 205 zusammengestellt. Im ganzen gesehen, besteht ein deutlicher Wachstumsrückstand der Hemisphärenwand. Von den einzelnen Schichten fallen die schmale Intermediärzone und der Rückstand der Matrix- und Mantelzone auf. Ein solcher Wachstumsrückstand kann m.E. die bei der Geburt und schon unter den Feten beobachtete Mikrocephalie erklären.

IV. Zusammenfassung und Diskussion

In den vorausgehenden Abschnitten haben wir unsere Untersuchungsbefunde an Keimlingen beschrieben, in deren Anamnese eine Viruserkrankung der Mutter in graviditate figurierte. In diesem Abschnitt handelt es sich darum, die gewonnenen Erkenntnisse zu einer Gesamtschau zusammenzufassen und insbesondere die Frage zu diskutieren, ob Viren als teratogene Faktoren anzusehen sind oder nicht. Da die Keimlinge bereits fixiert in unseren Besitz kamen, war es uns in keinem Falle möglich, das Virus aus den geschädigten Organen zu isolieren. Aus diesem Grunde sind Experimente mit Übertragung von Viren auf sich entwickelnde tierische Keimlinge von großer Bedeutung, erlauben sie doch allgemein gültige Rückschlüsse auf Wirksamkeit und Wirkungsmechanismus der Krankheitserreger auf sich entwickelnde Organe verschiedener Differenzierungsstadien. Die meisten erfolgreichen Versuche wurden am Hühnerkeim vorgenommen; beim Säuger sind nur solche Viren für Experimente brauchbar, die für das Muttertier nicht ausgesprochen pathogen sind. Im ganzen gesehen, eignete sich nur eine kleine Zahl von Viren, darunter das Influenza A-, das Newcastle disease- (NDV), das Herpes simplex- und das Mumpsvirus, für Experimente (vgl. S. 9, 11 und 12).

Diese Experimente geben auf die Frage nach der Wirkung der Viren auf embryonale Gewebe weitgehend Auskunft, indem sie den *cytopathischen Effekt* des in empfindliche Zellen eingedrungenen Virus nachzuweisen gestatten. Dieser äußert sich in einer cytoplasmatischen Degeneration, die von Kernveränderungen und Zelltod gefolgt und in allen empfindlichen Organen nachweisbar ist.

Darüber hinaus gestatteten Transplantationsversuche mit Inoculation von erkranktem Gewebe auf gesunde Keimscheiben den Nachweis, daß die Viren und nicht Toxine für die beobachteten Schädigungen verantwortlich sind (vgl. S. 10). Die Gewebeschädigungen sind um so ausgedehnter und unspezifischer, je jünger die Keimlinge sind (vgl. S. 14); während bei 4 Tage alten Hühnchenkeimlingen alle Gewebe dem Influenza A-Virus gegenüber sehr empfindlich sind, besitzen 12 bis 15 Tage alte Feten eine spezifische Empfindlichkeit des respiratorischen Epithels.

Für das Verständnis des Infektionsweges und der Pathogenese von Viruserkrankungen des menschlichen Keimlings sind die Versuche von K. Anderson besonders wichtig (vgl. S. 144). Sie zeigen den Weg der Metastasierung im Anschluß an die Inoculation der Chorio-Allantoismembran mit dem Herpes simplex-Virus und können m. E. als Musterbeispiel für die Ausbreitung einer Viruserkrankung von den fetalen Häuten auf den embryonalen Körper dienen. K. Anderson gelang der Nachweis der überaus großen Empfindlichkeit der Gefäßendothelzellen gegenüber dem Herpes Virus. Von der Chorio-Allantoismembran aus werden die desquamierten, virusinfizierten Zellen oder, bei ihrem Zerfall, die frei werdenden Viruspartikelchen in den Embryo verschleppt, wo sie zuerst die Leber, dann das Herz infizieren. Durch eine allgemeine hämatogene Aussaat des Virus kann es zur Erkrankung beliebig vieler

Organe kommen. Bei mehrfachen Passagen wird das Virus virulenter für das Endothel und andere mesodermale Elemente wie z. B. den Herzmuskel.

Wie kommt eine Virusinfektion des menschlichen Keimlings zustande? An die Stelle der Chorio-Allantoismembran treten die Chorionzotten, deren Epithelbelag den äußeren Grenzwall zwischen Mutter und Kind bildet und als Eintrittspforte der Viren in Betracht kommt. Ich verweise in diesem Zusammenhang auf die Befunde bei den Embryonen 1395 und 1170 (S. 150 und Abb. 102—109) und möchte ganz besonders die Schädigungen an den Choriongefäßen und die Veränderungen an der Vorhofswand des Herzens (vgl. S. 156, Abb. 112 und 113) hervorheben. Die Verschleppung von nekrotischen Gewebeteilen aus den Choriongefäßen konnte bei den Embryonen 1367a und 1395 schrittweise verfolgt werden, indem diese in dem Moment fixiert und geschnitten wurden, in welchem die Metastasierung über den Ductus venosus Arantii in das Herz und weiter in das Arteriensystem eben in Gang gekommen war (Abb. 96—101).

Nach unseren Beobachtungen muß also einer Virusinfektion des menschlichen Keimlings eine Virämie bei der Mutter vorausgehen. Die Virusteilchen gelangen auf dem Blutweg an die Implantationsstelle und befallen das Chorionepithel und die Zottengefäße; die Empfindlichkeit der Endothelzellen ist auch beim menschlichen Keim die Voraussetzung für ihre weitere Verschleppung in die kindliche Blutbahn. Über die V. umbilicalis gelangen Virusteilchen oder abgestoßene, nekrotische Gefäßwandpartikel in den embryonalen Kreislauf (Abb. 101a, b und 105) und infizieren zuerst das Endokard, dessen Zellen die bereits mehrfach erwähnten Strukturveränderungen erfahren (vgl. S. 134 und 158, Abb. 89a—c und 99). Die stärksten Schädigungen fanden wir in der Wand des linken Vorhofes und im Umkreis des Foramen ovale (vgl. Abb. 78, 92, 112). Abgestoßene nekrotische Myokardpartikelchen oder desquamierte Endokardzellen können über den linken Ventrikel in die Aorta und weiter in die Arterienbahn verschleppt werden. Auf diesem Wege kommt es zur Ausbreitung des Virus im embryonalen Körper. Am eindrücklichsten sind in dieser Beziehung die Befunde bei Embryo 292, bei welchem es zu einer allgemeinen hämatogenen Aussaat des Erregers und zum Befall verschiedenster Organe kam (Abb. 117—138). Über die Infektion eines Fetus mit Vaccine-Virus berichten WIELENGA et al. (Abb. 115), denen der Nachweis der Schädigungen in der Placenta (Abb. 116), aber auch die erfolgreiche Übertragung der Infektion mit Haut- und Placentapartikelchen auf Hühnerkeimlinge gelang (vgl. S. 159). Verschiedene Autoren berichten über die erfolgreiche Isolierung des Poliomyelitiserregers aus homogenisierten Feten und Placenten (vgl. S. 248). Leider sind die Chorionzotten und bei älteren Feten die Placenten nur selten untersucht worden und dies mit der Begründung, daß Viren durch das unveränderte Zottenepithel in die kindliche Blutbahn eindringen, ohne Spuren zu hinterlassen. Unsere Ergebnisse widerlegen diese Ansicht und zeigen, daß die primären Krankheitsherde im Chorionepithel und besonders in der Wand der Choriongefäße zu suchen sind (Abb. 103, 108, 109).

Überblicken wir die gefundenen Schädigungen der durch verschiedene Viren befallenen Organe, dann fällt ihre Gleichartigkeit auf: Bei allen geschädigten Keimlingen, die kürzere oder längere Zeit nach Ausbruch der Viruserkrankung bei der Mutter fixiert wurden, fanden wir mehr oder weniger ausgedehnte *Blutungen*, *Zellnekrosen* und deren Folgen und *Riesenzellbildung*.

1. Die **Blutungen** stehen sicher in direktem Zusammenhang mit den Endothelläsionen. Meistens handelte es sich um capilläre oder um kleine periarterielle, seltener um massivere Blutungen. Immer waren ortsansässige Zellen am Abbau der Erythrocyten beteiligt. Ausgiebige Phagocytose mit Speicherung von Pigment war außer in den Endothelzellen und in den Kupfferschen Sternzellen der Lebersinusoiden (Abbildung 146b) auch in den Leberzellen selbst und in den Zellen der primitiven Nebennierenrinde (Abb. 143c) nachweisbar. Als besonders empfindlich gegenüber Blutungen erwiesen sich die fetalen Großhirnhemisphären, und zwar vor allem die Intermediärschicht, die sich wie „Schnee an der Sonne" rasch und reaktionslos auflöst und verschwindet, Cysten verschiedensten Ausmaßes hinterlassend (vgl. Abb. 176—181, S. 232). Blutungen waren am ausgiebigsten bei Feten, deren Mütter während des 3. Monates an Grippe bzw. Poliomyelitis erkrankt waren. Sie fehlten aber auch bei Keimlingen mit einer andern Viruskrankheit in der Anamnese nicht, stellen also eine allgemeine Reaktionsweise des Keimlings auf Viruswirkungen dar.

2. **Zellnekrosen.** Im Experiment waren virusbedingte Zellschädigungen um so ausgedehnter, je jünger der Keimling im Moment der Virusinoculation war. Es fehlten Zeichen für eine spezifische Gewebeaffinität der Viren. Dies gilt im allgemeinen sicher auch für den menschlichen Keimling. Embryonale, virusempfindliche Zellen reagieren immer gleichartig. Mit fortschreitendem Differenzierungsprozeß nimmt ihre Empfindlichkeit ab, gleichzeitig kommt aber die gewebespezifische Affinität des Virus zum Durchbruch. Ich verweise auf unsere Untersuchungsbefunde an Feten mit Grippeerkrankung der Mutter in der Anamnese. Die beiden Kinder Bo. und Me. (vgl. S. 195) wiesen in den Lungen im Gegensatz zu den etwa 3 Monate alten Feten 1090, 1091 und 1099 die typischen Zeichen einer Grippepneumonie auf mit Blutungen in die Alveolen und Bronchialäste und Leukocytenansammlungen (Abb. 148a—d). Über die Zellschädigungen soll in diesem Abschnitt nochmals zusammenfassend und vergleichend für die verschiedenen Organe und Gewebe berichtet werden.

a) *Endothelschädigungen* fanden wir regelmäßig und ganz *unabhängig von der Virusart*, die im Spiele war. Die Zellkerne rundeten sich ab, die Zellgrenzen verschwanden, gelegentlich wurden die Kerne durch Vacuolen an

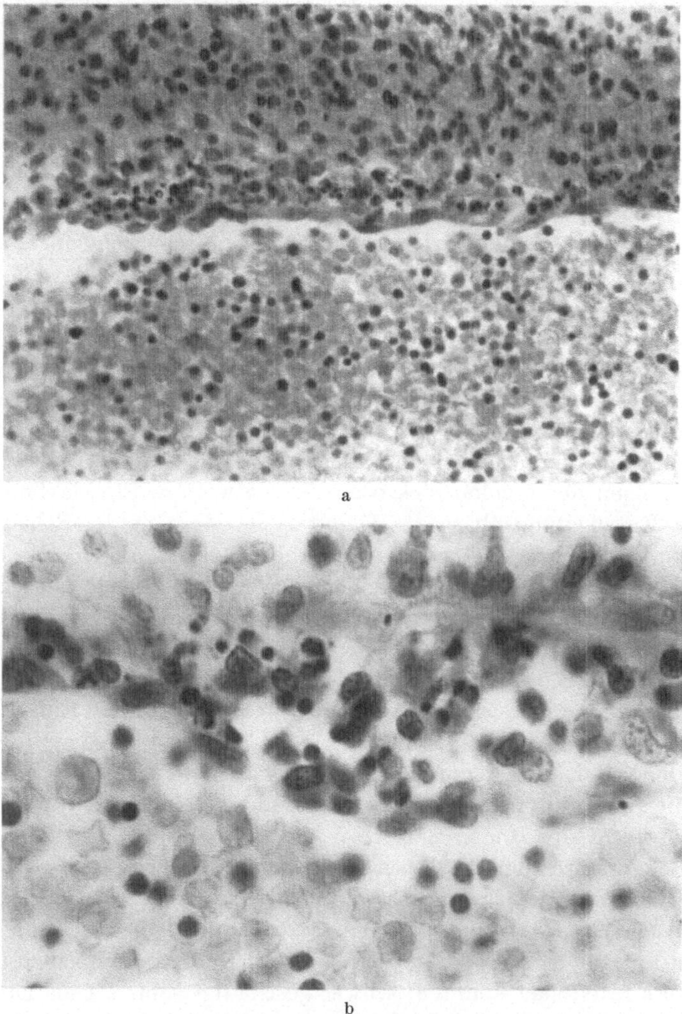

Abb. 206. a Längsschnitt durch die Aortenwand des Embryos 1271 (vgl. Tabelle 12). Beachte die Veränderungen des Endothels und die subendothelialen Pyknosen. b Ausschnitt bei stärkerer Vergrößerung. Schwellung der Endothelzellkerne, Auflösung der Zellgrenzen und subendotheliale Nekrosen besonders schön zu sehen

die Peripherie gedrängt (Abb. 89a—c, 137). An vielen Stellen, besonders aber im Herzen, bildete sich ein eiweißhaltiges subendokardiales Ödem, welches das Endothel von der Unterlage abdrängte. Viele Endothelzellen waren stark eosinophil und umschlossen einen pyknotischen Kern. Die

Abstoßung nekrotischer Endothelien zusammen mit Teilen der Tunica media ist in Abb. 155, 163 und 206 besonders schön zu sehen. Über die Zusammenhänge mit der Riesenzellbildung vgl. S. 272.

b) *Myokardnekrosen* fanden wir in wechselnder Ausdehnung bei Feten mit verschiedener Virusanamnese (Rubeolen, Varicellen, Hepatitis epidemica). Immer waren sie mit Schädigungen des Endokards verbunden und betrafen vor allem die Muskulatur der Vorhöfe mit Überwiegen des linken Vorhofes (Abb. 82, 92, 112). Geringgradiger waren die Schädigungen der Ventrikelmuskulatur. Die morphologischen Veränderungen der allmählich absterbenden Muskelfasern sind in Abb. 79 zu sehen. Infolge Abhebens des Endokards wurden häufig ausgedehnte Myokardpartien von ihrem schützenden Überzug entblößt, und kamen damit unmittelbar in Kontakt mit dem strömenden Blut. An solchen Stellen wurden die nekrotischen Partien in die Herzhöhlen abgestoßen (Abb. 84—88 und 113) und vom Blut in das Arteriensystem verschleppt, wo sie als Emboli in kleinen Ästen stecken blieben (Abb. 81, 153, 154). Ohne ausgedehnte Schädigungen des Gehirns sicher nachgewiesen zu haben, glauben wir, daß diese Emboli sekundär schwere Störungen verursachen müssen.

Die Folgen der Myokardnekrosen für die weitere Entwicklung sind von der Entwicklungsphase des Embryos im Moment der Schädigung abhängig. Wie wir S. 138 ausführten (Abb. 92, 93), kann eine Myokardnekrose primär oder sekundär zu einer Störung der Scheidewandbildung im Vorhof führen. Eine primäre Störung wird dann zu erwarten sein, wenn der Myokardschaden vor Beginn der Septumbildung, also vor dem 32. Tag, bereits eine respektable Ausdehnung erreicht. Von einer sekundären Störung müssen wir sprechen, wenn, wie im Fall Embryo 380, bereits angelegte Septen sekundär wieder aufgelöst werden und verschwinden. Bei ausgedehnten Schädigungen kann sich aber auch ein Herz mit abnorm hypotrophischer Wand bilden, wie wir dies in 3 Fällen sahen (Abb. 73, 75, 76).

c) Bei zerstörenden Prozessen an Arterienendothelien wird auch die *glatte Muskulatur der Tunica media* angegriffen (Abb. 115).

d) Auch *Skeletmuskelfasern* können, wie unsere Beobachtungen an der Muskulatur von Feten mit Rubeolen, Mumps, Varicellen in der Anamnese feststellen konnten, schwer geschädigt sein. Orsós hat über Vitalreaktionen des Muskels berichtet, die er bei Keimlingen mit äußeren Verletzungen vorfand und als Folge einer graduell und qualitativ pathologischen Verkürzung, Anschwellung und irreversiblen Strukturveränderung deutet. Er schreibt: „Der Querschnittsinhalt der kontrahierten Abschnitte beträgt etwa das Siebenfache des einer normalen Faser, die Breite der axialen Lichtung dagegen nimmt nur wenig zu, die Dickung betrifft also hauptsächlich den Sarcoplasmaanteil. In einem derart kontrahierten Faserabschnitt, dessen Länge dem von 2 Kernen begrenzten normalen Faseranteil entspricht, sind bis 25 Kerne zusammengedrängt, was nur mit ihrer Verformung vor sich gehen kann. Die Kerne werden zugleich pyknotisch und nehmen, den im Zentrum der Erregung steckengebliebenen ausgenommen, in Profilsicht eine Viertel- und Halbmondform an" (Orsós, S. 166, 1957). Genau gleiche Bilder fanden wir bei den von uns untersuchten Keimlingen (Rubeolen, Varicellen, Mumps, Hepatitis), und zwar auch bei solchen, die vollkommen unverletzt waren, so daß wir diese Reaktion als Antwort auf verschiedenste Einwirkungen ansehen müssen. Ich verweise auf die Abb. 95 und 138, welche das Verhalten der Muskelfasern auf Längs- und Querschnitten zeigen und nebeneinander verschiedene Phasen dieser Veränderungen erkennen lassen. Die Mantelschicht der irreversibel kontrahierten Faserabschnitte besteht aus einer homogenen, acidophilen, stark lichtbrechenden Substanz, in welcher nur selten Fibrillen zu entdecken sind.

e) *Nekrosen in epithelialen Organen.* Unter Hinweis auf die diesbezüglichen Kapitel möchten wir in diesem Abschnitt noch einmal die Bedeutung des Differenzierungsalters eines Gewebes oder Organes für den Ablauf nekrobiotischer Vorgänge hervorheben. Dies kommt am eindrücklichsten am nervösen Gewebe, an den Innenohrepithelien und an den Schmelzorganen der Zähne zum Ausdruck.

Junge, noch ganz unreife *Nervenzellen* sind offenbar gegenüber Virusschädigungen relativ wenig empfindlich. Nur ein einziges Mal fanden wir in der primitiven Hirnrinde eine Ansammlung pyknotischer Zellkerne mit diffuser Verteilung der Pyknosen über beide Hemisphären (Abb. 126). Weitgehend ausdifferenzierte Nervenzellen hingegen zeigen bereits die Reaktionen des Erwachsenen, wie wir dies an den Vorderhornzellen von etwa 3 Monate alten Feten (Abb. 187—189) und besonders an Zellen verschiedener Hirnteile einer Frühgeburt demonstrieren konnten (Abb. 198—201). In beiden Fällen handelte es sich um Keimlinge, deren Mütter in der 2. Hälfte des 3. Monats an Poliomyelitis erkrankt waren. *Mit zunehmender Reifung des Nervengewebes stellt sich also auch die spezifische Gewebeaffinität der Viren ein.* Darauf haben bereits früher verschiedene Autoren, wie Burnet, Kung, Westwood, Bang, hingewiesen. Dies erklärt auch, weshalb wir Schädigungen des Gehirns oder des Rückenmarkes nur bei der Poliomyelitisgruppe gefunden haben. Keimlinge mit anderer Anamnese zeigen nur Blutungen in das Ventrikelsystem oder in das Nervengewebe mit nachfolgender mehr oder weniger ausgedehnter sekundärer Schädigung der Matrixzone (Abb. 125) oder der Intermediärsubstanz; auch bei älteren Keimlingen fehlten spezifische Nervenzellveränderungen.

Die *Innenohrepithelien* durchlaufen offenbar zwei empfindliche Phasen, in welchen sie geschädigt werden können. Unter den jüngeren

Keimlingen (30—60 mm SSL) fanden wir verschiedenartige Veränderungen des Ductus cochlearis. Von diesen interessieren in diesem Zusammenhang die Fälle mit schwer geschädigtem oder ganz zerstörtem basalem Epithel (Abb. 57, 58 und 129). Der Zerstörungsprozeß ergriff nicht den Gang in seiner ganzen Länge, war in der Basalwindung immer am weitesten entwickelt und konnte in der Spitzenwindung noch fehlen. Er wurde mit einer Auflockerung des Epithelverbandes und Auftreten von pyknotischen Zellen eingeleitet und war bei Keimlingen mit Rubeolen und Mumps in der Anamnese nachweisbar. Die weitere Entwicklung entzieht sich leider unserer Kenntnis.

Die Untersuchung von Frühgeburten oder ausgetragenen Kindern, die außer Schädigungen des Innenohres weitere für eine Embryopathia rubeolica charakteristische Symptome, wie Katarakt oder Herzanomalie, aufwiesen, hat ein ganz anderes Schädigungsmuster zutage gefördert: Erst in einer weit fortgeschrittenen Phase ist es zu schweren Veränderungen der Stria vascularis gekommen und zum anschließenden Kollaps des Ductus cochlearis (Abb. 40—45, 47—49, 53 und 54). Hier stellt sich die Frage: Ist es möglich, daß ein Virus, das den jungen Embryo befällt, in einem latenten Zustand verharren kann, bis die Ausreifung des Gewebes Bedingungen schafft, welche seine Proliferation begünstigen?

Diese Frage stellt sich auch, wenn wir noch kurz auf die Befunde an den *Schmelzorganen der Zähne* hinweisen. Beim Fetus Embryo 292 (Mumps) haben wir in den im Beginn ihrer Differenzierung stehenden Schmelzorganen zahlreiche Pyknosen (Abb. 131) gefunden, welche ausgedehnte Zerstörungen der Zahnanlagen nach sich gezogen haben würden, falls sich der Keimling weiter entwickelt hätte. Im einzigen Rubeolenfall mit geschädigten Zähnen fehlten die Anlagen der permanenten Zähne vollkommen, während das innere Schmelzepithel der Milchzahnanlagen verschiedene Grade der Auflösung erkennen ließ (Abb. 28—36). Also auch in diesem Fall: Auswirkung des Virus erst in der spätfetalen Phase und an Zellen, denen eine besondere Leistung oblag. Es war interessant festzustellen, daß die Zellen des inneren Schmelzepithels am Zahnhals oder an Zähnen, die noch keine Hartsubstanzbildung zeigten, intakt waren (Abb. 31 und 32).

3. Riesenzellen. Unter Riesenzellen verstehen wir Zellen mit mehreren Kernen. Nach Letterer (1959) kommt es immer dann zur Bildung von Riesenzellen, wenn ein vermehrter Leistungsanspruch an die Zellen gestellt wird. Um eine breitere Austauschfläche zum Cytoplasma zu haben, vergrößert sich der Zellkern, bis die optimale Größe erreicht ist, dann erfolgt seine Zerlegung durch Amitose, was als weiterer Schritt zur Oberflächenvergrößerung angesehen wird. An und für sich stellt also die Riesenzellbildung keineswegs einen krankhaften Prozeß dar, sondern ist der Ausdruck einer vorübergehenden oder dauernden Anpassung an die Leistungssteigerung.

Man unterscheidet *epitheliale* und *mesenchymale Riesenzellen;* zu den letzteren müssen wir die bei unseren Feten beobachteten Formen rechnen. Morphologisch gesehen, handelt es sich um Zellen, die meistens in Gefäßen, aber auch im interstitiellen Gewebe gefunden wurden (Abb. 91, 130). Immer waren sie mehrkernig und besaßen ein intensiv eosinophiles Cytoplasma, das gelegentlich schaumig war und Einschlüsse, wie Pigmente oder Teilstücke von Erythroblasten, beherbergte. Sehr häufig konnte ein schmaler Saum nachgewiesen werden, eine Eigentümlichkeit, die auf resorptive Tätigkeit hinweist (Abb. 143d).

Uns hat die Frage nach der Herkunft dieser Riesenzellen ganz besonders interessiert. Trotz genauer Durchmusterung der zahlreichen Schnittserien ist eine sichere Beantwortung dieser Frage nicht möglich. Von der Reaktion des Endothels in Arterien und Herz ist häufig die Rede gewesen. Sie war bei allen Feten gleich und bestand in einer Kernschwellung, Verdickung des Cytoplasmas und Verlust der Zellgrenzen (Abb. 89c, 99). Häufig waren derart veränderte Endothelien von der Unterlage abgehoben; ein klares Indiz für ihren Übertritt als Riesenzellen in die Blutbahn fehlt uns leider bis zur Stunde. Auch die Leber kommt als Bildungsstätte von Riesenzellen in Frage. Versuche in vitro wurden eingeleitet in der Hoffnung, nähere Einblicke in die Riesenzellbildung zu gewinnen.

In neuester Zeit ist die Frage aufgeworfen worden, ob Syncytiotrophoblastzellen in die kindliche Blutbahn übertreten können. Der Übertritt in den mütterlichen Kreislauf ist bekannt. DOUGLAS et al. (1959) haben während der Schwangerschaft Blut aus der V. uterina und der V. cava inferior entnommen und fanden in 8 von 13 Proben aus der V. uterina und in 3 von 33 Proben aus der V. cava inferior Syncytiotrophoblastzellen. PARK (1958) berichtet über das Vorkommen von vielkernigen, morphologisch von Syncytiotrophoblast nicht zu unterscheidenden Riesenzellen in Lungen von Patientinnen, die während der Schwangerschaft, der Geburt oder im Puerperium gestorben waren. Über den transplacentaren Übergang von bösartigen Zellen von der Mutter auf den Fetus ist verschiedentlich berichtet worden, hingegen hatte bisher niemand Trophoblastzellen im fetalen Blut nachgewiesen. 1960 haben SALVAGGIO, NIGOGOSYAN und MACK eine Arbeit publiziert, in welcher sie diese Frage diskutieren. Sie untersuchten Nabelstrangblut gleich nach der Geburt, möglichst noch vor Lösung der Placenta, und Organgewebe von Neugeborenen, die 5 min bis 10 Std nach der Geburt gestorben waren, und fanden unter 53 Blutproben 32mal Riesenzellen, die in jeder Beziehung den Trophoblastriesenzellen entsprachen. 8 Proben waren fraglich und 13 Proben negativ; in 14 Blutproben entdeckten sie deciduazellähnliche Elemente.

Trophoblastriesenzellen sind auf Grund ihrer Vielkernigkeit und ihres häufig schaumigen Plasmas leicht zu erkennen, häufig besitzen sie einen Bürstensaum, deciduazellähnliche Elemente hingegen sind schwerer zu finden; sie sind kleiner als Trophoblastzellen und einkernig. Die in Abb. 3 der Arbeit von SALVAGGIO et al. reproduzierte Riesenzelle besitzt tatsächlich alle Eigenschaften einer Trophoblastriesenzelle. SALVAGGIO et al. haben auch in Schnittpräparaten verschiedener kindlicher Organe Riesenzellen gefunden. Die in Abb. 3 reproduzierte Zelle in einer Herzmuskelcapillare erinnert sehr an die Zelle unserer Abb. 130, 143d und 145d.

Natürlich haben wir uns nach Kenntnisnahme der soeben zitierten Arbeit gefragt, ob es sich bei den von uns gefundenen Zellen um Trophoblastriesenzellen handeln könnte. Auf Grund morphologischer Unterschiede glauben wir aber, dies ablehnen zu müssen. Wir hatten Schnittserien zur Verfügung, so daß uns die wirkliche Form der geschnittenen Zellen nicht verborgen blieb. Immer handelte es sich um 2-, höchstens um 4kernige, eosinophile Zellen, die sich von Megakaryocyten nicht immer mit Sicherheit unterscheiden ließen. Trophoblastriesenzellen sind vielkernig; die runden Zellkerne sind häufig kranzartig am Rand angeordnet oder bilden im Zentrum einen kompakten Haufen. Unsere Beobachtungen gestatten noch keine Entscheidung über die Herkunft der Riesenzellen im Blute von virusgeschädigten Keimlingen. Es wird sich darum handeln, noch mit anderen, besonders histochemischen Methoden an das Problem heranzugehen.

Wie wir auf S. 140 ausgeführt haben, verfügen Keimlinge aus dem 1. Drittel der Schwangerschaft über keine Abwehrreaktionen, so daß wir annehmen müssen, daß die Riesenzellbildung die erste und in dieser frühen Phase einzige Möglichkeit darstellt, auf äußere Einwirkungen zu reagieren (vgl. auch S. 205).

Viren als Ursachen von Mißbildungen

Im 1. Kapitel dieses Buches haben wir über erfolgreiche Experimente mit verschiedenen Viren berichtet, welche die teratogene Wirkung der verwendeten Erreger unter Beweis stellten.

HAMBURGER und HABEL verwendeten das Influenza A-Virus und beobachteten in 98% der inoculierten Keimscheiben schwere Mißbildungen. Die Keime zeigten ein charakteristisches Syndrom, nämlich Mikrocephalie, Mikrencephalie, eine mehr oder weniger stark gekrümmte Körperachse und ein gestörtes Amnionwachstum. Dieses Syndrom trat in Erscheinung, wenn 48stündige Keimscheiben verwendet wurden, blieb aber bei 96 Std bebrüteten Eiern aus. Es gelang auch der Nachweis, daß das Virus und nicht Toxine für die Keimschädigungen verantwortlich sind (vgl. S. 10).

Williamson, Blattner und Simonsen infizierten 48stündige Hühnchenkeimlinge mit dem Mumpsvirus und beobachteten die Entstehung von Linsentrübungen, die auf den Zerfall der zentral gelegenen Fasern zurückgeführt wurden. Aus dem Vorhandensein von eosinophilen Einschlußkörperchen in allen in Differenzierung begriffenen Linsenfasern schlossen die Autoren auf das Vorliegen einer virusbedingten Faserzerstörung.

Robertson, Williamson und Blattner schließlich haben ausgedehnte Versuche mit dem NDV unternommen (vgl. S. 12) und außer einer sehr großen Empfindlichkeit der Embryonen diesem Virus gegenüber häufig Defekte im Nervenrohr, in den Linsen- und Hörbläschen, an den Schlundbogen, den Extremitätenknospen und den Riechplakoden gefunden. Auch in diesen Versuchen war die Empfindlichkeit der jüngeren Keimlinge größer als diejenige der älteren. Dies äußerte sich in der Abnahme der Ausdehnung der Defekte mit zunehmendem Alter. Robertson et al. träufelten die virushaltige Allantoisflüssigkeit auf die Oberfläche der Keimscheiben, und es entstand der Eindruck, daß die Propagation des Virus auf Zellen der Oberfläche beschränkt blieb. Schädigungen des Neuralrohres wurden nur dann beobachtet, wenn dasselbe im Moment der Virusinoculation noch offen war.

Von den Experimenten an Säugern haben wir nur diejenigen von Thalhammer erwähnt, der mit Mäusen gearbeitet hat und nach Injektion von Vaccinevirus in trächtige Weibchen Schädigungen der Linsen, Zähne und Innenohren der Feten beobachtete (Abb. 3—9).

Diese *Experimente beweisen, daß Viren tatsächlich teratogen wirken*, wobei großes Gewicht auf die hochgradige Empfindlichkeit junger Stadien gelegt werden muß. Die sog. kritische Phase liegt beim Hühnchen zwischen der 36.—48. Std (vgl. Tabelle 1), während Mäusekeimlinge ihre höchste Empfindlichkeit schädigenden Faktoren gegenüber zwischen dem 8.—11. Tag der Embryonalentwicklung zeigen (Abb. 1). Beim menschlichen Embryo handelt es sich um die Zeitspanne zwischen der 3. und 8. Woche. Alle Untersuchungen zeigen, daß empfindliche Organe in dieser Phase leicht geschädigt werden können (Abb. 2).

Bis heute wurden nur *Rubeolen in der Schwangerschaft* für die Entstehung von kongenitalen Mißbildungen verantwortlich gemacht, während die Frage nach der teratogenen Bedeutung anderer Viruserkrankungen verschieden beantwortet, meistens abgelehnt wurde. Diese Unsicherheit beruht z. T. auf dem Mangel an genügendem Untersuchungsmaterial, z.T. aber auf der Untersuchungsmethode. Mit wenigen Ausnahmen wurden abortierte Feten, Frühgeburten, Totgeburten und lebensfähige Kinder nur makroskopisch untersucht und, bei Fehlen äußerlich sichtbarer Mißbildungen, als normal registriert. Unsere Erfahrungen haben aber gezeigt, daß diese Untersuchungsweise vollkommen ungenügend ist. Unter unserem recht großen Material fand sich kein einziger Fall mit äußerlich sichtbaren Mißbildungen, erst die mikroskopische Analyse hat die wirklichen Verhältnisse aufgedeckt. Mit vier Ausnahmen handelte es sich um Feten, die das krankhafte Geschehen noch in vollem Ablauf zeigten, so daß wir hier etwas Zusammenfassendes über die Teratogenese aussagen können.

Allen Keimlingen gemeinsam waren die weiter oben besprochenen Schädigungen, d.h. Blutungen und Nekrosen; fertige Mißbildungen fanden wir keine, wenn wir von den Linsen und dem Herzen absehen, an welchen die Folgen durchgemachter Schädigungen frühzeitig sichtbar werden. Geschädigte *Linsen* fanden wir nicht nur bei Keimlingen mit einer Rubeolenembryopathie (Abb. 12, 18—21), sondern auch bei solchen mit Mumps (Abb. 120—123), Hepatitis epidemica (Abb. 151, 152) und Poliomyelitis (Abb. 192) in der Anamnese; immer waren die zu Fasern auswachsenden Zellen betroffen und zeigten die auf S. 43—55 und durch Abb. 16—21 dokumentierten Veränderungen. Die Untersuchungsbefunde bei Röteln sind zusammen mit dem Material anderer Autoren in Tabelle 15 zusammengestellt.

Störungen der Septenbildung im *Herzen* sind in einer frühen Phase nachweisbar und treten nur auf, wenn der Virusbefall spätestens zu Beginn der 5. Woche erfolgt (vgl. Tabelle 18). Nach dem 35. Tag sind keine Störungen der Vorhof-, nach dem 46. Tag keine solchen der Ventrikelseptierung mehr zu erwarten. Myokardschädigungen haben wir zwar noch in späteren Phasen gefunden, sekundäre Septenzerstörung, wie sie der Keimling 380 zeigt (Abb. 92), mögen aber äußerst selten sein. Das Verhalten des Ductus Botalli ist in diesem frühen Stadium noch nicht zu beurteilen.

Schädigungen des Myokards fanden wir außer bei Rubeolenfeten (Abb. 78ff.) auch bei Keimlingen mit Varicellen (Abb. 112, 113) und Hepatitis (Abb. 156, 163) in der Anamnese. Der Nachweis einer Schädigungsmöglichkeit des Myokards ist für das Verständnis der Entstehung von Herzmißbildungen sehr wichtig. Ich verweise auf die diesbezüglichen Ausführungen auf S. 112—117 (Abb. 63—66).

Campbell (1961) hat eine interessante Studie über die Bedeutung mütterlicher Rubeolen in der Ätiologie kongenitaler Herzmißbildungen publiziert. Julia Bell (1959) fand in ihrem Untersuchungsgut 50 Kinder (12%), die nur eine kongenitale Herzmißbildung zeigten; in 78 Fällen (19%) war diese mit Katarakt, in 52 (12%) mit Taubheit und in 30 Fällen (7%) mit Taubheit und Katarakt kombiniert. Katarakt allein fand sie in 7%, Taubheit allein in 40%, die Kombination Taubheit und Katarakt ohne gleichzeitigen Herzdefekt war am seltensten (3%). J. Bell gibt keine Differenzierung der Herzstörungsformen.

Gibson und Lewis (1952) berichten über 17 Patienten mit Herzmißbildungen, und zwar zeigten 11 einen offenen Ductus Botalli; 3 Fälle waren mit einer andern Mißbildung kombiniert, und bei 3 weiteren Beobachtungen lag eine andere Herzschädigung vor. Auch STUCKEY (1956) und JULIA BELL betonen, daß offener Ductus Botalli die häufigste Störung sei.

In Tabelle 29 sind 136 Fälle von Herzmißbildungen zusammengestellt. Die Tabelle ist der Arbeit von CAMPBELL entnommen und vermittelt einen guten Einblick in die durch Rubeolen verursachten Mißbildungsformen und ihre Frequenzen.

Tabelle 29. *Herzmißbildungstypen nach Embryopathia rubeolica.* (Aus CAMPBELL 1961)

	Allein	Mit offenem Ductus	Mit Ventrikelseptumdefekt	Mit Stenose der Valvula pulmonalis	Mit anderer Mißbildung	Total	%
Offener Ductus	74	—	9	4	2	89	58,1
Ventrikelseptumdefekt . . .	17	9	—	1	0	27	17,6
Vorhofseptumdefekt	9	0	0	0	1	10	6,6
Stenosis valvulae pulmonalis.	4	4	1	—	0	9	5,9
Fallot.	10	0	0	0	1	11	7,2
Andere Formen	5	2	0	0	0	7	4,6
Total	119	15	10	5	4	153	100,0

Es handelte sich um 136 Fälle mit zusammen 153 Mißbildungen (17 Patienten hatten 2 Herzmißbildungen und sind deshalb zweimal angeführt), die sich folgendermaßen verteilen: Offener Ductus Botalli allein (74) und in Kombination mit einer andern Herzstörung (15) war die häufigste Mißbildung (58,1%). Es folgen Ventrikelseptumdefekt (17 + 10) in etwa 18%, Fallotsche Tetralogie (11) in 7%, Vorhofseptumdefekt (10) in 6,6% und Stenose der Valvula pulmonalis (9) in 6% der Fälle. CAMPBELL betont, daß die Kombination von offenem Ductus Botalli mit einem Ventrikelseptumdefekt (9 Fälle) eine sonst höchst selten beobachtete Kombination von 2 Herzmißbildungen sei.

Wie ist das Verhältnis der durch Rubeolen bedingten Herzmißbildungen zu Mißbildungen anderer Genese? Ich folge auch hier den Angaben von CAMPBELL, der darauf hinweist, daß CONTE et al. (1945) von 4%, MOUQUIN et al. (1956) von 6% sprechen; KEITH et al. (1958) fanden unter 100 Fällen von offenem Ductus Botalli 8 mit einer Rubeolenanamnese, während STUCKEY 10% (44 aus 426 Fällen von kongenitaler Herzmißmildung) annimmt; bei kritischer Betrachtung müssen aber 21 Fälle weggelassen werden, so daß sich die Zahl auf nur 3,3% verkleinert. Andere Forscher nehmen viel kleinere Frequenzen an (1,2% bis maximal 3,7%). Im Untersuchungsgut von CAMPBELL figurieren Röteln in etwa 2% als Ursache der Herzmißbildung.

Unter meinem Material, das 16 geschädigte Herzen umfaßt (vgl. Tabelle 17), fand ich auffallend viele Fälle mit Störung der Scheidewandbildung im Vorhof, und zwar handelte es sich immer um Störungen in der Anlage des Septum II, das 5mal fehlte (Abb. 70—74) und 5mal einen deutlichen Wachstumsrückstand aufwies (Abb. 75). Zwei Keimlinge hatten ein defektes Septum interventriculare (Abb. 76 und 77), in einem Fall war diese Störung durch ein nicht verschlußfähiges Foramen ovale kompliziert. Acht Herzen zeigten mehr oder weniger ausgedehnte Myokardnekrosen, zwei davon Auflösungsprozesse am normal angelegt gewesenen Septum I. Das Verhalten des Ductus Botalli kann in dieser frühen Phase nicht beurteilt werden.

Über die Pathogenese von *Hirnmißbildungen* orientieren uns besonders die Feten mit einer Poliomyelitisanamnese. Als *ganz unspezifische* Schädigung haben wir Blutungen in die Intermediärzone der primitiven Hemisphären gefunden (Abb. 176). Das Gewebe wurde reaktionslos und rasch eingeschmolzen, und es entstanden Cysten von mehr oder weniger großer Ausdehnung (Abb. 174), die bis in die Rinde reichen und nach außen durchbrechen konnten (Abb. 169, 175, 179). Es handelte sich durchwegs um kleine Cysten, die vielleicht im Verlaufe der Weiterentwicklung ausgefüllt worden wären. Das Ausschwärmen von Zellen aus der Mantelzone wird aber durch solche Cysten abgelenkt, so daß abnorme Verhältnisse in der Struktur der Hirnrinde entstehen müssen. In diesem Sinne wirken die kleinen Cysten entwicklungsstörend. Größere Cysten können nach außen oder in die Ventrikellichtung durchbrechen und einen Zustand verursachen, der mit einer Porencephalie verglichen werden kann.

Unter den Keimlingen mit einer andern Viruserkrankung in der Anamnese haben wir auffallend wenige Befunde zu registrieren. Grobe Entwicklungsstörungen sind uns keine begegnet, hingegen fanden wir in den Großhirnhemisphären Blutungen in das Nervengewebe, in die Seitenventrikel und in das Cavum subarachnoideale. Diese erreichten aber nur bei wenigen Keimlingen größere Ausmaße. In Zusammenhang mit Ventrikelblutungen kam es zu Zerstörungen der Matrixzone (Abb. 125, 197), was möglicherweise zu lokal begrenzten Wachstumshemmungen oder zu Verklebungen der Ventrikelwände hätte führen können. In einem einzigen Fall (Embryo 292) waren die nekrobiotischen Prozesse in der Matrixzone diffus verbreitet, auch fanden wir zahlreiche Pyknosen in der primitiven Rinde beider Hemisphären (Abb. 125, 126). Vielleicht handelt es sich um einen Prozeß, der schließlich zu einer hochgradigen Mikrencephalie geführt hätte.

Messungen der Hemisphärenwand bei Keimlingen mit Zeichen einer Embryopathie haben einen allgemeinen Wachstumsrückstand aufgedeckt (Abb. 205), der wahrscheinlich auf eine Reduktion der Zellteilungsvorgänge in der Matrix zurückzuführen ist.

Schließlich müssen wir noch auf einen Fall hinweisen, der von J. Ariëns Kappers (1959) publiziert wurde. Es handelt sich um einen etwas über 6 Wochen alten Embryo mit folgender Anamnese: Erkrankung der Mutter an Rubeolen Ende der 5. Woche, spontaner Abort Anfang der 7. Woche. Augen, Ohren und Herz waren normal entwickelt, hingegen zeigte der Keimling eine komplizierte Hirnmißbildung. Die Hirnwand war gefaltet und streckenweise von der primitiven Meninx entblößt; infolge der groben Faltenbildung kam es zu Ungleichheiten im Bau der Hemisphärenwand; Nekrosen, die z.T. zur vollständigen Gewebelysis führten, waren besonders in der medialen Wand zu finden. Der Plexus chorioideus war sehr stark vascularisiert, die in Einstülpung begriffene Lamina tectoria zeigte Proliferationen mit Rosettenbildung. Das Diencephalon war auch gefaltet, sehr schmal und an seiner dorsalen Seite geplatzt. Im Bereiche des Rhombencephalon fand sich eine Rhachischisis.

J. Ariëns Kappers nimmt an, daß diese Entwicklungsstörungen durch das Rubeolenvirus hervorgerufen wurde. Nach Rivers (1952) ist der erste Effekt eines Virus eine einfache Hyperplasie, erst sekundär kommt es zu Nekrosen mit nachfolgender Gewebedestruktion. Die im erwähnten Fall gefundene Fältelung des Neuroepithels führt J. Ariëns Kappers auf eine Stimulation durch das Virus zurück. Solange keine weiteren Beobachtungen vorliegen, die in diese Richtung weisen, ist aber in der Beurteilung ähnlich gelegener Fälle noch Zurückhaltung geboten.

Über die *Schädigungen an den Zahnkeimen und am Innenohr* wurde das Wichtigste bereits in den einschlägigen Kapiteln ausgeführt (vgl. S. 62ff. und S. 175ff.). Wichtig und deshalb nochmals erwähnenswert ist die Feststellung, daß im Verlaufe ihrer Entwicklung offenbar zwei empfindliche Phasen bestehen:

Die Beobachtungen an den Zähnen des Kindes Schi. (Abb. 28—36) haben wir als Ausdruck der außerordentlichen Empfindlichkeit der Zellen des inneren Schmelzepithels in der Phase der Schmelzbildung zu interpretieren. Die Ameloblasten gehen unter pyknotischer Schrumpfung der Zellkerne und Austropfen des Cytoplasmas zugrunde, während sich die mesenchymalen Anteile normal weiterentwickeln. Die Zerstörung der Ameloblasten führt zu Schmelzhypoplasien oder -defekten, wie sie von klinischer Seite beschrieben wurden. Auffallend war in diesem Falle das Fehlen sämtlicher Anlagen der permanenten Zähne. Einen Anhaltspunkt für die Erklärung ihrer Agenesie liefern uns die Befunde an den noch sehr primitiven Zahnkeimen von Embryo 292 (Abb. 131a—c). Zahlreiche, stellenweise gehäufte Pyknosen im Schmelzorgan und in der Zahnpulpa bilden das morphologische Substrat für eine abnorme Weiterentwicklung, die zu schwersten Defekten oder gar zum Schwund der Zahnkeime geführt hätte. In letzter Zeit haben wir bei zwei 81 bzw. 110 Tage alten Keimlingen mit Rubeolen der Mütter in der

12. bzw. 7. Schwangerschaftswoche die gleichen Veränderungen mit Destruktion des inneren Schmelzepithels gefunden. Es besteht also die Möglichkeit, daß Zahnanlagen infolge starker Schädigung, die mit teilweiser oder totaler Zerstörung der epithelialen Schmelzorgane verbunden ist, ganz verschwinden oder in der Weiterentwicklung abnorme Zähne liefern.

Ähnlich liegen die Beobachtungen an den *Innenohrepithelien*. Ich verweise auf die Abb. 40—54, welche zeigen, wie ein primär vollkommen normal entwickeltes Labyrinth durch einen sekundären Zerstörungsprozeß in schwerster Weise verändert werden kann. Die Störungen sind gekennzeichnet durch Atrophie der Stria vascularis, Impression der Reißnerschen Membran, verbunden mit einer Regression des Cortischen Organes, die bis zu seinem vollständigen Schwund gehen kann. Dabei handelt es sich nicht um Prozesse, die gleichmäßig das ganze Organ betrafen; neben geschädigten Teilen fanden wir fast normal erhaltene Abschnitte. Auf der andern Seite fanden wir bei Keimlingen von 30 bis 60 mm SSL Zerstörungen des Epithels des noch vollständig unreifen Ductus cochlearis (Abb. 56—58 und 128, 129). Die unter dem Bilde des pyknotischen Zellzerfalles einhergehende Auflösung des Epithels des Ductus cochlearis erreichte ebenfalls verschiedene Grade und betraf meistens den Bodenanteil des Schneckenganges. Damit wäre für die Weiterentwicklung mit schweren Störungen zu rechnen gewesen.

Welches ist das Risiko für das Kind bei einer Viruserkrankung der Mutter in graviditate? Dies zu wissen, ist von größter praktischer Bedeutung. Leider kann aber auf die Frage keine verbindliche Antwort gegeben werden. Die Ansichten darüber gehen weit auseinander. Einzig darin herrscht Übereinstimmung, daß die Erkrankungen im ersten Trimester der Schwangerschaft für den Keimling am gefährlichsten sind.

Zahlreiche Statistiken und Berechnungen wurden von verschiedenen Gesichtspunkten aus aufgestellt. Anfänglich ausschließlich retrospektiv, wurde die Methode mehr und mehr prospektiv, d.h., man ging von der erkrankten Schwangeren aus, verfolgte die Schwangerschaft und untersuchte das Kind gleich nach der Geburt und nach einem Jahr. Dieses Vorgehen, das alle durch eine Viruserkrankung komplizierten Schwangerschaften erfaßt, mußte naturgemäß andere Resultate zeitigen als die retrospektive Methode, welche vom geschädigten Kind ausgeht, gesund gebliebene Kinder aber unberücksichtigt läßt. Die Ergebnisse der prospektiven Methode haben diejenigen der retrospektiven korrigiert, geben aber auch keine klare Antwort auf die Frage nach dem Risiko einer Viruserkrankung in graviditate für den Fetus, da sie sich ausnahmslos auf die Untersuchung der geborenen Kinder aufbaut, mikroskopische Untersuchungen spontan abortierter oder durch „therapeutischen“ Abort gewonnener Keimlinge aber unterlassen wurden. Wie wichtig die Miterfassung von Keimlingen für die Beurteilung der oben gestellten Frage nach dem Risiko ist, zeigen unsere Untersuchungsergebnisse in eindrücklicher Weise.

a) Risiko für den Fetus bei Rubeolen in graviditate. Ich weise auf die Ausführungen im Kapitel über Rubeolen (S. 25—36) und die dazugehörigen tabellarischen Zusammenstellungen (Tabelle 2—13) hin und möchte noch einmal ganz kurz auf die aufschlußreiche Statistik von Siegel und Greenberg (1960) eingehen. Diese stützt sich auf eine 10jährige Beobachtungsperiode (Tabelle 4) und kommt zu folgenden wichtigen Resultaten:

1. Bezogen auf die ganze Schwangerschaftsdauer, muß mit einer Absterbefrequenz unter den Feten von 14,3% gerechnet werden (Tabelle 5).

2. Nach Trimestern der Schwangerschaft berechnet, ändert sich das Bild, indem sich die besondere Gefährdung des Fetus bei Erkrankung im 1. Trimester klar herausstellt; diese beträgt 35,5%.

3. Auf Schwangerschaftswochen bezogen, ändert sich das Bild nochmals (Tabelle 5): 50% der Feten sterben bei Erkrankung der Mutter in den ersten 4 Wochen ab; 51,2% beträgt die Absterbezahl bei Rubeolen in der 5.—8. Woche. Diese Zahl vermindert sich auf 20,8% bei Erkrankung in der 9.—12. Woche. Als am gefährlichsten erweist sich die 7. Woche. Leider wurden die Feten nicht untersucht; das gilt auch für die 78 „therapeutischen" Aborte.

4. Die Zahl der geborenen geschädigten Kinder war sehr klein (Tabelle 6) und betrug im ganzen nur 7, wovon 5 auf Röteln in der 1.—8. Woche zurückzuführen waren. Ausgedrückt in Prozenten, kommen wir auf folgende Zahlen: 2,8% für die ganze Schwangerschaftsdauer, 20%, wenn nur die Fälle berechnet werden mit Röteln in den ersten 8 Wochen.

5. In der erfaßten Zehnjahresperiode, 1949—1958 einschließlich, figurieren die Jahre 1955 und 1958 als Epidemiejahre mit einem Anfall von Röteln unter graviden Frauen von 125 bzw. 103 bei durchschnittlich 20 Erkrankungen in Nichtepidemiejahren (Tabelle 4). 6 der 7 in der Statistik (Tabelle 6) eingeschlossenen Kinder mit Schädigungen stammen aus den beiden Epidemiejahren.

Aus dieser Zusammenstellung folgt, daß mindestens die Hälfte der durch den Rubeolenerreger geschädigten Keimlinge abstirbt und spontan abortiert wird (44% nach weniger als 4, 18% nach 5—8 und 38% nach mehr als 8 Wochen): 42 abgestorbenen Feten stehen 7 mißbildete Kinder gegenüber, ein Verhältnis, das sich bei ausschließlicher Erfassung der Fälle aus den ersten 8 Wochen auf 26:5 stellt. Dieses Ergebnis stimmt weitgehend mit unseren Beobachtungen an Feten überein: alle Keimlinge mit Myokardschädigungen wären sehr wahrscheinlich abgestorben und spontan ausgestoßen worden; aber auch die arteriellen Embolien von nekrotischem Gewebe aus den Gefäßen der Chorionzotten, aus dem Herzen oder den großen Arterienstämmen hätten zu schweren Schädigungen und schließlich zum Tod des Fetus Anlaß gegeben.

Von andern Statistiken seien hier diejenigen von HILL, DOLL, GALLOWAY und HUGHES (1958), MULLINS, FARRIS und AKTINSON (1960), MICHAELS und MELLIN (1960), KANTOR und STROTHER (1961) und CAMPBELL (1961) angeführt.

HILL et al. rechnen mit einem Risiko von 50% bei Röteln in der ersten bis 4, von 25% in der 5.—8., von 17% in der 9.—12. und von 11% in der 13.—16. Woche.

MULLINS et al. konnten 22 Schwangerschaften verfolgen (Rötelnepidemie 1958); da keine Aborte eingeleitet wurden, war eine sorgfältige Überwachung aller Schwangerschaften möglich. Tabelle 8 (S. 32) zeigt, daß von 22 geborenen Kindern 11 geschädigt waren (50%); 13 Frauen waren in den ersten 8 Wochen erkrankt, 10 der geborenen Kinder waren abnorm (76,9%).

MICHAELS und MELLIN haben 25 Fälle beobachtet. 7 Frauen erkrankten in der 5.—8. Woche; von diesen abortierten 3, 3 hatten ein mißbildetes Kind und eine Frau ein normales Kind. Die Kinder von 16 Frauen, die nach der 8. Woche Röteln durchmachten, waren gesund. Die beiden Autoren faßten ihre und die ihnen aus der Literatur zugänglich gewesenen prospektiven Statistiken zusammen und stellten den Ausgang der Schwangerschaft bei 117 Frauen mit Rubeolen in den beiden ersten Trimestern fest (Tabelle 10, S. 33). Bei Erkrankung in den ersten 8 Wochen figurieren 47 oder 22% abnorme Kinder. Aus Tabelle 11 (S. 34) ist die Art der Mißbildungen zu entnehmen.

In einer neuesten Publikation stellten KANTOR und STROTHER (1961) 92 Fälle zusammen. 72 Frauen erkrankten im 1. Trimester der Schwangerschaft. 11 artifizielle und 6 spontane (zusammen 17) Aborte wurden registriert, aber nicht näher untersucht. Von den verbleibenden 55 Schwangerschaften wurden 47 oder 85,5% mit der Geburt eines gesunden und 8 (14,5%) mit der Geburt eines geschädigten Kindes (3 Herzstörungen, 2 Cataracta, 1 Taubheit, 2 Totgeburten) beendet. Wenn wir annehmen, daß die 11 artifiziellen Aborte nichtgeschädigte Feten betrafen, und nur die 6 spontanen Aborte zu den geschädigten Kindern hinzuzurechnen, dann kommen auf 72 Schwangerschaften 14 Feten (19,4%) mit Schädigungen, eine Zahl, die sicher an der unteren Grenze liegt.

Schließlich wollen wir noch über eine englische Statistik von MANSON, LOGAN und LOY (1960) referieren: Es handelt sich um die Schwangerschaften, die von 1950—1952 in England und Schottland beobachtet wurden. 547 lebend geborene Kinder wurden erfaßt, von welchen 37 oder

7% Mißbildungen zeigten (2,3% bei Kontrollen). Die Frequenz der Mißbildungen steigt auf 15,8%, wenn nur diejenigen Kinder berücksichtigt werden, deren Mütter in den ersten 12 Wochen der Schwangerschaft an Röteln erkrankten (15,6% bei Erkrankung in der 1.—4. Woche, 19,7% in der 5.—8., 13% in der 9.—12. und 42% in der 13.—16. Woche). Nach 2 Jahren lebten noch 84% der Kinder (Kontrolle 93%). Unter den Totgeburten wurden doppelt so viele Mißbildungen wie bei Kontrollen registriert. Kinder, die im Verlaufe ihrer beiden ersten Lebensjahre starben, waren in 46% Träger von Mißbildungen (34% in einer Kontrollgruppe ohne Rubeolen in der Anamnese). Kongenitale Herzmißbildungen (7%) waren 14mal häufiger als unter Kontrollen, Katarakt (5,5%) 78mal und Taubheit (2,7%) beinahe 40mal häufiger als üblich.

Nach CAMPBELL sind diese Zahlen Minimalzahlen, denn außer den 37 Kindern mit kongenitalen Defekten waren weitere 18 Kinder verdächtig (Herzgeräusche, Rückstand in der Entwicklung der Sprechfähigkeit). Hinzu kommt, daß eine Taubheit im Alter von 2 Jahren, in welchem die Untersuchung zum Abschluß kam, nicht entdeckt und erst bei einer erneuten Untersuchung beim 4jährigen festgestellt wurde. Dies führt zu einer Erhöhung der Mißbildungsfrequenz von 3 auf 14% oder sogar auf 35%, wie im Untersuchungsmaterial von JACKSON und FISCH (Tabelle 16, S. 75). Aus diesen Gründen muß man nach CAMPBELL den Prozentsatz für das Vorkommen von Mißbildungen von 15,8 auf 24% erhöhen.

Tabelle 30. *Risiko für den Fetus bei Röteln in graviditate*

Schwangerschaftswoche	Absterbefrequenz, SIEGEL u. GREENBERG (1960) %	Prozentsatz der Geburten mit Mißbildungen in prospektiven Untersuchungen					
		HILL et al. (1958)	MULLINS et al. (1960)	MICHAELS u. MELLIN (1960)	MANSON et al. (1960)	KANTOR u. STROTHER (1961)	Allgemeine Schätzung
1.—4.	50,0	50	76,9	47	15,6 (+8)		30—70
5.—8.	51,2	25		22	19,7 (+10)	14,5 (%5)	25—55
9.—12.	20,8	17	33,3	7	13 (+7)		20—40
13.—16.	3,0	11	0	6	4,2 (+2)		10—25
17.—24.	1,8	0	0	—	0		0
1.—12.	40,6	31	36,7	25	16,1 (+8)	14,5 (+5)	25—53

In Tabelle 30 sind die uns zugänglich gewesenen Arbeiten, welche Aufschluß über das Risiko für den Fetus geben, zusammengefaßt. Das Risiko schwankt in breiten Grenzen, was vor allem mit dem Unterschied Epidemie- und Nichtepidemiejahre zusammenhängen mag. Es ist aber auch nicht ausgeschlossen, daß verschieden virulente Virusstämme im Spiele sind.

Nach Tabelle 13 (S. 36), in welcher unser Material nach dem Zeitpunkt der Röteln der Mutter geordnet ist, figurieren unter 5 Feten mit

Erkrankung der Mutter in der 3. und 4. Woche 3 geschädigte Keimlinge. Aus der 5.—8. Woche stammen 22 Keimlinge, darunter 19 geschädigte, während unter den 7 Feten aus der 9.—12. Woche 5 geschädigt waren. Das Material ist zu klein, um Prozente anzugeben, zeigt aber die hochgradige Empfindlichkeit embryonalen Gewebes gegenüber einem Virusbefall in den ersten 8 Wochen der Entwicklung an. Unter den Schädigungen finden sich keine makroskopisch sichtbaren Mißbildungen, sondern erst die eventuellen Vorstufen derselben.

Das mir zur Verfügung stehende Material war in bezug auf seine Herkunft uneinheitlich; 4 Keimlinge wurden im Verlaufe derselben Rötelnepidemie in Zürich gewonnen, während mir die andern 33 aus verschiedenen Gegenden der Schweiz, aus Deutschland, Österreich und Holland zur Untersuchung zugeschickt wurden. Aus diesem Grunde war es mir sehr wertvoll, 12 Keimlinge untersuchen zu können, deren Mütter im Verlaufe einer ausgedehnten Rubeolenepidemie im Frühjahr 1961 erkrankt waren. Da das Material erst nach Ablieferung des Manuskriptes dieser Monographie ankam, konnte es nicht mehr in Tabelle 12 eingefügt werden. Es stammt aus Wien, und ich möchte Herrn Doz. Dr. O. Thalhammer an dieser Stelle für die Überlassung der Keimlinge herzlich danken. Sie wurden innerhalb einer halben Stunde nach der Operation in Bouinsche Lösung eingelegt. Der Erhaltungszustand war durchwegs ausgezeichnet; leider konnten aber infolge verschiedener Verletzungen nicht alle Organe untersucht werden, was besonders für Augen, Gehirn und Innenohren gilt.

Die Hauptbefunde sind aus Tabelle 31 zu entnehmen. Von den 12 Keimlingen waren 2 sicher normal; ein dritter konnte wegen sehr starker Beschädigung nicht ausgewertet werden und wird deshalb zu den normalen Fällen hinzugezählt. Embryo 1413 wies eine linksseitige Lippenkerbe und eine schwere Hirnmißbildung auf, Störungen, die, nach den anamnestischen Daten (Rubeolen im 3. Lunarmonat) zu schließen, sicher keinerlei Zusammenhang mit den Röteln haben; daneben fanden wir aber ausgedehnte Schädigungen des Myokards und Blutungen mit reichlicher Pigmentansammlung in den verschiedensten Organen, wie sie auch bei den andern Keimlingen mit einer Rubeolenanamnese anzutreffen waren (vgl. Tabelle 12 und 17). Rechnen wir Embryo 1413 zu den geschädigten Feten, dann stehen 3 normalen 9 geschädigte Keimlinge gegenüber. Alle zeigten Endokard- und Endothelveränderungen in den großen Arterien mit Schwellung der Zellkerne, Verlust der Zellgrenzen und häufig intensiver Pigmentspeicherung, die auf ausgedehnte Blutungen zurückzuführen war. Bei 8 dieser Keimlinge fanden wir mehr oder weniger massive Myokardnekrosen, besonders im Bereiche der Wand des linken Vorhofes und im Septum interatriorum. Histologisch stimmen die Befunde genau mit den in Abb. 78—92, 112 und 113 reproduzierten

Tabelle 31. *Befunde an 12 Keimlingen, die im Verlaufe einer Rötelnepidemie (Frühjahr 1961) in Wien durch Interruptio gewonnen wurden*

Fetus	Größe	Alter post menstruationem (Tage)	Alter bei Ausbruch der Krankheit bei der Mutter (Tage)	Zeit seit Ausbruch (Tage)	Organschäden
1416	etwa 10 cm	60	19; 3. Woche	51	*Myokardnekrosen*, Pigment, Endothel + Pigmentspeicherung, Trachea: Epithelnekrosen
1418	?	62	22; 4. Woche	40	*Myokardnekrosen*, Endokardreaktion, Skeletmuskel
1411	35 mm	69	26; 4. Woche	43	Innenohr, Blutungen in Gehirn, Endokardreaktion; Art. + Detritus
1407	43 mm	71	54; 8. Woche	17	*keine Befunde*
1414	52 mm	73	61; 9. Woche	12	Blutungen, Pigmentspeicherung in Endothel, kl. Herde von *Myokardnekrose*, Endothelveränderungen, Linsenschaden?
1409	?	80	52; 8. Woche	28	*Myokardnekrosen*, Blutungen
1415	53 mm	81	65; 10. Woche	16	*keine Befunde*
1408	?	81	46; 7. Woche	35	nur Kopfteile; fragliche Schädigung von Innenohr und Zahnanlagen
1410	?	82	68; 10. Woche	14	Skeletmuskulatur, Innenohr, Blutungen, *Myokardnekrosen*
1412	?	110	80; 12. Woche	30	Zahnanlagen, Linsenschädigung, *Myokardnekrosen*
1417	13—14 cm	123	31; 5. Woche	92	*Myokardnekrosen*, Endokard, Blutungen
1413	etwa 10 cm	?	3. Lunarmonat	?	Zähne, Blutungen, *Myokardnekrosen* (kl. Stellen), Linsenschädigung; Gehirn

Schnitten überein. Viermal waren die Nekrosen derart massiv, daß mit einem Überleben der Embryonen nicht hätte gerechnet werden können. — Bei 2 Keimlingen fanden wir sichere Linsenschädigungen, 2mal waren die Befunde fraglich; bei 3 Keimlingen fehlten die Linsen in den mechanisch stark verletzten Augen. Bei je 2 Keimlingen waren die Milchzahnanlagen bzw. die Innenohrepithelien teilweise pyknotisch und aufgelöst.

75% der Keimlinge waren also mehr oder weniger schwer geschädigt; im Mittelpunkt stehen die Herz- und Arterienwandveränderungen. Es unterliegt keinem Zweifel, daß der Erreger auch in diesen Fällen aus erkrankten Capillaren und Venen der Chorionzotten (Abb. 102—105) in den fetalen Kreislauf verschleppt wurde, von wo aus er zuerst das Herz und die Wand der herznahen Arterien befiel. Die im fetalen Blut vorgefundenen eosinophilen Gewebeklumpen mit eingelagerten pyknotischen Zellkernen bestärken unsere Annahme (vgl. S. 146 und Abb. 96—101).

Den hohen Prozentsatz der geschädigten Keimlinge kann man verstehen, wenn folgende Erfahrungen berücksichtigt werden: In der Statistik von SIEGEL und GREENBERG (vgl. Tabelle 4), in welcher die Beobachtungen einer 10jährigen Periode verarbeitet wurden, waren 1955 und 1958 Epidemiejahre. Kongenitale Mißbildungen unter den lebendgeborenen Kindern wurden nur in diesen beiden Jahren registriert. In Tabelle 8 ist der Ausgang der Schwangerschaft bei 22 Frauen zusammengestellt, die im Verlaufe einer schweren Epidemie in Baton Rouge (1958) an Röteln erkrankt waren. 11 Kinder waren abnorm oder wurden tot geboren. Auch die ersten Beobachtungen von GREGG stammen aus einem Epidemiejahr. Die erhöhte Gefährdung des Keimlings in Epidemiejahren findet ihre Erklärung, wenn wir die Erfahrungen an Hühnchenkeimlingen mit heranziehen. K. ANDERSON konnte in ihren Versuchen mit dem Herpes simplex-Virus zeigen, daß die schädigende Wirkung nach Inoculation der Chorio-Allantoismembran mit der Zahl der Passagen zunahm. Erst von der 16. Passage an fand sie regelmäßig Metastasierungen aus der erkrankten Chorio-Allantoismembran in den Embryo. Bei der 30.—40. Passage waren alle Feten nach 96 Std schwer geschädigt und zeigten außer in der Leber und im Herzen schwerste Krankheitszeichen in vielen anderen Organen. Nach der 1. Passage hingegen wurden nur wenige metastatische Läsionen gefunden. In eigenen, noch in Gang befindlichen Versuchen mit dem Vaccine-Virus konnten wir diese Angaben vollauf bestätigen, d.h., mit der Zahl der Passagen nimmt auch die schädigende Wirkung des Virus zu.

Abb. 207 stellt das Risiko für das Kind bei Rubeolen der Mutter in graviditate während der 1.—16. Woche zusammen. Dieses liegt in den Grenzen des schraffierten Feldes.

Die Frage der Interruptio stellt sich dem Arzte jedes Mal von neuem. Bei der Seltenheit der Komplikation einer Schwangerschaft mit Rubeolen drängen sich keinerlei Änderungen im Gesetz betreffs Schwangerschaftsunterbrechung auf. Es wird sich darum handeln, jeden einzelnen Fall genau zu prüfen und dann zu entscheiden. "The problem of the therapeutic abortion, therefore, remains a difficult one for the doctor during the first three months of pregnancy and must be settled according to individual circumstances. After the third month the question does not arise" (CAMPBELL, S. 7, 1961).

b) Risiko für den Fetus bei andern Viruserkrankungen in graviditate. Wenn die Berechnung des Risikos bei Röteln schon auf große Schwierigkeiten stößt, sind diese für andere Viruserkrankungen noch viel größer. Aus unseren Beschreibungen steht aber fest, daß mit dem Übertritt vom Mumps-, Grippe-, Hepatitis-, Varicellen-, Vaccine- und Poliomyelitisvirus von der Mutter auf den Fetus gerechnet werden muß. Eine zahlenmäßige Erfassung des Risikos scheint mir aber ausgeschlossen zu sein.

Nach der Statistik von HILL et al. (1958), die schon weiter oben erwähnt wurde, haben Masern, Mumps oder Varicellen in graviditate kaum einen teratogenen Einfluß auf den Fetus; sie schließt aber eine Zunahme der Abortzahl nicht aus. Das Untersuchungsmaterial von MANSON et al. enthält 103 Fälle mit Masern, 298 mit Varicellen, 501 mit Mumps und 166 mit Influenza in der Anamnese. Masern im 1. Trimester der Gravidität hatten wenig Einfluß auf die Zahl der Aborte oder Totgeburten, hingegen war die Zahl der Kinder, die im Verlaufe der ersten

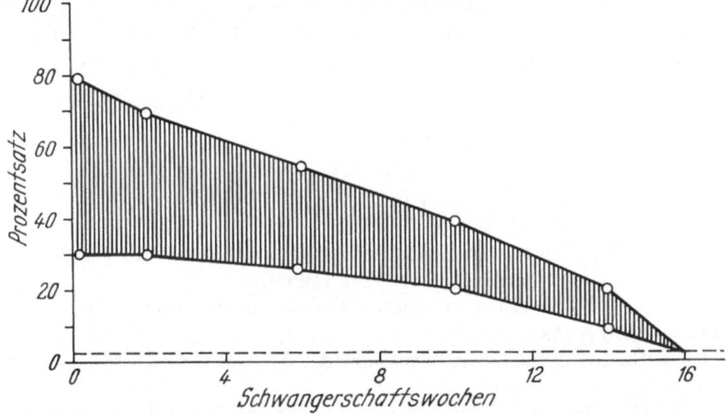

Abb. 207. Graphische Darstellung des Risikos für das Kind bei Rubeolen der Mutter in graviditate, 1.—16. Woche. Das Risiko liegt innerhalb der Grenzen des schraffierten Feldes. (Aus CAMPBELL 1961)

2 Lebensjahre starben, auffallend, und zwar mehr als 6mal so hoch wie unter Kontrollen (78% Überlebende nach einem Jahr gegenüber 93% bei den Kontrollen). Von den geborenen Kindern hatten 7% Defekte. Unter den Kindern mit Varicellen, Mumps und Influenza in der Anamnese liegen keine Anhaltspunkte vor, weder für eine Zunahme von Aborten oder Totgeburten noch für eine solche von Mißbildungen. — Im übrigen verweisen wir auf Tabelle 19 (S. 164), die eine finnische Statistik über den Ausgang von Mumps in graviditate vermittelt, und auf unsere Ausführungen über Grippe in graviditate (vgl. S. 183—206).

Schließlich noch ein Wort zur *Poliomyelitis* in graviditate. SIEGEL und GREENBERG (1956) haben auch darüber eine Statistik veröffentlicht, die 87 Frauen erfaßt. Ganz unabhängig von der Schwangerschaftsdauer wurden 19 Totgeburten registriert, eine Zahl, die doppelt so hoch ist wie die erwartete Zahl, berechnet nach der New Yorker Geburtenstatistik (21,6:9,7%). Aufgeteilt nach Trimestern zeigt sich auch hier, daß bei Erkrankungen im 1. Trimester die Gefährdung des Fetus am größten ist. Von 30 Keimlingen starben 14 ab (46,7%); diese Zahl betrug bei Erkrankung im 2. Trimester noch 11,4%. Die Untersuchung der abortierten Keimlinge hätte aller Voraussicht nach die gleichen Veränderungen ergeben, die wir in unserem Material vorgefunden haben.

In der Statistik von MANSON et al. sind 33 Schwangerschaften mit Poliomyelitis der Mutter angeführt — wie CAMPBELL bemerkt, genügt diese Zahl nicht, um sie statistisch auszuwerten. In 6 Fällen erkrankte die Mutter an Poliomyelitis zwischen der 9. und 12. Woche. Ein Keimling wurde abortiert, 2 Kinder wurden tot geboren, und eines starb im Alter von 7 Tagen: nur 2 Kinder lebten länger.

Der Übergang des Poliomyelitisvirus vom mütterlichen in das kindliche Blut wurde mehrfach nachgewiesen, so daß wir zusammen mit unseren Befunden am Nervensystem der Feten 801, 1079 und 203 und des Kindes 553 glauben annehmen zu können, daß eine Infektion des Fetus möglich ist. Die Lebensfähigkeit ist abhängig von der Ausdehnung und Schwere der Schäden.

Literatur

ABNER, W., and D. COWEN: Perinatal infections of the central nervous system. J. Neuropath. exp. Neurol. **18**, 191—243 (1959).

ABRAMOWITZ, L. J.: The effect of Asian influenza on pregnancy. S. Afr. med. J. **32**, 1155—1156 (1958)

ABT, I. A.: Influenza in a newly born infant. J. Amer. med. Ass. **72**, 980—981 (1919).

ACHESON, R. M.: Maternal influenza and congenital deformities. Lancet **1960 I**, No 7138, 1349—1350.

ADAMS, J. M., H. D. HEATH, D. T. IMAGAWA, M. H. JONES and H. H. SHEAR: Neutralization of teratogenic and lethal effects of influenza-A-viruses on early chick embryos. Proc. Soc. exp. Biol. N.Y. **89**, 523—528 (1955).

— — — — — Viral infections in the embryo. Amer. J. Dis. Child. **92**, 109—114 (1956).

AEBI, J. U.: Die Veränderungen embryonaler Linsen bei Mazeration und Embryopathia rubeolaris. Diss. Zürich 1957.

ALTMANN, F.: Histologic picture of inherited nerve deafness in man and animals. Arch. Otolaryng. (Chicago) **51**, 852—890 (1950).

ANDERSON, G. W., G. ANDERSON, A. SKAAR and F. SANDLER: Poliomyelitis in pregnancy. Amer. J. Hyg. **55**, 127—139 (1952).

ANDERSON, KATHERINE: Pathogenesis of herpes simplex virus infection in chick embryos. Amer. J. Path. **16**, 137—155 (1940).

ANDERSON, R. C.: Causative factors underlying congenital heart malformations. Pediatrics **14**, 143—152 (1954).

AYCOCK, W. L., and TH. H. INGALLS: Maternal disease as a principle in the epidemiology of congenital anomalies, with a review of rubella. Amer. J. med. Sci., N.S. **212**, 366—379 (1946).

BABEL, I.: Pathologie du cristallin foetal. (Cataracte embryopathique, cataracte hérédo-dégénérative.) Ophthalmologia **137**, 183—188 (1959).

— Cataractes post-natales précoces à évolution rapide. Etude de 4 cas, dont un avec examen histologique. Arch. Ophthal. (Paris) **20**, 146—153 (1960).

Baker, M. E., and Ilene Godfrey Baker: Acute poliomyelitis in pregnancy, a report of 30 cases. Minn. Med. **30**, 729—734 (1947).

Bamatter, F.: Répercussions sur l'enfant des maladies infectieuses de la mère pendant la grossesse. Ann. paediat. (Basel) Suppl. **48** (1949).

Bang, F. B.: The course of experimental infection of the chick embryo with the virus of equine encephalomyelitis. J. exp. Med. **77**, 337—344 (1943).

Barsky, P., and A. J. Beale: The transplacental transmission of poliomyelitis. J. Pediat. **51**, 207—211 (1957).

Baskin, J. L., E. H. Soule and S. D. Mills: Poliomyelitis of the newborn; pathologic changes in two cases. Amer. J. Dis. Child. **80**, 10—21 (1950).

Bates, T.: Poliomyelitis in pregnancy, fetus and newborn. Amer. J. Dis. Child. **90**, 189—195 (1955).

Beer, J.: Der Stand unserer derzeitigen Kenntnisse über virusbedingte Embryo- und Fetopathien. Zuchthygiene, Fortpflanzungsstörungen u. Besamung der Haustiere **2**, H. 3, 164—178 (1958).

Bell, J.: On rubella in pregnancy. Brit. med. J. **1959 I**, 686—688.

Beswick, R. C., R. Warner and J. Warkany: Congenital anomalies following maternal rubella. Amer. J. Dis. Child. **78**, 334—348 (1949).

Biegeleisen, J. Z., and L. Vernon Scott: Transplacental infection of fetuses of rabbits with herpes simplex virus. Proc. Soc. exp. Biol. (N.Y.) **97**, 411—412 (1958).

Bland, P. B.: Influenza in relation to pregnancy and labor. Amer. J. Obstet. **79**, 184—197 (1919).

Blattner, Russell J.: Comments on current literature. Acute aseptic myocarditis in the newborn infant. J. Pediat. **50**, 644—647 (1957).

— Comments on current literature. J. Pediat. **52**, 620—626 (1958).

— Congenital damage to the central nervous system as a result of intrauterine infection. J. Pediat. **52**, 620—626 (1958).

— Rubella during pregnancy. J. Pediat. **54**, 257—260 (1959).

—, and Alice Polk Williamson: Developmental abnormalities in the chick embryo following infection with Newcastle disease virus. Proc. Soc. exp. Biol. (N.Y.) **77**, 619—621 (1951).

Bodian, D.: Poliomyelitis: Pathologic anatomy; in poliomyelitis: Papers and discussions presented at the first international poliomyelitis conference 1949, S. 62—84, 1949.

Bourquin, J. B.: Les malformations du nouveau-né causées par des viroses de la grossesse, et plus particulièrement par la rubéole (embryopathie rubéoleuse). Thèse, Genève 1948.

Bowers jr., V. R., and D. N. Danforth: The significance of poliomyelitis during pregnancy. An analysis of the literature and presentation of 24 cases. Amer. J. Obstet. Gynec. **65**, 34—39 (1953).

Brawner, D. L.: Maternal rubella; results following epidemic. J. med. Ass. Ga. **44**, 451—454 (1955).

Brown, C. M., and B. J. Nathan: Maternal rubella and congenital defects. Lancet **1954 I**, 975—976.

Buck, C.: Exposure to virus disease in early pregnancy and congenital malformations. Canad. med. Ass. J. **72**, 744—746 (1955).

Burnet, F. M.: Influenza virus infections of the chick embryo lung. Brit. J. exp. Path. **21**, 147—153 (1940).

Burns, K. F.: Congenital japanese B encephalitis infection of swine. Proc. Soc. exp. Biol. (N.Y.) **75**, 621—626 (1950).

Byrd, C. L.: Influence of infection with Lansing strain poliomyelitis virus on pregnant mice. J. Neuropath. exp. Neurol. **9**, 202—203 (1950).

CAMPBELL, MAURICE: Place of maternal rubella in the aetiology of congenital heart disease. Brit. med. J. **1961 I**, 691—696.

CAMPBELL, W. A. B.: Influenza in early pregnancy. Effects on the fetus. Lancet **1953 I**, 173—174.

CARRUTHERS, D. G.: Congenital deaf-mutism as a sequela of a rubella-like maternal infection during pregnancy. Med. J. Aust. **1945 I**, 315.

CLAYTON-JONES, E.: Maternal influenza and congenital deformities. Lancet **1959 II**, 1086.

COFFEY, V. P., and W. J. E. JESSOP: Rubella and incidence of congenital abnormalities. Irish J. med. Sci., VI. ser. No **397**, 1—11 (1959).

— Maternal influenza and congenital deformities. Lancet **1959 II**, 935—938.

COHLAN, SIDNEY Q., and SHIRLEY M. STONE: Congenital malformation of the brain produced by exposure of the pregnant rat to rubella Virus: A preliminary report. Amer. J. Dis. Child. **90**, 616 (1955).

COLLINS, I. S.: The incidence of congenital malformations following maternal rubella at various stages of pregnancy. Med. J. Aust. **1953 II**, 457.

Committee of the Director-General of Public Health of New South Wales: The occurence of congenital defects in children following maternal rubella during pregnancy. Med. J. Aust. **32**, 122—126 (1945).

CONTE, W. R., C. S. MCCAMMON and A. CHRISTIE: Congenital defects following maternal rubella. Amer. J. Dis. Child. **70/71**, 301 (1945/46).

CORDES, F. C.: Cataract formation in the human embryo after rubella. Arch. Ophthal. (Chicago) **42**, 596—605 (1949).

—, and A. BARBER: Changes in lens of embryo after rubella. Arch. Ophthal. (Chicago) **36**, 135—140 (1946).

CROWE, S. J., ST. R. GUILD and LEROY M. POLVOGT: Observations on the pathology of high-tone deafness. Bull. Johns Hopk. Hosp. **54**, 315 (1934).

D'ANTONA, N.: Indagini virologiche in gravide affette da influenza da virus Singapore A I/57. Quad. Ostet. Ginec. **12**, 675 (1958).

DAVENPORT, F. M.: Toxicity of NDV for mouse lungs. J. Immunol. **69**, 461—470 (1952).

DEKABAN, A., J. O'ROURKE and F. CORNMAN: Abnormalities in offspring related to maternal rubella during pregnancy. Neurology (Minneap.) 8, 387—392 (1958).

DEOL, M. S., and W. KOCHER: A new gene for deafness in the mouse. Heredity **12**, 463—466 (1958).

DIAMOND, I., M. W. ANDERSON and S. R. MCCREADIE: Transplacental transmission of busulfan (Myleran R) in a mother with leukemia; production of fetal malformation and cytomegaly. Pediatrics **25**, 85—90 (1960).

DÖRFLER, R.: Zur Frage der kindlichen Mißbildungen infolge Erkrankung der Mutter an Hepatitis epidemica während der Schwangerschaft. Münch. med. Wschr. **99**, 1664—1667 (1957).

DOGRAMACI, I., and H. GREEN: Factors in the etiology of congenital heart anomalies. J. Pediat. **30**, 295—301 (1947).

DOLL, E.: Kongenitale Skelettmißbildung eines Säuglings nach Virushepatitis der Mutter in der Schwangerschaft. Mschr. Kinderheilk. **103**, 391—393 (1955).

DOLL, E. R., MABEL G. RICHARDS and M. E. WALLACE: Cultivation of the equine influenza virus in suckling Syrian hamsters. Its similarity to the equine abortion virus. Cornell Vet. **44**, 133—138 (1954).

DOUGLAS, G. W., L. THOMAS, M. CARR, N. M. CULLEN and R. MORRIS: Trophoblast in the circulating blood during pregnancy. Amer. Obstet. Gynec. **78**, 960—973 (1959).

EBERT, J. D., and F. H. WILT: Animal viruses and embryos. Quart. Rev. Biol. **35**, 261—312 (1960).

EGMOND, A. A. J. VAN: Congenital deafness. J. Laryng. **68**, 429—443 (1954).
EICKE, W. J.: Les maladies inflammatoires de l'encéphale chez le foetus. In: Malformations congénitales du cerveau. Paris: Masson & Cie. 1959.
ELLET, E. C.: Trans. Amer. ophthal. Soc. **43**, 144 (1945). Zit. nach H. FLAMM: Die pränatalen Infektionen des Menschen. Stuttgart: Georg Thieme 1959.
ELLIOT, G. B., and J. E. MCALLISTER: Fetal poliomyelitis. Amer. J. Obstet. **72**, 896—902 (1955).
ENDERS, J. F.: The present status of etiologic discovery in viral diseases. Ann. intern. Med. **45**, 331—350 (1956).
ESSICK, C. R.: Transitory cavities in the corpus striatum of the human embryo. Contr. Embryol. Carneg. Instn **2**, 95 (1915).
EVANS, M. W.: Congenital dental defects in infants subsequent to maternal rubella during pregnancy. Med. J. Aust. **31** (2), 225—228 (1944).
— Further observations on dental defects in infants subsequent to maternal rubella during pregnancy. Med. J. Aust. **34** (1), 780—785 (1947).
FABER, H. K.: Cerebral damage in infants and in children. Amer. J. Child. Dis. **74**, 1 (1947).
FEUDELL, P.: Schwangerschaft und Poliomyelitis. Zbl. Gynäk. **77**, 1297—1306 (1955).
FINDLAY, G. M.: Rift valley fever or enzootic hepatitis. Trans. roy. Soc. trop. Med. Hyg. **25**, 229—265 (1931).
FISCH, L.: Deafness as part of an hereditary syndrome. J. Laryng. **73**, 355 (1959).
FISCHER, H.: Morphologische und mikroskopisch-anatomische Untersuchungen am Innenohr eines Stammes spontanmutierter Hausmäuse (Dreher). Z. mikr.-anat. Forsch. **62**, 348—406 (1956).
— Untersuchungen am Innenohr einer bewegungsgestörten, tauben Hausmausmutante im Vergleich mit der vererbbaren, labyrinthären Hörstörung des Menschen. Arch. Ohr.-, Nas.- u. Kehlk.-Heilk. **170**, 411—433 (1957).
FLAMM, H.: Die pränatalen Infektionen des Menschen. Stuttgart: Georg Thieme 1959.
FOX, M. J., and F. H. BELFUS: Poliomyelitis in pregnancy. Amer. J. Obst. Gynec. **59**, 1134—1139 (1950).
— E. R. KRUMBIEGEL and J. L. TERESI: Maternal measles, mumps, and chickenpox as a cause of congenital anomalies. Lancet **1948 I**, 746—749.
— L. SENNET and J. F. KUZMA: Cardiac manifestation of poliomyelitis. Lancet **1953 II**, 323—324.
FRANCHINI, A. M., e G. CONCA: Rilievi statistici sul peso corporeo, la percentuale di immaturi e la mortalità nei nati nel periodo 1 gennaio—30 aprile 1958 dopo epidemia influenzale. Minerva pediat. (Torino) **11**, 980—982 (1959).
FRAUCHIGER, E., u. R. FANKHAUSER: Vergleichende Neuropathologie des Menschen und der Tiere. Berlin-Göttingen-Heidelberg: Springer 1957.
FROEWIS, J.: Virusinfektionen. Bibl. microbiol. **1**, 84—101 (1960).
GIBSON, S., and K. C. LEWIS: Congenital heart disease following maternal rubella during pregnancy. Amer. J. Dis. Child. **83**, 47—90 (1948).
GILSE, P. H. G. VAN: Kurze Übersicht über Röteln-Probleme. Bull. schweiz. Akad. med. Wiss. **4**, 89—103 (1948).
GINSBERG, H. S.: Mechanism of production of pulmonary lesions in mice by Newcastle disease virus (NDV). J. exp. Med. **94**, 191—211 (1951).
GIORDANO, A., G. GRAMPA u. E. GULI: Erfahrungen in den Embryopathien und Kyematopathien. Verh. dtsch. Ges. Path. **40**, 151—160 (1956).
GLATTHAAR, E., u. G. TÖNDURY: Untersuchungen an abortierten Früchten nach Rubeolaerkrankung der Mutter in der Frühschwangerschaft. Gynaecologia (Basel) **129**, 315—320 (1950).

GODMAN, G. C., H. BUNTING and J. L. MELNIK: The histopathology of Coxsackie virus infection in mice. Amer. J. Path. **28**, 223—257 (1952).

GOERTTLER, KL.: Über Blutstromwirkung als Gestaltungsfaktor für die Entwicklung des Herzens. Beitr. path. Anat. **115**, 33—56 (1955).

— Hämodynamische Untersuchungen über die Entstehung der Mißbildungen des arteriellen Herzendes. Virchows Arch. path. Anat. **328**, 391—420 (1956).

— Die Stoffwechseltopographie des embryonalen Hühnerherzens und ihre Bedeutung für die Entstehung angeborener Herzfehler. Verh. Dtsch. Ges. Path. 40. Tagg, 181—185 (1957).

— Über terminologische und begriffliche Fragen der Pathologie der Pränatalzeit. Virchows Arch. path. Anat. **330**, 35—84 (1957).

— Über das pathologische Geschehen in der Pränatalperiode des menschlichen Organismus. Versuch einer terminologischen Neuordnung. Dtsch. med. Wschr. **82**, 640—644 (1957).

— Entwicklungsstörung als Krankheit des werdenden Menschen. Verh. dtsch. Ges. inn. Med. **64**, 50—54 (1958).

GOULON, M., J. LISSAC, M. RAPIER, M. LEPAGE et CH. COL: Poliomyélite et grossesse. Presse méd. **68**, 1577—1580 (1960).

GRAY, J. E.: Rubella in pregnancy. Fetal pathology in the internal ear. Ann. Otol. (St. Louis) **68**, 170—174 (1959).

— Rubella in pregnancy. A report on six embryos. Brit. med. J. **1960 I**, 1388 to 1390.

GREBE, H.: Über Virusembryopathien. Verh. dtsch. Ges. Path. **38**, 136 (1956).

GREENBERG, M., O. PELLITERI and J. BARTON: Frequency of defects in infants whose mothers had rubella during pregnancy. J. Amer. med. Ass. **165**, 675—678 (1957).

GREENBERG, M. W., and J. S. BEILLY: Congenital defects in the infant following mumps during pregnancy. Amer. J. Obstet. Gynec. **57**, 805—806 (1949).

GREGG, N. MCALISTER: Congenital cataract following German measles in the mother. Trans. ophthal. Soc. Aust. **1—4** (3), 35—46 (1941).

— Further observations on congenital defects in infants following maternal rubella. Trans. ophthal. Soc. Aust. **4**, 119—131 (1944).

GRÜNEBERG, H.: Hereditary lesions of the labyrinth in the mouse. Brit. med. Bull. **12**, 153—157 (1956).

GRUENWALD, PETER: Studies on developmental pathology. III. Disintegration in the nervous system of normal and maldeveloped embryos. J. Neuropath. exp. Neurol. **4**, 178—188 (1945).

— Malformations caused by necrosis in the embryo. Illustrated by the effect of selenium compounds on chick embryos. Amer. J. Path. **34**, 77—103 (1958).

GRUND, G., u. W. HUMKE: Über das Zusammentreffen von Poliomyelitis und Gravidität und ihre Bedeutung für die Geburtshilfe. Zbl. Gynäk. **77**, 802—910 (1955).

GÜNTHER, F. E.: Beitrag zur Pathogenese der Röteln-Embryopathie. Arch. Kinderheilk. **144**, 152—185 (1952).

HABEL, K.: Transmission of rubella to macacus monkeys. Publ. Hlth Rep. (Wash.) **57**, 1126—1139 (1942).

HADORN, E.: Letalfaktoren. Stuttgart: Georg Thieme 1955.

HAMBURGER, V., and K. HABEL: Teratogenetic and lethal effects of influenza-A and mumps viruses on early chick embryos. Proc. Soc. exp. Biol. (N.Y.) **66**, 608—617 (1947).

HARRIS, J. W.: Influenza occuring in pregnant women. J. Amer. med. Ass. **72**, 987—980 (1919).

HAY, D. R.: Maternal Rubella and congenital deafness in New Zealand. N. Z. med. J. **52**, 16—19 (1953).

HEATH, H. D., H. H. SHEAR, D. T. IMAGAWA, M. H. JONES and J. M. ADAMS: Teratogenic effects of herpes simplex, vaccinia, influenza-A (NWS), and distemper virus infections on early chick embryos. Proc. Soc. exp. Biol. (N.Y.) **92**, 675—682 (1956).

HELLBRÜGGE, T. F. v.: Intrauterine Fruchtschädigung durch Hepatitis epidemica. Ann. paediat. (Basel) **179**, 226—238 (1952).

HELWEG-LARSEN, H. F., u. E. L. NIELSEN: Zit. nach CORDES 1949.

HERMANN, R.: Das Verhalten der Nucleinsäuren im Laufe der Zahnentwicklung beim Goldhamster. Z. Zellforsch. **45**, 176—194 (1956).

HERTWIG, P.: Untersuchungen über die Taubheit bei einem Stamm von röntgenmutierten Mäusen, den „syndactylen Schüttlern". Abstr. in Proc. VIIIth Int. Congr. of Genetics. Hereditas (Lund), Suppl. vol. 592—593 (1949).

— Erbliche Mißbildungen des Gehörorgans bei der Maus. Verh. anat. Ges. (Jena) **53**, 256—269 (1956).

HESS, A. F.: German measles (rubella): An experimental study. Arch. intern. Med. **13**, 913—916 (1914).

HILL, A. B., R. DOLL, T. McL. GALLOWAY and J. P. HUGHES: Virus diseases in pregnancy and congenital defects. Brit. J. prev. soc. Med. **12**, 1—7 (1958).

—, and T. McL. GALLOWAY: Maternal rubella and congenital defects. Lancet **1949 I**, 299—301.

HILLENBRAND, F. K. M.: Rubella in a remote community. Lancet **1956 II**, 64—66.

HILLER, B.: Rubella congenital inner-ear deafness. J. Laryng. **64**, 399—419 (1950).

HIRO, Y., u. S. TASAKA: Die Röteln sind eine Viruskrankheit. Mschr. Kinderheilk. **76**, 328—332 (1938).

HOCHSTETTER, F.: Über normalerweise während der Entwicklung im Kleinhirn des Menschen auftretende zystische Hohlräume und über ihre Rückbildung. Wien. klin. Wschr. **41**, 13 (1928).

— Beiträge zur Entwicklungsgeschichte des menschlichen Gehirns. Wien u. Leipzig: Franz Deuticke 1929.

HOLLOWACH, J., DON L. THURSTON and B. BAKER: Congenital defects in infants following mumps during pregnancy. A review of chorioretinitis due to fetal infection. J. Pediat. **50**, 689—694 (1957).

HOPKINS, L. A.: Congenital deafness and other defects following German measles in the mother. Amer. J. Dis. Child. **72**, 377—381 (1946).

— Rubella-deafened infants. (Comparison of a group of rubella-deafened children with a group of hereditary deaf children on their sibs.) Amer. J. Dis. Child. **78**, 182—200 (1949).

HORN, P.: Poliomyelitis in pregnancy: A twenty year report from Los Angeles county, California. J. Obstet. Gynaec. (Brit. Emp.) **6**, 121—137 (1955).

HORSFALL, F. L.: Viral infection and viral disease in man. Proc. (Rochester, Minn.) **35**, 269—306 (1960).

HORSTMANN, D.: The new echo viruses and their role in human disease. A.M.A. Arch. intern. Med. **102**, 155—162 (1958).

HOSIER, D. M., and W. A. NEWTON: Serious Coxsackie infection in infants and children. A.M.A. J. Dis. Child. **96**, 251—267 (1958).

HOTTINGER, A.: Beitrag zur congenitalen Mißbildung des Kindes durch Röteln der Mutter. Ann. paediat. (Basel) **171**, 257—264 (1948).

HOWELL, W. E., L. M. WINTERS and G. A. YOUNG: Prenatal and early postnatal survival in the mouse as affected by infection of the mother with swine influenza virus during gestation. J. Immunol. **71**, 280—283 (1953).

HUNTER jr., J. S., and C. H. MILLIKAN: Poliomyelitis with pregnancy. J. Obstet. Gynaec. (Brit. Emp.) 4, 147—154 (1954).

HYMAN, L. H.: The metabolic gradients of vertebrate embryos IV. The Heart. Biol. Bull 52, 39—50 (1927).

INGALLS, TH. H.: German measles and German measles in pregnancy. Amer. J. Dis. Child. 93, 555—558 (1957).

—, and N. PURSHOTTAM: Fetal risks from rubella during pregnancy. New Engl. J. Med. 249, 454—455 (1953).

JACKSON, A.: Deafness following maternal rubella. (Results of a prospective investigation.) Lancet 1958II, 1241—1244.

JACKSON, A. D. R., and C. FISCH: Deafness following maternal rubella. Lancet 1958II, 1241—1244.

JAKOB, A.: Normale und pathologische Anatomie und Histologie des Großhirns (mit besonderer Berücksichtigung der Histopathologie der Psychosen und extrapyramidalen Erkrankungen). Band I: Normale Anatomie und Histologie und allgemeine Histopathologie des Großhirns. Leipzig u. Wien: F. Deuticke 1927.

JAVETT, S. N., S. HEYMANN, B. MURDEL, W. J. PEPLER, H. I. LURIE, J. GEAR, V. MEASROCH and Z. KIRSCH: Myocarditis in the newborn infant. A study of outbreak associated with Coxsackie group B virus infection in a maternity home in Johannesburg. J. Pediat. 48, 1—22 (1956).

JOHNSSON, T., M. BOTTIGER and A. LOFDAHL: An outbreak of aseptic meningitis with a rubella-like rash probably caused by echo virus type 4. Arch. ges. Virusforsch. 8, 306—317 (1958).

KALM, H.: Probleme der pathologischen Anatomie virusbedingter Erkrankungen des Nervensystems. Verh. dtsch. Ges. inn. Med. 61, 179—189 (1955).

KAMERBEEK, ELISAB. H. M.: Het rubella-probleem in het licht van Nederlandse ervaringen. Verh. Inst. praev. Geneesk. 14, 1—212 (1949).

KANTOR, H. I., and W. K. STROTHER: German measles in pregnancy. Amer. J. Obstet. Gynec. 81, 902—905 (1961).

KAPPERS, J. A.: Cerebral complications in embryopathia rubeolosa. Folia psychiat. neerl. 59, 92 (1956).

KAYE, B. M., DAVID C. ROSNER and IRVING F. STEIN: Viral diseases in pregnancy and their effect upon the embryo and fetus. Amer. J. Obstet. Gynec. 65, 109 to 119 (1953).

KEITH, J. D., R. D. ROWE and P. VLAD: Heart disease in infancy and childhood. New York: Macmillan 1958.

KELEMEN, G., and B. N. GOTLIB: Pathohistology of fetal ears after maternal rubella. Laryngoscope (St. Louis) 69, 385—397 (1959).

—, and J. SADE: The vocal organ of the howling monkey (Alouatta palliata). J. Morph. 107, 123—140 (1960).

KIBRICK, S., and K. BENIRSCHKE: Acute aseptic myocarditis and meningo-encephalitis in the newborn period and due to infection with Coxsackie virus, group B. Pediatrics 22, 857—875 (1958).

KIRMAN, B. H.: Rubella as a cause of mental defect. Lancet 1955II, 1113—1115.

KNIBBS, G. H.: Statisticians report, census of the commonwealth of Australia, 1911, 1917.

KNOX, A. W.: Infection and immunity in offspring of mice inoculated during gestation with murine poliomyelitis virus. Proc. Soc. exp. Biol. (N.Y.) 74, 792—796 (1950).

KOCHER, W.: Untersuchungen zur Genetik und Pathologie der Entwicklung von 8 Labyrinthmutanten (Deaf-Waltzer-Shaker-Mutanten) der Maus (Mus musculus). Z. Vererb.-Lehre 91, 114—140 (1960).

KOCHER, W.: Untersuchungen zur Genetik und Pathologie der Entwicklung spät einsetzender hereditärer Taubheit bei der Maus (Mus musculus). Arch. Ohr.-, Nas.- u. Kehlk.-Heilk. **177**, 108—145 (1960).

KORNS, R. F.: Prophylaxis of German measles with immun serum globuline. J. infect. Dis. **90/91**, 183 (1952).

KREIBICH, H., u. W. WOLF: Über einen Fall von diaplazentar erfolgter Poliomyelitis-Infektion des Feten im 9. Schwangerschaftsmonat. Zbl. Gynäk. **72**, 694—701 (1950).

KRESHOVER, S. J., and J. A. HANCOCK: The effect of lymphocytic choriomeningitis on pregnancy and dental tissues in mice. J. dent. Res. **35**, 467—478 (1956).

— Abnormal enamel formation in rabbits with vaccinia. J. dent. Res. **35**, 685—692 (1956).

KRUGMAN, W., and R. WARD: The rubella problem. Clinical aspects, risks of fetal abnormality, and methods of prevention. J. Pediat. **44**, 489—498 (1954).

KÜNTZEL, J.: Viruskrankheiten, insbesondere Röteln während der Schwangerschaft, als Ursache angeborener, erworbener Taubstummheit und anderer angeborener Defekte. Z. Hals-, Nas.- u. Ohrenheilk. **3**, H. 8, 15 (1952).

KUNG, L. H.: Histological studies of early chick embryos infected with influenza-A-virus. Thesis (M.A.) Washington University, St. Louis 1948.

LAMY, M., et M. E. SEROR: Résultats d'une enquête sur les embryopathies d'origine rubéolique. Bull. Acad. nat. Méd. (Paris) **140**, 196—203 (1956).

LANDTMAN, B.: On the relationship between maternal conditions during pregnancy and congenital malformations. Arch. Dis. Childh. **23**, 237—246 (1948).

LEFEBRE, G., et J. MERLEN: La place de la rubéole et des autres facteurs infectieux ou toxiques survenues en cours de gestation de la genèse des malformations et dystrophies congénitales. Ann. paediat. (Basel) **171**, 266—278 (1948).

LEROY, A., LURIE M. H. SCHALL and G. KELEMEN: Embryonic hearing organs after maternal rubella. Laryngoscope (St. Louis) **61**, 99—112 (1951).

LETTERER, E.: Allgemeine Pathologie. Stuttgart: Georg Thieme 1959.

LINDSAY, J., and R. SPENCER HARRISON: The pathology of rubella deafness. J. Laryng. **68**, 461—464 (1954).

LINDSAY, J. R., DOUGLAS G. CARRUTHERS, W. G. HEMENWAY and SPENCER HARRISON: Inner ear pathology following maternal rubella. Ann. Otol. (St. Louis) **62**, 1201—1218 (1953).

LIPTON, E. L., and LOUIS J. SCORDAMAGLIA: Congenital unilateral multicystic kidney associated with maternal rubella. J. Pediat. **50**, 730—733 (1957).

LOVE, R., and M. ROCA-GARCIA: Pathology of poliomyelitis in the chick embryo. Amer. J. Path. **31**, 901—931 (1955).

— — Mode of infection of the nervous system in poliomyelitis of the chick embryo. Nature (Lond.) **178**, 746—747 (1956).

— — Pathogenesis of poliomyelitis in the chick embryo. A.M.A. Arch. Path. **63**, 55—64 (1957).

LUNDSTRÖM, R.: Rubeola under graviditet. Svenska Läk.-Tidn. **50**, 97—102 (1953).

— Rubella during pregnancy. A patho-anatomic study of foetuses 1. Acta path. microbiol. scand. **41**, 449—461 (1957).

LYON, E.: Schwangerschaft, eine Gegenanzeige der Pockenwiederimpfung? Med. Klin. **56**, 1205—1207 (1961).

MAKSIMOVICH, N. A., and N. P. KORNYSHENKO: Intrauterine transmission of influenzal infection. (Russischer Text). Referat in: Excerpta medica, abstracts of human developmental Biology, Bd. I, S. 130, Nr 418, 1960. Pediatrija **10**, 33—36 (1960).

MANSON, MARGARETE M., W. P. D. LOGAN and R. M. LOY: Rubella and other virus infections during pregnancy. Ministry of Health Reports on Public Health and Medical Subjects, No 101. London: H.M.S.O. 1960.

MARCHAND, F.: Die örtlichen reaktiven Vorgänge (Lehre von der Entzündung). In Handbuch der allgemeinen Pathologie, Bd. IV/1, S. 78. Leipzig: Hirzel 1924.

MARTINI, G. A.: Hepatitis und Schwangerschaft. Schweiz. Z. allg. Path. **16**, 475—482 (1953).

MAYER, J. B.: Die Embryopathien bei Viruserkrankungen und Stoffwechselstörungen. Verh. dtsch. Ges. Path. **40**, 8—22 (1956).

MAYES, B.: Rubeolen und der Fötus. Triangel **3**, 10—16 (1957).

MCARTHUR, P.: Congenital vaccinia and vaccinia gravidarum. Lancet **1952 II**, 1104—1106.

MCCORD, W. J., A. J. ALCOOCK and J. A. HILDES: Poliomyelitis in pregnancy. Amer. J. Obstet. Gynec. **69**, 265—276 (1955).

MCDONALD, A. D.: Maternal health and congenital defect. New Engl. J. Med. **258**, 767—773 (1958).

MCEWEN, A. D., A. I. LITTLEJOHN and A. FOGGIE: Enzootics abortion in ewes. Some aspects of infection and resistance. Vet. Rec. **63**, 489—492 (1951).

MCINTOSH, R., K. K. MERRITT, M. R. RICHARDS, M. H. SAMUELS and M. T. BELLOWS: The incidence of congenital malformations: A study of 5964 pregnancies. Pediatrics **14**, 505—522 (1954).

MCKERCHER, D. G., B. MCGOWAN, V. J. CABASSO, G. I. ROBERTS and J. K. SAITO: Studies on bluetongue. III. The development of a modified live virus vaccine employing American strains of bluetongue virus. Amer. J. vet. Res. **18**, 310 to 316 (1957).

MICHAELS, R. H., and GILBERT W. MELLIN: Prospective experience with maternal rubella and the associated congenital malformations. Pediatrics **26**, 200—209 (1960).

MONTGOMERY, J., J. GEAR, F. R. PRINSLOO, M. HAKN and Z. KIRSCH: Myocarditis of the newborn: An outbreak in a maternity home in Southern Rhodesia associated with Coxsackie group-B virus infection. S. Afr. med. J. **29**, 608—612 (1955).

MULLINS, J. H., JOSEPH A. FARRIS and JAMES C. ATKINSON: Fetal damage from rubella during pregnancy. Obstet. and Gynec. **15**, 320—321 (1960).

MURRAY, N. E.: Deafness following maternal rubella. Med. J. Aust. **1949 I**, 126.

NAGER, F. R.: Histologische Ohruntersuchungen bei Kindern nach mütterlichen Rubeola. Pract. oto-rhino-laryng. (Basel) **14**, 337—359 (1952).

NATHAN, B.: Maternal rubella and congenital defects. Lancet **1954 I**, 975—976.

NELSON, J. S., and J. P. WYATT: Salivary gland virus disease. Medicine (Baltimore) **38**, 223—241 (1959).

NICK, J.: Über die Untersuchung von Herzen menschlicher Keimlinge mit den Zeichen einer Embryopathia rubeolica. Schweiz. Z. allg. Path. **16**, 653—665 (1953).

NILSSON, D. E., and K. F. WHITAKER: Poliomyelitis in pregnancy. Brooklyn Hosp. J. **10**, 123 (1952).

NÖTZEL, H.: Salvarsanschaden am Gehirn bei Mutter und Foet. Beitr. path. Anat. **110**, 661—664 (1949).

ORSÓS, F.: Über Vitalreaktionen der Fetalzeit insbesondere des Muskel- und Nervensystems. Verh. Dtsch. Ges. Path. 40. Tagg 1957.

OXORN, H.: Rubella and pregnancy, a study of 47 cases. Amer. J. Obstet. Gynec. **77**, 628—631 (1959).

PACHE, H. D.: Zur Systematik der pränatalen Keimschäden. Münch. med. Wschr. **94**, 1593—1600 (1952).

PARK, W. W.: Experimental trophoblastic embolism of the lungs. J. Path. Bact. **75**, 257—265 (1958).

PAUL, W.: Infectious hepatitis in pregnancy. Report of a case. Obstet. and Gynec. **6**, 107—110 (1955).

PETERS, G.: Spezielle Pathologie der Krankheiten des zentralen und peripheren Nervensystems. Stuttgart: Georg Thieme 1951.

PILLAT, A.: Die Auswirkungen der pränatalen Infektionen am Auge. Bibl. microbiol. **1**, 163—177 (1960).

PITT, D. B.: Congenital malformations and maternal rubella. Med. J. Aust. **1**, 232—239 (1957).

PLEYDELL, M. J.: Anencephaly and other congenital abnormalities. Brit. med. J. **1960 I**, No 5169, 309—315.

POBISCH, R.: Die Einwirkung der Röntgenstrahlen auf den Kaninchenembryo mit besonderer Berücksichtigung der postnatalen Entwicklung. Untersuchung zur Feststellung der wichtigsten kritischen Perioden des Kaninchenembryos vom 8.—24. Graviditätstage. Radiol. Austriaca **11**, 19—82 (1960).

POLANI, P. E., and M. CAMPBELL: Zit. nach CAMPBELL 1961. Ann. hum. Genet. **24**, 343 (1960).

POTTER, E. L.: Pathology of the fetus and the newborn. Chicago: The Year Book Publishers 1952.

— Placental transmission of viruses, with special reference to the intrauterine origin of cytomegalic inclusion body disease. Amer. J. Obstet. Gynec. **74**, 505—513 (1957).

PRIDDLE, H. D., W. R. LENZ, D. C. YOUNG and C. S. STEVENSON: Poliomyelitis in pregnancy and puerperium. Amer. J. Obstet. Gynec. **63**, 408—413 (1952).

PÜSCHEL, E.: Zur Frage der Poliomyelitis-Embryopathie. Arch. Kinderheilk. **146**, 73—77 (1953).

RHODES, A. J.: Recent advances in the laboratory diagnosis of virus infections. Ann. intern. Med. **45**, 106—117 (1956).

— Virus infections and congenital malformations. First Internat. Congr. on Congenital Malformations, London, July, 1960.

RICKENBACHER, J.: Die Nucleinsäuren in der Augenentwicklung bei Amphibien und beim Hühnchen. Wilhelm Roux' Arch. Entwickl.-Mech. Org. **145**, 387—402 (1952).

—, u. G. TÖNDURY: Erkrankt der Fetus bei Grippe in graviditate? Biol. Neonat. **3**, 120—148 (1961).

RINDGE, M. E.: Poliomyelitis in pregnancy. A report of 79 cases in Connecticut. New Engl. J. Med. **256**, 281—285 (1957).

ROBBINS, F. C., J. F. ENDERS and T. H. WELLER: Cytopathogenic effect of poliomyelitis viruses in vitro on human embryonic tissues. Proc. Soc. exp. Biol. (N.Y.) **75**, 370 (1950).

ROBERTSON, G. G., ALICE P. WILLIAMSON and R. J. BLATTNER: A study of abnormalities in early chick embryos inoculated with Newcastle disease virus. J. exp. Zool. **129**, 5—43 (1955).

— — — Origin of myeloschisis in chick embryos infected with influenza-A-virus. Yale J. Biol. Med. **32**, 449—463 (1959/60).

ROTH, L. G.: Infectious hepatitis in pregnancy. Amer. J. med. Sci. **225**, 139—146 (1953).

RUDDER, B. DE: Zit. nach KL. GOERTTLER 1957.

RUGH, R.: X-irradiation effects on the human fetus. J. Pediat. **52**, 531—538 (1958).

RUNNER, M. N.: Inheritance of susceptibility to congenital deformity, metabolic clues provided by experiments with teratogenic agents. Pediatrics **23**, 245—251 (1959).

RUNNER, M. N.: Metabolic mechanism of teratogenic agents during morphogenesis. National Cancer Institute Monograph Nr 2, Symposium on Normal and Abnormal Differentiation and Development, 1959, pp. 41—54.

RUSSELL, L. BRAUCH: X-ray-induced developmental abnormalities in the mouse and their use in the analysis of embryological patterns. J. exp. Zool. **131**, 329—395 (1956).

—, and W. L. RUSSELL: An analysis of the changing radiation response of the developing mouse embryo. J. cell. comp. Physiol. **43**, Suppl. I, 39 103—147 (1954).

RUTSTEIN, D. R., R. J. NICKERSON and F. P. HEALD: Seasonal incidence of patent ductus arteriosus and maternal rubella. A.M.A. Amer. J. Dis. Child. **84**, 199 to 213 (1952).

SALVAGGIO, A. T., G. NIGOGOSYAN and H. C. MACK: Detection of trophoblast in cord blood and fetal circulation. Amer. J. Obstet. Gynec. **80**, 1013—1021 (1960).

SAXEN, L., L. HJELT, L. E. SJÖSTEDT, J. and H. HAKOSALO: Asian influenza during pregnancy and congenital malformations. Acta path. microbiol. scand. **49** (1), 114—126 (1960).

SCHACHTER, M.: Infection grippale gestative et descendance. Ann. paediat. (Basel) **175**, 389—395 (1950).

— Embryopathies gestatives d'origine grippale. J. méd. Lyon **37**, 525—630 (1956).

SCHAEFFER, M. J. FOX and C. P. LI: Intrauterine poliomyelitis infection. Report of a case. J. Amer. med. Ass. **155**, 248—250 (1954).

SCHEIDEGGER, S.: Entzündungen beim Embryo und Fötus bei experimentellen Virusinfektionen des Muttertieres. Bull. schweiz. Akad. med. Wiss. **8**, 346—355 (1952).

SCHELLENBERG, W.: Poliomyelitis anterior und Schwangerschaft. Geburtsh. u. Frauenheilk. **4**, 470—473 (1942).

SCHELLONG, G.: Herz- und Gefäßmißbildungen beim Hühnchen durch kurzfristigen Sauerstoffmangel. Beitr. path. Anat. **114**, 212—243 (1954).

SCHWALBE, E.: Handbuch der allgemeinen Mißbildungslehre. Jena: Georg Fischer 1906.

SEIDEL, F.: Die Entwicklungspotenzen einer isolierten Blastomere des Zweizellenstadiums im Säugetierei. Naturwissenschaften **39**, 355—356 (1952).

— Regulationsbefähigung der embryonalen Säugetierkeimscheibe nach Ausschaltung von Blastemteilen mit einem UV-Strahlenstichapparat. Naturwissenschaften **39**, 553—554 (1952).

SEITELBERGER, FR.: Folgen pränataler Infektionen. Bibl. microbiol. **1**, 128—134 (1960).

SHELEKOV, A., and H. HABEL: Subclinical poliomyelitis in a newborn infant due to intrauterine infection. J. Amer. med. Ass. **160**, 465—466 (1956).

—, and L. WEINSTEIN: Poliomyelitis in the early neonatal period: Report of a case of possible intrauterine infection. J. Pediat. **38**, 80—84 (1951).

SHULTZ, G., and P. D. DELAY: Losses in newborn lambs associated with bluetongue vaccination of pregnant ewes. J. Amer. vet. med. Ass. **127**, 224—226 (1955).

SIEGEL, M., and M. GREENBERG: Incidence of poliomyelitis in pregnancy. Its relation to maternal age, parity and gestational period. New Engl. J. Med. **253**, 841—847 (1955).

— — Poliomyelitis in pregnancy: Effect on fetus and newborn infant. J. Pediat. **49**, 280—288 (1956).

— — Virus diseases in pregnancy and their effects on the fetus. Amer. J. Obstet. Gynec. **77**, 620—627 (1959).

SIEGEL, M., and M. GREENBERG: Fetal death, malformation and prematurity after maternal rubella. New Engl. J. Med. **262**, 389—393 (1960).

STOCKER, A.: Ein Beitrag zur Kenntnis der Embryopathia rubeolosa. Über die Wirkung des Rubeolenerregers auf die Zahnentwicklung. Diss. Zürich 1951.

STREAN, G. I., M. M. GELFAUD, V. PAVILANIS and I. STERNBERG: Placental transmission of poliomyelitic antibodies. Canad. med. Ass. J. **77**, 315—323 (1957).

STROBEL, E.: Zur Frage der intrauterin und postnatal erworbenen Poliomyelitis. Kinderärztl. Prax. **23**, 525 (1955).

STUCKEY, D.: Congenital heart defects following maternal rubella during pregnancy. Brit. Heart J. **18**, 519—522 (1956).

SUCKLING, P. V., and L. VOGELPOEL: Coxsackie myocarditis of the newborn. Med. Proc. **4**, 372—389 (1958).

SUSSMAN, MARVIS L., LOTTE STRAUSS and HORACE L. HODES: Fatal Coxsackie group B virus infection in the newborn. Amer. J. Dis. Child. **97**, 123—132 (483—492) (1959).

SWAN, C.: A study of three infants dying from congenital defects following maternal rubella in the early stages of pregnancy. J. Path. Bakt. **56**, 289—295 (1944).

— Congenital malformations in infants following maternal rubella during pregnancy: A review of investigations carried out in South Australia. Trans. ophthal. Soc. Aust. **4**, 132—141 (1944).

— Rubella in pregnancy as an aetiological factor in congenital malformation, stillbirth, miscarriage and abortion. Part I/Part II. J. Obstet. Gynaec. Brit. Emp. **56**, Part I, 341—363, Part II, 591—605 (1949).

—, and A. L. TOSTEVIN: Congenital abnormalities in infants following infectious diseases during pregnancy, with special reference to rubella: A third series of cases. Med. J. Aust. **1946 I**, 645.

— — B. MOORE, H. MAYO and G. H. B. BLACK: Congenital defects in infants following infectious diseases during pregnancy. Med. J. Aust. **30** (2), 201—220 (1943).

— Final observations on congenital defects in infants following infectious diseases during pregnancy, with special reference to rubella. Med. J. Aust. **33** (2), 889—908 (1946).

SWARTS, C. L., and E. F. KERCHER: A fatal case of poliomyelitis in a newborn infant. Pediatrics **14**, 235—237 (1954).

TAYLOR, E. S., and J. M. SIMMONS jr.: Acute anterior poliomyelitis in pregnancy. Amer. J. Obstet. Gynec. **56**, 143—151 (1948).

TEDESCHI, C. G., M. M. HELPERN and T. H. INGALLS: Pathological manifestations in an infant after maternal rubella in the sixteenth week of gestation. New Engl. J. Med. **249**, 439—442 (1952).

TEN BERGE, B. S.: Rubeola und Schwangerschaft. Arch. Gynäk. **186**, 380—381 (1947).

THALHAMMER, O.: Pränatale Erkrankungen. Ann. paediat. (Basel) **181—182**, 257—276 (1953).

— Über die Beziehung von pathologischen Schwangerschaftszuständen zu pränatalen Entwicklungsstörungen. Z. Geburtsh. Gynäk. **140**, 275—288 (1954).

— Die Vaccine-Virusembryopathie der weißen Maus. Wien. Z. inn. Med. **38**, 41—72 (1957).

— Pränatale Schädigungen im Zusammenhang mit mütterlichen Infektionen. Bibl. microbiol. **1**, 144—162 (1960).

TÖNDURY, G.: Zur Kenntnis der Embryopathia rubeolica, nebst Bemerkungen über die Wirkung anderer Viren auf den Keimling. Geburtsh. u. Frauenheilk. **12**, 865—888 (1952).

TÖNDURY, G.: Zur Wirkung des Erregers der Rubeolen auf den menschlichen Keimling. Helv. paediat. Acta **7**, 105—135 (1952).
— Erkrankt der Fötus bei Graviditätspoliomyelitis? Dtsch. med. Wschr. **77**, 1211—1213 (1952).
— Les embryopathies causées par des viroses de la grossesse. Et. néo-natal. **2**, 107—137 (1953).
— Zur Kenntnis der Embryopathien. Die Wirkung des Erregers der Rubeolen und anderer Viren auf den menschlichen Keimling. Ciba-Symposium **2**, 138 bis 157 (1954).
— Entwicklungsstörungen durch chemische Faktoren und Viren. Naturwissenschaften **42**, 312—319 (1955).
— Die kritischen Phasen in der Embryonalentwicklung und ihre Störung durch chemische Faktoren und Viren. Vjschr. naturforsch. Ges. Zürich **101**, 93—138 (1956).
— Die Embryologie im Dienste der Krankheitsforschung. Ergebn. med. Grundlagenforsch. **1**, 667—736 (1956).
— Entwicklungsmechanik des Herzens. Verh. Dtsch. Ges. Kreislaufforsch. 23. Tagg, 177—188 (1957).
— Erkrankt der Fetus bei Poliomyelitis in graviditate? Schweiz. med. Wschr. **87**, 809—812 (1957).
— Zur Wirkungsweise verschiedener Viren auf den menschlichen Keimling. Bibl. microbiol. **1**, 30—53 (1960).
TOWNSEND, C. W.: A case of congenital influenza. Arch. Pediat. 8, 26 (1891).
TRIMBLE, G. X.: Maternal influenza and congenital deformity. Lancet **1960I**, 1195.
VEST, M.: Rubeolenembryopathie als Ursache von Akrocephalosyndaktylie und Turmschädel. Ann. paediat. (Basel) **184**, 14—25 (1955).
WALKER, W. M., and A. P. MCKEEN: Asian influenza in pregnancy. Relationship to fetal anomalies. J. Obstet. Gynaec. Brit. Emp. **13**, 394—398 (1959).
WARKANY, J.: Congenital malformations and pediatrics. Pediatrics **19**, 725—733 (1957).
— P. H. BEAUDRY and S. HORNSTEIN: Attempted abortion with aminopterin (4-amino-pteroylglutamic acid); malformations of the child. A.M.A. J. Dis. Child. **97**, 274—281 (1959).
WATSON, B. K., and ALBERT H. COONS: Studies of influenza virus infection in the chick embryo using fluorescent antibody. J. exp. Med. **99**, 419—428 (1954).
WEAVER, H. M., and G. STEINER: Acute anterior poliomyelitis during pregnancy. Amer. J. Obstet. Gynec. **47**, 495—505 (1944).
WEIBEL, E. R.: Zur Kenntnis der Differenzierungsvorgänge im Epithel des Ductus cochlearis. Acta anat. (Basel) **29**, 53—90 (1957).
WEISS, K. E., D. A. HAIG and R. A. ALEXANDER: Wesselbron virus—a virus not previously described, associated with abortion in domestic animals. Onderstepoort J. vet. Res. **27**, 183—195 (1956).
WENNER, R., u. I. FLAMMER: Rubeolen und Schwangerschaft. Bull. schweiz. Akad. med. Wiss. **8**, 543—548 (1952).
WERTHEMANN, A.: Auswirkungen mütterlicher Infektionen auf die Frucht unter besonderer Berücksichtigung von Rubeolen und Toxoplasmose. Ann. paediat. (Basel) **171**, 187—218 (1948).
WESTWOOD, J. C. N.: A study of chick embryo lesions produced by influenza viruses. Brit. J. exp. Path. **33**, 610—619 (1952).
WIELENGA, G., A. H. FERGUSON, H. A. E. VAN TONGEREN and TH. G. VAN RIJSSEL: Prenatal infection with vaccinia virus. Lancet **1961I**, 258—260.

WILLIAMSON, ALICE P., RUSSELL J. BLATTNER and G. GORDON ROBERTSON: Factors influencing the production of developmental defects in the chick embryo following infection with Newcastle disease virus. J. Immunol. **71**, 201 (1953).

— — and L. SIMONSON: Specific organ defects in early chick embryos following inoculation with influenza-A-virus. Proc. Soc. exp. Biol. (N.Y.) **92**, 334—337 (1956).

— — Cataract following mumps virus in early chick embryos. Proc. Soc. exp. Biol. (N.Y.) **96**, 224—228 (1957).

WILSON, M. G., H. L. HEINS, D. T. IMAGAWA and J. M. ADAMS: Teratogenic effects of Asian influenza. J. Amer. med. Ass. **171**, 638—641 (1959).

WINSSER, J., M. L. PFAFF and H. E. SEANOR: Poliomyelitis viremia in a newborn infant. Pediatrics **20**, 458—467 (1957).

YLINEN, O., and P. A. JÄRVINEN: Parotitis during pregnancy. Acta obstet. gynec. scand. **32**, 119—132 (1953).

YOUNG, G. A.: A preliminary report on the etiology of edema of newborn pigs. J. Amer. vet. med. Ass. **121**, 394—396 (1952).

ZEWI, AV. M.: Rubeola under graviditet och kongenitala missbildningar hos barnet. Nord. Med. Nr 9, 37 (1948).

Namenverzeichnis

Die in *Kursiv* gesetzten Ziffern beziehen sich auf die Literatur

Sachverzeichnis